Essential Standard Textbook ④

PATHOLOGY LEARNED WITH A DISEASES

질환으로 배우는 병리학

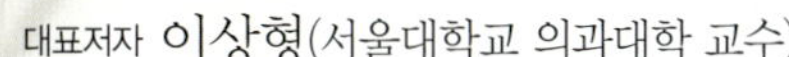
대표저자 이상형(서울대학교 의과대학 교수)

강효찬 · 고선근 · 김경태 · 김문성 · 김수원 · 김수정 · 김영화
김용남 · 김용훈 · 김윤경 · 김찬문 · 김현주 · 김효신 · 남현아
민경훈 · 박설희 · 박지혜 · 송명수 · 신송우 · 신정섭 · 안미향
오혜종 · 유영대 · 이상한 · 이선경 · 이수현 · 이용화 · 이웅희
이철인 · 장수정 · 장혜란 · 정경아 · 조미림 · 최봉삼 · 최석주
최영건 · 한효상

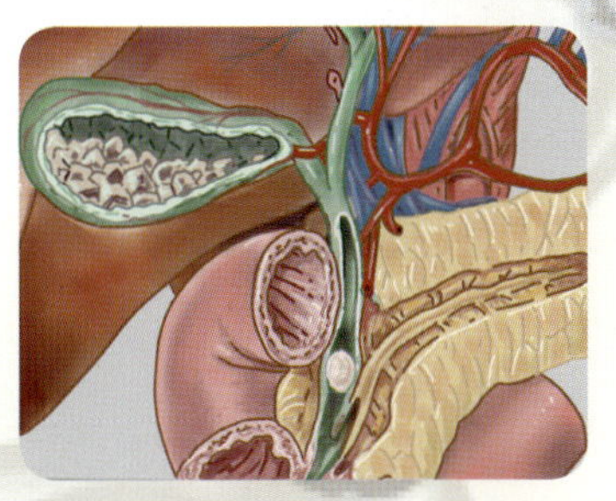

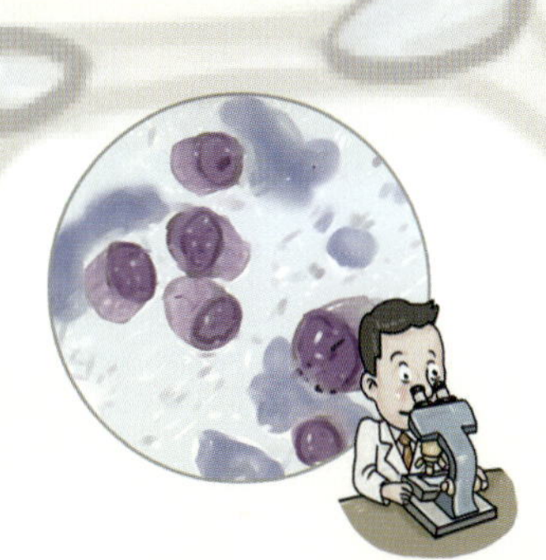

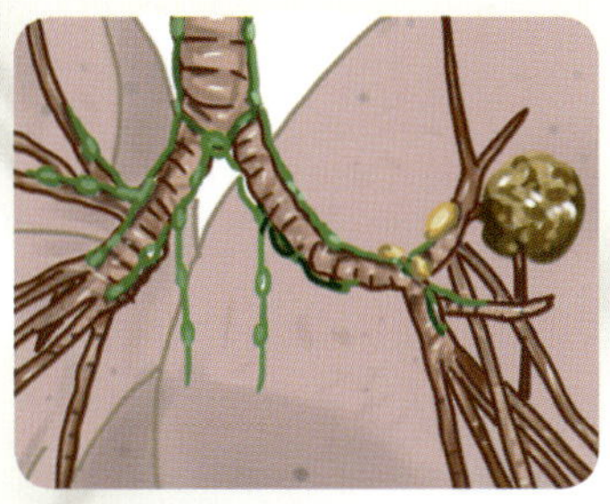

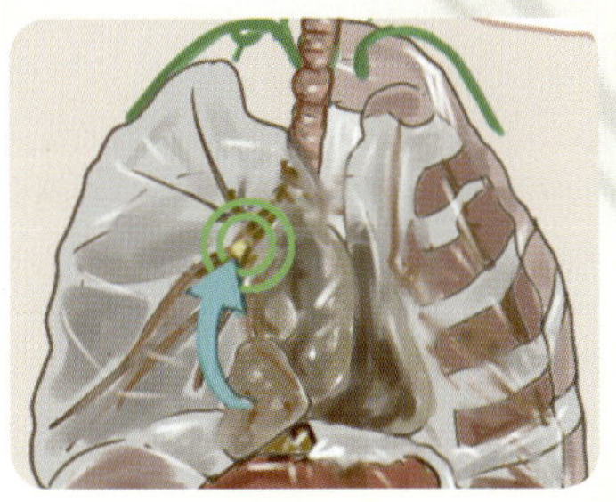

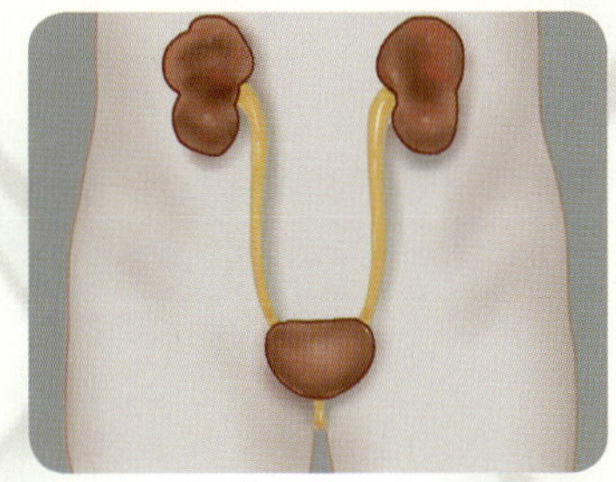

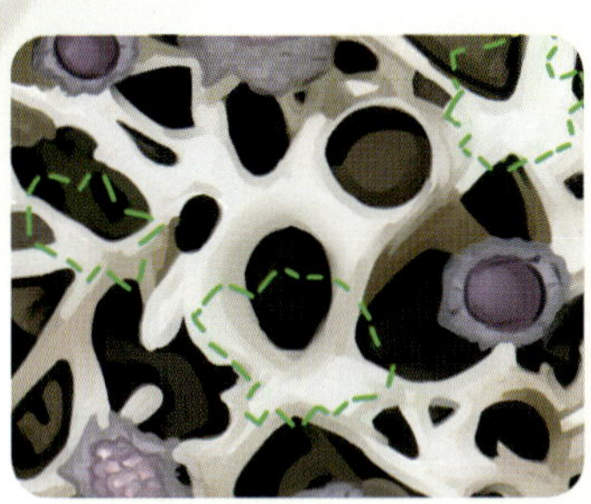

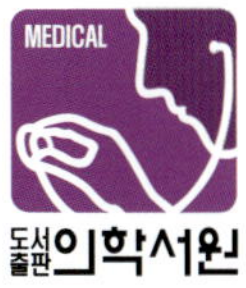

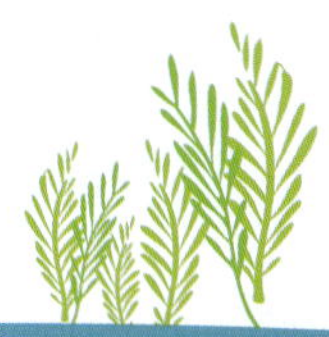

머리말

모든 학문의 기본은 그 학문이 지향하는 기본적인 이론과 더불어 다양하고 포괄적인 내용을 핵심에 맞게 이해하고 응용할 수 있어야 한다. 병리학의 근본은 질병의 원리를 배우는 학문이다. 질병의 원리를 파악하기 위하여 해부학을 바탕으로 생리학 및 생화학 그리고 기초의학의 지식을 바탕으로 이론적으로 질환의 기전을 배우는 것이다. 그러기 때문에 병리학은 인체 전반의 질병을 바탕으로 한 모든 임상의학의 기반이 되는 것이다. 의학의 역할 중 하나는 사람이 건강하게 삶을 마감할 수 있도록 돕는 것이며, 이는 다시 말해 생명을 위협하는 질병과의 싸움에서 좀 더 포괄적 개념에서 질병을 이해하고 의료행위를 위한 기초적인 원리를 제시하기도 한다. 이러한 이유로 병리학은 의학을 배우는 많은 학생들에게 내용의 핵심보다도 복잡하고 어렵다는 선입견부터 갖게 되는 게 사실이다.

이에 본서는 가급적 기본적인 사항에 충실하려고 노력했으며 기존에 이미 알려진 많은 기초적인 내용들은 과감히 본문에서 삭제하였다. 본서의 특징은 총론부분에 일반병리학의 전반적인 내용을 이해하기 쉽고 임상에서 절대적으로 필요한 내용들만을 엄선해서 간단하지만 충실하게 정리하여 모든 내용들을 쉽게 습득할 수 있도록 구성했다는 점이다. 또한 각론부분은 질환에 따른 분류방식으로 각 질환의 정의적 차원에서 풀이를 하였으며 질환의 발생 시 인체에서 가장 흔하게 나타나는 현상을 자세하게 풀이 하였고 진단과 치료의 현상까지도 알기 쉽게 정리하였다. 기존에 출간된 많은 병리학 서적들은 질병의 이해보다는 전문적인 측면을 강조한 부분이 너무 많았다. 그러나 본서는 독자들의 입장에서 특정 질병과 관련된 내용들을 많은 그림을 첨가하여 좀 더 쉽고 좀 더 빠르게 이해할 수 있도록 제작을 하였다는 점이다. 아무쪼록 본서를 통하여 기존의 병리학은 어렵다는 편견을 버리고 병리학이 쉬운 학문으로 접근하는 계기가 되는 시발점이 되었으면 한다.

본서는 많은 그림들이 삽입된 관계로 그 어느 도서보다도 준비의 시간과 제작기간이 많이 소요되었다. 그 긴 시간동안 좋은 책을 만들기 위해 아낌없는 노력을 해준 의학서원의 편집부 직원들과 아낌없는 격려를 보내준 이승수대표에게 감사의 말을 전하면서 부디 본도서가 병리학을 접하는 독자들에게 새로운 형태의 병리학을 이해하고 좀 더 다양한 형태의 질환을 이해할 수 있는 도서가 되기를 기대하여 본다.

대표저자 이 상 형

서울대학교 의과대학

C O N T E N T S

질환으로 보는 병리학

I. 총론 – 일반 병리학 –

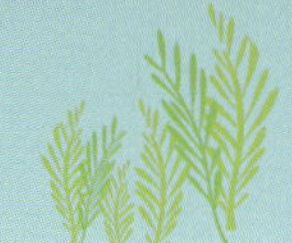

제4장 순환장애 61

제5장 감염질환 69

II. 각론 – 질환별 병리학 –

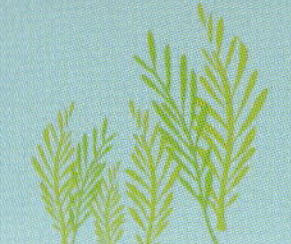

제7장 내분비계 질환 179

제8장 순환기 질환 225

제9장 혈액·조혈계 질환 275

제10장 호흡기 질환 303

제11장 신장·비뇨기 질환 333

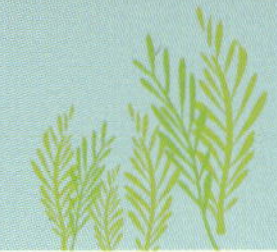

제12장 뇌·신경계 질환 353

제13장 산부인과 질환 403

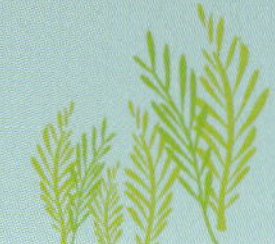

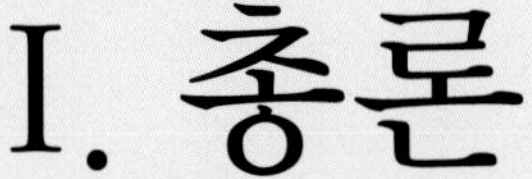

I. 총론

- 일반 병리학 -

제1장 병리학 서론

제2장 세포

제3장 염증

제4장 순환장애

제5장 감염질환

제1장

병리학 서론

학습목표

1. 인체의 생리학적 형태와 질병의 원인 그리고 항상성(homeostasis)에 대하여 학습한다.
2. 노화(aging)의 원인과 생리적 노화와 병적 노화를 구별하여 학습한다.
3. 세포의 일반적 형태와 세포주기(cell cycle)와 세포노화(catabiosis)에 대하여 학습한다.
4. 병리학의 변천과정에 대하여 학습한다.

병리학(pathology)이란 질병의 원리를 배우는 학문으로 해부학, 생리학, 생화학 그리고 기초의학의 지식을 바탕으로 이론적으로 질환의 기전을 배우는 것이다. 그러므로 병리학이란 인체 전반의 질병을 바탕으로 한 모든 임상의학(clinical medicine)의 기반이 되는 것이다. 의학의 역할 중 하나는 사람이 건강하게 삶을 끝낼 수 있도록 돕는 것이며, 이는 다시 말해 생명을 위협하는 질병과의 싸움에서 좀 더 포괄적 개념에서 질병을 이해하고 의료행위를 위한 기초적인 원리를 제시하기도 한다. 또한 병리학이란 부검, 거시적 관찰, 미시적 관찰을 통해 세포, 조직, 장기의 병변을 파악하고 최종적으로는 통합적으로 병태를 이해하는 학문이다. 또 병리진단(pathological diagnosis)은 사회와 밀접하게 연관되어 있다. 사람은 살아가면서 다양한 질병에 걸리는데 이를 이겨내고 살아남으면 노화가 진행되어 결국에는 죽음에 이르게 되는 것이다. 이러한 생로병사의 기본은 질병에 있다고 할 것이며 이에 서론에서는 질병을 이해하고 노화의 진행에 대해 알아본다.

〈그림 1-1〉 **병리학의 흐름**

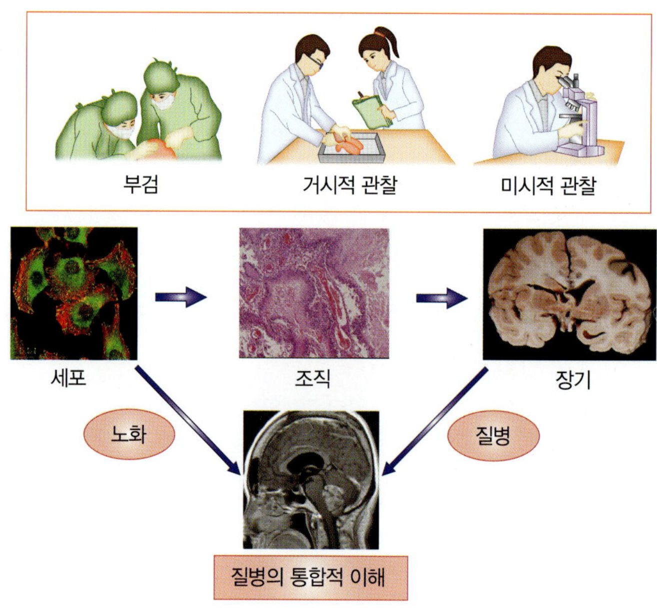

1 병리학의 역사

1) 병리학의 기원

인간은 새 생명으로 태어나 일생을 살아가면서 온갖 질병이 발생하고 이를 이겨내면서 일생을 살아가고 있다. 인류는 건강한 삶을 살아가기 위해 생명의 시작과 함께 연구하고 질병을 이겨내기 위한 갖가지 수단을 동원하게 된다. 원시시대에는 생명의 본체를 영혼에 의존하면서 생을 영위하였지만 고대의 농경사회에 접어들면서는 병의 원인을 신이나 종교적인 힘에 의존하려 했고, 일부에서는 경험에 의한 식이요법, 외과적 요법 등이 적용되기도 했다. 그러나 세월이 흘러 그리스-로마시대로 접어들면서 히포크라테스(Hippocrates)나 갈게누스(Galenus) 등이 등장하여 질병과 의료라는 새로운 국면을 맞이하게 되었다.

히포크라테스는 액체병리설을 주장하였는데 만물의 구성중에서 물성분의 부조화에 의해 질병이 발생된다고 하였다. 사람을 구성하는 요소 중 액체성분은 황담즙, 흑담즙, 점액, 혈액의 4가지로 이루어져 있는데 이들의 부조화로 인해 질병이 발생된다고 주장하였다.

중세 봉건사회에서는 갈레누스(A.D 129~201년)가 액체병리설을 주장하기도 하였으나 의학적 근거를 제시하지 못하였고 1300년이 지난 후 베사리우스(Vesalius, 1514~1565년)에 의해 해부학의 발달이 이루어지면서 질병과 의료의 신기원이 시작되었다.

그후 광학현미경(light microscope)이 발명되면서 혈액순환이나 혈구의 관찰 등이 가능해짐에 따라 획기적인 발달이 이루어지게 되었다.

모르가니(Morgagni, 1687~1791)는 장기병리설을 주장하였는데 질병은 병소(lesion)라고 하는 곳에서 시작을 하며, 그 종류에 따라 신체의 특정한 장기에 일정한 병소를 형성하고 이 병소 때문에 임상증상이 나타난다고 주장하였다. 프랑스의 삐샤(Bichat, 1771~1802년)는 인체는 여러 조직들에 의해 이루어 졌다는 조직학을 주장하였는데, 질병을 관찰하는데 있어서도 조직을 단위로 하여 관찰해야 한다고 하였다. 즉, 인체의 구성은 결합조직, 혈관, 골, 연골 등으로 조직을 분류하여 각각을 관찰해야 한다고 하는 조직병리학(Histopathology)을 내세우기도 했다. 또한 모든 질병은 세포에서 시작된다는 세포병리설을 주장한 비르효(Virchow, 1821~1902년)의 주장도 있었으며 그 후 많은 학자들에 의해 의학의 각 기초과목이 정립되고 본격적인 발달이 이루어졌다.

2) 현대적 병리학

의학이 크게 기초의학과 임상의학으로 구분되는데 반해 병리학은 인체병리학(human pathology)과 실험병리학(experimental pathology)으로 나눈다. 기초의학에는 해부학, 생리학, 미생물학, 기생충학, 조직학 등이 있으며 임상의학은 질병의 진료에 직접 해당되는 각 분야의 학문이라고 할 수 있겠다. 병리학에는 기초의학 부분과 임상의학 부분이 모두 포함된다. 기초의학 부분은 실험병리학이라고도 하며, 실험동물이나 인공 배양세포 등을 이용한 연구를 말한다. 임상의학 부분은 다시 임상병리학과 해부병리학으로 구분되는데, 임상병리학은 주로 환자로부터 채취된 검사물에 의해 생물학적, 화학적 방법으로 질병을 연구 검사하며, 해부병리학은 병리해부, 즉 부검, 생검, 수술재료, 탈락세포 등에 대한 형태의 변화에 대해 연구 규명하는 분야로서 대부분의 종합병원에서는 임상병리과 해부병리과로 구분되어있다.

병리학의 중요성은 질병의 본질이라 할 수 있는 질병의 원인, 전개과정, 현재의 상태 및 예후의 판정, 치료대책, 예방의학에 이르기까지 각 단계별로 적당한 대처 방안이 강구되고 그 결과 질병이 퇴치될 수 있도록 의학의 목적달성에서 중요한 영역을 차지하고 있다.

최근 질병의 발생과정이 광범위하게 전개되면서 환경적 요인과 유전적 요인 등이 개재되고 질병 발생의 복합적인 과정이 인정되므로 더욱더 깊은 연구가 요망되고 있다. 그러나 다행스럽게도 과학의 발달에 병행하여 의학에서도 분자과학, 즉 분자생물학의 기법이 응용되면서 병리학적 검색을 시행하는 분자병리학(molecular pathology)이 성숙되고 있어 그 동안 질병의 본질을 연구하는 형태적 변화 또는 육안적검사(맨눈검사, gross examination) 수준에서 분자의 실태를 파악하여 비정상적 형태나 기능의 최초 발생근원을 파헤치는 심도 있는 학문으로 변화되고 있다.

2 병인론

질병의 원인을 광범위하게 연구하는 학문이며 기초 의학의 한 분야이다. 기초 의학의 생리, 병리, 세균, 위생 부문은 물론 임상 의학의 모든 분야에 걸쳐 각 부문의 지식을 총망라한 것이다. 즉, 질병 발생의 기본 인자와 원인, 발병연구나 이론 등을 말한다. 질병은 하나의 특정 원인에 의해 발생하는 것이 아니라 다양한 인자들의 상호작용에 의해 발생하는데 크게 질병의 병인을 외인과 내인으로 나누어 볼 수 있다.

1) 질병이란?

사람이 생명체로서 살아가는 목적은 생명을 하루라도 오래 유지하는 것으로 종을 보존하는 것이며 그러기 위해 몸의 다양한 계통이 조정되고 있다. 그 생리적 몸의 상태를 일반용어로 건강(health)이라고 한다. 생리적 상태가 다양한 원인으로 무너지게 될 것 같으면 생체에 갖추어진 다양한 방어기구가 작용하여 항상성이 유지된다. 이 때문에 질병의 원인이 되는 힘이 가해지더라도 반드시 질병이 발병하는 것은 아니며 항상성(homeostasis)이 무너졌을 때 발병한다.

질병(disease)이란 유기체의 신체적 기능이 비정상적으로 된 상태를 일컫는다. 인간에게 있어서 질병이란 넓은 의미에서는 극도의 고통을 비롯해 스트레스, 사회적인 문제, 신체기관의 기능 장애와 죽음까지를 포괄적으로 내포하고 있다. 또 다른 측면에서의 질병이란 신체의 일부 또는 전신의 구조나 기능의 장애와 정신(마음)의 장애가 있어 건강하지 못한 상태를 말하기도 한다. 질병의 발생이 여러 가지 병인(내 · 외인)으로 인하여 혈류계, 신경계, 근골격계의 고유 기능과 마음의 조절기능 중 어느 한 가지라도 이상이 생겨 인체의 자연치유력과 항상성이 무너질 때 질병이 발생한다고 요약할 수 있다. 질병은 어느 한 가지 요인에 의해 발생되기보다는 여러 가지 복합적인 다인성 요인에서 일어나므로 단순화하여 설명하기는 쉽지 않으나 내 · 외 요인에 의해 인체 내에서 발병하는 중요원리를 이해할 수 있어야 한다.

질병의 원인에는 우선 사람 자신이 가진 인자가 원인이 되는 경우가 있는데 이를 내인(internal cause)이라고 한다. 내인은 소인(경향, tendency)이라고도 하며 유전자의 변이나 면역에 관여하는 분자와 밀접한 관련이 있다. 한편 질병의 원인이 되는 외적인 힘을 외인(external cause)이라고 한다. 외인에는 외상, 환경인자, 병원균이나 바이러스 등의 병원체, 알코올, 흡연, 생활습관 등 다양한 것이 있다. 내인과 외인은 서로 연관되어 질병을 일으킨다.

2) 내인인자(intrinsic factor)

질병을 일으키는 요인이 신체의 내부에서 기인하는 것으로 사람이 질병에 걸릴 때 많든 적든 개인의 체질, 소인이 관여한다는 사실이다. 각 개인의 체질에 의한 면역체계가 각각 다르기 때문에 외부에서 침입한 이물질이 정상적인 반응으로 해결되기도 하지만 면역기구에 따라 과도한 반응이 일어나는 경우가 있는데 이를 알레르기체질이라고 하며 아토피피부염(atopic dermatitis)이나 꽃가루병(pollinosis), 천식(asthma) 등의 원인이 된다.

유전변이(genetic drift)나 유전적 다형성(genetic polymorphism)도 중요한 내인의 하나이다. 나이에 따른 질병의 발생도 내인 중에 하나인데 소아에서 발생하는 선천적 질환으로 구루병, 백혈병, 소아마비 등이 있으며 당뇨병이나 각종 성인병처럼 고연령군에서 발생하는 것들이 나이에 의한 내적인자들이다. 또한 성별과 인종 그리고 유전적소인들도 여기에 속한다.

3) 외인인자(extrinsic factor)

사람의 몸은 외부로부터 다양한 영향을 받고 있으며 때로는 건강에 위협을 받기도 한다. 물리적인 요인으로는 기계적외상, 온도에 의한 일사병과, 화상 그리고 동상이 있으며, 햇볕에 의한 멜라닌종(흑색종, melanoma), 방사선에 의한 백혈병(leukemia), 암종들도 외적요인이며 기압에 의한 잠함병(caisson disease) 등을 들 수 있다.

화학적인 인자로는 유기수은이나 카드뮴, 에틸알코올, 분진 등이 있으며 환경호르몬에 의한 문제도 발생한다. 또, 비타민이나 미량원소도 부족하면 다양한 장애가 발생한다. 감염병도 대표적인 외인의 하나이다. 바이러스, 세균, 진균, 원충 등이 외적요인에 속한다.

〈그림 1-2〉 질병의 내인과 외인

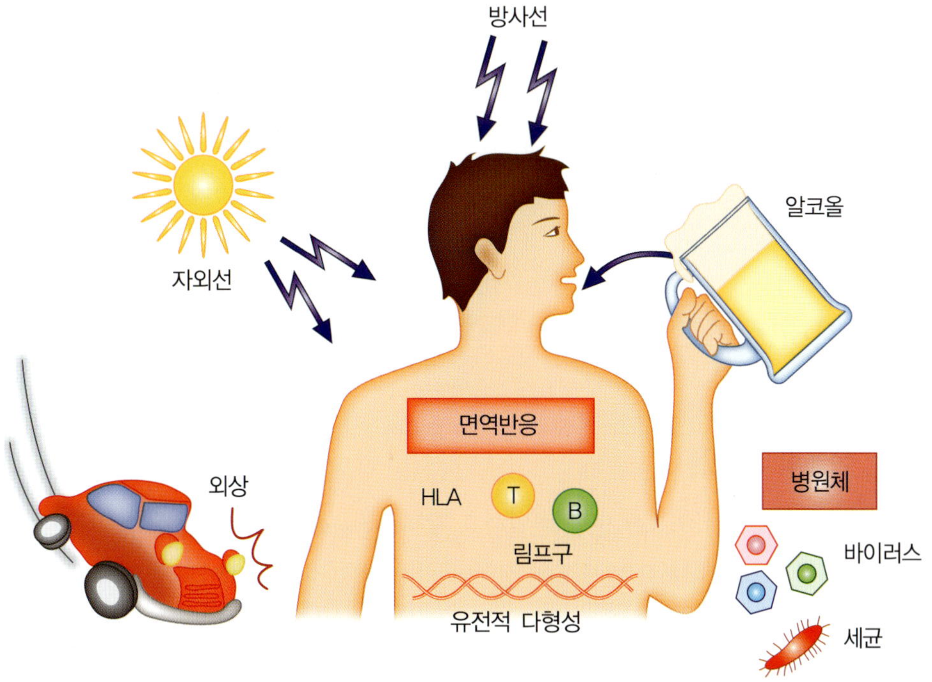

3 노화(aging)

노화란 시간에 따라 서서히 신체의 구조가 변하는 것으로 질병의 발생에 의한 것이 아니고 자연적인 현상으로 결국에는 서서히 죽음에 이르는 과정이라고 할 수 있다. 또한 노화는 복잡한 세포 반응이며 세포 회복기능이 떨어지고 정상적으로 기능하는 것이 점차 어려워지면 노화가 진행된다. 노화에 의해 생물체는 외부환경 변화와 질병 등에 쉽게 노출 돼 문제를 일으키고 결국 죽음에 이르게 된다.

〈그림 1-3〉 **노화에 따른 인체의 생리적 변화**

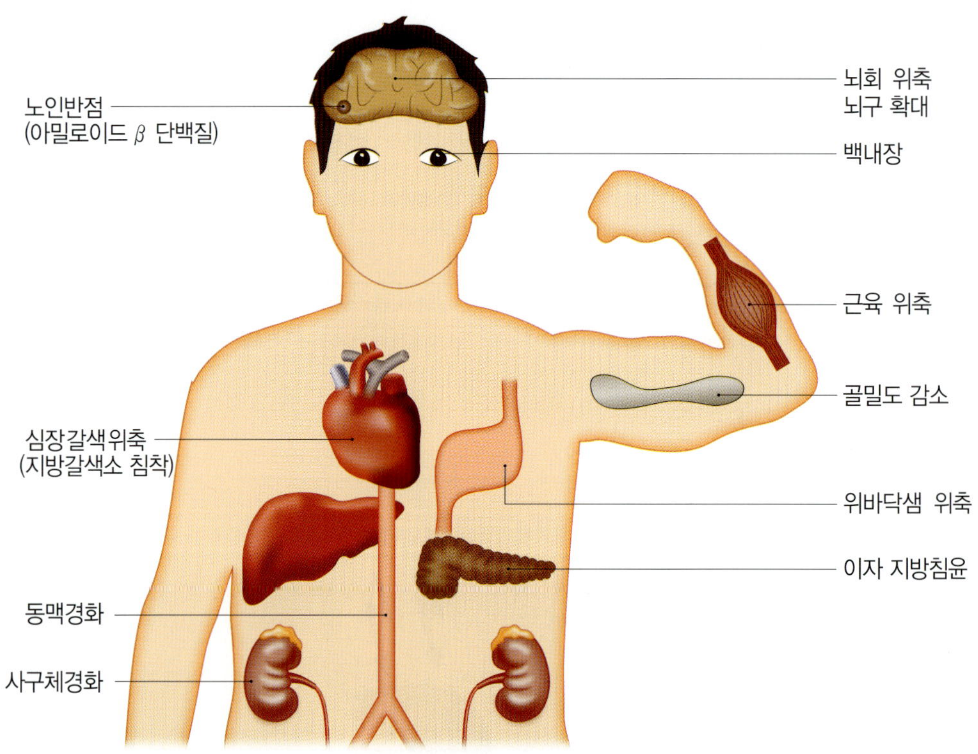

1) 노화의 원인

(1) 생물학적 요인

세포는 일생동안 필요한 만큼 분열하고 딸세포(daughter cell)를 낳는다. 세포가 분열하는 동안 유전자 맨 마지막 부분은 딸세포에 전달이 되지 않고 길이가 짧아지게 된다. 이렇게 세포분열마다 유전자 길이가 짧아지면 텔로머(telomer)라는 부위가 손상 받아 세포분열이 불가능하게 된다. 나이가 들면 세포에 다양한 변화가 생기고 그와 연계하여 개체의 노화가 진행된다. 사람 세포의 분열 및 재생능력은 다양하다. 심근세포(cardiac muscle cell)나 신경세포(nerve cell) 대부분은 한번 장애를 입으면 재생되지 않는 비재생세포이다. 또 피부의 상피세포(epithelial cell), 소화관의 상피세포는 항상 일정한 속도로 분열과 재생을 반복하고 있다.

〈그림 1-4〉 **세포노화와 헤이플릭한계**

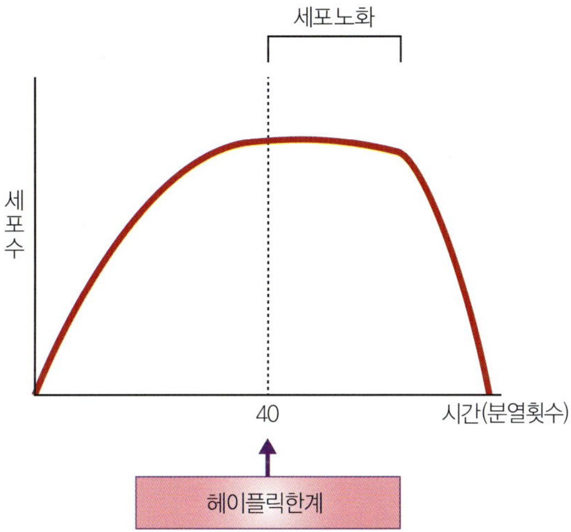

〈그림 1-5〉 **세포분열에 따른 끝 분절의 단축**

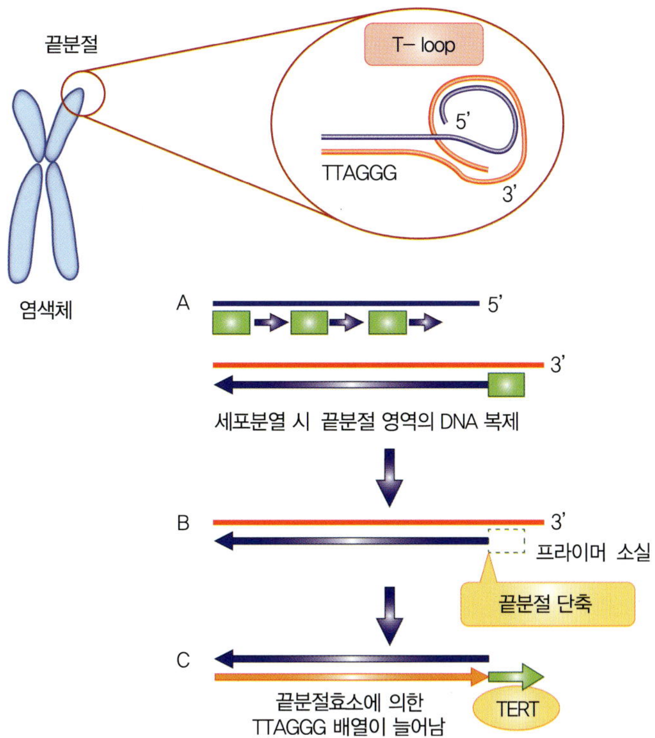

세포노화(catabiosis)란 세포주기(cell cycle)가 억제되어 세포분열이 정지되는 현상이다. 또한 세포는 활성산소(reactive oxygen species, ROS) 등의 스트레스나 종양유전자(oncogene)에서 강한 암형성(carcinogenesis) 신호가 발생한 경우에도 분열증식을 정지하고 세포노화가 진행된다.

노화 세포에서는 세포 내 소기관에 다양한 변화가 일어나는데 활성산소가 증가하고 DNA 손상이 발생하면 노화가 촉진된다. DNA의 산화물질은 나이가 들면 증가한다. 세포가 노화하면 형태적으로는 각각의 세포는 커지고 편평한 세포형태를 취한다. 생화학적으로는 β-갈락토시다아제(β-galactosidase)의 활성이 상승하여 기질을 첨가하면 푸르게 염색되어 세포노화의 지표가 된다.

(2) 환경적 요인

유전자는 살아가는 동안 외부 환경에 의해 끊임없는 손상을 입게 된다. 사람은 살아가면서 에너지를 사용하기 위해 호흡을 한다. 즉 숨을 쉬고 산소를 흡입해 인체 구석구석까지 산소를 공급하는 것이다. 이때 각 세포에서는 산소를 이용해 호흡을 한다. 이 호흡과정에서 생명에 필요한 에너지를 생산하지만 부산물로 유해산소가 발생하게 된다. 이런 유해산소 발생은 주위에 있는 물질을 무차별적으로 공격한다. 이 과정에서 유전자에게 회복 불능한 손상을 주는 노화가 생명단축의 원인이 되는 것이다. 이런 외부 유해산소로 인한 가장 큰 피해는 체내 콜라겐 파괴이다. 콜라겐(collagen)은 피부에 젊음과 탄력을 주는 물질인데 파괴되면 딱딱하거나 굳어져 늙게 보이게 된다. 이런 손상 외에 피부는 늘 외부환경에 노출 돼 여러 가지 유해물질에 의해 노화가 진행된다. 자외

〈그림 1-6〉 **노화세포의 β-갈락토시다아제 염색**

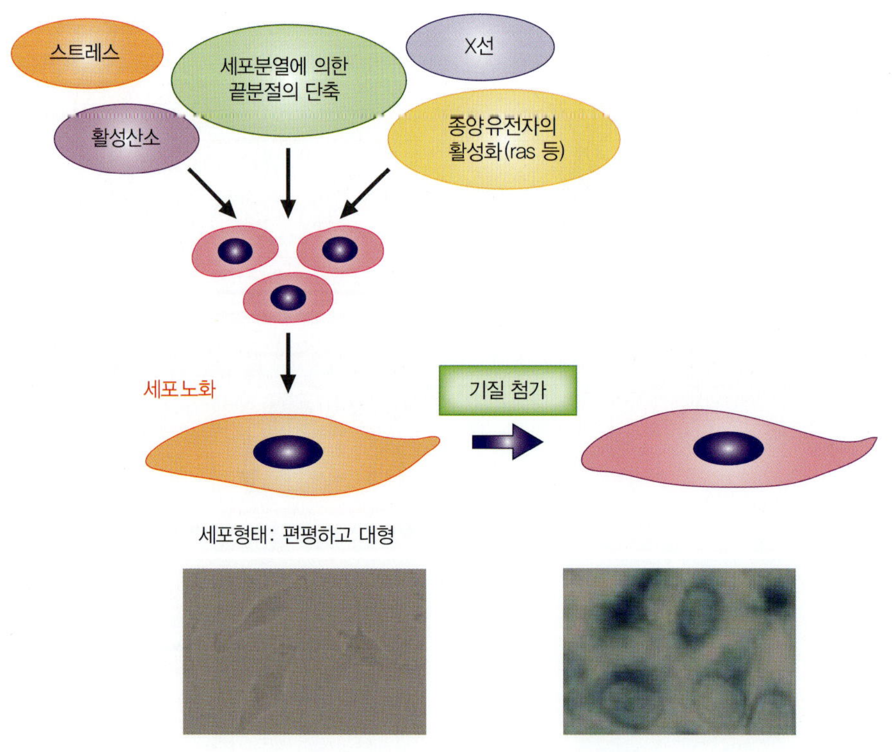

선이나 유독물질에 피부가 노출되면 유전자가 손상돼 노화가 진행하는 것이다. 그 외에도 폐경기 호르몬 변화로 피부탄력을 유지하는 수분감소, 흡연, 음주 그리고 인상을 찡그리는 생활습관 등에 의해서도 피부노화는 지속적으로 일어난다.

2) 생리적 노화와 병적 노화

노화는 생리적 노화와 병적 노화로 대변하여 설명되고 있다. 생리적인 노화현상은 다양한 장기, 조직에 발생하며 그 형태는 다양하다. 노화는 자연적 성숙 단계로 사망으로 가는 필연적이고 보편적인 현상인 것에 비해 병적 노화는 세포나 조직 또는 기관의 기능이 저하되고 신체의 자기 보상능력이 감소하여 예측보다 일찍 사망에 이르게 하거나 일상생활 수행능력이 빨리 저하되어 자립적 생활을 하지 못하게 되는 경우이다. 노인은 이러한 현상으로 스스로 자신의 건강문제에 대하여 적절하게 대처하지 못하며, 욕창, 관절변형, 관절구축, 요실금, 요로감염, 우울, 흡인성 폐렴, 치매 등의 합병증이 진행되기 쉽다. 고령화라는 용어는 연령과 인구비율로 정의되지만, 노화를 정의하기란 어렵다. 또한 생리적 노화와 병적 노화를 구별하는 것도 간단하지가 않다. 생리적 노화에 수반하여 장기의 위축이나 동맥경화가 진행되는데, 증상이 나타난 경우를 병적 노화라고 볼 수 있다.

〈그림 1-7〉 **임상을 이어주는 기초연구**

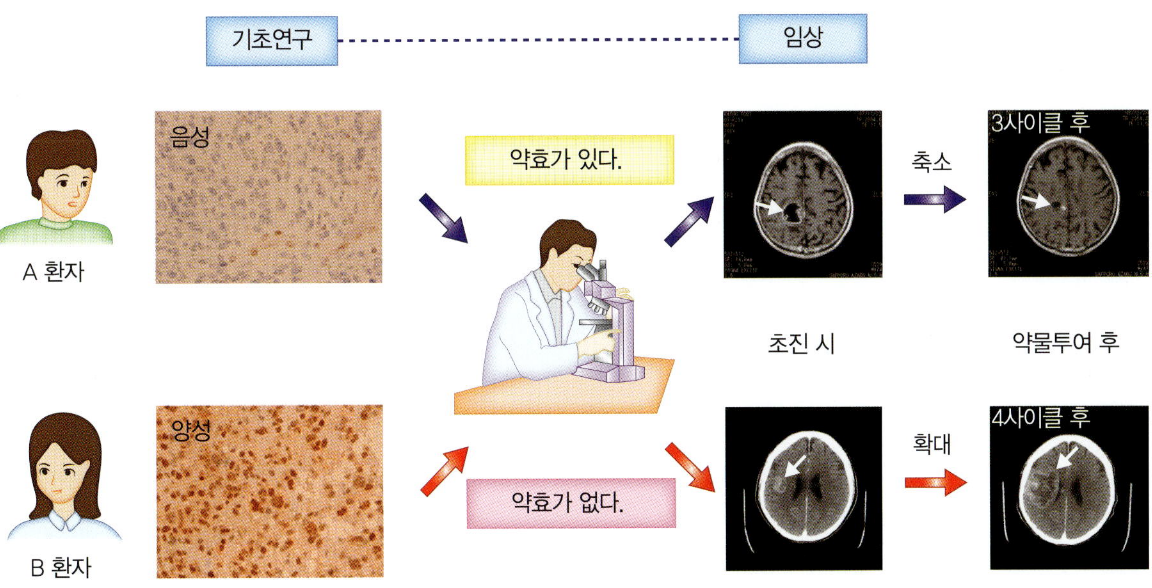

3) 세포노화

세포의 노화와 개체의 노화는 서로 연관되어 있는데 그 기전(mechanism)은 매우 복잡하다. 나이가 들면 세포에 다양한 변화가 생기고 그와 연계하여 개체의 노화가 진행된다. 사람 세포의 분열 및 재생능력은 다양하다. 심근세포(cardiac muscle cell)나 신경세포(nerve cell) 대부분은 한번 장애를 입으면 재생되지 않는 비재생세포이다.

1961년 미국의 헤이플릭(Leonard Hayflick)은 사람의 초대 섬유모세포를 샬레에서 배양하면 분열 횟수가 40~50회에 분열과 증식이 정지한다는 사실을 발견했다. 이를 헤이플릭한계(Hayflick limit)라고 하며 이 현상의 기전은 계속된 세포분열로 인하여 끝분절(말단소체, 텔로미어, telomere)이 짧아지게 되면 헤이플릭한계 상태에 이르러 세포는 수명이 다하여 죽게 되지만, 일부 세포는 이때 어떤 요인에 의해 세포노화를 극복하게 되는 형질전환이 일어난다. 일부 주요 기관에 노화세포가 축적되고, 이들의 기능 및 대사적 변화(예를 들면, 면역계와 세망내피계에서 호르몬에 대한 반응 감소, 합성과 분해 능력 감소)는 인간의 노화 현상을 초래하고, 스트레스와 노화관련 질병에 대한 적응력 및 감수성에 영향을 미쳐서 인간의 수명을 제한하는 것으로 추정되고 있다. 노화세포의 구조와 기능, 생화학적, 그리고 생리적인 변화를 포함하는 총체적 변화에 의해 개체의 노화가 발생한다.

제2장

세포

학습목표

1. 생명의 근원인 세포와 각종 질병의 근원은 세포사(cell death)에 대하여 학습한다.
2. 세포사의 근원인 변성(denaturation)을 알아보고 그 종류들을 학습한다.
3. 모든 생명체의 필수 요소들을 알아보고 각각에 대하여 학습한다.
4. 생체 내 색소들의 생리적, 병적현상에 대하여 학습한다.
5. 각종 병태의 위축, 비대, 과형성 등의 형태를 학습한다.

1 세포(cell)

생명체를 구성하는 작은 단위의 구조물이 세포(cell)이며, 이 단위구조물이 모여서 하나의 커다란 생명체를 만드는데 인체에는 약 60조 개 가량의 다양한 세포로 구성되어 있다. 이러한 세포들은 같은 형태의 세포가 모여 조직(tissue)을 구성한다. 또한 여러 종류의 조직이 모여 심장이나 간과 같은 기관(organ)이 되어 각각 독자적인 기능을 발휘한다. 인체를 구성하는 각종 기능을 가진 기관들은 다시 기관계(system)를 만들고, 이 기관계가 협조하여 움직임으로써 다양한 형태의 기능과 생명활동을 영위하게 된다.

생체는 몇 가지 기관계로 구성되며 전체로서 통일된 생명활동을 영위하는 개체가 형성된다. 세포는 생명활동을 영위하기 위한 최소의 기능단위이며, 모든 세포가 각각에 필요한 물질(영양소와 산소)을 세포 밖에서 받아 들여 세포 안에서 이용하고, 불필요해진 물질(대사산물)을 세포 밖으로 배출한다. 사람의 신체를 구성하는 세포는 수백 종(약 200~300종)이나 되며 형태와 역할은 다양하다.

1) 생명체의 기본단위

세포 내부에는 핵(nuclei)과 세포질(cytoplasm)이 있고 이들은 세포막(cell membrane 형질막이라고도 함)에 덮여있다. 인지질 이중층(phospholipid bilayer)으로 구성된 세포막이 세포 안팎을 구분함으로써 세포 안팎의 물질출입을 제어하고, 세포 안의 항상성(homeostasis)을 유지하는 역할을 맡고 있다. 핵은 핵막(nuclear membrane)에 덮여 세포의 유전정보 전달이나 단백질 합성 등을 제어하고 있다. 세포질 안에는 다수의 세포소기관(cell organelle)이 들어 있다. 세포소기관은 세포의 생명활동을 유지하는 데 각각 특수한 기능을 맡고 있다.

(1) 세포막(cell membrane)

세포막은 산소나 이산화탄소 등의 가스나 지용성 물질은 인지질 이중층으로 구성된 세포막을 자유롭게 통과할 수 있으나 수분이나 전해질(Na+, K+, Ca2+ 등의 이온) 및 포도당과 아미노산과 같은 수용성 물질은 거의 투과할 수 없다. 하지만 생명유지에 필수적인 전해질과 영양소(포도당이나 아미노산 등)의 출입 없이는 세포는 살아가지 못한다.

(2) 세포질(cytoplasm)

세포질에는 각종 기능을 담당하는 미토콘드리아, 리보솜, 세포질그물, 골지체, 리소좀, 중심체 등의 세포소기관(cell organelle)이 있다. 세포가 생명활동을 영위하는 데 필요한 에너지는 ATP(아데노신삼인산, adenosine triphosphate 아데노신에 3개의 인산이 결합한 것)를 분해할 때 얻어진다. 미토콘드리아(mitochondria)는 에너지원인 ATP를 합성하는, 발전소에 상당하는 세포소기관이다. ATP는 세포의 모든 활동을 위한 에너지를 공급하므로, 미토콘드리아는 간, 근육, 신경과 같은 에너지 대사가 활발한 세포일수록 발달해 있다.

(3) 리보솜(ribosome)

리보솜은 RNA의 일종인 리보솜 RNA(ribosomal ribonucleic acid, rRNA)와 단백질로 구성되어 있다. 핵에서 지령을 운반해 온 전령 RNA(messenger RNA, mRNA)의 메시지에 의거하여 필요한 단백질을 합성하므로 리보솜은 세포 내 단백질 합성 장소이다. 리보솜은 검고 둥근 소체로, 세포질그물에 부착해 있는 경우와 세포질 안을 자유롭게 떠다니는 경우가 있다.

(4) 세포질그물(endoplasmic reticulum, ER)

세포질그물(소포체)은 세포공장, 물질 수송, 저장의 장소이다. 세포질그물에는 과립세포질그물과 무과립세포질그물의 2가지가 있다.

① **과립세포질그물**(과립세포질세망, granular endoplasmic reticulum)

막 표면에 리보솜이 부착하여 거칠어 보이기 때문에 조면소포체라고도 불린다. 과립세포질그물에서 합성된 단백질은 과립세포질그물 내강으로 수송되어 골지체를 거쳐 세포막으로 운반되거나 분비된다.

② **무과립세포질그물**(무과립세포질세망, agranular endoplasmic reticulum)

막 표면에 리보솜이 부착해 있지 않기 때문에 매끄럽게 보여서 활면소포체라고도 불린다. 무과립세포질그물은 세포의 기능에 따라 다르게 작용하는데, 단백질 합성에는 관여하지 않고 콜레스테롤 합성이나 분해, 지질대사, 약물 해독, 칼슘 저장 등의 기능을 담당한다.

(5) 골지체(Golgi body)

골지체는 과립세포질그물에서 수송소포의 형태로 보내진 단백질에 다당류나 지질을 첨가하여 지질단백(lipoprotein)이나 당단백(glycoprotein)을 합성하는 등, 목적에 맞는 단백질 형태로 만들어 내보낸다(분비). 따라서 포장발송 장소라고 할 수 있다.

〈그림 2-1〉 **세포의 기본 구조**

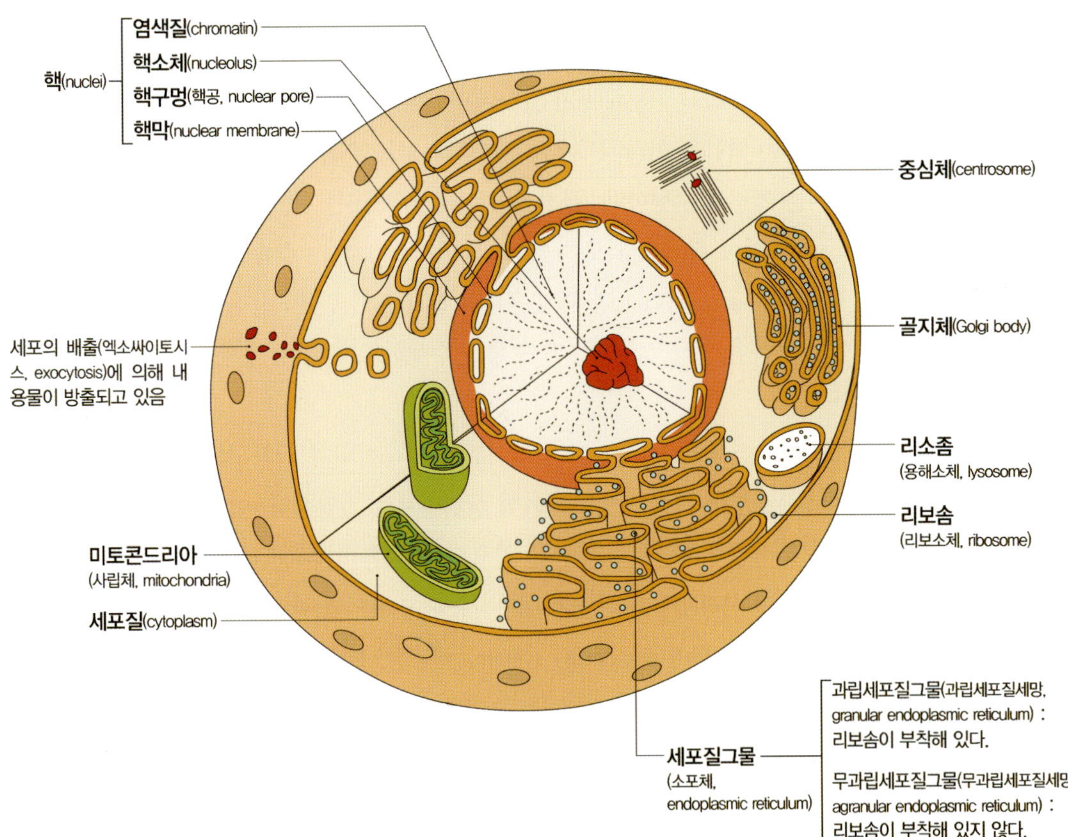

(6) 리소좀(lysosome)

리소좀안에는 각종 강력한 가수분해효소(hydrolase)가 포함되어 세포 내에 진입한 이물질이나 세포 내 대사물과 불필요물을 소화, 처리한다. 따라서 이물질 · 불필요물 처리 장소라고 할 수 있다.

(7) 중심체(centrosome)

중심체는 2개의 중심소체(centriole)로 구성되며 세포분열 시 방추섬유(spindle fiber)를 형성하여 염색체 이동에 관여한다.

2) 인체구성의 기본요소

우리의 몸을 구성하는 여러 조직은 수많은 세포로 이루어져 있으며, 인체를 이루고 있는 다양한 조직 및 기관의 세포는 동일한 유전자 정보를 가지고 있지만, 그 기능과 형태에서 큰 차이가 있다. 이는 각각의 세포에서 특정 조합의 유전자들만이 발현되기 때문이다.

인간 생명체를 구성하고 있는 형태는 기본단위인 세포들이 모여 조직(tissue)을 구성한다. 여러 종류의 조직이 모여 기관(organ)이 되어 각각 독자적인 기능을 발휘한다. 인체를 구성하는 각종 기능을 가진 기관들은 다시 기관계(system)를 만들게 된다. 결과적으로 세포에서 시작하여 기관이 되는 것이다. 인체를 구성하는 기관계들을 그 특징에 따라 간단하게 살펴보면 털과 손발톱 그리고 땀샘 등의 피부계(integumentary system)가 있다. 이런 피부계는 피부와 신체를 구성요소들을 덮고 있으며 이들을 보호하는 역할을 한다. 또한 체온조절과 보조역할, 촉각, 압력감각, 온도감각, 통증감각 등을 받아들이는 기능을 수행한다. 골격계(skeletal system)는 뼈, 연골, 인대 등의 신체를 지지하고 보호하며, 근육이 뼈에 잘 부착되도록 한다. 일반적으로 뼈는 칼슘을 저장하며 혈액세포를 형성하기도 한다. 근육계(muscle system)는 뼈대근육과 심장근육, 민무늬근육 등이 있다. 이들 근육들은 뼈대를 움직임이게 하여 일상적인 기능과 보행을 수행하도록 하며, 혈액의 박출과 내부물질의 이동 등에 관여한다.

신경계(nervous system)는 신경과 감각기관으로 구성되며 뇌와 척수의 주된 조절장치이다. 외부 및 내부 환경으로부터 자극을 받아들이며 상위단계로 전달한다. 이런 자극들은 전달과 흥분과정을 통해 근육과 분비샘에 전달하여 반응을 일으킨다. 내분비계(endocrine system)는 뇌하수체, 부신, 갑상샘 등이 있으며 신경계통과 더불어 대사작용과 인체의 화학적성상 등을 조절하고 호르몬분비 등에 관여하고 있다. 순환계(circulatory system)는 심장, 혈관, 림프 등이 있으며 신체의 한곳으로부터 다른 곳까지 물질을 운반하는 기능을 수행하며(예: 혈액을 통해 각 조직에 영양공급), 림프계통은 질병에 대한 신체방어 등의 기능이 있다. 호흡계(respiratory system)는 폐조직을 통하여 혈액과 외부환경사이에 공기교환의 기능을 수행한다. 소화계(digestive system)는 입, 식도, 창자, 간, 이자 등을 말하며 음식을 섭취하여 소화시킨 후에 혈액으로 흡수하여 영양 등의 성분을 각 기관으로 수송하도록 하거나 보관을 한다. 비뇨계(urinary system)는 콩팥, 방광 등의 구조를 가지며, 대사노폐물을 배출하거나 혈액 등의 체액의 양과 성분을 조절하는데 도움을 주는 기관이다. 생식계(genital system)는 고환, 정관, 난소, 자궁 등으로 구성되며 생식작용과 성적특징의 유지기능이 있다.

인체의 조직

인체를 구성하고 있는 세포들은 200여 종류의 서로 다른 종류의 세포가 있는데 크게 4가지로 구분할 수 있다. 이 4가지 세포형은 세포외물질과 함께 인체의 기본조직을 이룬다. 조직 내의 세포들은 특수한 세포간 연접(gap junction)을 통해 서로 소통함으로써, 이와 같은 협동적 노력을 수월하게 하고 세포들로 하여금 하나의 기능적인 단위로서 작동하도록 한다. 네 가지의 기본적인 조직 유형으로는 상피조직(epithelium tissue)과 결합조직(connective tissue, 지지조직), 근육조직(muscular tissue) 그리고 신경조직(nerve tissue)이 있다.

1) 상피조직(epithelium tissue)

상피조직은 인체의 내면이나 표면을 구성하고 있는 조직이다. 상피조직의 특징은 각자 세포를 분리시킨 뒤 그냥 놓아두면 조직끼리 서로 결합하려는 성질을 갖고 있다는 것이다. 상피조직에는 혈관이 분포되어 있지 않아 결합조직으로부터 산소와 영양을 공급받는다. 상피조직은 기능에 따라 편평상피와 샘상피로 분류된다. 상피조직의 기능은 몸의 표면이나 체강 및 각 기관의 내부와 외부 표면을 싸서 신체를 보호하며 흡수, 분비 및 감각기능을 가지고 있다.

(1) 편평상피

편평상피(squamous epithelium)는 얇고 편평한 구조로 되어있으며 세포모양에 따라 단층편평세포와 중층편평세포로 나눈다. 단층편평세포는 세포의 층이 한 층으로만 구성되어 있는데, 체강의 내부장기 표면에서 관찰이 되는 중피와 혈관이나 림프관의 내강을 싸고 있는 내피로 나뉜다. 편평상피는 호흡계통에 있는 폐포의 내층과 순환계통에 있는 심장의 내층, 혈관과 임파혈관 같은 소모가 거의 없는 몸의 부분을 형성하고 있다.

중층 편평 상피는 편평한 상피가 여러 층으로 겹쳐 있는 것으로 외부의 힘이 가해지는 곳이나 손상되기 쉬운 곳에 위치하며 빠르게 분열하고 재생하여 내부조직을 보호한다. 피부조직이 좋은 예라고 할 수 있다. 중층 편평 상피는 식도나 질(vagina)에서도 볼 수 있다.

(2) 원주상피(입방상피)

입방상피(cuboidal epithelium)는 한선에서 나오는 땀처럼 분비라 불리는 과정의 일부로서 체액을 방출한다. 중층상피는 보호표면을 형성하는 많은 층의 편평, 입방 또는 원주세포이고 건조하고 경화되어 있거나 축축하고 부드럽다. 경화된 세포는 섬유단백질인 케라틴(keratin)을 형성하기 위해 각질화 되어 있고, 부드러운 세포는 각질화 되어 있지 않은 것이다. 건조한 세포로는 피부 상층, 털, 손발톱 등이 있고, 축축한 세포로는 입과 혀의 내층을 포함할 수 있다.

단층 입방상피는 원주 모양 세포로 되어 있는데, 단면은 다각형이다. 분비나 능동적 흡수가 일어나는 곳에서 주로 관찰된다. 영양소의 흡수와 소화액의 분비가 주된 기능인 소장의 상피에서 관찰된다. 거짓다층섬모원주상피는 섬모상피라고도 하며, 다양한 높이를 가지는 한 층의 세포들로 구성된 상피이며, 세포 표면에 섬모가 있다. 기관이나 기관지 점막에 존재하여 섬모의 운동에 의해 담(sputum)이 배출된다. 난관(salpinx)에서는 섬모 운동으로 수정란이 자궁으로 운반된다. 정관(vas deferens)의 상피 섬모는 아교상 물질로 고정되어 있어 운동을 하지 않기 때문에 부동모라고 한다.

(3) 이행상피

이행상피(transitional epithelium)는 요관과 방광에서만 볼 수 있는 특수한 상피로 세포가 다소 크고 둥근 경향의 세포로 방광과 같이 팽창할 필요가 있는 부분을 형성한다. 단층상피와 복합상피는 지지를 위한 결합조직에 붙어있고, 이 두 조직 사이의 부착점을 기저막 혹은 바닥면이라고 한다. 방광의 경우 소변의 양에 의해 강하게 팽창하기도 하고 수축을 하게 되는데 이는 세포배열의 특성에 의해 변하기 때문이다.

〈그림 2-2〉 **상피조직의 종류**

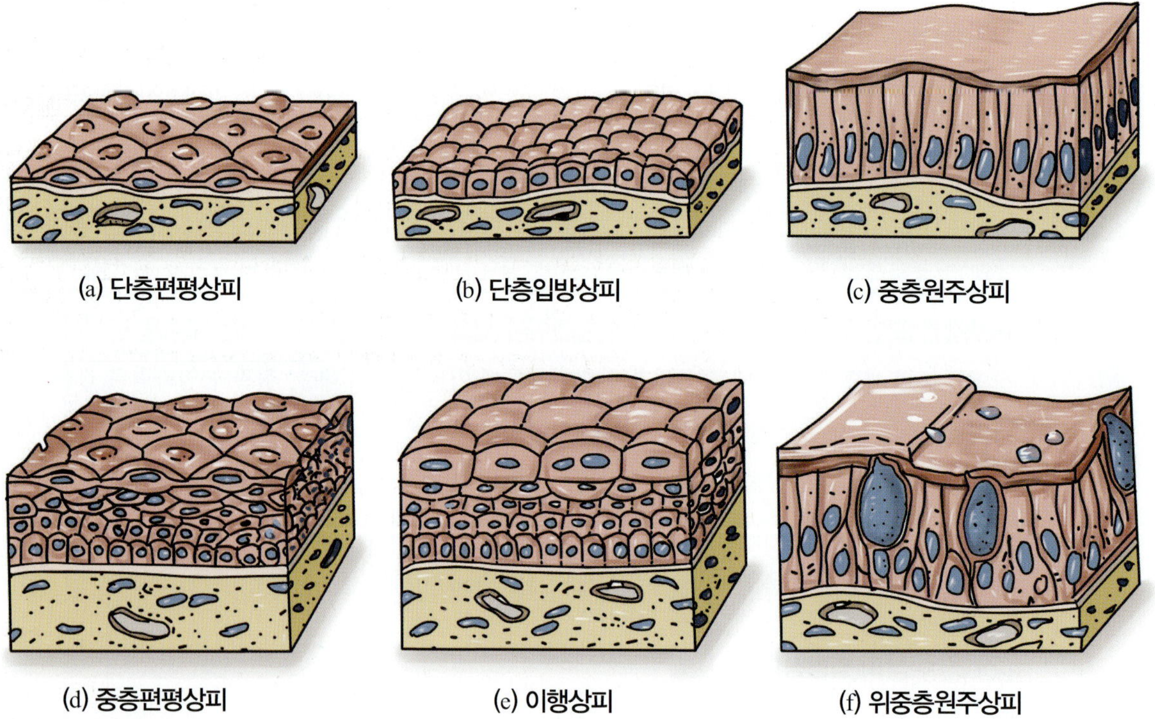

(4) 샘상피

샘상피(glandular epithelium)는 상피조직이 그 아래에 있는 결합조직 속으로 함입되면서 특수하게 분화하며 형성되는 샘이다. 물질을 합성하여 분비하는 분비부와 분비된 물질을 이동시키는 통로인 분비관으로 구성되어있다. 선은 세포가 생산한 물질을 배출하는 방법에 따라서 내분비선과 외분비선으로 구별된다. 내분비선에서는 선세포의 분비물이 인접하는 모세혈관에 직접 옮겨져 혈관에 의해 목적 장소로 운송되는 데 비해 외분비선에서는 분비물은 도관에 의해 소정의 장소로 이끌려 배출된다. 샘상피의 종류로는 외분비샘에 단순샘, 복합샘이 있고 내분비샘에는 줄기 또는 덩어리 소포들이 있다. 선세포가 그 세포막을 파괴하지 않고 분비를 할 때는 누출 분비(eccrine), 세포막이 파괴되고 세포질의 일부가 분비물과 함께 배출될 때는 이출 분비(apocrine), 세포 전부가 배출되어 버릴 때는 전분비(holocrine)라고 한다. 결장의 창자샘과 땀샘, 유문선, 피지선, 십이지장선, 췌장, 그리고 침샘 등이 있다.

〈그림 2-3〉 각 인체부위에 따른 상피세포

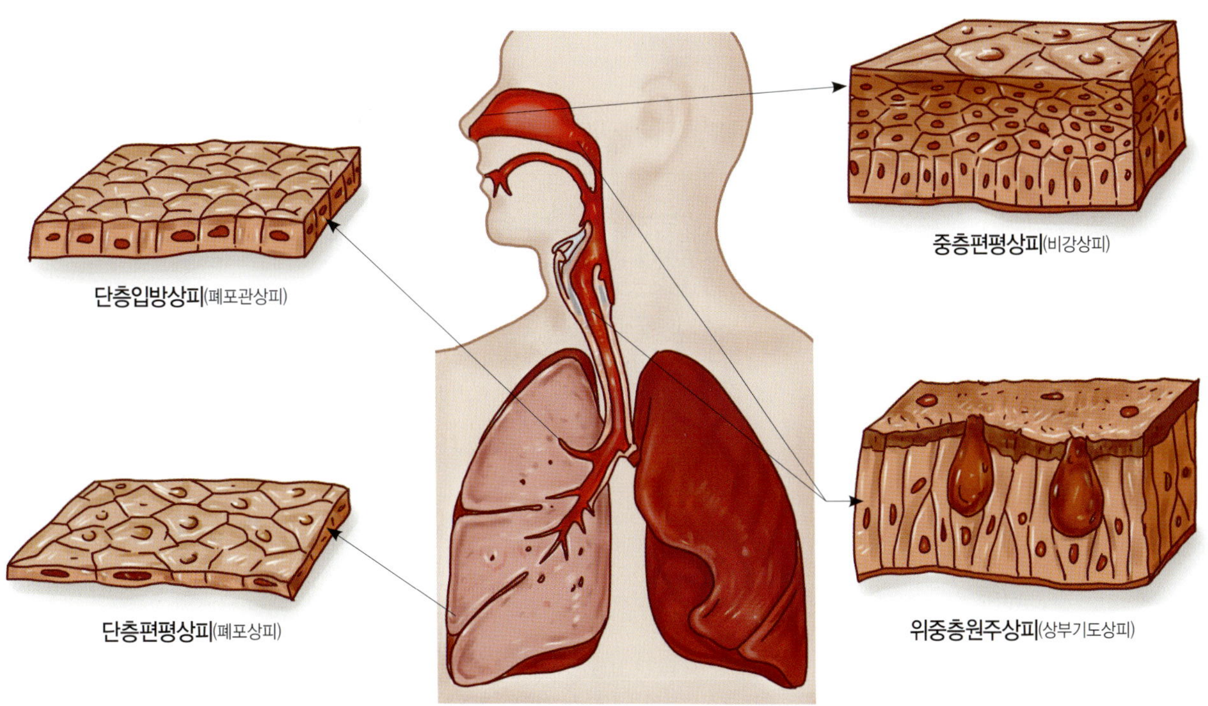

2) 결합조직(connective tissue)

결합조직은 대부분의 인체를 구성하는 연부조직으로 가장 널리 분포되어 있다. 결합조직은 인체의 각 조직이나 장기 사이를 연결시켜주고 지지해주며 서로 결합시키는 역할을 한다. 종류에 따라 기능과 역할이 다양하다. 결합조직의 종류는 조직의 형태에 따라 성긴결합조직, 치밀결합조직, 지방조직, 탄력조직, 연골로 나누어진다.

(1) 성긴결합조직(loose connective tissue)

성긴결합조직은 인체의 각 조직들을 연결하거나 틈을 매우는 조직으로 유연하지만 변형이 잘 되는 조직이다. 이 조직은 신체의 여러 부분들 사이를 채우는 얇은 틈새조직이며 물과 염분을 저장한다. 성긴결합조직은 지방조직과 더불어 피하조직 층을 형성함으로써 피부를 그 밑의 조직이나 기관에 부착시킨다.

〈그림 2-4〉 **결합조직의 분포**

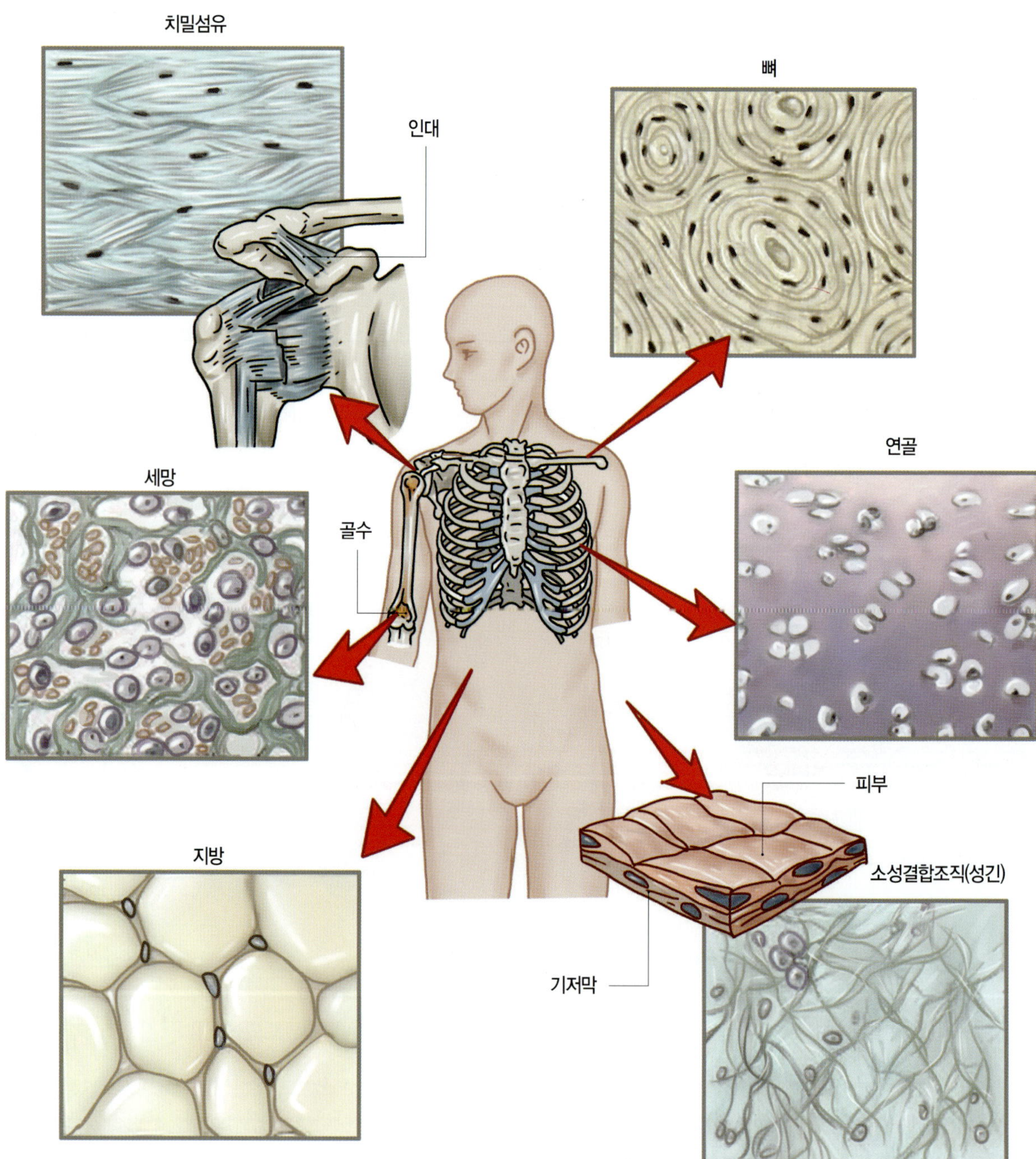

(2) 치밀결합조직(dense connective tissue)

섬유성분이 다른 조직에 비하여 매우 많으며 치밀하게 배열되어 있는 게 특징이다. 이 치밀결합조직은 규칙치밀결합조직(dense regular connective tissue)과 불규칙치밀결합조직(dense irregular connective tissue)으로 세분화 시킨다.

〈그림 2-5〉 **성긴결합조직과 밀결합조직의 비교**

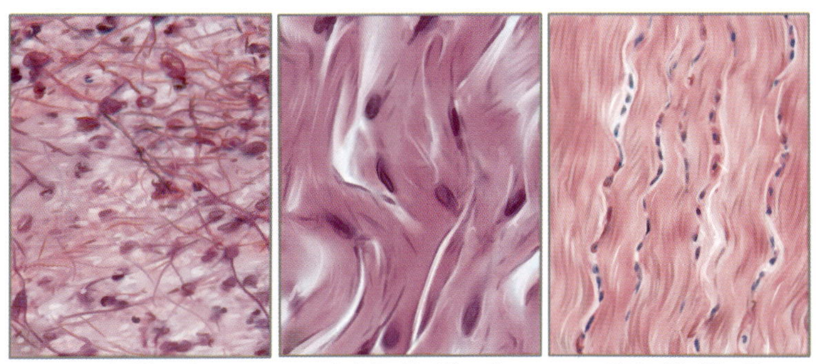

(3) 지방조직(adipose tissue)

대부분 지방세포(adipocyte)로 이루어져 있는 특수한 성긴결합조직으로 단독으로도 생성되기도 하고 성긴결합조직 내부에서 송이모양으로 형성되기도 한다. 절연작용(insulation)을 하거나 빈공간을 채우는 기능을 하며, 대사과정의 에너지원으로 공급된다.

〈그림 2-6〉 **흰색지방조직과 갈색지방조직**

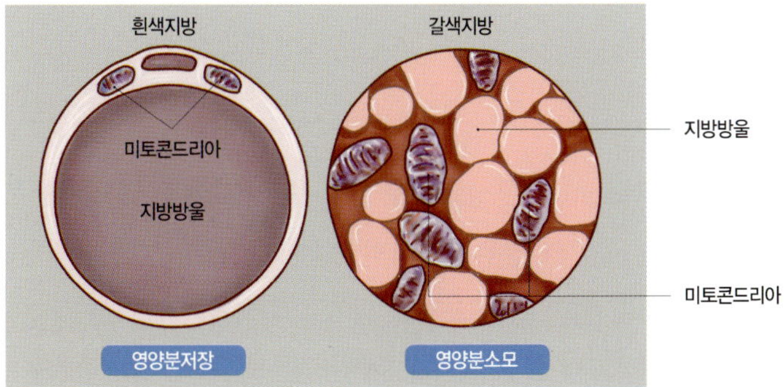

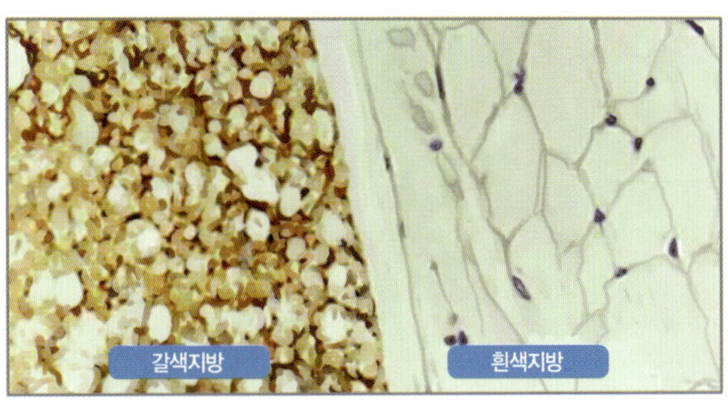

(4) 연골(cartilage)

연골은 뼈와 함께 몸을 지지하고 있는 조직의 한 종류로서, 연골세포(chondrocyte)와 세포외 기질(extracellular matrix)로 구성되어 있다. 연골의 종류로는 투명하고 미세한 줄기형태의 유리연골(hyaline cartilage)과 탄력섬유로 구성된 탄력연골(elastic cartilage) 그리고 아교다발 성분으로 거칠게 보이는 섬유연골(fibrocartilage)이 있다.

〈그림 2-7〉 **무릎의 연골**

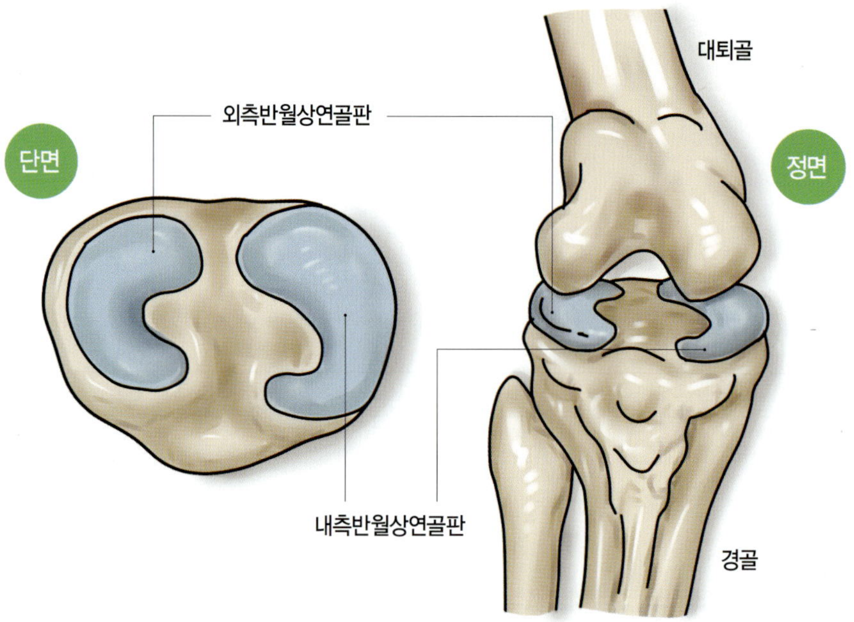

(5) 뼈조직(bone tissue)

뼈는 인체를 구성하는 골격(skeleton)의 구성요소로 근육을 지지하고 있으며, 주요 장기(vital organ)등을 보호하는 역할도 한다. 성인의 경우 206개의 뼈와 그것을 연결하는 연골(cartilage), 관절(joint articulation), 인대(ligament), 결합조직, 조혈조직으로 구성되어 골격을 형성하고 있다. 뼈의 성장과 길이의 변화에 영향을 미치는 혈구세포(blood cell)를 생산하는 골수(bone marrow)를 포함하고 있다. 칼슘이온과 인산염의 저장뿐만 아니라 분비를 촉진하기도 한다. 뼈를 구성하고 있는 주성분은 칼슘, 인, 마그네슘, 그 외에 K, F, Na, Fe 등이다. Ca과 P는 인산칼슘으로 뼈에 침착된다.

〈그림 2-8〉 뼈의 구조

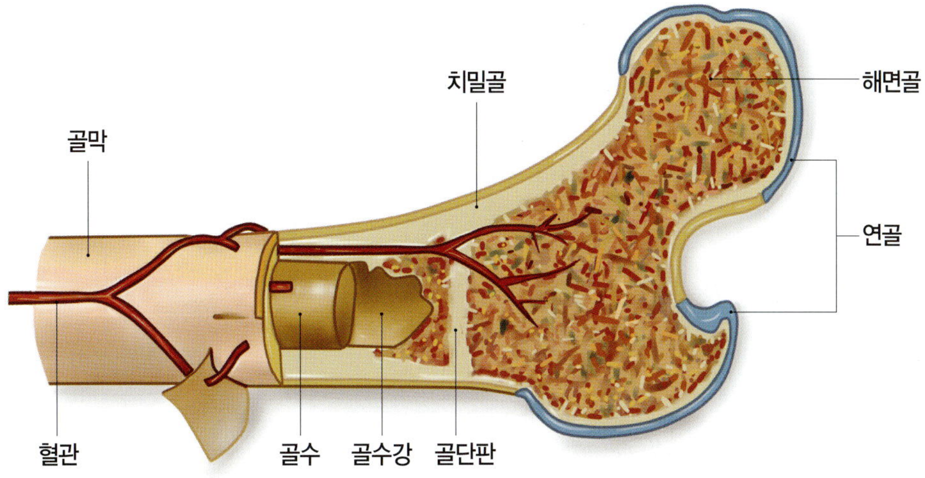

3) 근육조직(muscular tissue)

근육은 인체의 각 조직에서 생산하는 에너지의 저장과 소비를 담당하는 조직일 뿐만 아니라 신체활동을 수행한다. 근육을 구성하는 근육세포(muscle cells)는 신경의 자극을 받으면 수축을 하는 특성이 있는 구조물로서 많은 근육세포가 모여 근육(mucles)이라는 큰 덩어리를 이룬다. 근육세포의 모양은 다른 세포와는 달리 매우 길쭉하게 생겼으며 현미경으로 보았을 때 가로로 된 줄무늬(striations)가 있는 것과 없는 것의 두 종류가 있다. 줄무늬가 있는 세포로 된 근육 종류는 가로무늬근(striated muscles, 횡문근)이라고 하고, 줄무늬가 없는 세포로 구성된 근육 종류는 민무늬근(smooth muscles, 평활근)이라고 부른다. 가로무늬근에 속하는 근육에는 뼈대근(골격근, skeletal muscles)과 심장근(cardiac muscles)이 있고 민무늬근은 몸속 장기에 분포되어 있어 흔히 내장근(visceral muscles)이라고도 한다.

〈그림 2-9〉 **근육조직**

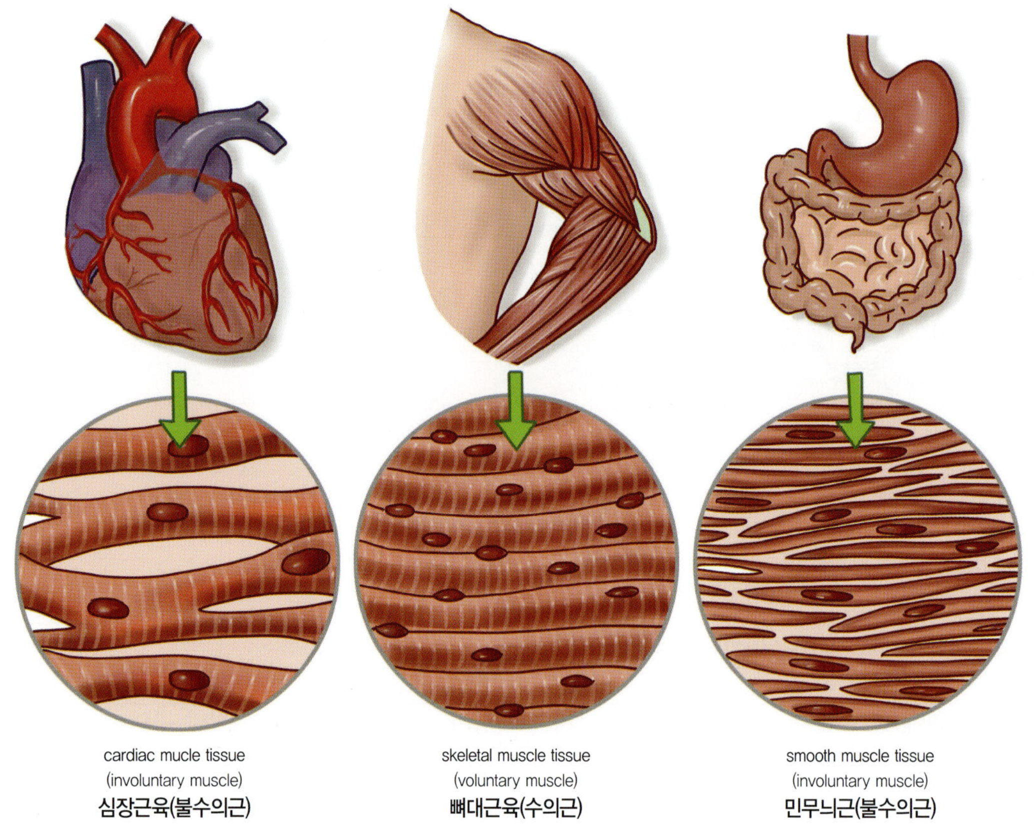

4) 신경조직(nervous tissue)

신경조직은 인간의 모든 기능적 활동에 있어 종합통신망(integrated communication network) 역할을 수행한다. 신경세포는 외부의 감각적 자극을 수용해서 전달하고 연합하여 특정한 세포의 활성을 시작하게 하는 매우 복잡한 형태의 구조를 가지고 있다.

신경조직의 기능은 크게 감각자극(감각, 열, 빛)과 내부 및 외부에서 발생되는 모든 정보를 감지하고 분석하여 이런 정보를 통합시켜 전달하는 기능을 수행하고 있다. 또한 기능의 수행에 있어 인체의 운동기능뿐만 아니라, 내장기능, 내분비기능, 정신기능 등도 조화롭게 기능을 수행할 수 있도록 조절하는 역할을 한다.

신경조직은 크게 뇌(brain)와 척수(spinal cord)로 구성된 중추신경계(central nervous system)와 신경섬유(nerve fibers)와 신경절(nerve ganglia)로 구성된 말초신경계(peripheral nervous system)로 나눌 수 있다.

신경조직세포는 신경세포(nerve cell) 또는 신경원(neuron)과 신경아교세포(glial cells, 중추신경의 90%에 해당)로 구분한다.

〈그림 2-10〉 **신경세포**

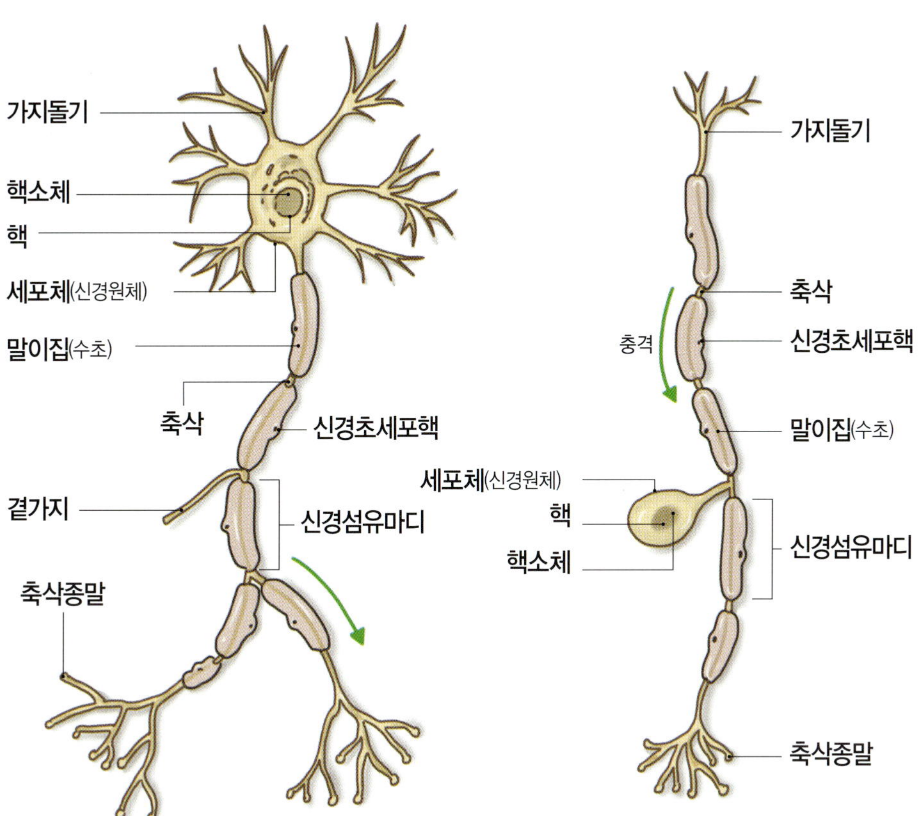

3 세포의 손상

1) 세포손상의 원인

인체는 각기 다른 여러 종의 세포를 기본으로 해서 수십조 개의 세포로 이루어진 복합 시스템이다. 세균류는 단세포생물(unicellular organism)이지만, 다세포생물(multicellular organism)에서는 각 세포들이 주어진 자신의 역할을 수행하면서 주변의 다른 세포들과 긴밀한 연락을 주고받고 있다. 따라서 개체로서의 시스템은 가소성과 유연성이 높고, 공격이나 스트레스에 대한 저항성이 상당히 높다. 그러나 그 공격이나 스트레스가 매우 심하고 갑작스러우면 해당 세포는 죽음에 이르게 된다. 지속적인 자극 즉 스트레스는 종종 만성적인 세포손상을 일어나게 한다. 영구적으로 기관이 손상되는 것은 각각 세포의 죽음과 관련이 있는 반면, 화학적으로나 물리적인 손상에 의해 지속적으로 반죽음상태까지 이끌어 가는 손상(가역적 세포손상)에 대한 세포반응은 해가 되는 환경에 대한 세포의 적응을 반영한다. 이러한 변화는 자극이 없어지면 회복된다. 적응반응은 주로 위축, 비대, 과다증식, 화생, 이형성과 일부 내 · 외인성물질의 세포 내 축적이며 어떤 형태의 신생물은 적응반응에 의한 것일 수도 있다.

세포의 죽음에는 괴사(necrosis), 세포자멸사(apoptosis) 등 적어도 3종류가 있다고 알려졌다. 그중에는 자신의 에너지를 사용하여 죽는 경우도 있다.

세포에 대해 손상의 원인을 살펴보면 먼저 상해의 원인은 허혈(ischemia 순환장애)이다. 대부분의 세포는 혈관을 통해 적혈구로부터 산소를 받아들이고 있다. 어떠한 원인으로 산소를 충분히 함유한 혈액이 오지 않으면 거의 대부분의 세포는 그 자리에서 상해를 입는다. 그 밖의 원인으로는 미생물(microorganism 세균, 바이러스 등)에 의한 감염, 과잉 · 이상 면역반응(항체나 림프구 등), 물리적인 요인(외상, 압력, 고온, 저온, 방사선, 자외선, 전기충격 등), 화학적요인(산, 알칼리, 독극물, 자유라디칼 등), 다른 생물이 만드는 독소(뱀독, 버섯독, 세균이 만드는 독소 등), 영양장애, 노화 등이 있다. 이들 상해가 비교적 가벼울 때에는 세포나 조직은 그 스트레스에 견디려고 하지만, 한도를 넘으면 세포사나 조직상해가 발생한다. 상해가 발생하는 가속도 그리고 세포나 조직의 적응준비상황에 따라서 최종적인 결과는 크게 달라진다.

2) 세포사(Cell death)

생물체가 생명을 연장하고 생존하기 위해서는 개개 세포의 희생을 요구한다. 이런 희생을 바탕으로 세포는 계속 생산되고 죽음의 반복으로 생명은 유지된다. 세포사는 크게 두가지로 나누어 볼 수 있는데 생리적 세포사(physiological cell death)와 병리적 세포사(pathologic cell death)이다. 생리학적인 세포사는 전적으로 배아원기(embryonic anlagen)가 완성된 기관으로 전환되는 과정이며, 각 조직의 세포수를 유지하기위해 필요하다. 생리적 세포사는 내부자살계획에 의해 활성화되며, 이 과정을 세포자멸(apoptosis)이라 한다. 반면에 병리적 세포사는 조절되지 않아 세포의 원형을 보존하지 못해 생물체에 다양한 상해를 입힌다(예: 허혈, 화상, 독소).

세포자멸(apoptosis)은 다양한 특별한 세포 내외의 신호에 의해 촉발될 수 있는 세포죽음의 계획된 경로이다. 세포자멸사의 큰 특징은 세포 자신이 죽음을 선택하여 자신의 에너지를 사용하여 죽는 것으로, 따라서 주변 일대의 세포가 죽는 일은 없어 산재성 세포사라고 할 수 있다. 세포자멸사를 일으킨 세포의 인접 세포는 반드시 살아 있다. 이것은 세포의 삶과 죽음 사이의 균형에 관계된 부분으로, 더 이상 유용하지 않거나 다른 기관에 해가 될 때 세포의 죽음을 결정한다. 세포는 자기방어기전으로 감염되거나 게놈(genome)의 변형이 일어나면 세포를 파괴시킨다. 그에 따라 많은 병원체는 순차적 자멸사신호의 주 구성요소를 억제하기 위한 진화된 기전을 가지고 있다. 세포자멸은 위험한 돌연변이(mutation)군을 가진 세포를 발견하여 파괴함으로써 유전적 일관성을 유지하여 암의 발생을 막는다.

세포자멸사의 원인에는 다양한 것이 있는데, 게놈 DNA의 광범위한 상해, 세포 표면에 있는 세포사에 관여하는 수용체에 가해지는 자극, 세포가 생존과 증식을 위해 의존하던 호르몬이 갑자기 없어지는 등이다. 전형적인 예로 성인 여성의 '생리'를 들 수 있다. 수정란을 기다리며 부풀어 오른 내막을 준비하고 있던 자궁 내강은 혈중 황체호르몬(progesterone)이 급격하게 저하되면 표층의 내막 세포가 세포자멸사를 일으키게 되는 것이다. 세포자멸사의 최대 특징은 염증을 일으키지 않는 것이다. 세포자멸사를 계속 일으키고 있는 세포에는 당장 큰포식세포가 와서 세포의 내용물이 나오기 전에 탐식해 버리기 때문이다.

〈그림 2-11〉 **세포자멸사**

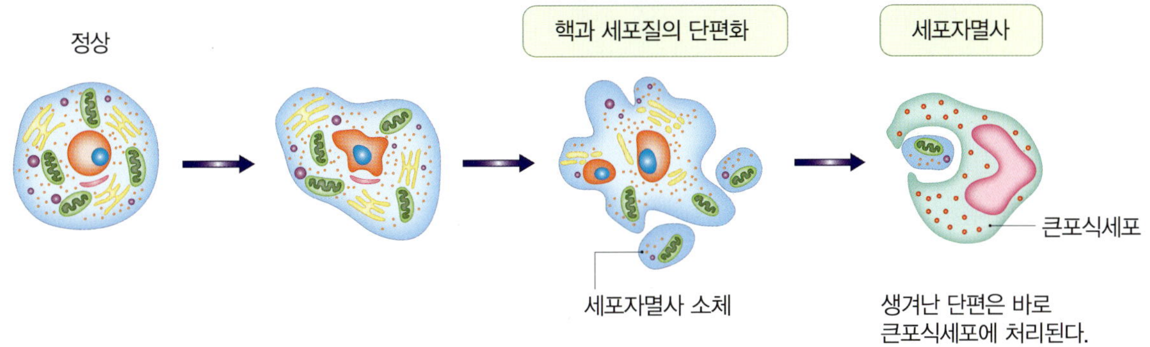

3) 세포손상의 형태

(1) 괴사(necrosis)

괴사는 외인성 세포손상으로 질병이나 상해에 대한 반응이며 세포내에서 일어나는 국소적 조직의 죽음을 괴사라고 한다. 조직학적으로 핵농축 또는 핵붕괴가 일어나며 세포질의 구조도 분명하지 않고 세포체 성분의 응고 또는 액화에 의해 세포 전체가 융해되어 없어진다.

세포수준에서 보면 손상을 일으키는 물질이 무엇이든지 간에 괴사의 기전은 세포와 소기관의 부종 ATP의 부족, 증가된 세포막 투과성, 고분자의 방출 등으로 인한 염증으로 나타난다. 치명적인 손상을 일으키는 것이 무엇이든 간에 세포괴사는 원형질막의 투과막기능이 파괴된다.

① **응고괴사**(coagulative necrosis)

응고괴사는 죽었거나 죽어가는 세포에서 광학현미경적 변화를 말한다. 괴사된 세포의 외형이 열에 의해 생기는 단백질의 변성과 유사한 모습을 보이므로 응고괴사라고 불린다. 세포사 직후에는 외형은 유지된다. 헤마톡실린-에오신(hematoxylin-eosin)으로 염색하면 괴사된 세포의 세포질은 보통보다 더 호산구증가적(eosinophilic)이다. 죽어가거나 죽은 세포의 초기의 초미세구조의 변화는 가역적이나, 위에서 언급한 핵의 변화가 발생하면 죽은 세포는 소포체가 팽창하고, 리보솜(ribosome)이 떨어져 나가며 미토콘드리아는 부풀고 석회화되며 세포골격은 응집되고 원형질막에 수포가 형성된다. 죽은 세포는 여러 시간이 지난 후 조직과 외부

환경에 따라 세포 내외의 효소에 의해 용해되어 해체되는데 이는 특히 괴사된 세포가 급성염증 과정을 유도한 경우이다.

② **액화괴사**(liquefactive necrosis)

괴사된 세포의 용해율(dissolution rate)이 수복률(repair rate)보다 더 빠를 때 나타나는 외형적인 변화가 액화괴사이며 스프처럼 액체상 괴사가 일어나는 경우도 있다. 급성 염증반응 시 출현하는 다형핵 백혈구(polymorphonuclear leukocyte)는 죽은 세포를 소화할 수 있는 강력한 가수분해효소(hydrolase)를 가지고 있다. 박테리아 감염처럼 이들 급성 염증반응은 재빨리 세포죽음을 유발하고 조직을 융해시킨다. 이 결과 농양(abscess)을 일으켜 고체 조직에서 액화괴사로 인한 공동(cavity)을 형성하고 그 후 결국 농양은 벽을 쌓아 섬유성 피막(fibrous capsule)을 형성한다.

③ **지방괴사**(fat necrosis)

지방괴사는 특히, 지방조직(adipose tissue)과 췌장염 혹은 외상으로부터 발생한다. 지방괴사는 지방조직에 중성지방이 출현되는 것이 특징이다. 췌장관(pancreatic duct)과 소장에 존재하는 소화효소가 손상된 췌장의 선방세포(acinar cell)와 관을 통해 세포 외로 유출되어 췌장뿐만 아니라 지방조직들의 주위 세포를 소화시킨다.

④ **건락괴사**(caseous necrosis)

건락괴사는 결핵에서 보이는 특징으로, 육아종(granuloma), 결핵결절(tubercle)이라 불리는 대식세포와 다른 염증세포들의 응집이 치밀하게 모인 것을 말한다. 건락성육아종 중심에, 만성적인 염증반응을 매개하는 단핵세포(mononuclear cell)가 축적되어 침입하는 미생물을 죽인다. 괴사된 세포가 세포외형을 유지하지도 못하고 액화괴사처럼 용해에 의해 없어지지도 않는다. 오히려 죽은 세포가 무정형의 거친 과립형태인 호산성 조직파편(eosinophilic debris)으로써 무기한 존재한다. 육안으로 보았을 때 이들 잔해(debris)는 회백색의 부드럽고 잘 부서지는 투박한 치즈같이 보여 건락괴사라 한다.

⑤ **괴저**(gangrene)

괴사에 감염이 동반되면 괴저(gangrene)라고 한다. 소화관 대부분의 부위에는 대장균 등의 세균이 생식해 있으므로 소화관이 혈전증이나 장중첩 등으로 전층에 괴사를 일으키면 모두 괴저가 된다. 괴저가 된 부위는 즉시 적출하지 않으면 생명에 위협을 주는데, 이를 습성괴저(moist gangrene)라고 한다. 당뇨병 환자 등에서 동맥경화증이 심해 발가락 등에서 괴사가 일어나 감염이 동반되는 것은 대체로 건조하기 때문에 건성괴저(dry gangrene)라고 한다. 괴저는 세균감염 질환이기 때문에 악취를 동반한다.

〈그림 2-12〉 **세포의 변성과 괴사**

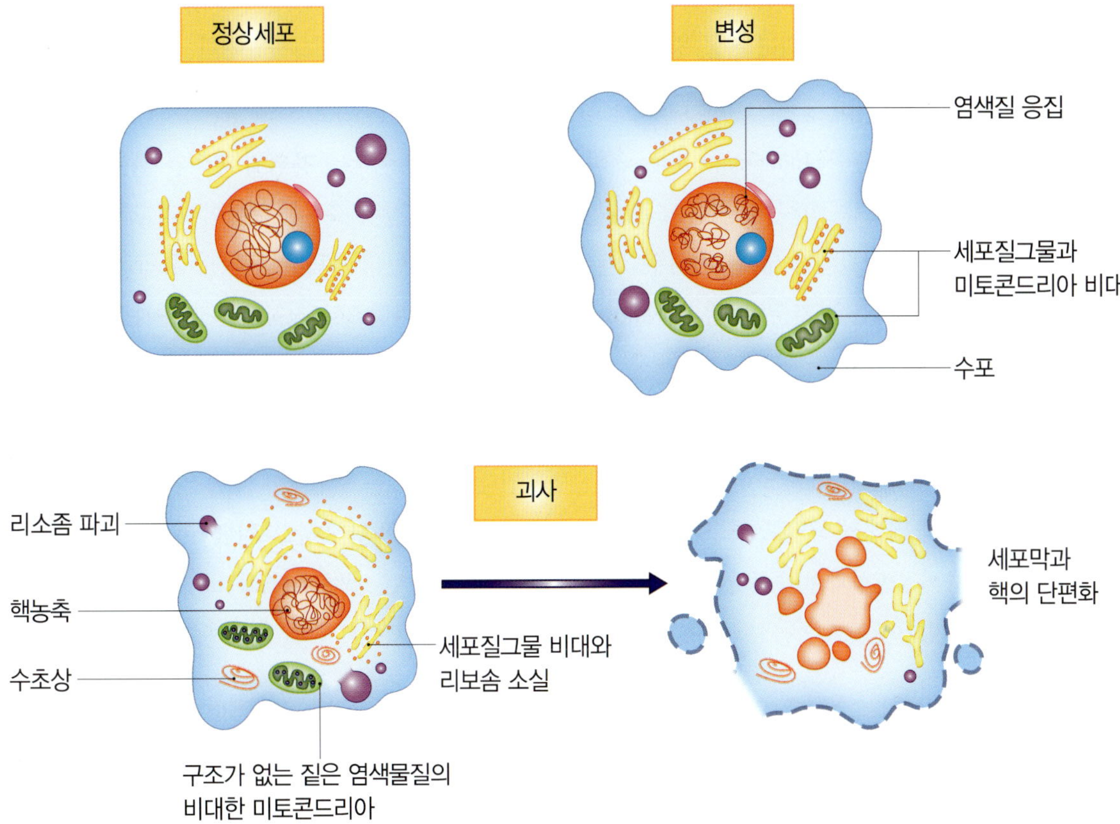

(2) **변성**(denaturation)

변성이란 세포기능이 저하되어 있음을 형태학적으로 알 수 있는 상태이다. 그 변성의 원인에는 앞에서 설명한 다양한 것이 있다. 중요한 사실은 변성의 경우 그 원인이 제거되면 세포는 원래대로 되돌아온다는 것이다.

세포의 변성에는 공통적인 다양한 특징이 있다. 우선, 세포의 에너지 생산 기구가 장애를 입기 때문에 나트륨이온의 출입이 불가능해져 고농도 이온을 따라서 세포 내에 물이 다량으로 유입하게 된다. 그래서 세포는 팽창하여 세포막은 매끄러워진다.

형태학적 변화에 따라 무엇이 세포 내에 증가하여 보이는가에 따라 변성의 명칭이 달라진다.

① 지방변성

지질대사를 담당하는 세포나, 당이 아닌 주로 지질의 분해로 에너지를 얻는 세포의 실질세포(parenchymal cell)에서 변성이 일어나면 세포 내의 지질대사가 잘 진행되지 않아 세포 내에 지질이 다량으로 축적된 것을 말한다. 지방간의 간세포에서는 지방변성이 관찰된다.

② **유리질변성**

섬유질 부분이 분홍색의 균일한, 마치 유리처럼 보이는 변성을 가리킨다. 고혈압일 때의 세동맥벽, 콩팥 토리나 자궁 평활근종의 변성상으로서 일상적으로 관찰된다.

③ **섬유소모양변성**

자가면역질환(autoimmune disease)의 동맥벽에서 관찰된다. 동맥벽의 파괴와 붉은 물질의 침착상과 호중구의 강한 침윤이 관찰된다. 이 변성은 다발성 결절성 혈관염이라고 하는 자기면역질환인 경우가 많다. 변성부위에는 항호중구항체 등의 면역글로불린(immunoglobulin)과, 혈액누출을 막기 위해 생긴 섬유소(fibrin)가 동시에 다량으로 침착하기 때문에 이러한 형태상이 된다.

④ **아밀로이드변성**

세포 밖의 사이질 조직에서 관찰되는 변화인데, 대부분은 혈관벽에 또는 알츠하이머병 발병시의 뇌에서 아밀로이드판(amyloid plaque)으로서 관찰된다. 헤마톡실린-에오신 염색에서는 유리질변성과 비슷한 엷은 분홍색으로 보이는데, 이들은 겔이나 졸(액체)이 아닌 고체인 것이 특징이다.

⑤ **석회화**

세포 밖에서 짙은 자주색으로 보이는데, 이는 칼슘이 다량으로 포함되어 있음을 의미한다. 유방암 진단으로서 유방촬영술(mammography)이 시행되는데, 이는 암세포가 활발하게 증식함에 따라 일부 암세포가 죽어서 칼슘이 석출되어 석회화(calcification)하는 것을 하나의 지표로 하여 방사선으로 검출하는 검사이다. 석회화는 죽상동맥경화증(atherosclerosis)에 동반하는 병변으로서 대동맥에서도 자주 관찰된다. 석회화는 진행되면 골화(ossification)를 일으키기도 한다.

(3) 세포내 물질의 축적(intracellular accumulation)

정상적인 세포 내에서도 비정상적인 물질들이 축적되어 세포의 변화를 유발하는 경우가 있다. 이 현상은 매우 다양한 원인에 의하게 되는데 일시적으로 나타날 수 도 있고 영구적인 변화를 일으키기도 한다. 물질이 축적되는 경우는 정상적인 물질이 비정상적으로 축적되는 지질이나 단백질 그리고 탄수화물의 축적에 의한 것이고, 비정상적인 물질이 축적되는 경우는 병적인 대사의 산물과 색소 축적 등이 있다.

① **지방축적**(fatty accumulation)

주로 지방의 대사와 관계가 깊으며 모든 세포에서 광범위하게 일어난다. 특히 지방대사의 중심인 간에서의 지방축적은 일반적인 현상으로 지방에 의한 변성을 쉽게 관찰 할 수 있다. 지방변성은 세포안에서 중성지방이 비정상적으로 축적되는 현상인데 지방간(fatty liver)이 대표적이다. 심장에서의 죽상동맥 경화증(atheroscerosis)과 피부에서의 황색종(xanthoma) 등이 있다.

② **당의 축적**

포도당이나 글리코겐의 대사 이상이 있는 사람들에게서 볼 수 있는 현상이다. 대표적으로 당뇨병(diabets)이 있는데 이는 혈중의 포도당(glucose)의 농도가 높아지는 것으로 세포내에 글리코겐(glycogen)이 축적됨을 볼 수 있다.

③ **탄수화물의 축적**

지질과 탄수화물이 대사를 하지 못하여 조직내에 광범위하게 축적되는 것으로 점액다당류증(mucopolysaccharidosis)이 대표적인 예이다.

④ **외인성 색소침착**

우리가 항상 흡입하고 있는 먼지는 탄소가 주성분이며 탄가루(anthracosis)로서 관찰된다. 허파에 주로 침착하는데, 이 주변 림프절도 검게 변한다. 앞에서 말한 탄가루도 탄광 등에서 많이 노출되면 병적으로 작용하여 허파 전체를 섬유화해서 호흡기능을 저해한다. 이를 진폐증(coniosis)이라고 한다. 특수한 경우이지만, 문신(tattoo)은 진피 내에 색소를 주입하여 이를 큰포식세포가 이물질로 인식해서 처리하는 과정에서 세포가 죽은 것으로, 검은 과립으로서 관찰된다.

⑤ **내인성 색소침착**

사람의 피부색을 결정하는 멜라닌색소(melanin pigment)가 전형적인 예이다. 표피의 기저층 혹은 털뿌리(모근, hair root)에 있는 색소세포가 생산한다. 표피의 기저층에서 색소세포가 만든 멜라닌소체(멜라노솜, melanosome)는 바로 기저세포로 넘어간다. 멜라닌색소는 백인에게는 적고 흑인에게는 많다. 다갈색 과립으로 관찰되며, 한국인의 검은색 눈동자(홍채)는 멜라닌 색상이다. 적혈구의 대사산물인 빌리루빈(bilirubin)의 정상적인 대사과정의 문제로 색소의 증가가 일어나는데, 완전한 배설이 일어나지 않고 병적으로 축적되면 현미경에서 잘 관찰되기도 한다. 간에서 잘 관찰되며 1쌍의 간세포 사이에 녹갈색의 작은 연못처럼 보이며, 콩팥의 요세관 내강에서 관찰되기도 한다. 육안으로는 눈의 결막부위와 피부가 노랗게 보이는 황달(jaundice)로서 파악할 수 있다.

⑥ **지방갈색소**

지방갈색소(라이포푸신, lipofuscin)는 심장근육세포나 간세포 등 대사가 활발한 세포에서 노화와 함께 출현한다. 다갈색의 세포질 내 과립으로서 관찰되는데, 자유라디칼에 의해 수식된 각종 생체분자가 리소좀에서 용해되지 못하고 축적한 것으로, 이차성 리소좀이다.

⑦ **혈철소**

혈철소(헤모시데린, hemosiderin)는 출혈이나 철 과잉상태에 관련하여 출혈하는 철을 다량으로 포함하여 녹지 않게 된 침전물이다. 황금색의 결정상으로 보이는데, 세포 밖 혹은 큰포식세포의 세포질 내에서 관찰된다. 혈철소가 관찰될 때에는 출혈, 철 대사이상, 철 이용장애 혹은 염증 가운데 하나가 발생해 있음을 염두에 둘 필요가 있다. 육안으로는 노란색으로서 파악할 수 있는데, 멍이 낫기 직전의 노란색이 혈철소의 색이다.

(4) 위축(atrophy), 비대(hypertrophy), 화생(metaplasia)

① 위축

임상적으로 위축(atrophy)은 병리생리학적 환경에서 장기의 기능과 크기가 감소하는 것이다. 즉 위축은 정상적인 노화의 한 부분으로 세포영양신호(trophic signal)의 소실 혹은 골근육을 미사용한 결과 나타난다. 각각의 세포에서 보면 위축은 적응반응이며, 환경변화에 대한 적응 여부가 세포가 살아갈 수 있도록 한다. 세포 크기의 감소로 인한 장기의 감소는 가역적인 세포 위축을 가져오거나 비가역적인 세포의 죽음을 초래한다. 알츠하이머는 2차적인 광범위한 세포의 죽음의 결과이며, 이 장기의 크기는 복원되지 않는다. 위축은 다음과 같은 다양한 환경에서 발생한다.

- 기능적 요구의 감소(reduced functional demand): 사지를 고정하여 움직일 수 없게 하면 근육세포는 위축 되고 근육의 힘 또한 감소한다. 그러나 정상적인 활동을 하면 근육의 크기와 힘도 재생된다.
- 산소의 불충분한 공급(inadequate supply of oxygen): 조직에 혈액공급의 장애가 일어나면 허혈(ischemia)이 생긴다. 산소확산이 모두 중지되면 세포의 사망을 유발하나, 부분적인허혈에는 일부 세포가 생존할 수 있다. 보통 허혈과정에서 세포의 위축이 일어난다.
- 영양 결핍(insufficient nutrients): 기아 혹은 만성 질환과 관련된 불충분한 영양공급은 특히, 골격근육의 세포에 위축을 유발한다.
- 호르몬 분비에 관한 세포영양신호의 중단(interruption of trophic signals): 내분비계 및 신경근육전달계 등 신호에 의존하는 대부분 세포의 기능은 화학전달물질(chemical mediator)에 의해 전달된다. 내분비샘의 절제 또는 신경의 손상은 표적장기의 위축을 유발한다. 부족한 내분비물질에 의한 위축은 병리적 상태에 국한되지 않는다(예: 자궁내막의 위축은 에스트로겐 수치의 감소를 일으켜 폐경을 유발).
- 노화(aging): 대부분의 장기 특히 뇌와 심장의 크기는 나이와 함께 감소되는데 이를 노인성 위축(senile atrophy)이라 한다.

〈그림 2-13〉 **위축**

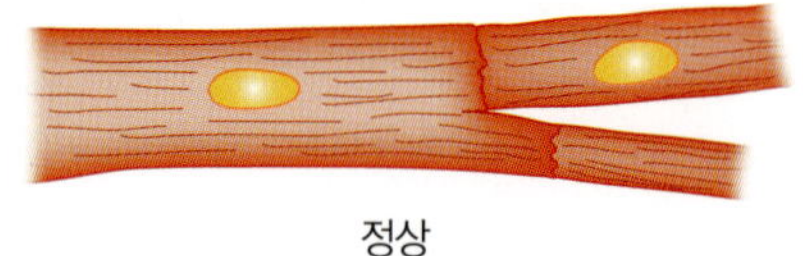

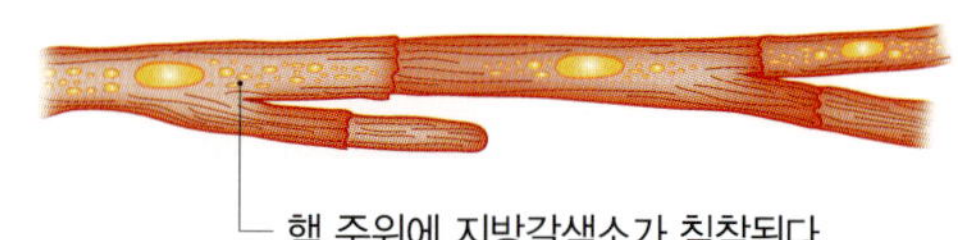

② **비대**(hypertrophy)

비대란 세포수가 기본적으로 변하지 않고 세포, 조직, 장기가 커지는 것을 말한다. 비대는 세포크기와 기능수행능력의 증가이다. 비대는 기능적 요구 및 호르몬에 관한 신호의 증가를 만족시키기 위해 적절하게 세포의 크기가 증가하는 적응상태이다. 어떤 경우에는 세포수가 증가(과다증식)할 수 있다. 최종적으로 분화된 세포(예: 심장, 골격근)로 된 장기에서의 적응반응은 세포수의 증가뿐이다. 신장, 갑상선과 같은 장기는 세포수와 세포크기가 모두 증가 할 수 있다. 비대는 일부 세포 단백질의 파괴에 의해 초기에 증가할 수 있고 이후 기능적 요구의 증가에 의해 단백질의 합성이 증가함으로써 일어날 수도 있다. 프로그램된 세포자멸(apoptosis)이 억제되면 세포의 생존도 증가한다.

- 호르몬자극(hormonal stimulation): 생리학적 또는 병리학적이든 호르몬농도의 변화는 반응하는 세포의 분화를 시작시킬 수 있다. 사춘기 혹은 생리시작 시기에 증가하는 에스트로겐 농도는 자궁내막과 자궁기질세포의 세포수의 증가를 유도한다.
- 기능적 수요의 증가(increased functional demand): 비대와 같이 과다증식은 생리적 요구의 증가에 따라 나타나는 반응으로 낮은 산소압에서는 보상적으로 적혈구전구세포가 증식되어 혈액 속의 적혈구가 증가된다. 만성적인 혈액손실도 과다증식을 일으킬 수 있다.
- 만성 손상(chronic injury): 장기적인 염증과 만성적인 물리화학적 손상도 과다증식 반응을 유발한다. 맞지 않는 신발의 압력이 발 피부세포의 과다증식을 유발함으로써 소위 티눈(corn) 혹은 굳은 살(calluse)을 생기게 한다.

〈그림 2-14〉 **심장의 비대**

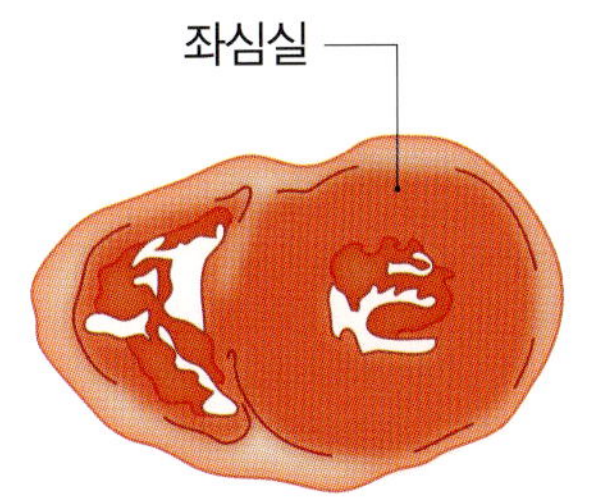

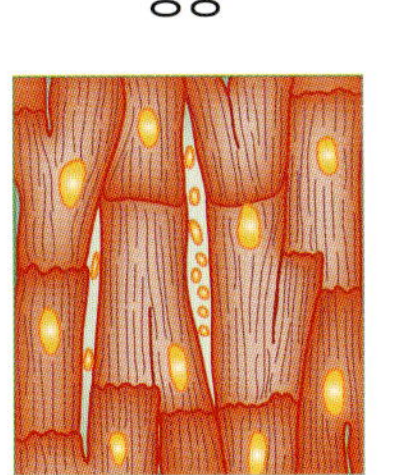

심장 중량: 350g까지

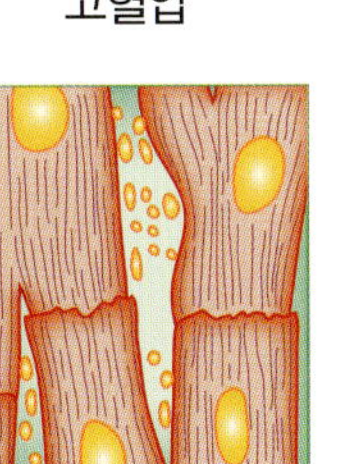

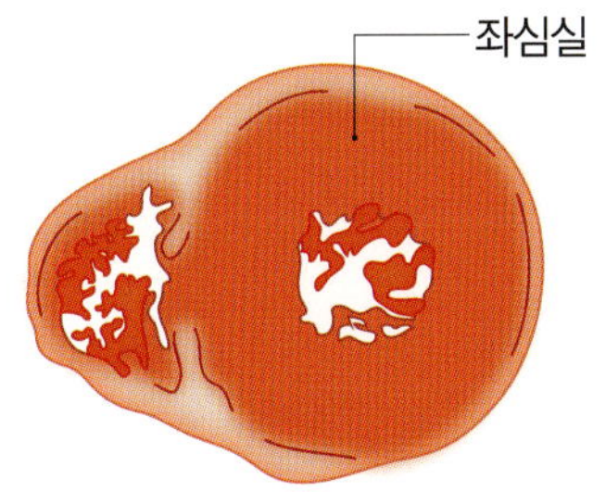

심장 중량: 좌심실비대로 400~650g으로 증가

③ **화생**(metaplasia)

화생은 분화된 세포의 형태가 다른 형태로 전환된 것으로 성숙한 조직의 세포가 다른 형태의 세포로 변하는 것을 화생이라고 한다. 화생(metaplasia)은 자극에 대해 최대한의 보호가 일어난 표현(phenotype)으로 대개 만성적으로 지속된 손상에 대한 적응반응으로 샘상피(glandular epithelium)가 편평상피(squamous epithelium)로 대체되는 경우가 많다. 원주(columnar) 혹은 선상의 입방(cuboidal)세포들은 점액을 생산하지만 만성적인 자극 혹은 유해한 화학물질에 노출되면 적절히 저항할 수 없게 된다. 예로 기관지 상피세포가 담배연기에 지속적으로 노출되면 편평상피화생(squamous metaplasia)이 발생한다. 화생은 하나의 선상상피세포를 다른 세포로 대체하는 것이다. 방광에 만성염증이 생기면 이행상피(transitional epithelium)가 샘상피로 화생된다[샘방광염(cystitis glandularist)]. 비록 화생을 적응이라 하지만 무해한 것만은 아니다. 편평상피화생이 담배로부터 상피를 보호하기 위한 것이나, 점액생성과 섬모에 의한 제거(clearance)에는 장애가 있을 수 있다. 종양으로의 전환은 화생된 상피세포에서 발생할 수 있다 즉 폐, 경부, 위 그리고 방광암은 화생에 의한 것이다. 화생은 대부분 완전히 가역적이다. 만일 유해한 자극이 제거되면(담배를 끊으면) 화생도나 상피세포는 정상세포로 돌아온다.

〈그림 2-15〉 **기관지의 편평상피화생**

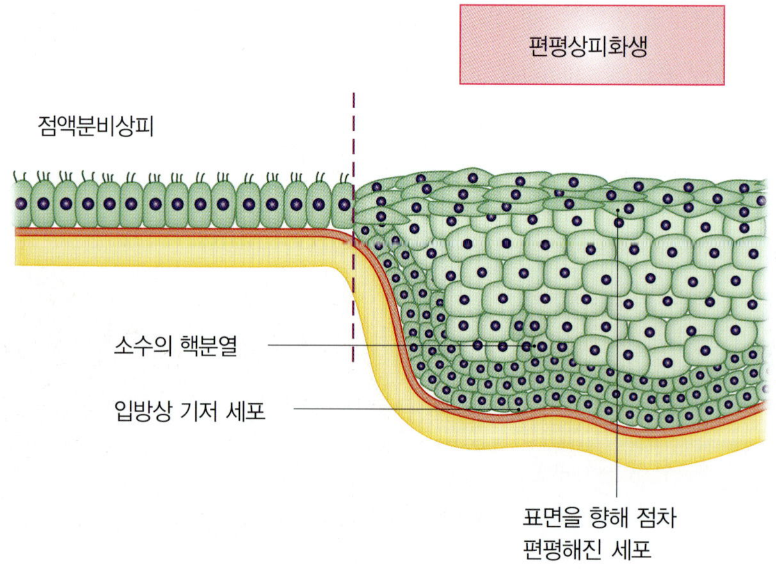

제3장

염증(inflammation)

학습목표

1. 염증(inflammation)의 기전과 생체방어의 과정에 대하여 학습한다.
2. 염증의 진행과 조직회복 과정에서 나타나는 현상을 학습한다.
3. 급성염증과 만성염증에 대하여 알아보고 이들의 세포작용에 대하여 학습한다.
4. 염증소를 만드는 세포들의 종류와 형태에 대하여 학습한다.
5. 염증 발생 시 사용되는 항염증제(antiinflammatory agent) 등의 기전을 학습한다.

1 염증의 정의

염증이란 생체가 상해를 입었을 때 그 국소에 야기되는 일련의 생체반응이며, 상해인자의 제거나 상해의 경감과 확대방지 혹은 상해인자로 인해 발생한 세포장애 및 조직장애의 회복을 본래의 목적으로 하는 생체방어반응이다.

상해가 가해진 국소에는 혈관, 세포, 체액성인자(humoral factor, 세포에서 방출되는 생리활성물질)가 동원되고 이것이 서로 복잡하게 얽혀 염증반응이 진행된다. 여기서 중요한 것은 염증은 시간 경과와 함께 진행된다고 하는 점이다. 우선 처음에 상해인자를 제거하기 위한 반응이 일어나고, 이어서 상해부위를 회복하기 위한 반응이 일어난다. 그러나 이는 상해의 원인이 잘 제거된 경우이며, 원인이 제대로 제거되지 않은 경우에는 염증은 지속된다. 경우에 따라서는 지속하는 염증에 의한 조직 파괴나 조직 변형이, 염증의 원인이 된 상해의 정도보다 웃도는 경우도 있다. 이러한 반응을 병적 염증(pathologic inflammation)이라고 하며, 생체에 해가 되는 경우에는 염증 자체가 치료 대상이 된다.

2 염증의 원인

세포나 생체를 손상시키는 모든 인자가 염증의 원인이 될 수 있다.

1) 미생물 감염(microbial infections)

바이러스, 세균, 진균, 기생충 등의 병원미생물에 의한 감염

2) 물리적 인자(physical agents)

주로 생체의 표면에서 작용하는 압력 등의 기계적 자극, 이물질 삽입, 열, 전기적 자극, 자외선, X선, 외상 등에 의해 발생한다.

3) 화학물질(chemicals)

염산이나 수산화나트륨 등의 독성 화학물질이나 부식성 화학물질과 의약품, 버섯 · 세균 · 뱀의 독소 등에 의한 반응으로 나타난다.

4) 감염이나 괴사조직(necrotic tissue)

세균감염이나 이물질에 의한 감염 등이 원인이며 세포내에서의 생화학적 변화에 의해서도 감염이 발생한다.

5) 순환장애(circulatory disturbance)

산소를 충분하게 함유한 동맥혈이 도달하지 않거나(허혈) 정맥혈이 고인(울혈)경우에도 염증반응이 일어난다.

6) 모든 타입의 면역 반응(all types of immunologic reactions)

면역기구의 이상으로 자가면역반응(autoimmune response)이나 알레르기반응(allergic reaction)이 야기되면 자신의 세포나 조직이 파괴되어 그 결과로서 염증이 발생한다.

3 염증의 증상

염증의 임상적 증상으로는 전신에서 나타나는 현상과 국소적으로 나타나는 현상으로 나누어 볼 수 있다.

1) 전신성 염증반응(systemic inflammatory response)

염증이 발현되게 되면 전신에 발열이 나타나면서 전신의 피로감이 보이고 식욕이 감퇴되기도 하며 전신의 쇠약증상이 나타난다. 흔히 동반되는 신체의 변화로는 백혈구의 과잉증식이나 감소되는 현상을 볼 수 있다. 또한 C반응성 단백 등의 급성기 반응성 단백질 상승, 심박동수 증가, 혈압 상승 등도 일어난다. 패혈증이나 균혈증 등에서는 병원체가 혈액속에 침입 증식하여 고열이 발생하거나 일부 독성물질에 의한 혈관내응고증후군(disseminated intravascular coagulation disorder; DIC)으로 쇼크 상태 유발되어 사망하는 경우도 있다.

2) 국소증상

인체의 부분에 염증이 나타나게 되면 발적, 발열, 종창, 통증 등의 4대징후가 나타나는게 일반적인 현상이며 여기에 장기의 기능장애 포함하여 5대징후라고 부르기도 한다.

4 염증을 만드는 세포

손상에 의한 염증이 일어나게 되면 세포, 혈관, 액체성분의 3요소가 동원되며, 이 3요소가 복잡하게 서로 얽혀 염증이 진행된다. 염증이 발생하면 염증의 경과에 따라 작용하는 세포가 달라진다. 염증의 초기에는 대부분 호중구가 작용하며 후기에는 림프구나 큰포식세포가 작용한다. 그리고 알레르기 반응에서는 호산구나 비만세포가 역할을 한다.

1) 호중구(neutrophil)

호중구는 골수에서 생성되는 백혈구로 세포질 내 호중성의 과립이 있으며 이 과립은 용균효소(lysozyme)를 함유하고 있다. 일반적으로 급성염증의 초기에 가장 많이 나타나는 염증세포이다. 세포질 내의 과립이 헤마톡실린(hematoxylin, 염기성의 청자색소)과 에오신(eosin, 산성의 적색소)의 어느 것에도 친화성을 나타내지 않고 헤마톡실린-에오신(HE) 염색에서는 밝은 황색으로 염색되어서 이 명칭이 붙었다. 이 과립은 리소좀(lysosome) 등 다양한 효소를 함유하고 있다. 호중구는 높은 탐식능력을 가지며 탐식의 결과 세포 내에 형성되는 포식소체(phagosome) 안에 과립 중의 효소를 주입하여 탐식물을 소화한다. 또 과립 중의 효소는 세포 밖으로도 방출되어 병원미생물이나 그 주변의 상해를 입은 조직 및 세포를 융해함으로써 이들의 제거에 기여한다.

2) 호산구(eosinophil)

골수에서 생성되며 기관지 천식 등의 알레르기성 질환과 기생충병 등에서 발견되며, 면역복합체의 포식과 히스타민의 중화 등 면역현상에 작용하는 세포로 세포질 내에 0.5~1.0μm의 타원형 과립을 가지고 있으며 에오신(eosin)에 적색으로 염색된다. 과립은 과산화수소분해효소(카탈라아제, catalase) 등의 효소를 함유하고 있으며, 기생충을 살상하는 작용이 있으나 세균에 대해서는 작용하지 않는다. 알레르기 질환에서 혈중 및 발병 조직 내에 다수 출현하기 때문에 알레르기반응(allergic reaction)에서 중심적인 역할을 한다고 판단되나 비특이적인 염증소에도 종종 출현한다.

3) 호염기(basophil)

호염기와 비만세포는 기능적으로 동일 시 되고 있지만 호염기는 전체 백혈구의 1% 미만으로 골수증식질환에서는 증가하지만 알레르기 반응에서는 감소한다. 염증의 치료과정에서도 그 수는 증가한다. 세포질 내에 1.0μm가 넘는 거칠고 큰 과립을 가지고 있으며 헤마톡실린에 청색으로 염색된다. 톨루이딘블루(toluidine blue, 청색 염료)에는 보라색으로 염색된다. 히스타민이나 헤파린 등의 활성화 아민류를 대량으로 함유하며, 과립의 세포외배출(엑소시토시스, exocytosis)에 의해 이들 매개체는 세포 밖으로 방출된다.

〈그림 3-1〉 **염증을 만드는 세포**

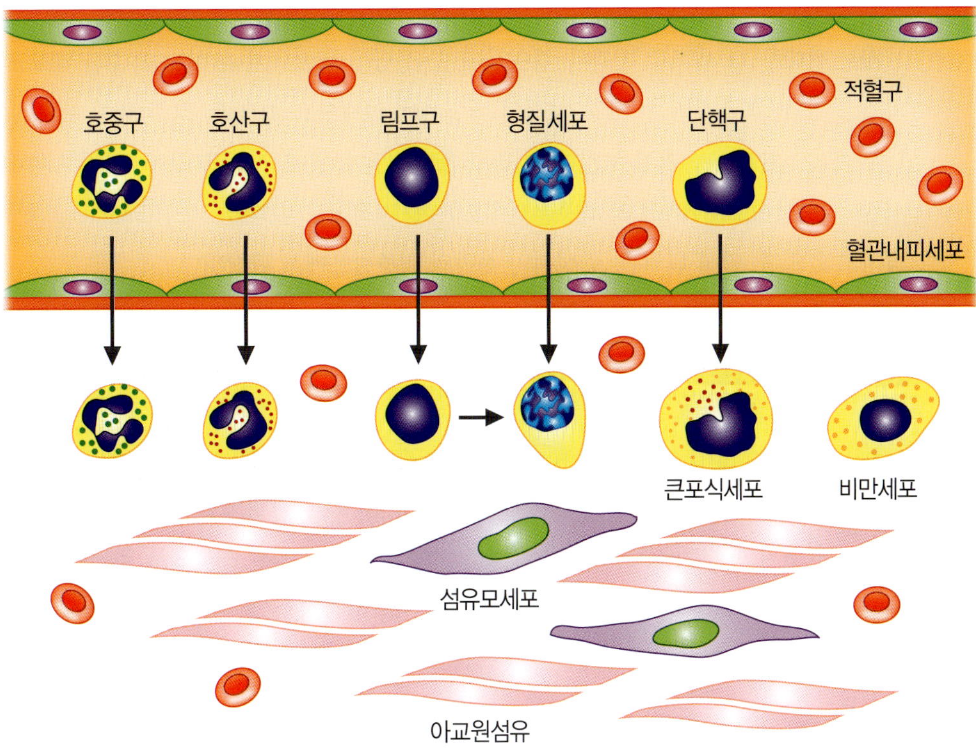

4) 비만세포(mast cell)

소성결합조직의 사이질(interstitial)에서 보이는 아메바성 결합조직세포이다. 세포질 내에 다수의 과립을 가지는 점에서 과립구와 유사하지만, 과립구와는 달리 생리적으로 온몸의 결합조직 내 및 복강 내에 일정한 비율로 존재하고 있다. 비만세포(mast cell)는 단일한 원형의 핵을 가지는데, 세포질은 원형, 방추형, 다각형 등 다양한 형태를 취하며 또 세포 내과립이 호산성이나 호염기성을 나타내지 않으므로 헤마톡실린-에오신 염색(HE 염색)으로 비만세포를 찾기란 어렵다.

5) 림프구(lymphocyte)

면역반응에 중요한 역할을 하는 세포로 림프절, 지라 그리고 위창자의 림프소포, 편도 등에서 만들어 지며 헤마톡실린에 짙은 청자색으로 염색되는 원형의 핵을 가지고 있다. 세포질은 좁기 때문에 세포 형태도 거의 원형이다. 림프구는 T세포(T-cell), B세포(B-cell), 자연살해세포(NK 세포, natural killer cell)로 크게 나뉘며 획득면역반응에서 중심적 역할을 한다. 또한 바이러스 감염 시 가장 많이 나타나는 세포이다.

6) 형질세포(plasma)

계란 형태를 한 세포로 지라나 림프절에 많이 있는 림프구가 변형된 특수한 세포로 원형의 핵을 가지고 있다. 핵은 난원형 세포 양극의 어딘가에 편재하고 있으며, 그 반대쪽 세포질은 넓다. 핵의 내부구조가 차축(axle)처럼 보인다. 이러한 형태적인 특징에서 형질세포는 조직표본 상에서 쉽게 인식된다. 형질세포는 B세포의 최종분화세포이며, 전적으로 면역글로불린(immunoglobulin) 생산을 담당하고 있으며, 만성 위염 등 만성적인 점막의 염증반응에서 관찰된다.

7) 큰포식세포(macrophage)

골수에서 발생하여 분화한 단핵구(monocyte)가 순환계를 통해 운반되어 말초조직에 정착하면 큰포식세포(대식세포)라고 불린다. 보통 지름 20μm 정도의 다각형으로, 백혈구 중에서 제일 크며 중앙부근에 원형의 핵을 가진다. 핵은 헤마톡실린에 옅게 청색에서 자색으로 염색된다. 세포 형태는 단핵구와 유사한 소형의 원형에서부터 방추형에 이르기까지 다양하다. 큰포식세포의 주요 기능은 탐식(engulfment)이며, 탐식을 마친 큰포식세포에서는 세포질 내에 다수의 포식소체(phagosome)가 존재하므로, 세포질이 포말상으로 관찰된다. 혈철소(헤모시데린, hemosiderin)와 같이 탐식물이 색소를 가지고 있으면 포식소체는 그 색상으로 보인다.

8) 섬유모세포(fibroblast)

섬유모세포란 방추형의 형태와 핵이 가늘고 긴 특징을 가지는 세포의 총칭으로, 결합조직 중에는 그 어디에도 해당하지 않는 세포를 말한다. 혈액세포와 같이 엄밀하게 유래가 정의된 세포는 아니다. 따라서 섬유모세포는 생물학적으로 다양한 측면을 가지는데 다음의 2가지로 크게 나뉜다. 일반적으로 불리는 섬유모세포는 아교질(collagen)을 생산하여 세포 주위에 분비하므로 아교질로 된 아교원섬유(collagenous fibril) 안에 파묻혀서 세포의 윤곽이 불분명하고 핵만 확인되는 경우도 많은 세포를 말하며, 다른 하나는 간엽계 줄기세포로써의 섬유모세포인데 이 세포는 자가 복제능력과 함께 다양한 간엽계 세포(평활근세포나 지방세포 등)로 분화되는 능력을 가지고 있다. 어떤 섬유모세포도 염증이 야기되면 핵이 종대하거나 방추형 세포가 굵어지거나 한다. 이러한 형태를 나타내는 섬유모세포는 증식능력, 유주능력, 아교질 생산능력, 분화능력이 항진해 있으며 염증에 의한 조직 결손을 회복하는 기원이 된다고 판단된다.

5 염증의 진행

1) 염증의 시작

(1) 세균의 침입과 조직의 변성

외부의 자극이나 내부의 원인 물질에 의해 조직 내 세균의 침범으로 염증은 시작되며, 독소의 방출, 조직의 파괴가 일어난다. 여기서 말하는 세균은 염증의 원인 이외에 조직파괴 산물도 포함된다. 세균에 의해 조직이 파괴되고, 변성을 일으키게 되면, 파괴된 조직으로부터 여러 가지 물질(화학적 매개체)이 방출된다. 괴사세포 주변에 호중구가 출현하고 동시에 조직간극에는 삼출액이 고인다. 괴사 발생에서 호중구 출현까지의 시간은 개체차 없이 거의 일정하며 12~24시간이다. 화학적 매개체는 염증반응을 매개하는 물질이며 이것만으로도 염증반응을 일으킬 수 있다. 화학적 매개체에는 히스타민, 키닌계, 프로스타글란딘, 류코트리엔, 보체계산물 등이 있다.

(2) 모세혈관 확장과 육아조직형성

손상의 급성단계에서 화학적 매개체가 국소부위의 모세혈관에 도달하면 혈관에서 혈장성분의 삼출, 충혈, 혈류의 저하가 거의 동시에 일어난다. 국소부위의 모세혈관 벽에 백혈구가 모이고, 혈관벽을 통과하여 혈관 밖으로 나온다. 백혈구는 파괴된 세포로부터 나온 화학적 매개체와 반응하고, 화학적 매개체의 농도가 짙은 쪽으로 이동한다. 병소에 도달한 백혈구는 세균과 싸우기 시작한다. 백혈구는 세포 내에 있는 여러 가지 소화 효소를 방출하여 세균을 소화한다. 이때 세균의 힘이 강하면 이길 수 없는데 이렇게 패한 백혈구는 그 자리에 흰색 주검을 만든다. 이 죽은 백혈구가 모인 것이 고름(pus)이고, 그 장소에는 농양(abscess)이 형성된다. 설령 살아남아도 백혈구는 혈류로 돌아가지 않고 그 곳에서 죽는다.

3일~1주일이 지나면 괴사부위에는 다양한 세포와 조직구축이 확인된다. 가장 작은(적혈구 제외) 세포는 지름이 10μm 정도로 원형의 핵을 가지고 있는 림프구와 형질세포이다. 림프구보다 훨씬 큰 원형~다핵형 세포가 다수 확인되는데, 이것이 큰 포식세포이다. 이들 세포의 일부는 세포질에 황갈색 색소를 가지고 있는데 이 색소가 혈철소(hemosiderin)이며, 큰 포식세포가 탐식을 통해 출혈을 처리했음을 알 수 있다. 적혈구를 용해한 슬릿 모양의 간극 구조가 곳곳에 확인되며, 내강에는 종대한 혈관내피세포가 1층으로 배열되어 있는데, 이것이 신생한 모세혈관(capillary)이다. 또, 가늘고 긴 방추형 세포가 드문드문 확인되는데, 이것은 섬유모세포(fibroblast)이다. 이처럼 신생한 모세혈관과 섬유모세포 및 그들 간극을 채우는 아교원섬유로 구성되는 조직 덩어리를 육아조직(granulation tissue)이라고 하며, 림프구나 큰 포식세포 등의 혈액세포가 각종 비율로 혼재한다.

2~3주일이 경과하면 육아조직 속의 림프구와 큰 포식세포의 수가 감소하고 그 대신 섬유모세포의 수와 아교원섬유의 양이 증가한다. 이 변화는 경색소가 회복과정에 들어갔음을 의미하는데, 아교원섬유는 아직 드문드문하고 파상으로 서로 뒤엉켜 있다.

(3) 병소의 염증종식과 조직형성

약 1개월이 지나면 경색소의 조직구축은 상당히 간단해진다. 얼핏 보기에 세포수가 격감해 있음을 알 수 있다. 이는 림프구나 큰 포식세포가 사라진 것에 기인한다. 남아 있는 세포는 거의 모두가 섬유모세포이며, 세포간극을 채우고 있는 것은 아교원섬유이다. 아교원섬유는 직선상으로 주행하며 서로 잘 정렬되어 다발 모양을 이루고 있다. 이처럼 염증세포가 사라지고 아교원섬유가 증식하게 됨으로써 경색소의 회복은 끝나고 염증은 종식하게 된다.

2) 염증 조직의 소견

(1) 미란과 궤양

조직이나 장기의 표면에 존재하는 상피세포가 탈락한 상태로, 상피와 상피를 지지하는 결합조직(예를 들어 소화관의 점막)만 결손 된 경우를 미란(erosion)이라고 하고, 더 깊게(예를 들어 소화관의 고유근층) 조직이 결손 된 경우를 궤양(ulcer)이라고 한다. 미란이나 궤양의 원인이 상해인자 자체에 있는지 염증의 결과에 따른 것인지를 판정하기는 어렵다.

(2) 위축과 과형성

염증이 반복되거나 혹은 지속하면 주위의 정상적인 조직구축이 위축(atrophy)되거나 과형성(hyperplasia)되거나 한다. 예를 들어 위염(gastritis)을 반복한 위 점막에서는 고유샘의 양이 감소(위축)되거나 반대로 증가(과형성)되거나 한다. 정반대의 조직반응인데, 제어기전은 밝혀지지 않았다.

(3) 조직변형

염증이 반복되거나 혹은 지속하면 주위의 조직구축이 변형되는 경우가 있다. 예를 들어 위염을 반복한 위 점막이 장 점막의 형태로 변한다(장상피화, intestinalization). (기관지염, bronchitis)을 반복한 기관지점막에서는 호흡상피가 중층편평상피로 변한다(편평상피화생).

6 염증의 분류

1) 급성염증(phlegmasia)

(1) 급성염증이란?

급성염증이란 조직상해와 세포상해가 일어났을 때 비교적 짧은 시간동안 이루어지며 급속하게 진행되는 생체반응이며, 수분에서 수 시간의 경과로 반응이 최고조에 달한다. 혈장 단백질 및 체액의 삼출(exudation of fluid and plasma proteins)로 부종을 야기하며 백혈구 특히 호중구의 이동이 급격하게 진행되며 급성 염증은 손상의 형태에 무관하게 다소 정형화(stereotypic)되어 있다.

급성염증의 주목적은 조직상해와 세포상해를 일으킨 인자를 제거하는 것이다. 상해인자의 종류는 달라도 야기되는 급성염증은 거의 일정한 경과에 따른다. 그 과정을 살펴보면 작은 혈관의 확장과 혈류량이 증가하며 혈장 성분이 혈관 밖으로 삼출되고 호중구를 주체로 한 백혈구의 혈관외 유출과 침윤 그리고 집락 등이다. 이 모든 과정에는 혈관이 관여하고 있다.

〈그림 3-2〉 급성과 만성염증

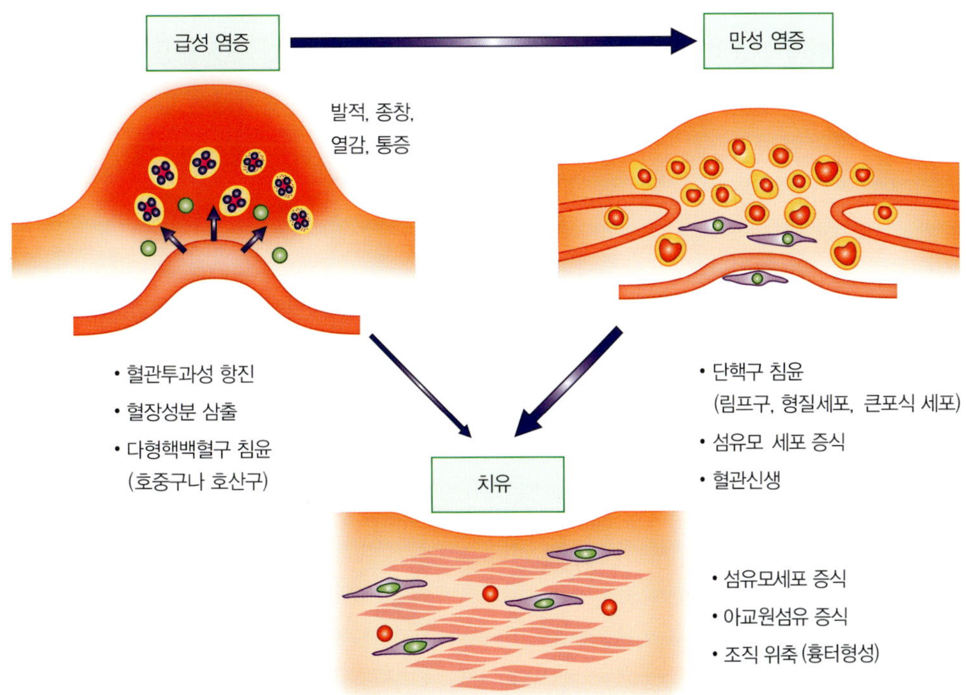

(2) 급성 염증의 혈류 변화(changes in vascular flow and caliber)

① 소동맥 혈관의 일시적 수축

경미한 손상의 첫 변화는 세동맥의 수축으로 3-5초 정도, 심한 손상(화상 등)은 수분 동안 일시적으로 혈관이 수축된다. 급성염증에 관여하는 혈관은 세동맥, 모세혈관, 세정맥 수준의 작은 혈관이다. 이어서 세동맥은 확장하고 그 결과 혈액량이 증가해서 모세혈관이나 세정맥이 확장한다. 이처럼 염증소에서는 혈액량이 현저하게 증가(충혈)한다.

② 혈관 확장(vasodilation)

손상 부위로 가는 미세 혈관의 소동맥(arterioles)이 열려 혈류가 증가한다. 급성 염증 초기의 혈류 역학적 변화의 특징으로 열감 및 발적이 생기고 수압이 증가하여 단백질 함량이 빈약한 체액이 혈관 밖으로 나온다. 혈관 안의 수분이나 이온이 확산현상으로서 혈관 밖으로 흐르는 것은 허락되나 혈액 내의 단백질과 같은 고분자량 물질이나 세포는 통과시키지 않는다. 이는 혈관투과성(vasopermeability)이 내피세포 간의 견고한 접착에 의해 정상적으로 유지되고 있기 때문이다. 염증이 일어나면 내피세포 간의 접합이 느슨해지기 때문에 혈관투과성이 항진한다. 그 결과알부민(albumin)이나 섬유소원(fibrinogen) 등의 단백질을 포함하는 혈장이 혈관 밖으로 나오는데, 이를 삼출액(effusion)이라고 한다.

③ 혈류 순환 서행(slowing of the circulation)

미세 혈관의 투과성 증가 때문에 일어나는 현상으로 단백질 함량이 많은 체액이 쏟아져 나와 작은 혈관의 적혈구 농도가 농축되고 혈액의 점도가 증가하여 혈류의 울혈을 보인다. 삼출액이 조직간극에 고인 상태를 부종(edema)이라고 한다. 부종에는 이와는 달리 혈관투과성의 항진을 동반하지 않는 것이 있다. 저영양상태나 간경화 등에서 혈장 중의 단백질 농도가 저하하면 혈장의 삼투압(oncotic pressure)이 저하하고 그 결과 혈장 중의 수분만 혈관 밖으로 나온다. 이를 누출액(transudate)이라고 하며, 이것이 조직 간극에 고인 상태도 부종이라고 한다.

(3) 세포의 반응

① 호중구의 유출

혈장성분이 조직간극에 삼출되면 혈관 내의 적혈구 밀도나 혈액 점성도가 높아져 적혈구가 혈관 내에 채워진다(정체). 정체가 지속하면 세정맥 부근에서 호중구가 혈관강 가장자리로 모여들고 내피세포 표면을 천천히 구르게 된다. 머지않아 호중구는 구르는 것을 멈추고 내피세포에 고착한다. 그 후 호중구는 세포 형태를 아메바처럼 변화시키면서 혈관내피세포층을 넘어 혈관 밖으로 나간다.

② 호중구의 작용

목적지에 도달한 호중구는 탐식(engulfment)과 탈과립(degranulation)을 행한다. 미생물이나 외래 이물질을 탐식하고 리소좀효소나 아라키돈산 대사산물을 사용하여 소화한다. 리소좀효소는 탈과립에 의해 세포 밖으로 방출되며 괴사에 빠진 조직이나 세포를 융해한다.

(4) 급성염증의 종식

급성염증은 생체상해인자가 제거되면 종식을 향한다. 염증부위가 최종적으로 어떠한 형태가 되는가는 상해인자가 제거될 때까지의 시간, 상해인자 제거의 완전도, 조직파괴나 괴사의 정도, 생체 면역력 등의 요인에 의해 결정된다.

완전치유는 손상부위가 어떠한 흉터(조직구축의 변형)도 남기지 않고 원래대로 되돌아오는 것을 말한다. 조직의 손상이 크면 회복 진행이 느려진다. 조직손상부위에서는 림프구나 큰포식세포가 그 수를 줄이는 대신에 섬유모세포의 수가 증가하여 작은 혈관도 다수 출현하게 되어 육아조직이 형성된다. 섬유모세포는 다량의 아교원섬유를 생산하므로 손상부위는 점차 아교원섬유로 채워지게 된다. 그러면 섬유모세포 자신은 점차 줄어들고 작은 혈관도 드문드문해 진다. 최종적으로는 아교원섬유만 남아 섬유가 서서히 수축하므로 손상부위는 원래보다 다소 작아지게 된다. 이 상태를 흉터(scar)라고 하며, 흉터 형성에 이르는 일련의 조직회복과정을 흉터치유라고 한다.

염증 종식의 마지막 단계는 만성염증으로 이행인데 다음과 같은 경우에 급성염증은 만성염증(chronic inflammation)으로 이행한다.

첫째, 급성염증이 일단 치유되어도 반복하여 재발하는 경우로, 병리조직학적으로 급성염증상과 만성염증상이 혼재하여 관찰된다.

둘째, 명백한 급성염증기가 있고 그 후에도 염증 자극이 지속하여 장기조직의 파괴가 진행되거나 혹은 회복기전이 방해를 받은 경우로 급성기에서 만성기로 이행하는 것이 병리조직학적으로나 임상적으로도 명확하게 파악된다.

2) 만성염증(chronic inflammation)

(1) 만성염증이란?

급성염증이 지속적으로 반복되거나 염증 원인이 성공적으로 해결되지 않으면 만성염증 상태가 되어 버리는 경우가 있다. 또한 감염이 박테리아가 아닌 바이러스에 의한 것이라면 처음부터 만성염증으로 시작되는데 류마티스 관절염(rheumatoid arthritis)이나 루푸스(낭창, lupus), 크론병(crohn's disease) 등 자가 면역 질환이 대표적인 경우다. 만성염증은 선행하는 급성염증이나 조직 · 세포상해에 이어서 그 후 장기간에 걸쳐 지속하는 염증이다. 급성염증 병태의 기본이 혈관에서의 삼출반응인 데에 비해 만성염증 병태의 기본은 조직이나 세포의 증식반응이다.

그러나 만성염증은 상해인자의 종류나 상해를 받는 장기 · 조직의 종류, 생체의 면역기능이나 영양상태 등에 따라 매우 다양한 경과를 겪는다. 급성염증과의 구별이 분명하지 않은 경우나 급성염증이 함께 있는 경우도 드물지 않다.

(2) 만성염증 유발 기전

만성염증의 유발기전은 다음과 같은 조건하에서 일어난다.

① 급성염증이 만성염증으로

선행하는 급성 염증이 신체의 조직에서 만성적인 염증화(acute inflammation → chronic inflammation)로 진행되는 경우이다.

② 급성 염증의 반복에 의한 만성 염증

조직 및 세포 상해작용이 약한 신체의 부분에 미생물들의 지속적인 감염(결핵균이나 일부 진균 등)의 결과 만성화 된다.

③ 처음부터 잠행하는 만성 염증

- 세포 내의 미생물에 의한 지속적 감염(결핵균, 바이러스 감염 등)
- 분해되지 않고 잠재적으로 독성이 있는 물질에 노출(실리콘, 폐 석면증 등)
- 면역 반응(류마티스 관절염 같은 자가 면역 질환)
- 생체에서 처리되지 않는 물질에 장기간 노출된 경우(동맥 죽상경화증의 지질 등)
- 자가면역반응(류마티스 관절염이나 전신홍반루푸스 등)

(3) 세포의 반응

① 단핵구의 상호작용

만성염증의 경우는 큰 포식세포, 림프구, 형질세포와 같은 단핵구(monocyte)가 침윤한다. 이들 단핵구간에는 시토카인(cytokine)을 통한 복잡한 상호 의존관계가 있다. T세포에서 분비되는 시토카인(큰 포식세포 활성화인자나 인터페론 γ 등)의 작용으로 혈중 단핵구에서 큰 포식세포로의 분화와 큰 포식세포로서의 세포기능 활성화가 이루어진다.

② 큰 포식세포의 기능

큰 포식세포는 만성염증의 병태 형성에서 중심적인 역할을 담당하고 있다.

- **왕성한 탐식기능**

  탐식기능에 의해 염증의 원인이 되는 조직 및 세포의 상해성 물질이나 병원미생물(pathogenic microorganism)을 제거하는 기능을 한다.

- **다양한 생리활성물질 생산**

  활성산소, 단백분해효소, 시토카인 등 다양한 생리활성물질을 생산하여 상해를 입은 조직 및 세포나 인접하는 조직 및 세포를 파괴함과 동시에 림프구 등의 염증면역세포를 동원하고 섬유모세포나 혈관내피세포의 증식을 촉진한다. 이 기능은 염증에 의해 상해를 입어 결손된 조직을 육아조직형성을 통해 보충하는 과정을 촉진하는 것이다.

③ **육아조직의 형성과 만성염증의 종식**

육아조직(granulation tissue)은 섬유모세포와 아교원섬유를 기본 구성요소로 하여 여기에 큰 포식세포, 호중구, 림프구, 형질세포 등의 염증세포와, 신생 소혈관이 각종 비율로 섞여 있다. 만성염증에서는 조직 및 세포의 결손부위가 차츰 육아조직으로 채워져 가는데, 그 채워지는 범위가 넓어지면 본래의 조직구축은 크게 변형된다.

육아조직 내에서는 큰 포식세포가 생산하는 시토카인(TGF-β나 FGF 등)의 작용으로 섬유모세포에서 아교질(collagen) 생산이 촉진된다. 그 결과, 육아조직 내에서는 시간 경과와 함께 아교원섬유가 증가하고 그와는 반대로 염증세포나 혈관이 감소해 가는데, 이 상태를 섬유화(섬유증, fibrosis)라고 한다. 섬유화가 진행되면 섬유모세포 자신의 수가 감소하고 아교원섬유만 치밀하게 배열되는데, 단단한 조직을 형성하면 흉터형성(반흔형성, scarring)이 되었다고 한다.

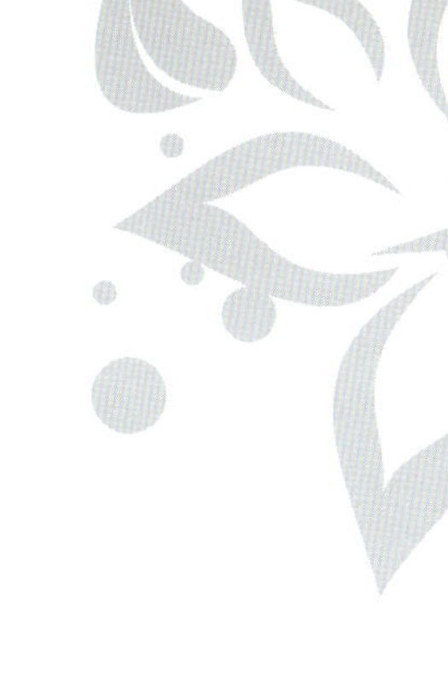

제4장
순환장애

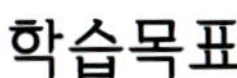

학습목표

1. 부종(edema)의 일반적 형태와 인체에 미치는 영향 등을 학습한다.
2. 충혈(hyperemia)과 울혈(congestion)현상의 형태와 인체에 미치는 영향 등을 학습한다.
3. 출혈(hemorrhage)의 일반적인 형태와 인체의 병태에 대하여 학습한다.
4. 혈전과 색전에 대하여 알아보고 인체에 미치는 영향 등을 학습한다.

인체를 구성하는 혈관안에는 혈액(blood)과 혈장(plasma)으로 구성되며 그 안에는 적혈구(eythrocyte)와 백혈구(leukocyte)그리고 혈소판(platelet) 등의 세포와 혈관 내의 혈장뿐만 아니라 림프관, 조직 사이에도 림프액(lymph)이나 사이질액(간질액, interstitial fluid)이라는 수분이 분포해 있으며 끊임없이 교체되고 있다. 이 교체되는 흐름을 '순환(circulation)'이라고 한다. 체내의 수분 분포는 정수압(hydrostatic pressure 혈압)과 삼투압(osmotic pressure)의 균형에 의해 결정된다.

출혈(hemorrhage)이나 혈전증(thrombosis)과 같은 경우 혈액공급의 문제로 인해 나타나는 경우이고, 부종이나 탈수와 같은 경우에는 체액의 불균형으로 인한 순환장애에 의한 질병으로 볼 수 있다.

1 체액의 순환장애

1) 부종(edema)

(1) 정의

부종이란 세포외 체액이 혈관 이외의 부분에 과도하게 축적되는 현상을 말한다. 즉, 인체의 조직사이에 사이질액이 증가한 상태를 말한다. 부종의 분포범위에 따라 부분적으로 분포하는 국소

부종과 온몸에 걸쳐 발생하는 전신부종으로 구분할 수 있다. 부종은 병적 원인에 의해 초래되는 경우 외에도 생리적인 현상에 의해 발생할 수 있다. 즉 오랫동안 서 있거나 앉은 자세 후에 다리가 붓는다든지, 타이핑과 같이 똑같은 동작을 계속 반복한 경우에 과로한 운동부위가 붓는 경우, 짠 음식을 과식한 후 포만감과 함께 붓는 느낌, 월경 전에 수반하는 부종 등이 모두 그 예이다. 혈관에서는 동맥에서 정맥에 걸쳐 혈류가 흐르고 있는데, 혈액의 액체성분인 혈장(plasma)은 혈관 밖에도 분포하고 있다. 이를 사이질액(간질액, interstitial fluid)이라고 한다.

(2) 부종의 분류

① 국소부종

- 관절을 삐었거나 근육이 손상되어 발생하는 경우
- 탄력붕대 등으로 오랫동안 압박을 가하는 경우 혈액이나 임파액의 순환을 저해시켜 부종을 악화시킬 수 있다.
- 직업상 하루 종일 서 있는 경우 다리에 부종이 발생한다.
- 다리를 꼬며 앉은 자세에서는 허벅지의 혈류순한이 저해되어 종아리의 부종
- 몸에 꼭 끼는 옷이나 장신구는 혈류순환을 저해시켜 나타나는 부종

② 전신부종

- 염분 등의 원인에 의한 부종
- 스트레스에 의한 간접적인 영향에 의한 부종
- 일부 약물(항고혈압제, 호르몬제제, 진통소염제 등)에 의한 부종
- 비만에 의한 부종

(3) 여러 형태의 부종

상처를 입으면 피가 나오고 약간 붓기도 한다. 이때 상처 부위의 삼출에 더해 염증이 일어나서 주위 조직에도 혈관투과성이 항진하여 부종이 일어난다. 가벼운 화상에도 피부가 발적하고 다소 부어오른다. 이 경우 피내의 혈관투과성이 항진하여 혈관 주위에 혈장 성분이 누출되거나 붇는 부종 상태가 된다.

알부민(albumin)을 비롯한 다양한 단백질이 간에서 만들어지고 있다. 간경화나 간부전 상태에서는 간 기능이 떨어져 혈중 단백질량이 저하되어 있다(저단백혈증). 그러한 경우에 혈중 삼투압이 저하되어 혈관 밖으로 누출이 일어나면 부종을 일으키기 쉽다.

저단백혈증(hypoproteinemia)에서는 가슴안이나 배안에도 수분이 고이는 경우가 있는데 각각을 흉수(가슴막삼출액, pleural effusion fluid), 복수(ascites)라고 한다. 이처럼 염증에 동반하는 혈관투과성의 변화나 단백질양의 저하에 동반하는 삼투압의 변화가 혈장 누출을 초래하여 부종을 일으키는 것이다.

〈그림 4-1〉 혈관내 균형

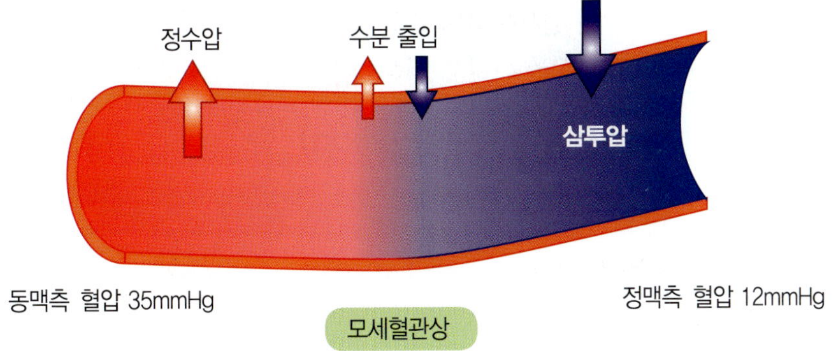

2) 탈수증(dehydration)

탈수증은 몸속 수분의 과도한 상실로 인한 액체의 현저한 감소 상태를 말한다. 보통 비활동적인 사람이 마시는 물의 권장량은 하루 8-10컵입니다. 끊임없이 활동하는 사람, 운동선수 및 고온에 노출된 사람은 탈수를 예방하기 위해 수분 섭취량을 증가시켜야 한다.

몸에서 과다한 양의 수분을 상실하면, 장기, 세포 및 조직이 원래대로 기능하지 못하고, 이로 인해 위험한 합병증을 초래할 수 있습니다. 탈수증은 즉시 교정되지 않으면, 쇼크를 일으킬 수 있다. 탈수증은 경증 또는 중증일 수 있다.

몸은 땀과 소변을 통해 일상적으로 수분을 상실한다. 그 수분이 보충되지 않으면, 탈수 상태가 되는데, 몸이 그로 인해 평소보다 더 많은 수분이 상실되는 상황이나 상태는 어떠한 것이든 탈수증을 일으킨다.

진단은 환자의 병력 조사와 심박동수와 혈압을 포함한 활력징후(vital sign)를 검사하는데 저혈압과 빠른 심박수는 탈수증을 나타낸다. 전해질 농도를 확인하기 위해 혈액검사가 시행되며, 이것은 액체 상실을 나타내는 데 도움을 줄 수 있다. 혈액검사는 또한 몸의 크레아티닌(creatinine) 농도를 확인하는 데에도 사용될 수 있다. 요검사는 소변 검체를 사용하여 세균의 실재와 전해질 상실을 확인하는 검사이며, 소변의 색깔을 살펴보아 탈수가 있는지도 확인할 수 있다.

탈수증의 치료법에는 재수화 방법, 전해질 보충 및 필요한 경우, 설사나 구토의 치료가 포함된다. 치료되지 않은 탈수증은 다음과 같은 생명을 위협하는 합병증을 초래할 수 있다. 열탈진, 열경련, 열사병, 발작(전해실 상실이 원인), 혈량저하, 신부전, 혼수상태를 초래한다.

2 혈액의 순환장애

1) 충혈(hyperemia)과 울혈(congestion)

(1) 정의

충혈은 동맥혈이 외부의 자극이나 내부의 원인으로 인해 동맥을 중심으로 혈액이 모여지는 상태를 말하는 것이고, 울혈은 정맥계를 중심으로 국소적인 혈액순환장애의 장애로 몸의 어떤 조직이나 장기에 정체되어 있는 상태를 의미한다. 모두 혈관이 확장하여 붉게 두드러지게 되지만, 병태는 다르다. 충혈은 질병이나 외상 등으로 염증이 일어나 동맥혈류가 많아진다. 한편, 울혈은 정맥의 폐쇄나 심부전에 의해 정맥혈이 잘 되돌아오지 않게 되어 혈액이 정맥에 고이는 상태이다. 충혈에서는 동맥혈이 많기 때문에 빨갛고 열감이 있으나, 울혈에서는 냉감을 동반하는 경우도 있으며 시간이 지나면 암적색을 띤다.

(2) 충혈과 울혈의 예

눈의 피로뿐만 아니라 세균이나 바이러스성 결막염(conjunctivitis)일 때에도 눈이 충혈 되는데, 결막(conjunctiva 눈 흰자) 표면의 혈관이 확장한 상태이다. 결막염일 때에는 염증반응으로 인해 혈관이 확장해서 동맥혈이 흘러들어오기 쉬워진다.

서서 하는 업무가 오랫동안 계속되면 앞에서 설명한 부종 상태가 되는데, 동시에 발의 울혈이 일어나기도 한다. 이때 발의 정맥이 확장해서 혈류가 정체해 있다. 적당한 운동이나 취침 시 발을 약간 높게 들어 잠을 자는 방법이 효과적인데, 진행되면 피부염(dermatitis)을 일으키기도 해서 수술에 의한 치료가 필요한 경우도 있다.

폐울혈(stethemia)은 좌심부전일 때 일어난다. 좌심부전이란 좌심실과 좌심방의 기능이 저하되는 것을 가리키는데, 실제로 좌측 기능만 떨어지는 일은 없다. 개념적으로 병태를 설명하고 이해하기 위해 자주 사용된다. 폐울혈에서는 허파꽈리벽의 모세혈관이 확장되어 있는 모습이 관찰되며 이와 동시에 허파꽈리 내에 수분이 고여 폐부종(pulmonary edema)을 일으켜 호흡부전을 야기한다(그림 4-5).

간울혈은 우심부전에서 일어난다. 우심실의 박출이 약해지면 우심방으로 흐르는 혈액이 줄어 그 바로 앞에 위치하는 정맥계에 울혈이 일어난다. 간정맥은 굵고 하대정맥에 바로 연결되어 있기 때문에 간에 울혈이 쉽게 일어나게 된다(그림 4-6).

치질(치핵, hemorrhoid)은 항문 주위 정맥에 피가 고이는 울혈 상태가 그 병태이다. 변비 때문에 힘을 많이 주게 되면 복압이 높아지고 피가 흐르지 않게 된다. 또 같은 자세로 계속 앉아 있으면 항문 주위 혈류가 나빠져 울혈을 일으킨다.

〈그림 4-2〉 **충혈과 울혈**

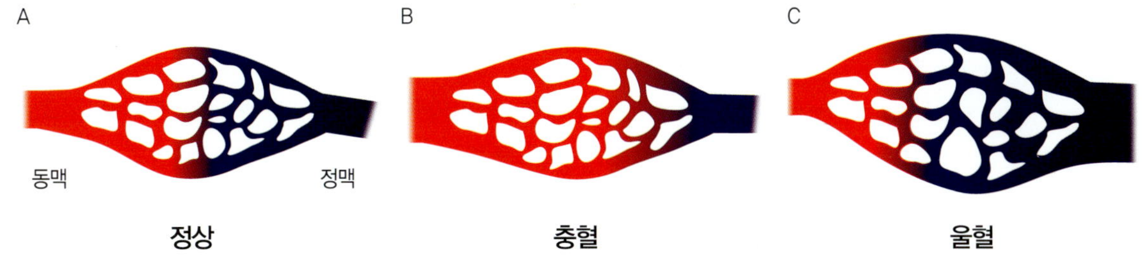

2) 출혈(hemorrhage)

(1) 정의

출혈이란 혈관 밖으로 혈액이 나오는 것으로 상처로 인해 피부 밖으로 출혈이 일어나는 외출혈(external hemorrhage)과 위 등의 소화관 내에 출혈을 일으키거나 피부, 뇌, 허파의 내부에서도 출혈이 일어나는 상태를 내출혈(concealed hemorrhage)이라 한다.

(2) 출혈량 분류

출혈되는 상태나 출혈량에 의해 분류를 할 수 있는데, 출혈부위가 아주 작은 상태로 수 mm까지의 작은 출혈을 점출혈(petechial bleeding)이라고 하며, 출혈부위가 상대적으로 커서 수 cm정도까지를 반출혈(얼룩출혈, ecchymosis)이라고 한다.

출혈한 피가 어느 정도의 덩어리가 되어 있는 상태를 혈종(hematoma)이라고 하는데, 타박에 의한 머리 '혹'의 본태는 피하혈종(ecchymoma)이다. 그 밖에 머리의 외상으로 경질막 아래에 혈종이 생기거나 복부의 외상으로 간 등의 실질장기 내에 발생하기도 한다. 출혈이 흉강이나 복강 안으로 발생한 경우에는 혈성 흉 · 복수 혹은 혈흉, 혈복이라고 한다.

(3) 출혈의 병태

① 지혈이 잘 안되는 경우

백혈병(leukemia), 재생불량빈혈(aplastic anemia) 등에서 유효한 혈소판 생산이 불가능해지거나 혈소판이 감소하면 출혈이 잘 멈추지 않게 된다.

혈우병(hemophilia)은 유전적으로 응고인자가 결핍된 상태이다. 제VIII인자 혹은 제IX인자가 결핍됨으로써 응고계가 기능하기 어려워져 출혈경향을 일으키는데, 응고인자 제제를 보충할 필요가 있다. 응고계의 보조효소로 작용하는 비타민 K(vitamin K)가 결핍된 상태에서도 출혈이 일어나기 쉽다. 간에서는 다양한 단백질이 만들어지고 있다. 그러나 간염이나 간경화 등에서 간의 기능이 장애를 입으면 기능부전에 빠져 응고인자 등도 감소하여 출혈경향(bleeding tendency)을 일으킨다.

② **혈관벽 또는 조직 손상의 경우**

비타민 C가 결핍된 상태를 괴혈병(scurvy)이라고 하는데, 혈관벽을 지지하는 아교질(콜라겐, collagen)이 약해져 혈관벽이 약해진다.

동맥류(aneurysm)에서는 동맥이 확장하여 벽이 약해져 있기 때문에 파열되기 쉽다. 조직의 괴사(necrosis) 예로서 위궤양에서는 가는 혈관에서 출혈이 계속되는 외에 염증이 위벽의 굵은 혈관에 이르면 대량출혈을 일으킨다. 급성이자염(급성췌장염, acute pancreatitis)에서는 이자액이 이자 조직이나 주위 조직을 침해하여 혈관이 파괴되는 경우가 있다.

종양(tumor)의 침윤으로 혈관이 파괴되는 경우도 있다. 소화기암에서는 소화관 내로 출혈을 일으키는 경우가 많고 간암에서는 표면에 생긴 암이 복강으로 출혈을 일으켜 혈성복수(출혈복수, bloody ascites)가 되는 경우가 있다.

3) 혈전(thrombosis)

혈전이란 혈관 속이나 심장 속에서 혈액 성분이 국소적으로 응고해서 생기는 덩어리를 말하는데, 대부분의 건강한 사람의 혈액은 혈관 속에서 응고하는 일이 없지만, 혈관 내피의 손상이나 염증, 또는 동맥경화 등에 의한 이상, 혈액의 정체, 응고성이 높아진 경우에 그 국소에서 혈전이 생기게 된다. 혈전이 생기면 그 부분의 혈관을 좁히거나 또는 막아 혈류를 가로막거나 아주 멈추게 한다. 때로는 혈관의 벽이 벗겨져 하류의 혈관을 막아 그 부분의 장애를 일으키기도 한다. 심장의 관상동맥에 혈전이 생기면 심근경색, 뇌에 생기면 허혈성 뇌졸중(뇌경색)이 발생할 수 있다. 가장 많은 원인은 동맥경화인데, 그 죽상경화에 혈소판이 점착, 응집하여 응혈이 생기고 그것이 운동을 맡아보는 부위에 일어나면 편마비(반신불수, hemiplegia)가 생기고, 동맥을 막으면 심근경색, 뇌경색, 신(腎)경색, 폐경색 등이 발생한다. 또한 혈전은 정맥에도 생기기 쉬우며 심장의 심이나 판막에 나타나기도 한다. 2차적으로 세균감염을 일으켜 패혈증(sepsis)의 원인이 되기도 하며 수분을 잃어 석회염류가 2차적으로 들러붙어 결석이 되는 수도 있다.

(1) 원인

발병 원인으로는 혈류의 느림, 응고 과다, 혈관 손상의 세 가지 경우가 대표적이다. 이러한 원인이 단독으로 혹은 복합적으로 작용하여 혈전증의 직접적인 원인이 된다.

심방세동의 경우 심장, 특히 좌심방 내에 혈전을 형성시키는 가장 대표적인 질환으로 가장 중요한 동맥색전증(arterial embolism)의 원인이며 동맥의 손상이나 혈소판의 증가도 위험요소이다. 승모판협착증 등의 심장판막 질환과 심내막염도 원인이 되며, 관상동맥 질환, 류마티스성 심질환에 의해서도 심장 내의 혈전이 발생할 수 있다.

(2) 증상 및 진단

혈전증이 발생한 장기의 위치 및 발생한 혈관의 종류에 따라 매우 다양한 증상이 발생할 수 있다. 동맥 혈전증의 경우 혈액이 제대로 공급되지 못하여 말초 혈류가 부족할 때 발생할 수 있는 허혈 증상이 주를 이루며, 이러한 경우 혈전의 위치에 따라 급성 심근 경색증이나, 뇌졸중, 폐 혈전증 그리고 급성 말초 동맥 폐쇄증 등이 발생한다. 정맥 혈전증의 경우 혈액이 말초에까지는 도달하였으나 심장으로 되돌아오지 못하여 발생할 수 있는 울혈 혹은 충혈 증상이 주를 이룬다. 이러한 경우 혈전의 위치에 따라 심부정맥 혈전증과 간문맥 혈전증, 급성 신장정맥 폐쇄증, 뇌 정맥동 혈전증 그리고 중심 망막정맥 폐쇄증이 발생한다.

혈전증이 의심되는 경우 진단은 초음파 검사나 CT, MRI, 혈관 조영 검사 그리고 방사성 동위원소 스캔 등의 검사로 혈전의 위치를 확인하며, 추가로 혈전의 발생 원인을 찾기 위한 혈액 검사, 영상 검사 등을 시행할 수 있다.

4) 허혈(ischemia)

신체의 조직내에 국소적으로 혈액공급이 차단되는 빈혈 상태를 말하는데, 혈관이 막히거나 좁아지는 것이 원인이다. 인체의 조직에 혈액공급이 차단됨으로써 세포에 혈액공급의 중단으로 인한 세포호흡에 문제를 발생하여 세포의 손상이 일어난다. 세포의 호흡에 문제가 발생하면 저산소증(hypoxia)이 나타난다. 이러한 저산소증으로 인한 허혈성 심장질환이나 허혈신경증, 허혈성 뇌졸중(뇌경색) 그리고 허혈성 대장염 등이 발생한다.

(1) 허혈성 심장질환

심장(heart)에 혈액을 공급해주는 관상동맥이 좁아지거나 막히게 되어 심장근육에 혈액 공급이 부족(허혈)하여 발생하는 질환으로 협심증, 심근경색증 또는 급사(심장돌연사)로 나타난다.

증상으로는 가슴 통증이 전형적이지만 많이 진행한 경우에는 심장 기능 저하로 인한 심부전으로 호흡 곤란이 오기도 한다. 또한 치명적 부정맥을 유발하여 심장이 멈출 수 있는 심각한 질환이다.

(2) 허혈성 뇌졸중

뇌혈관은 뇌에 산소와 영양분을 공급하는 역할을 하는데 뇌혈관이 막히거나 터졌을 때 정상적 뇌혈류의 장애를 초래하게 되어 뇌졸중이 발생하게 되는데, 이 중 뇌혈관이 막히는 경우를 허혈성 뇌졸중 또는 뇌경색(cerebral infarction)이라고 한다. 뇌혈관이 막히게 되면 그 혈관에 의해 영양분과 산소를 공급받는 부분의 뇌세포가 죽게 되어 증상이 발생한다.

제5장

감염질환(infectious disease)

학습목표

1. 감염질환의 원인에 대한 이해와 그 형태를 학습한다.
2. 병원체(pathogen)와 감염(infection)의 관계를 알아보고 임상 증상 등을 학습한다.
3. 감염병 치료에 필수인 숙주에 대하여 알아보고 그 기전을 학습한다.
4. 감염질환의 종류와 그들의 병태를 학습한다.
5. 감염질환의 예방과 사회적 대응 등을 이해하고 학습한다.

1 감염질환

1) 감염(infection)이란?

감염이란 병원미생물인 병원체(pathogen)가 사람의 신체에 침입하여 정착하거나 증식해서 어떠한 증상을 일으키고 발병하는 경우를 말한다. 이러한 경우 감염으로 인해 증상이 생길 수도 있는 현성감염(apparent infection)과 증상은 없지만 여전히 병원체에 감염되어 있는 불현성감염(inapparent infection)으로 나눌 수 있다. 예를 들면, 일본뇌염 바이러스가 인체에 침입하여 체내에서 증식하면 어떤 사람에게는 고열과 두통, 의식장애, 그리고 경련 등의 증세가 일어나 질병을 자기 자신이 알지만, 대다수의 사람은 체내에서 바이러스가 증식하더라도 증세의 정도가 낮고 발열이나 그 밖의 증세도 없어 질병에 걸리지 않는 경우도 있다.

감염의 대부분은 몸의 면역반응을 통해 또는 치료를 통해 병원체가 사멸되면서 증상이 없어지지만, 드물게는 병원체가 사멸되지 않고 체내 일부에 지속적으로 생존하면서 아무런 증상을 유발하지 않는 경우(건강보균자)도 있다. 병원체로 알려진 것에는 일반적으로 육안으로는 볼 수 없는 작은 생물인 미생물(세균, 진균, 바이러스 등)이나 기생충이 포함된다. 이들 대부분은 질병과 관계없이 존재하고 있으며, 식품의 발효나 제조, 의약품의 개발이나 연구에 도움이 되는 것도 있다.

2) 병원체(pathogen)

감염병의 원인이 되는 것을 병원체(pathogen)라고 하며, 세균, 진균, 바이러스나 기생충(원충, 연충) 등으로 나뉜다. 병원체 중에서 기생충인 연충이 가장 크고 육안으로 확인할 수 있다. 한편, 눈에 보이지 않는 것을 미생물(microorganism)이라고 한다.

병원체 가운데 세균은 원핵생물(procaryote)로 진균이나 기생충은 진핵생물(eukaryote)로 분류된다. 원핵생물은 세포 내의 구조가 단순하고 핵이 밖으로 나와 있지만, 진핵생물의 세포에는 핵막이 있고 미토콘드리아나 세포질그물 등의 세포 내 소기관이 발달해 있다. 이들을 병원체라고 말 할 수 있다.

(1) 세균(bacteria, bacterium)

세균 또는 박테리아는 생물의 주요 분류군이다. 세포소기관을 가지지 않은 대부분의 원핵생물이 여기에 속한다. 세포벽은 펩티도글리칸(peptidoglycan) 구조이며 세포벽의 형태에 따라 그람 양성세균과 그람 음성세균으로 구분한다. 박테리아라는 이름은 '작은 막대기'라는 뜻의 고대 그리스어 박테리온(그리스어: baktērion)에 비롯되었다. 박테리아는 현미경을 발명한 네덜란드의 레벤후크(Anton van Leeuwenhoek)가 1676년에 처음으로 관찰한 것으로 알려져 있다. 세균은 그 형태에 따라 알균, 막대균, 나선균으로 나뉘고, 알균의 경우는 배열방법에 따라 포도구균, 연쇄구균, 쌍구균 등으로 나뉜다. 세균의 외층에는 세균벽이나 세균막이 있고 그 바깥쪽에 섬모나 편모의 구조물이 있다. 세균의 종류에 따라서는 세포벽 바깥쪽에 한층 더 싸고 있는 다당류나 폴리펩티드가 있으며 이를 협막(capsule)이라고 한다. 그 밖에 발육조건이 나빠지면 저항성이 강한 구조체인 아포(spore)를 형성하는 세균도 있다. 세균에는 산소가 없으면 발육할 수 없는 산소성균(호기균, aerobe), 산소를 이용할 수 없는 무산소성균(혐기균, anaerobe), 산소가 있든 없든 발육할 수 있는 조건무산소성균(통성혐기균, facultative anaerobe) 등이 있으며 발육에는 그 밖에 온도나 pH, 삼투압 등의 영향도 받는다.

(2) 진균(fungus)

진균은 곰팡이, 효모, 버섯의 총칭으로, 광합성 능력이 없는 식물이다. 세균과는 달리 진핵생물이기 때문에 핵막을 가지고 있으며 미토콘드리아나 세포질그물 등의 세포 내 소기관이 발달해 있다. 가늘고 긴 구조로 곁가지를 내면서 증식하는 균사형(mycelial form)과, 난형, 원형 구조로 출아나 이분열로 증식하는 효모형(yeast form)이 있다.

대표적인 예로 피부진균증(dermatomycosis)을 볼 수 있는데, 피부사상균(백선균, 곰팡이)에 의하여 발생하는 피부질환을 통틀어 가리키는 것으로 곰팡이가 사람의 몸 중 발에 기생하여 생기는 경우를 무좀(족부백선, tinea pedis)이라고 일컫는다. 피부의 각질층에는 케라틴(keratin)이라는 단백질이 있는데, 무좀의 원인균인 피부사상균이 피부 각질층을 파고 들어가 각질층을 분해하여 이 케라틴을 영양소로 섭취해 성장하고 번식한다. 곰팡이 균은 고온다습한 환경에서 잘 자라는 특징을 가지고 있다.

(3) 바이러스(virus)

바이러스는 세균보다 크기가 작은 전염성 병원체이다. 유전물질인 RNA와 그 유전물질을 둘러싸고 있는 단백질로 구성되며, 극소수 바이러스는 DNA를 가지고도 있다. 크기는 세균 여과기를 통과할 수 있을 정도로 작으며 주로 10~ 000 nm 사이이다. 스스로 물질대사를 할 수 없기 때문에, 자신의 DNA나 RNA를 숙주 세포 안에 침투시킨 뒤 침투당한 세포의 소기관들을 이용하여 자신의 유전물질을 복제하고, 자기 자신과 같은 바이러스들을 생산한다. 이 과정에서 숙주 세포가 손상되거나 파괴되어 숙주에 질병을 일으키기도 한다.

바이러스는 숙주의 종류에 따라서 식물성 바이러스와 동물성 바이러스 및 세균 바이러스(파지)로 나누기도 한다. 그러나 생물 증식의 근원이 핵산에 있으므로 핵산의 종류에 따라 분류하게 되었다. 즉, 2종류의 핵산 중에서 어느 것을 가졌는가에 따라 DNA바이러스 아문과 RNA바이러스 아문으로 나뉘며, 바이러스는 증식에 필요한 효소를 가지고 있지 않으므로, 다른 생물에 기생하면서 숙주가 가진 것을 이용하여 증식한다.

천연두나 수두를 일으키는 바이러스나 대장균에 기생하는 T파지는 DNA바이러스이며, 유행성 이하선염(항아리손님)과 홍역, 광견병, 소아마비 그리고 일본뇌염 등을 일으키는 바이러스는 RNA 바이러스이다.

(4) 기생충(parasite)

다른 종의 채내 외에 붙어 해당 기생된 생물(숙주)의 양분을 얻어 살아가는 진핵세포로 이루어진 무척추동물을 기생충이라고 한다. 세균이나 바이러스는 이 핵막이 없는 하등한 동물들이지만, 반면에 이, 벼룩, 빈대는 사람 몸에 붙어 피를 빨면서 영양분을 섭취하는 진핵생물(eucaryote)이므로 기생충이다.

보통 기생물이라 하면 박테리아나 바이러스를 제외하는 것이 보통이며, 체내 기생물과 체외 기생물로 구별하는데 이를테면 뿌리가 없어서 나무에 기생하는 식물인 겨우살이는 체외기생물에 속한다. 하지만, 숙주를 죽이면서 기생하는 기생벌이나 기생파리 등은 기생물이라고 하지 않고 천적이라고 할 수 있다.

기생충은 그게 외부 기생충과 내부기생충으로 나눌 수 있다. 외부 기생충에는 이와 사면발이, 벼룩 그리고 빈대 등을 말하고 내부 기생충은 회충과 요충, 촌충, 흡충, 구충 그리고, 주혈흡충(schistosomiasis)을 말한다.

3) 감염경로

병원체가 숙주 내에 침입하는 경우는 다양한 경로를 통해서이다. 어떠한 병원체도 스스로 힘으로 전파할 수는 없다. 반드시 피동적으로 남의 힘을 빌려 전파되며 이때 그들 병원체가 운반되는 경로를 감염경로(infection route)라 한다. 외부세계와 접하는 장소인 피부, 점막이며, 기도, 구강 · 소화관, 생식비뇨기 등의 개구부분, 창상부위 등이다. 불특정 다수의 숙주에게 확대되는 것을 수평전파(horizontal transmission)라 하며 모체에서 자식으로 확대되는 것을 수직전파(vertical transmission)라고 한다. 수평전파에는 감염이나 보균하고 있는 숙주에서 직접 기침, 재채기나 접촉, 성행위, 동물과의 접촉, 교상 등에 의해 일어나는 직접전파와, 병원체에 의해 오염된 음식물, 물품, 의료 시의 수혈, 혈액제제나 비말핵 혹은 동물을 매개자로서 감염되는 간접전파가 있다.

(1) 접촉감염(contact infection)

접촉감염은 감염자 및 동물과의 직접접촉, 성행위, 의류나 물품 등을 통해 일어나는 감염이다.

(2) 기도감염(respiratory tract infection)

기도감염이란 비말(재채기, 기침 등), 비말핵이나 공기(공중에 부유하는 미립자인 에어로졸)에 존재하는 병원체를 흡입하여 호흡기를 통해 감염되는 것을 말한다. 비말핵(droplet nuclei)이란 병원체를 포함하는 비말이 공중에서 수분이 증발해서 건조해져 미세한 입자가 된 것으로, 크기는 5μm 이하를 말한다.

(3) 입안감염(경구감염, oral infection)

입을 통하여 감염이 되는 경우는 오염된 물질이나 기생충의 경우가 일반적이다. 입안감염은 음료수, 음식 등이 병원체에 오염되어 입에서 소화관에 들어가는 경로로 감염이 일어난다. 기생충의 경우 대부분이 입을 통하여 감염되는데 원충류의 포낭(cyst), 회충, 요충, 편충 등의 충란(자충포장란), 흡충류의 중간숙주 내 피낭유충 및 조충류의 낭미충(또는 의낭미충) 등은 사람의 입을 통하여 감염된다.

(4) 경피감염(percutaneous infection)

경피감염이란 외상이나 수술에 의한 창상, 동물에 물린 창상, 모기, 벼룩, 진드기 등의 절지동물을 통해 병원체가 침입하여 일어나는 감염을 말한다. 또 수혈이나 혈액제제 혹은 주삿바늘 등의 의료행위를 통한 경우도 있다. 구충(십이지장충)과 분선충의 유충(사상유충)이나 주혈흡충의 세르카리아(cercariae, 유미유충)등은 경피적으로 인체에 침입하고, 말라리아, 사상충, 트리파노소마(trypanosoma) 등의 기생충은 모기나, 흡혈성 파리 등의 매개 곤충에 의하여 주입되어 성충으로 발육한다.

(5) 모자감염(mother-to-child transmission)

모자감염에는 임신 시 태반을 경유하여 태아에게 감염되는 경태반감염, 분만 시 태아가 산도를 통과할 때 감염되는 경산도감염, 출생 후 수유 시에 모유를 통해 감염되는 모유감염이 있다. 말라리아나 톡소 포자충 같은 기생충은 임신한 모체에 감염될 경우에는 태아에게 이행하여 수직감염이 되기도 한다.

(6) 기타

그 밖의 감기바이러스 같은 호흡기를 통하거나 매독(syphilis)과 같은 성병들은 비뇨생식기를 통하여 접촉감염 그리고 유행성 눈병과 같은 결막 등을 통하여 인체에 감염될 수 있다.

4) 감염의 성립

다발성 감염(생체에 침입)이나 자발성 감염(병원체가 감염체 내에 존재)만으로 감염이라 하지 않는다. 병원체가 감염체 내에서 발육증식하기 시작해야 감염이 성립된다. 감염(감염병)의 성립에는 병원체의 감염력이나 숙주 저항력의 관계가 중요하다. 숙주의 저항력보다도 병원체의 감염력이 웃돌 때에 감염(감염병)이 발생한다. 병원체가 감염을 일으키려면 숙주세포에 정착하여 증식해야 하며, 그러기 위해서도 숙주의 저항력(제거능력)을 이겨내야 한다. 병원체에는 감염력을 발휘하기 위해 정착을 위한 인자나 독성을 담당하는 병원인자가 존재한다.

감염의 성립에 영향을 미치는 요인들은 병원체의 종류나 독력(균력, virulence), 미생물의 양, 적응성, 혼합감염 등이 있으며 이들이 종합된 것을 병원성(pathogenicity)이라 한다. 병원체가 병원성이 있다 것은 감염이 성립된다는 뜻이다. 또 감염체 측면에서 감염에 관여하는 인자들은 소질, 침입문호, 조직친화성들을 들 수 있는데 이들이 종합된 것을 감수성이라고 하며, 감염체 측면에서 보아 감염이 성립하는 경우를 감수성이 있다고 한다. 감염이 성립되려면 감염체의 정상적인 방어기능을 파괴해 병원성 및 감수성에 의해 나타나는 감염요건이 성립되고, 병원체는 감염체 내에 만연해 각 친화성이 있는 조직에 들어가 여기에서 발육증식하기 시작해 감염이 성립된다.

〈그림 5-1〉 **감염의 성립**

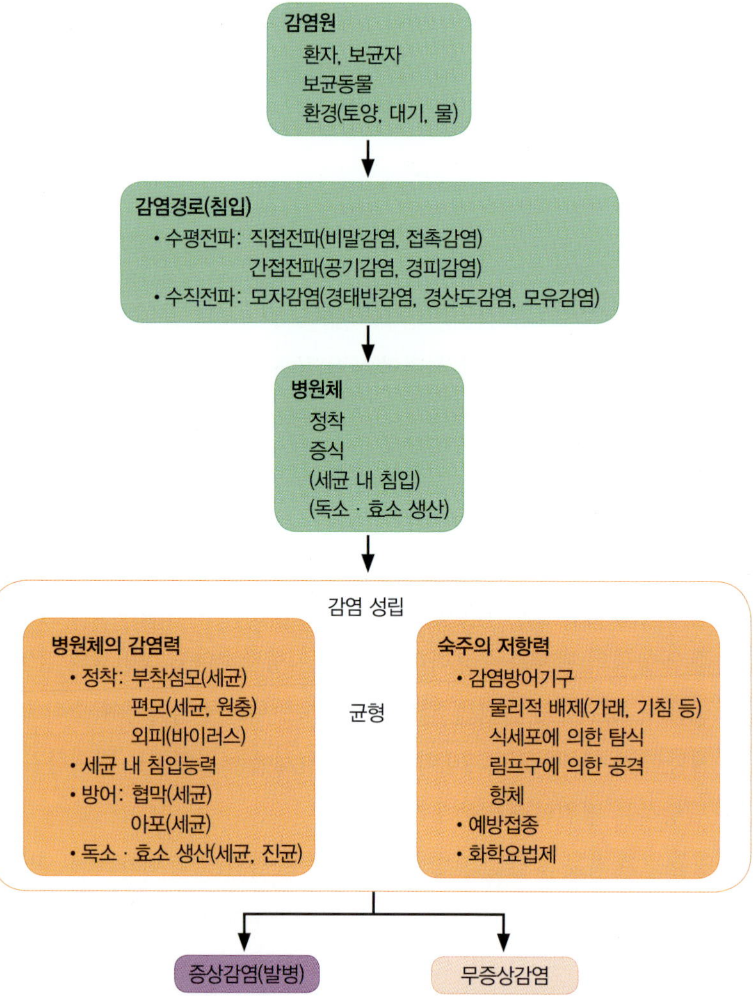

5) 숙주의 감염방어기구

감염성 질병의 발생은 미생물과 숙주사이의 여러 요소들에 의해 영향을 받는다. 숙주에서 발병되기 위해서는 미생물은 피부 또는 점막벽 등 숙주의 1차방어선을 통과해야 하며 자연면역과 획득면역 방어기전을 통과하여 살아남아야만 한다.

이러한 방어기전은 식작용, 항체와 세포성면역, 보체활성 및 방어에 연관성이 있는 물질 등이 포함된다. 체액성 면역반응에서 중요한 역할을 하는 보체와 항체는 혈액 또는 조직에서 자유스러운 미생물에 대한 가장 효과적인 방어물질이나 세포성 면역반응은 세포와 연관이 있는 미생물에 대해 작용을 한다. 건강한 숙주에서 가장 효과적인 방어기전은 감염경로와 개별적인 미생물의 특성에 따라 좌우된다.

(1) 비특이적 감염방어기구

미생물방어의 최우선 단계로 특정한 병원체와 반응하기 보다는 거의 모든 병원체에 방어작용을 나타낸다. 음식물이나 공기 중의 병원체는 숙주의 기도, 소화관, 생식기 등의 침입문호나 창상부위를 통해 항상 생체 내에 침입하고 있으나 대부분 숙주에 정착하지 못하고 제거된다. 침입문호인 점막에서는 기침이나 재채기 등의 물리적 제거를 통해 항균단백질(용균효소 등)을 포함하는 분비액을 내보낸다.

(2) 특이적 감염방어기구

어떤 숙주는 특정 병원체에 대해 특이적으로 작용하는 방어기전이 있다. 이러한 방어기전은 큰포식세포 등으로부터 정보가 전달되어(항원제시), 백혈구의 일종인 T세포가 항원의 정보를 받아들여(보조 T세포) 다른 T세포나 B세포의 증식과 분화를 촉진한다(면역응답). 살해 T세포 등의 T세포는 직접 병원체 세포를 손상시키고, B세포는 항원에 대응하는 항체라고 하는 액성 성분을 생산하여 항원항체반응(antigen-antibody reaction)을 일으켜 항원을 제거한다(면역반응). 이들 T세포나 B세포는 기억세포가 되어 다시 같은 항원이 침입한 경우에는 신속하게 대응한다(면역기억).

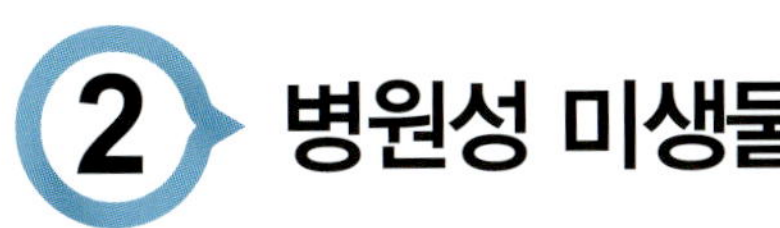

2 병원성 미생물

1) 대장균(Escherichia coli, 병원성대장균)

대장균은 장내세균과(enterobacteriacae)에 속하며 대장균은 혈청학적으로 세포체(O), 편모(H), 협막(K) 항원체로 구별하며, 섬모(fimbriae) 및 연관된 기관은 병원성과 깊은 관련이 있다. 병원성대장균은 장내세균속 대장균군 내 대장균 중 소수의 병독성을 획득한 대장균으로 발병특성, 독소의 종류 등에 따라 5가지로 분류한다.

(1) 장출혈성대장균(EHEC, enterohaemorrhagic E. coli)

장출혈성대장균의 뚜렷한 특징은 장내에서 출혈성 설사를 유발하고 요독성 요로감염증(hemolytic uremic syndrom)을 동반하는 임상증상을 보이는 병원성대장균으로서 가장 위해도가 높다.

(2) 장독소형대장균(ETEC, enterotoxigenic E. coli)

장독소형대장균은 개발도상국의 영 · 유아 설사질환과 여행자설사증의 원인이 되는 병원성대장균으로 알려져 있다. 장병원성대장균과 같이 장상피세포 전반에 증식하는 것과는 달리 소장에 섬모(fimbriae)를 이용하여 부착하여 감염을 일으킨다.

〈그림 5-2〉 장독소형대장균의 현미경상

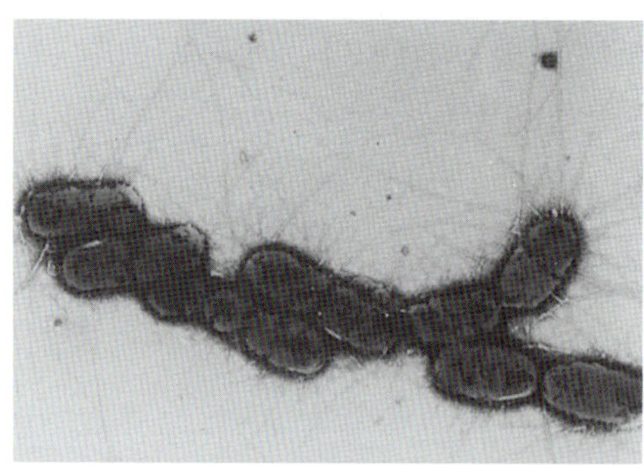

(3) 장침입성대장균(EIEC, enteroinvasive E. coli)

장침입성대장균은 병독성, 생화학적 특성 등이 쉬겔라속(shigella sp)과 매우 유사하며 대장균의 일반적인 생화학적 특성과 일부 차이를 보인다. 유당 분해가 느리거나 전혀 일어나지 않고, 혐기성이 강하고 운동성이 없다. 장침입성대장균은 장점막을 공격하고 장상피세포에 침입하여 증식하여 결국에 위장궤양을 초래한다.

(4) 장병원성대장균(EPEC, pathogenic E. coli)

과거에 장병원성대장균은 소아 설사증을 일으키는 전형적인 대장균의 혈청형을 나타내지만 장독소나 곡물독소(shigatoxin)를 갖고 있지 않고 침입성도 없는 균주로 정의되었다.

(5) 장관흡착성대장균(EAEC, enteroaggregative E. coli)

장관흡착성대장균은 장관상피세포에 흡착하지 않고 헬라(HeLa)세포에 흡착한다. 흔히 어린 아동의 만성설사의 원인균으로 알려져 있다.

2) 비브리오(vibrio)속의 세균

비브리오 균은 담수에서 해수에 이르기까지 물속에 널리 분포되어 있으며, 대부분은 병원성이 없거나 어류에게는 질병을 일으키지만 사람에게는 해가 없는 균이다. 사람에게 질병을 유발시키는 대표적인 비브리오속의 균으로는 제1군 법정전염병인 콜레라를 발병시키는 콜레라균(V. cholera), 제3군 법정전염병인 비브리오패혈증의 원인이 되는 불니피쿠스균(V. vulnificus), 그리고 식중독의 원인균인 장염비브리오균(V. parahaemolyticus) 등이 있다.

(1) 콜레라균(vibrio, cholera)

나선균에 속하는 그람음성의 간균으로 바나나 모양으로 균체가 만곡해 있어 콤마균(comma bacillus)이라고도 한다. 균체의 한 끝에 한 가닥의 편모가 있고, 활발한 운동을 한다.

콜레라균은 해수와 담수가 만나는 해안 지역에서 증식이 활발하고 사람은 우연히 감염되나 일단 감염되면 확산을 위한 운반체가 될 수 있다. 콜레라균은 주로 오염된 식수나 음식물, 과일, 채소 특히 연안에서 잡히는 어패류를 먹어 감염되며, 장례식 등 많은 사람이 모이는 경우 오염된 음식물을 통해 집단발생이 일어날 수 있다. 환자의 구토물이나 분변 속에 배설된 콜레라균에 의해 경구감염도 가능합니다. 환자의 균 배출기간은 약 2-3일 정도로 짧고, 감염에는 1억-1000억개에 이르는 많은 수의 균이 필요하므로 직접 접촉전파는 유행에 큰 구실을 하지 못한다. 잠복기는 6시간에서 길게는 5일 정도이며, 대개 24시간 내외에 발생한다.

〈그림 5-3〉 **콜레라균의 현미경상**

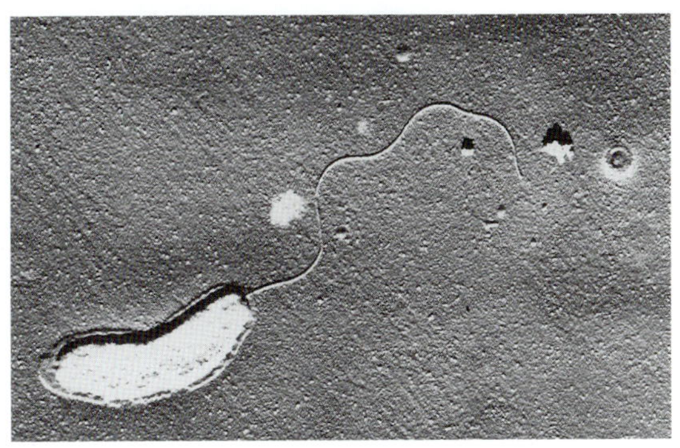

(2) 불니피쿠스균(vibrio vulnificus)

불니피쿠스균은 비브리오패혈증을 일으키는 균으로 장염비브리오균과 유사한 세균학적 특징을 가지고 있으나 독성이나 감염경로에서 차이점이 있다. 불니피쿠스균은 경구감염 및 상처 난 피부를 통한 감염의 두 가지 경로가 있다. 사람에서 다른 사람으로 직접 전염되지는 않는다. 비브리오패혈증에 의한 사망률은 40-50%에 이르러 장염비브리오균에 의한 식중독과는 비교도 할 수 없을 정도로 높다. 특히 간질환, 알코올중독, 당뇨병, 만성신부전증 등 만성질환을 앓고 있는 사람이나 면역기능이 떨어져 있는 사람의 경우 더욱 위험하다.

(3) 장염비브리오균(vibrio parahaemolyticus)

장염비브리오균이 오염된 어패류를 통한 경구감염에 의해서만 감염되는데 비하여 장염비브리오의 잠복기는 짧은 경우 2~3시간 만에 식중독이 나타나며, 때로는 수일 경과 후에 발생하기도 하지만 보통 12시간 정도에 대부분 발병한다. 증상은 주로 심한 복통을 동반하는 설사이며, 발열이나 구토, 위장관염 등이 나타나기도 한다. 보통은 물과 같은 설사를 하지만 중증일 경우는 혈변이나 점액변이 나와 이질과 혼동되기도 한다. 드물게 심한 설사로 사망하는 경우도 있으나, 보통은 2~3일 경과되면 자연히 회복된다.

장염비브리오는 호염균으로서 염분이 1~8% 존재하여야만 증식할 수 있고, 바닷물과 유사한 염분 농도인 2~4% 정도에서 가장 잘 증식한다. 또한 장염비브리오는 pH7.5~8 정도의 약알칼리성에서 잘 증식하고 산성에서는 증식하지 못하므로 식초 등으로 처리하여도 균의 증식을 억제할 수 있다.

3) 황색포도상 구균(staphylococcus aureus)

황색포도상구균은 1880년 Pasteur가 화농부위에서 처음 발견하여 화농성질환의 원인균으로 알려졌고, 포도상구균식중독은 1884년 Vaughn에 의해 cheddar cheese(체다치즈)를 원인으로 하는 식중독으로 최초로 보고되어 식중독의 원인균으로 알려지고 있다.

황색포도상구균은 마이크로코코스(micrococcaceae)과에 속하며 그람양성(0.5~1.5㎛)의 비운동성의 호기성 또는 통성 혐기성 구균으로 특징적인 포도모양의 배열을 나타낸다. 내염성으로 NaCl 7.5% 함유 배지에서도 잘 증식하며, 각종 배지에서 잘 발육하며 여러 가지 탄수화물을 발효하여 산을 형성하며 백색과 오렌지색 또는 황색의 색소를 생산한다. 병원성이 있는 균은 용혈작용과 혈장응고 작용이 있는 것으로 알려져 있지만 최근에는 혈장응고 작용이 없는 균에서도 병소가 분리되고 있다.

황색포도상구균(S. aureus)은 자연계에 널리 분포하며 자연환경에 대한 저항성이 강하기 때문에 사람과 동물에서는 피부나 비인강 점막 그리고 장관 등 거의 모든 조직이나 기관에 침입하며 특히 인간에게 감염이나 괴사 또는 농양을 형성하는 화농성염증을 유발하거나 생체 외에는 공기나 토양 등에 널리 분포한다. 특히 단백질과 탄수화물이 많은 식품에 오염될 가능성은 매우 높으며 이로 인해 사람에게 감염을 유발한다.

〈그림 5-4〉 **황색포도상 구균**

광학현미경

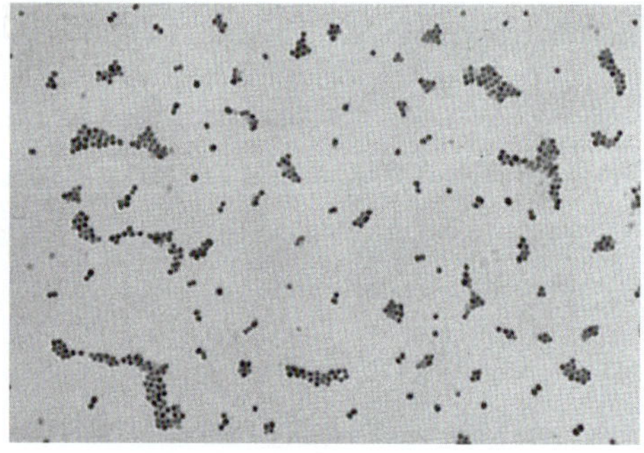

전자현미경

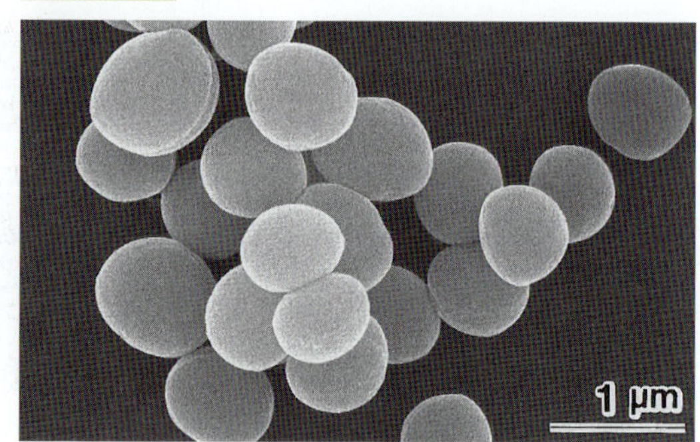

4) 살모넬라(salmonella)

식중독은 소장의 감염으로 살모넬라 장염 또는 살모넬라증이라고 부르기도 한다. 살모넬라 식중독은 가장 흔한 종류의 식중독 중 하나이며 살모넬라라고 하는 세균군이 원인이다. 이 세균은 인간과 동물의 창자에 서식하며, 감염은 동물의 배설물로 오염된 음식을 먹는 경우에 발생하며, 사람을 포함한 포유동물에 감염되어 패혈증, 설사, 폐렴 등을 일으키는 인수공통전염병의 병원체이다. 살모넬라는 1885년 Salmon과 Smith에 의해 돼지콜레라의 원인균으로 처음 분리되었고, 이후 유사한 세균들이 발견되어 1890년에 살모넬라라고 부르게 되었다.

살모넬라는 매우 중요한 식중독 원인균으로, 현재 2,800여 종이 보고되고 있으며 종류에 따라 그 병원성에 차이가 있으나 모두 사람에게 병원성인 것으로 알려져 있다.

살모넬라는 그람음성, 비아포성, 통성혐기성 간균(0.5~1.0 × 1~5㎛)으로, 주모성 편모를 가지고 있어서 대부분 운동성이지만 그렇지 않은 것도 있다. 살모넬라가 존재하는 환경인자로는 물과 토양, 곤충, 동물의 분변, 날고기, 가금류 그리고 해산물 등이 있고, 분변이나 하수 속의 살모넬라는 물에서도 수 주간 생존 할 수 있고, 토양에서도 환경이 적절한 경우 수개월간 생존 할 수 있다.

5) 브루셀라(brucella)

브루셀라증(brucellosis)은 몰타열, 지중해열 등으로도 불리는 인수공통감염병(zoonosis)이다. 브루셀라균은 그람 음성 단알균으로 포자를 형성하지 않으며, 세포내 기생세균이다. 브루셀라 속은 항원 변이와 숙주 특이성에 의해 Brucella melitensis(양, 염소), B. suis(돼지), B. abortus(소). B. ovis(양). B. canis(개), B. neotomae(사막 쥐), B. maris(해양생물)로 나눠진다. 이 중 B. abortus는 소의 유산을 초래하여 농장에 심각한 경제적인 손실을 입히고 있다. 계통 분석으로 브루셀라는 Proteobacteria의 2로 분류되며, 플라즈미드(plasmids)가 없는 2개의 원형 염색체로 구성되어 있다. 브루셀라증은 범세계적으로 사람과 가축에 발생되는 중요한 인수공통전염병으로 브루셀라증은 감염 동물의 사체나 유산 조직을 직접 접촉하여 피부 상처 혹은 비말 흡입하거나 결막을 통해 감염되며, 살균 처리되지 않은 균에 오염된 우유나 유제품의 섭취에 의해서도 감염되나 사람간의 전염은 거의 없다.

6) 결핵균(mycobacterium tuberculosis complex)

결핵균은 mycobactericeae과의 유일한 속이다. mycobacterium 속에는 결핵균과 나균(M.leprae) 외에도 약 100개에 이르는 균종이 있는데, 결핵균과 나균 외의 균종들은 통칭 비결핵 항산균 또는 비결핵 마이코박테리아(NTM, nontuberculous mycobacteria) 또는 결핵균 외 마이코박테리아(MOTT, mycobacteria other than mycobacterium tuberculosis) 등으로 불리고 있다.

결핵균은 0.2~0.3×2~5㎛정도 크기의 막대 형태를 나타낸다. 병변 조직 내에 있는 균은 대개 직간균 이지만 간혹 구상 또는 사상인 균도 있으며 비운동성, 비아포 형성균이다. 내성 또는 외성포자도 생성하지 않는다. 그람양성균이지만, 통상 아닐린(aniline) 염료에 의한 염색은 어렵다. 강한 항상성(acid-fastness) 및 항알콜성(alcohol-fastness)을 나타내며, 편성호기성균으로 최적 조건하에서의 세대시간은 14~15시간으로 발육이 매우 느리다. 최적발육 온도는 37℃, 최적 pH는 6.4~7.0이며, 발육에는 140㎜HgPO2가 최적이고, 초기 발육이 5~10% CO2를 포함 시 발육이 촉진된다. 결핵의 주 감염원은 도말 양성인 폐결핵 환자이다. 이들의 기침이나 재채기 등을 통해 결핵균이 들어 있는 비말핵이 배출되고, 대체로 5㎛이하의 비말핵이 호흡기도로 들어가서 1~3마리의 결핵균만으로도 호흡세기관지나 폐포에 도달하면 감염을 일으킬 수 있다고 본다. 면역기능이 저하된 사람은 더 쉽게 감염되며, 감염 후의 발병도 더 용이하다. 전염성 환자라도 적절한 화학치료를 받으면 단시간 내에 전염성이 소실된다.

〈그림 5-5〉 결핵균의 조직상

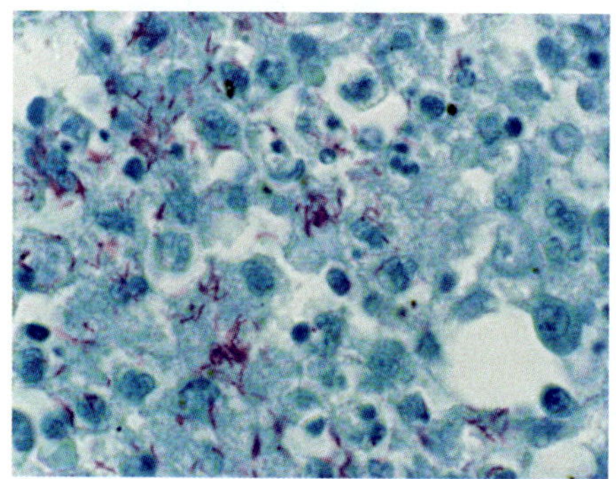

폐문부 육아조직의 염색상(붉은색이 결핵균)

7) 탄저균(anthrax)

탄저균은 1~1.5㎛ x 3~5㎛인 호기성의 그람양성 간균으로 운동성이 없고, 협막을 가지며, 환경조건이 나빠지면 균체 중앙이나 가장자리에 1×1.5㎛의 포자를 형성하지만 살아있는 숙주에서는 포자를 형성하지 않는다. 탄저균은 포자를 형성하여 토양이나 동물성 제품에서 수년간 생존할 수 있는데 포자는 8~45℃, pH 5~9일 때 O_2, Mn^{++}ion 및 적당량의 영양성분 존재 하에 생성되고, 온도, pH, 건조, 살균제 등에 저항력이 강해 5% 페놀에서는 5일간 생존하지만 10% 포름알데히드에서 15분, 110℃의 습열(moist heat)에서는 5분이면 사멸한다.

탄저균의 포자는 자연환경이나 소독제 등에 저항성이 강하여 오염된 토양이나 감염동물의 털가죽, 건조한 가죽 등에서 수년간 생명력을 유지할 수 있다. 사람은 탄저균에 감염된 동물이나 동물제품을 통해 2차 감염되며 농부나 목축업자, 수의사, 동물관련제품(모피, 피혁, 골분사료) 제조업종사자들이 탄저에 걸릴 위험성이 높고, 불현성 감염이 생기기도 하지만 감염률은 적다. 잠복기는 통상

1~6일이며 사람에서 사람으로의 전파는 확인된 바 없다. 피부감염이 가장 흔하며, 호흡기나 장관계 감염은 비교적 드물다.

(1) 피부탄저(cutaneous anthrax)

사람에서 가장 흔히 발생되는 형태로 감염동물이나 오염된 배설물의 취급 시 피부상처 부위로 침입하며 잠복기는 1~7일정도이다. 발병초기에는 감염피부에 구진이 발진되고 수포가 형성된 후 병변이 전신으로 펴져 주로 손, 얼굴, 목 등 사지말단에 나타나고 수포가 궤양으로 변화된다. 시간이 지남에 따라 궤양은 검은 가피로 변하고 더욱 크게 번진다. 피부병변 조직으로 수분이 빠져나가 부종이 생기며 이로 인해 저혈압이 일어날 수도 있으나 피부의 통증은 없다. 치료하면 사망자는 거의 발생하지 않지만 치료하지 않을 경우 사망률은 24% 정도이다.

(2) 호흡기탄저(inhalational anthrax)

감염된 동물의 털, 뼈 등을 취급하는 작업장에서 탄저포자에 오염된 공기를 사람이 흡입함으로써 발생되는 형태이며 코를 통해 폐에 이르게 된다. 잠복기는 1~6일이며 초기에는 심함, 호흡곤란, 청색증, 저산소증, 객혈, 쇼크, 뇌염 등으로 인한 호흡곤란으로 1~2일 후에 사망한다. 호흡기탄저는 흔한 질병은 아니나 발생 시 치명적이어서 사망률이 거의 100%에 이른다.

(3) 위장관탄저(gastrointerstinal anthrax)

위장관탄저는 비교적 드물게 일어나며 집단발생을 제외하고는 인지가 어렵다. 감염된 고기를 먹은 후 발병하게 되고, 잠복기는 2~5일이고 증상으로는 심한 복통, 토혈, 전신장기의 출혈, 복수 형성, 설사가 나타난다. 병이 악화되어 뇌염, 독혈증, 쇼크증상이 나타나면 사망하게 된다. 감염된 고기를 먹을 경우, 장에서 병변을 일으킬 수도 있지만 먼저 구강과 인두부위에서 질병을 유발하여 목의 종창 및 통증, 목주위의 임파선염, 기관지의 압박, 호흡곤란 증세를 일으키기도 한다.

8) 노로바이러스(norovirus)

노로바이러스는 1968년 미국 오하이오주 노워크(norwalk)에 있는 초등학교에서 발생한 집단 위장염환자의 분변으로부터 처음 분리되어 노워크 바이러스(norwalk virus)로 불리었고, 2002년 8월에 국제 바이러스명명위원회에서 노로바이러스로 명칭이 통일되었다.

노로바이러스는 약 7.6kb의 단일구조 RNA바이러스(single-strand RNA virus)로 직경이 약 27~40nm의 구형바이러스이다. 유전학적, 면역학적으로 매우 다양한 바이러스로 알려져 있으며 유전자형(genogroup)에 따라 GI-GV로 분류되며 그 중 사람에게 감염되어 급성 위장염을 일으키는 바이러스는 GI, GII, GIV형이고 소와 쥐에서는 GIII와 GV가 검출된다.

노로바이러스 유아에서 성인까지 전 연령층에 감염성 위장염을 일으키는 바이러스로 주로 겨울철에 발생한다. 감염부위는 장내 상피세포로 체내에서는 침투한 노로바이러스에 대항하여 IgA항체가 형성된다. 하지만 IgA항체는 지속기간이 짧고 몇 개월 만에 그 능력이 상실되기 때문에 같은 유전자형에 감염되어도 반복해서 감염될 수 있다. 감염증의 주요증상은 메스꺼움, 구토, 설사, 복통을 일으키며 때로는 두통, 오한 및 근육통을 유발하기도 한다. 증상은 보통 1~2일 정도로 짧게 나타나며 자연히 치유되지만 어린이나 노약자 등 면역력이 약한 환자의 경우 구토와 설사로 인한 심한 탈수 증세가 나타나 심하면 사망에 이르는 환자도 있다.

9) 미세산소성 나선균

(1) 캄필로박터 제주니(campylobacter jejuni)

식중독, 감염성 장염 중에서 빈도가 높은 캄필로박터장염을 일으킨다. 이 균은 가축의 장관에 생식하며 그 분변에 오염된 음식물이나 조리가 불충분한 고기의 섭취, 애완동물 등이 원인이 된다.

〈그림 5-6〉 **캄필로박터현미경상**

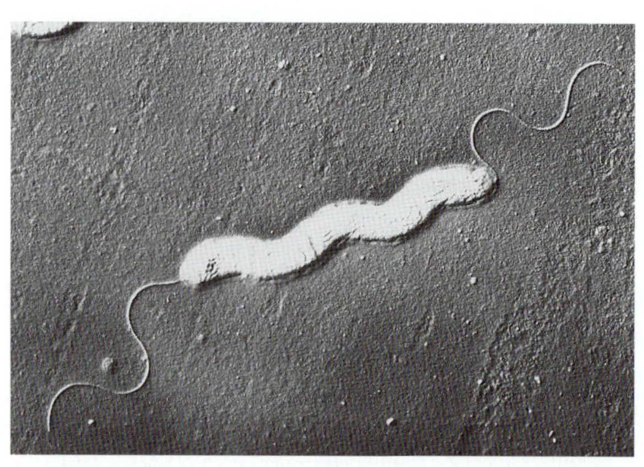

〈그림 5-7〉 **헬리코박터현미경상**

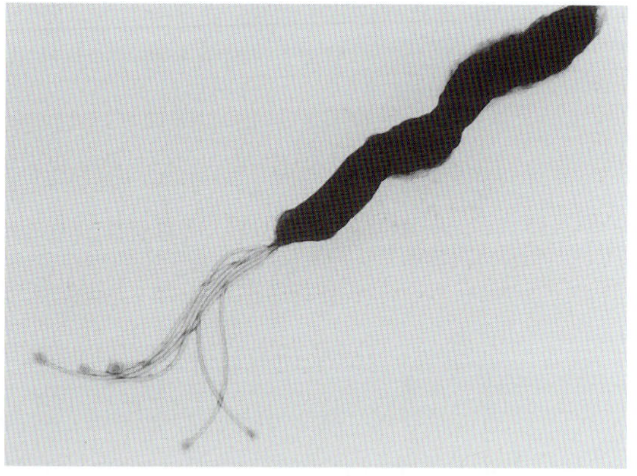

(2) 헬리코박터 필로리(helicobacter pylori)

급성 위염에서부터 위궤양, 십이지장궤양이나 만성 활동성 위염, 나아가 위암까지 발병하는 원인균이다. 개발도상국에서의 감염률이 높기 때문에 지역의 위생 상태와 관계가 있다.

10) 무산소성균(anaerobe)

산소가 있으면 자라지 않고, 산소와 산소 라디칼에 의해 죽는 세균으로 산소 대사 조직이 없는 세균이다. 혐기성균이 산소에 억제되는 기전에 대해서는 잘 알려져 있지 않다. 일반적으로 사람에서 분리되는 무산소성 세균은 대부분 중등도 절대 무산소성 세균으로 대부분은 사람의 피부, 상기도, 비뇨생식기 또는 장점막에 존재한다.

(1) 파상풍균(clostridium tetani)

혐기성 균인 파상풍균이 피부 외상을 통해 혈관내로 침입하면서 쇼크를 일으키는 질환으로 우리나라에서는 신고전염병의 하나로 분류되어 있으며 파상풍균에 노출되는 경우 사망확률이 높으나 예방접종을 통해 위험도를 줄일 수 있다.

〈그림 5-8〉 파상풍균의 현미경상

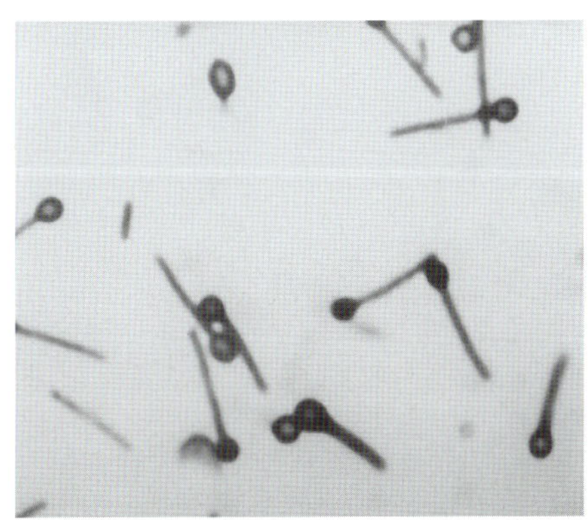

① 일반형(generalized tetanus)-가장 흔한 유형으로 전체 파상풍의 80%를 차지한다. 증상은 개구장애(lockjaw)와 경련미소(risus sardonicus)라고 하는 안면 경련이며, 목이 뻣뻣해지고 삼키는 일이 어려워진다. 또한 흉근과 종아리 근육이 경직되며, 체온과 혈압상승, 땀, 그리고 맥박이 가끔씩 상승한다.

② 신생아 파상풍(neonatal tetanus)-신생아들에게서 발병하는 일반형 파상풍을 칭한다. 모체가 파상풍 예방접종을 받지 않아서 수동면역이 없는 아기가 걸릴 위험성이 크다.

③ 국소 파상풍(local tetanus)-이는 파상풍균이 감염된 부위에서만 근육 축소가 나타나는 증상이다. 증상이 사라지기 전까지 몇 주 동안 지속될 수 있으며, 치사율은 1%로 낮지만 일반형으로 진전될 수 있다.

④ 두부형 파상풍(cephalic tetanus)-드문 파상풍으로 파상풍균이 중이에 있을 때 중이염이 발생한다든지, 머리 부분의 부상으로 인해 발생한다.

(2) 보툴리누스균(clostridium botulinum)

보툴리누스균은 타원형의 막대균이다. 인간에게 유해한 대표적인 세균으로, 식중독인 보툴리누스 중독을 유발한다. 파상풍균 다음으로 소량으로 대량학살이 가능한 세균이다.

클로스트리디움 속(genus)에 속하는 모든 세균은 혐기성(anaerobic)으로써 공기 중의 산소에 노출되면 치명적이다. 그러므로 공기가 없는 통조림 및 소시지와 같은 곳에서 증식한다.

〈그림 5-9〉 보툴리누스균의 현미경상

증식형

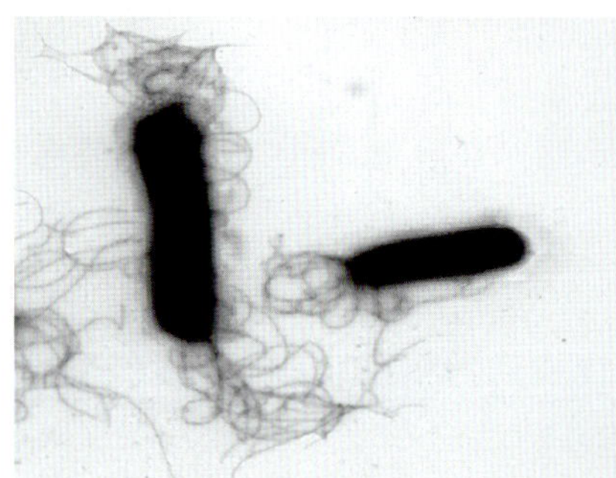

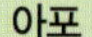

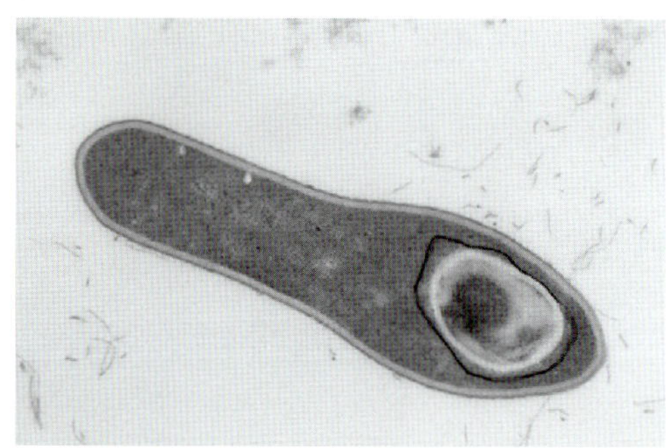

11) 리케차(rickettsia)

리케차는 리케차속 병원균에 속하는 세균을 통틀어 말한다. 일반 세균보다 크기가 작고 바이러스처럼 살아있는 세포 밖에서는 증식하지 못한다. 리케차는 일부 곤충이나 진드기와 같은 절지동물의 세포내에 사는데, 사람에게 감염되어 발진티푸스, 쓰쓰가무시병 같은 질병을 일으킨다. 핵산 합성은 숙주에 의존한다. 리케차가 일으키는 질병의 증상에는 오한, 발열, 두통 등이 있다.

(1) 발진열리케차(rickettsia mooseri)

이가 매개하며 오한이나 고열, 티푸스와 같은 장미진이 나타나는 발진티푸스의 병원체인 발진티푸스리케차와, 발진티푸스보다는 경증인 쥐벼룩이 매개하는 발진열 병원체인 발진열리케차가 있다.

(2) 홍반열리케차(rickettsia rickettsii)

진드기가 매개하며 고열과 홍반이 주요 증상이다. 미국의 로키산홍반열이나 일본을 중심으로 한 일본홍반열의 병원체이다.

(3) 쓰쓰가무시병리케차(rickettsia tsutsugamushi)

고열, 두통, 발진, 림프절종창을 일으키는 쓰쓰가무시병의 원인균으로, 진드기의 일종인 쓰쓰가무시(털진드기과의 진드기)에 의해 매개된다.

12) 진균

진균에 의해 야기되는 감염병에는 감염 부위에 따라 체표면(표피, 점막)에 한정되는 표재성진균증, 피하조직에 균이 침입해서 병변을 만드는 심부 피부진균증, 전신성 또는 심부 장기로 확대되는 심재성진균증으로 나뉜다.

(1) 표재성 진균증을 일으키는 진균

진균(곰팡이)에 의해 발생하는 피부 질환을 모두 이르는 말이며 크게 표재성 진균증과 심재성 진균증으로 나눈다. 즉 곰팡이가 사람 몸에 피면 피부진균증(백선)이라고 말한다. 무좀은 피부의 각질층, 모발, 손톱, 발톱 등의 각질 조직에만 침입, 기생하여 질병을 유발하는 피부 사상균(dermatophyte)이라는 곰팡이에 의한 대표적인 표재성 진균 감염증으로, 가장 흔한 피부 질환 중의 하나이다.

(2) 심부 피부진균증을 일으키는 진균

스포로트릭스(sporothrix schenckii)는 창상을 통해 감염을 일으켜 피부 및 피하조직에 결절이나 궤양을 만들고 림프관을 통해 확대되는 스포로트릭스증(sporotrichosis)의 원인균이다. 흑색진균은 피부나 피하조직에 육아종성 질환인 갈색사상균증(phaeohyphomycosis)을 일으킨다.

(3) 심재성 진균증을 일으키는 진균

① **칸디다 알비칸스**(candida albicans)

건강한 사람의 구강과 소화관 등에 상재하는 균인데, 항생물질의 투여 등으로 세균무리가 억제되면 균교대감염으로 칸디다가 증식하여 칸디다증(candidiasis)을 일으킨다. 저항력이 약한 환자에게서는 점막하조직 내에 침입하여 다양한 장기에 감염 병소를 만든다.

② **아스페르길루스 푸미가투스**(aspergillus fumigatus)

기도감염으로 폐아스페르길루스증을 일으키며 진균덩어리인 아스페르길루스종(aspergilloma)을 형성하기도 한다.

③ **크립토코쿠스 네오포르만스**(cryptococcus neoformans)

조류(비둘기 등)의 분변에 존재하며, 협막을 가진다. 균체를 흡입함으로써 저항력이 약한 숙주에서는 크립토코쿠스증(cryptococcosis)인 뇌염, 수막염을 일으키는 이외에 피부나 허파에 병소를 만든다.

13) 바이러스(virus)

바이러스는 세균보다 크기가 작은 전염성 병원체이며, 유전물질인 RNA와 그 유전물질을 둘러싸고 있는 단백질로 구성된다. 극소수 바이러스는 DNA를 가지고도 있다. 크기는 세균 여과기를 통과할 수 있을 정도로 작으며 주로 10~1000nm 사이이다. 스스로 물질대사를 할 수 없기 때문에, 자신의 DNA나 RNA를 숙주 세포 안에 침투시킨 뒤 침투당한 세포의 소기관들을 이용하여 자신의 유전물질을 복제하고, 자기 자신과 같은 바이러스들을 생산한다. 이 과정에서 숙주 세포가 손상되거나 파괴되어 숙주에 질병을 일으키기도 한다. 그러나 어떤 숙주는 바이러스에 감염되어도 질병을 일으키지 않으며 바이러스의 매개체 역할만 하는 경우도 있다.

(1) 폭스바이러스

폭스바이러스과(poxviridae)에 속하는 바이러스의 한 무리로서, 2중사슬 DNA를 가지며, 2중의 외피(envelope)에 싸인 대형(약 200×300nm)의 벽돌형 바이러스이다. 숙주의 원형질 내에서 증식하는 유일한 DNA 바이러스로서 비리온(세포 밖에서 감염성을 갖는 바이러스 입자)내에 DNA의존성 RNA중합효소(DNA-dependent RNA polymerase)를 갖고 있다. 오소폭스 바이러스속의 천연두 바이러스와 우두바이러스가 잘 알려져 있다.

(2) 헤르페스바이러스과

헤르페스 바이러스 1형과 2형에 의해 일어나는 바이러스성 피부 질환으로 단순포진이라고도 부른다.

① **단순헤르페스바이러스 1형**(herpes simplex virus type 1)
1형 헤르페스 바이러스는 주로 얼굴의 삼차신경절에 감염되며, 신체가 피로하거나 면역기능이 저하되는 경우 입술 주위에 물집이 생기는 단순포진(herpes simplex)을 일으킨다.

② **단순헤르페스바이러스 2형**(herpes simplex virus type 2)
2형 헤르페스 바이러스는 사타구니 부근의 천골신경절에 감염되며 신체가 피로하거나 면역기능이 저하되는 경우 성기 근처에 주로 물집이 생긴다. 감염 부위로 인해 2형 헤르페스는 성병으로 분류된다.

③ **수두대상포진바이러스**(varicella-zoster virus)
소아에게 발병하여 수두(varicella)를 일으키며, 그 후 신경절에 잠복해 있다가 숙주의 저항력이 떨어지면 다시 발병하여 대상포진(herpes zoster)이 된다.

④ EB**바이러스**(epstein-Barr virus; EBV)
EBV는 인체 내에서 코인두부의 세포 및 면역계의 B세포로 증식을 하며, 포진 바이러스의 에 속해, 전염성이 강한 바이러스이다. 35-40나이의 성인의 95퍼센트가 EBV에 감염하고 있으

며, 많은 어린이가 EBV에 감염되기도 한다.

(3) 아데노바이러스(adenoviridae)

아데노바이러스는 90~100nm의 중형 크기의 바이러스이며, 외피는 없다. 모양은 정이십면체로 되어 있으며, 이중나선 형태의 DNA를 가지고 있다. 아데노바이러스는 어린이가 걸린 상부 호흡기 질환 중 5~10%의 원인이며, 어른들도 감염되기도 한다. 아데노바이러스 감염의 가장 흔한 증상은 상부 호흡기 질환이다. 아데노바이러스 감염은 종종 결막염, 편도염, 중이염, 후두염, 위장염 등을 동반하기도 한다. 특히 어린이의 경우 세기관지염이나 폐렴에 걸릴 수 있으며, 상당히 악화될 수 있다.

(4) 인플루엔자바이러스(influenza virus)

인플루엔자바이러스는 오소믹소바이러스(orthomyxoviridae)과의 인플루엔자 바이러스가 유발하는 감염성 질환을 의미하며, 보통 독감(flu)이라고 부른다. 일반적인 증상은 오한, 발열, 인후염, 근육통, 두통, 기침, 무력감과 불쾌감이다. 보통 감염자의 기침이나 재채기를 통해 공기 중으로 나오는, 바이러스가 함유된 연무질을 흡입함으로써 인플루엔자에 감염된다. 항원성에 따라 A형, B형, C형으로 나뉜다.

〈그림 5-10〉 인플루엔자바이러스 현미경상

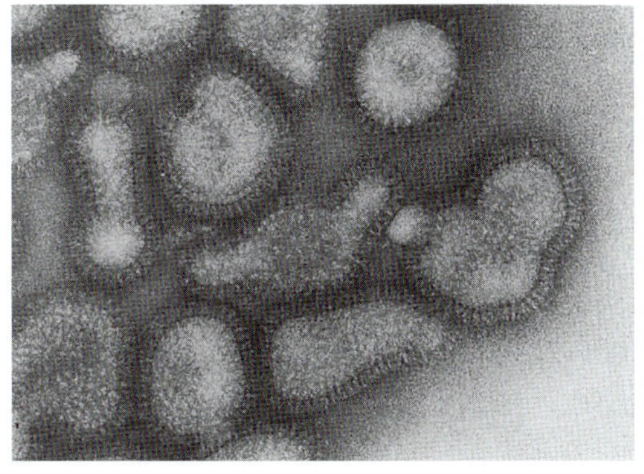

(6) 광견병바이러스(rabies virus)

광견병의 병원체이며, 주로 개를 숙주로 한다. 사람이 감염 동물에 물렸을 때에 감염되며 전신 권태감이나 식욕부진 등의 증상과 삼킴장애, 환각, 흥분 등이 관찰된다.

(7) 필로바이러스과(filoviridae)

필로바이러스의 전자현미경 사진은 이것들의 특징 중 하나인 실모양의 비리온(virion)을 보여주고 있다. 비리온은 다양한 관 모양의 형태("6", "U", 꼬이거나 가지를 친 듯한)를 하고 있으며, 지름은 통상 약 80nm이며 길이는 보통 1,000nm이나, 1,400nm까지의 비리온도 발견된다.

① **마르부르그바이러스**(marburg virus)

아프리카에서 발생하는 RNA바이러스로서 곤충자상에 의해서 전파되는 마르부르그병의 병원체인 바이러스로 증상은 중증이고 급성이며 대개는 치명적인 바이러스성 출혈열로 발열과 전신쇠약, 출혈성 증상, 췌장염 그리고 간염 등을 특징으로 하며 녹색원숭이나 그 장기가 원발성이다.

② **에볼라바이러스**(ebola virus)

에볼라는 동물원성 바이러스로 추측되고 있는데, 중앙아프리카의 저지대 고릴라들의 급격한 개체 수 감소에도 관련된 것으로 알려졌다. 아직까지 숙주는 발견되지 않았지만, 지금까지 가설과 연구결과에 의하면 가장 유력한 숙주는 과일박쥐이다.

에볼라의 증상으로는 열, 구토, 설사, 근육통, 불쾌감과 내출혈이나 외출혈같은 다양한 증상을 가지고 있으며, 치사율은 바이러스의 아형에 따라 50% ~ 89%로 매우 높다. 발열로 시작하여 심한 출혈을 동반하는 에볼라출혈열의 병원체로, 높은 사망률을 나타낸다.

(8) 플라비바이러스과(flaviviridae)

모기 또는 진드기에 의해 발생되는 바이러스로 어떤 면역계 방어시스템에 매개되는지에 따라 각기 다른 분류가 되어 진다.

① **황열바이러스**(yellow fever virus)

황열바이러스는 모기를 병원체로 한 출혈성 질환으로 주로 아프리카와 남아메리카의 밀림지역에서 발생한다. 경증의 경우 갑자기 발열, 두통이 나타나 48시간 이내에 좋아지지만, 중증의 경우 섭씨 40도에 이르는 고열이 갑자기 나타나고, 심한 두통, 오심, 구토, 복통, 근육통을 동반하여 황달과 출혈성 증상을 보인다. 대개 후유증 없이 회복되지만 드물게 심근손상, 부정맥, 심부전 등을 보일 때도 있으며, 대부분의 경우 감염기간은 짧고 완전히 회복한다. 하지만 유행시기에는 중증 증상을 나타낼 수 있고, 황달과 심한 출혈을 유발하여 높은 사망률을 보일 수 있다.

〈그림 5-11〉 에볼라바이러스의 현미경상

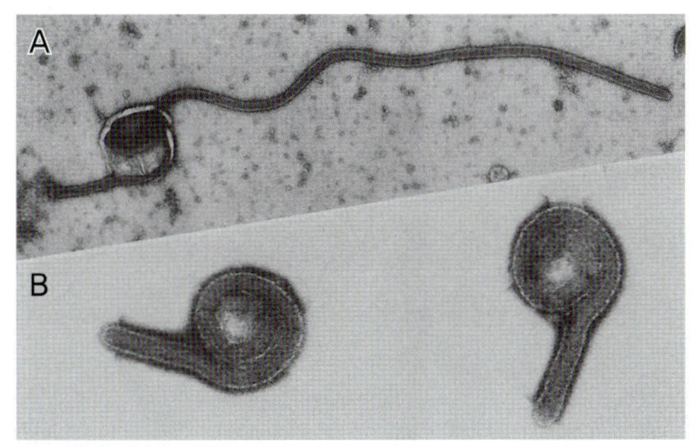

A: 14㎛의 긴 입자(28,000배)
B: 특징적인 6자형 입자(66,000배)

② **뎅기바이러스**(dengue virus)

뎅기열(dengue fever)은 모기가 매개가 되는 뎅기바이러스(dengue virus)에 의해 발병하는 전염병이다. 동남아시아 지역에서 토착화된 병이 세계의 열대 및 아열대 지방에 널리 퍼져 말라리아와 함께 대표적인 열대병으로 널리 알려져 있다. 근육통, 관절통을 동반한 고열과 발진이 일어나는 것이 증세이며 경우에 따라 출혈이 일어나기도 한다. 황열병에 비해 사망률은 훨씬 낮으나, 특별한 예방주사나 치료제는 없다.

③ **일본뇌염바이러스**(japanese encephalitis virus)

일본뇌염모기의 뇌염바이러스(encephalitis virus)에 의해 감염되어 신경을 침범하는 급성전염병으로서 유행성 뇌염에 속한다. 고온다습하고 미개발 지역이 많은 열대지방에서 많이 발생하는 병이라서 열대병(tropical disease)에 속한다. 작은 빨간집모기가 산란기에 감염된 돼지를 흡혈한 후 사람에게 전파하여 전염된다.

감염모기에 물린 후 7~20일 후에 증상이 시작되며 95%는 무증상이나, 일단 뇌염이 발병하게 되면 사망률이 5~30%이고 만약 회복이 되더라도 후유증이 있다. 4~14일의 잠복기를 지나 발병은 급성으로 진행되며 고열, 두통, 현기증, 구토, 무욕 상태(apathy) 혹은 흥분상태 등이 초기에 나타나며, 병이 진행되면 의식장애, 경련, 혼수, 사망에 이르게 된다.

(9) 풍진바이러스(rubella virus)

풍진바이러스라는 바이러스가 일으키는 급성 질환으로 사람을 숙주로 하여 비말감염으로 감염이 성립되며, 귀 뒤, 목 뒤와 후두부의 림프절(임파선)이 붓고, 미열, 두통, 전신 쇠약감 등의 가벼운 전신증상과 피부발진, 결막염 등이 나타나며 후유증이나 합병증이 드물게 생기는 질병입니다. 풍진은 증상이 심하지 않고 합병증이 별로 없어 병에 걸리더라도 별 문제가 아니지만 임신초기에 풍진에 걸리면 태아도 역시 풍진에 걸려 선천성 기형을 유발한다.

(10) SARS 바이러스(SARS virus)

중증 급성 호흡기 증후군, 일명 사스(SARS: severe acute respiratory syndrome)는 SARS-CoV라는 변종 코로나바이러스에 의해 유발되는 바이러스성 호흡기 질환이다. 일반적 증상으로는 고열(38.0℃ 이상)과 함께 시작되며, 그밖에 두통, 몸살, 근육통 증상이 동반된다. 사람에 따라 경미한 호흡 곤란 증상을 나타내기도 하며, 10~20 퍼센트의 환자들이 설사를 경험하게 된다. 감염 후 2~7일이 경과하면, 사스 환자들은 마른기침을 하게 되며, 대부분 폐렴 증상으로 발전하게 되는 호흡기전염병이다.

사스의 주요 감염 경로는 '근접 대인 접촉'이다. 사스를 유발하는 바이러스는 이미 사스에 감염된 환자가 기침 또는 재채기할 때 튀어나오는 호흡기 미세 입자에 의해 가장 쉽사리 전염되는 것이다. 이 바이러스는 바이러스 감염 미세 입자가 묻어있는 오염된 물체나 표면을 만진 손으로 입, 코 또는 눈을 만졌을 때에도 전염될 수 있다. 그 밖에도, 사스 바이러스는 공기를 통해(공기를 매개로) 전파되기도 한다.

(11) 간염바이러스

간염바이러스는 바이러스의 형태에 따라 A형, B형, C형, D형, E형, G형 등으로 분류하며, 주로 문제가 되는 것은 A형, B형, C형이고, 이중 만성간염을 유발할 수 있는 것은 B형과 C형이며, A형 간염바이러스는 급성간염을 일으킬 수 있으나 만성으로 이행하지 않으며, 일단 A형 간염에서 회복되면 후유증이 남지 않고 평생면역을 획득하게 된다.

① **A형 간염바이러스**(hepatitis A virus)

A형 간염바이러스에 오염된 음식이나 물을 섭취함으로써 전염된다. 증상은 보통 한 달 가량의 잠복기를 지나, 갑작스러운 발열, 권태감, 식욕부진, 오심, 구토 등이 나타나는데, 1~2주 정도 지속되는 경증부터 드물지만, 수개월간 지속되는 중증까지 다양하게 나타난다.

② **B형 간염바이러스**(hepatitis B virus)

B형 간염바이러스는 만성간질환의 가장 흔하고 중요한 원인이다. 성인의 만성간염과 간경변증의 약 73%, 원발성 간암의 약 77%에서 B형 간염바이러스에 의한 지속성 감염이 나타난다.

B형 간염바이러스의 주요 감염경로는 비경구적 감염으로 모체의 혈액이나 분비물에 존재하는 바이러스가 출산 시 혹은 출산 직후 자녀에게 전염되는 수직감염이 가장 중요한 감염경로이며, 수혈, 성관계, 오염된 주사바늘을 통해서도 감염될 수 있다. B형 간염바이러스에 노출된 후 만성화율은 수직감염인 경우 90%에 달하며, 5세 이하의 영유아에서는 25~30%, 성인에서는 10% 이하이다.

③ C형 **간염바이러스**(hepatitis C virus)

C형 간염바이러스는 주로 비경구적인 경로로 전파된다. B형 간염바이러스와 마찬가지로 바이러스에 오염된 주사침이나 바늘이 문제가 되며, 수혈, 오염된 혈액제제 등이 원인이 될 수 있다. C형 간염바이러스의 만성화율은 대단히 높아서 70~80%에 달하고, 일단 만성으로 되면 자연치유가 되는 경우는 거의 없다. 만성 C형 간염은 간경변증, 간암 등의 합병증을 유발하지만 B형 간염보다는 그 진행이 느리다.

〈그림 5-12〉 B**형 간염바이러스**

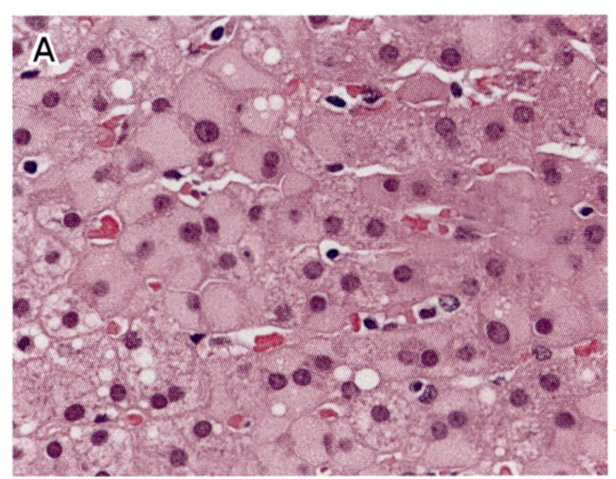

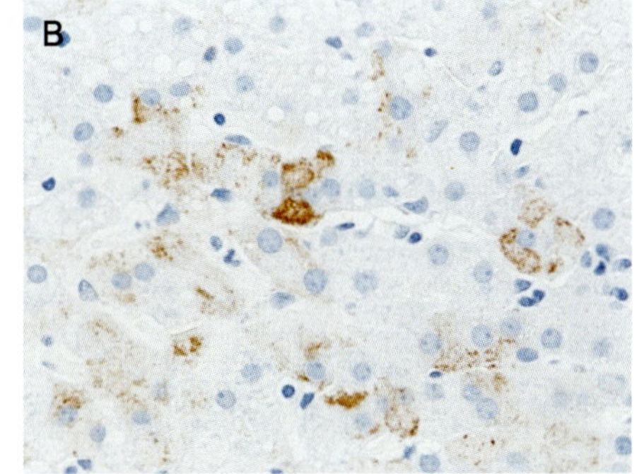

A: B형 간염의 헤마톡실린 – 에오신 염색상
B: HBs 항원(HBV 표면항원)의 면역염색상

3 감염병의 치료

인체에 특정 세균의 침범으로 질병이 발생하면 항체의 생성이나 투여는 중요한 감염병 치료의 기본이 된다. 항체는 세균 감염에서는 독소를 중화하고 보체를 도와 세균을 죽인다. 바이러스 감염에서는 바이러스의 세포 침입을 차단하며 자연살 세포에 의한 항체 매개 세포독성을 촉진하고 바이러스를 단독으로 혹은 보체와 함께 중화시킨다. 인체에 항원물질을 투여하여 질환에 대한 방어 항체를 스스로 형성하도록 하는 것은 능동면역(active immunity)이며 예방접종이 중요한 예이다. 이에 반해 이미 형성된 항체를 투여 하는 것이 수동면역(passive immunization)이다.

감염병의 치료는 항생제를 비롯하여 항바이러스제 등 최근 이들 항미생물제들의 사용 빈도가 높아졌다. 그러나 이들 약제에 대한 내성균 혹은 내성 바이러스들이 나타나면서 감염병의 치료에 많은 어려움이 있다. 그러므로 감염병의 치료 전에 예방적 접근의 중요성이 최근 더욱 강조되고 있고 예방접종, 즉 능동면역은 이를 위한 가장 중요하고 안전한 방법이다.

1) 항생제(antibiotics)

근본적으로 항생제란 미생물이 분비하는 물질을 말하며 소량으로 다른 미생물을 죽이거나 생장을 방해할 수 있는 물질, 혹은 이 물질을 사람이 적당히 가공한 물질을 말한다. 넓은 의미에서 항균제도 항생제라는 단어에 포함시켜 사용되고 있으며 항미생물제제, 항진균제가 포함되며, 미생물이 만든 것이 아닌 사람이 발명한 항균제도 역시 포함된다.

항생제는 항생제가 작용하는 양상에 따라 세포벽의 합성을 방해하거나 세포막을 파괴하는 제제, 단백합성을 억제 하는 제제, 핵산합성을 억제하는 제제 그리고 엽산합성을 억제하는 제제로 분류된다.

(1) 세균의 세포벽 합성 억제

세균이 생존하는 데 필수적인 기능을 하는 세포벽의 각 합성단계에서 합성을 억제하게 되면 세균은 파괴된다. 베타락탐계 항생제(페니실린, 세팔로스포린 등)와 반코마이신 등이 있다.

(2) 세포막 기능 억제(세포막 투과성의 변화)

세포막에 작용하는 항생제는 세포막의 투과성을 변화시켜 세균으로 하여금 세포 내부와 외부의 균형을 잃게 하여 사멸하게 한다. 항진균제와 그람음성균에 작용하는 폴리믹신(polymyxin) 등이 있다.

(3) 단백합성 억제

세균 증식에 필요한 단백합성이 억제되면 세균은 증식할 수 없게 된다. 아미노글리코사이드(aminoglycoside), 테트라사이클린(tetracycline), 마크로라이드(macrolide), 린코사마이드(lincosamide), 클로람페니콜(chloramphenicol) 등이 세균의 단백합성을 억제함으로써 항균작용을 나타낸다.

(4) 핵산합성 억제

핵산합성을 억제하는 항생제는 세균 증식에서 필요한 과정인 DNA의 전사 및 RNA 형성을 방해하여 항균작용을 나타낸다. 항결핵제인 리팜핀(rifampicin)과 퀴놀론계 항생제는 세균 성장을 억제한다.

(5) 엽산합성 억제

엽산은 DNA 합성에 관여하는 물질이지만 인체에서는 생합성되지 않아 외부로부터 음식에 포함되어 섭취하게 된다. 핵산 합성의 중요한 전구물질인 엽산의 합성 억제에 관련되는 약물이 항생제로 이용되고 있다. 술포아미드(sulfonamide)와 트리메소프림(trimethoprim)을 병용하여 일련의 엽산합성 과정 중 각기 다른 단계에서 억제하는 작용으로 상승효과가 있다.

2) 항원충제(antiprotozoal agents)

기전상 세균보다는 더 고등한 동물(단세포생물)인 원충도 죽일 수 있는 약제를 의미한다.

하지만 원충의 경우도 세균만큼은 아니지만 내성을 획득할 수 있으며 인간에게 가장 광범위하게 감염되는 원충 질환인 말라리아(malaria)의 경우 지역에 따라서는 내성 원충만 존재하여 전통적인 말라리아 약으로 치료가 불가능한 경우도 많다. 항아메바제, 항편모충제, 항말라리아제가 사용되고 있다.

3) 항바이러스제

바이러스 감염 치료에 특화된 약품으로 특정한 항바이러스제는 특정한 바이러스성 감염만 치료한다. 항바이러스제는 대상 병원체를 파괴하지는 않는 대신 바이러스의 복제만 방지한다.

대부분의 항바이러스제는 투약자에게는 비교적 무해하기 때문에 감염의 약물치료 요법으로 사용할 수 있다. 바이러스는 숙주 세포에 의존해서 증식하기 때문에 높은 선택 독성을 가지는 항바이러스제는 개발이 어렵기 때문에 바이러스에 주로 존재하는 효소나 바이러스 고유의 증식기구를 억제하는 약물이 개발된다.

대표적인 항바이러스제의 종류로는 오셀타미비어(타미플루, tamiflu), 자나미비어(릴렌자, relenza), 인터페론, 면역 글로불린 제제 등이 있다.

4) 약물내성(tolerance)

내성이란 유기체에 투여한 일정량의 어떤 약물에 대한 반응이 이전에 투여했을 때의 반응보다 낮아지는 현상이다. 즉, 병원체는 약물이 존재하는 환경에 적응하기 위해 약물에 대한 저항성(내성)을 획득하게 된다.

(1) 약물 내성의 기전

① 화학물질이 수용 영역(receptor site)으로 이동하지 못한 경우

② 몸에서 화학물질을 배출하거나 체내에서 변화시키는(biotransformation) 능력이 향상된 경우

③ 수용 영역에서 반응을 일으키기 위한 역치값(threshold)이 상승하는 경우

(2) 내성 획득 인자

① 약물 작용부위에서 유전자변이가 발생하는 경우

② 다른 병원체가 가진 약물내성의 유전자가 전파되는 경우

③ 약물을 가수분해하여 불활성화시키는 효소가 생산되는 경우

④ 약물배출 작용기전이 변화되는 경우

법정감염병의 분류

1) 제1군 감염병

마시는 물 또는 식품을 매개로 발생하고 집단 발생의 우려가 커서 발생 또는 유행 즉시 방역대책을 수립하여야 하는 감염병

2) 제2군 감염병

예방접종을 통하여 예방 및 관리가 가능하여 국가예방접종사업의 대상이 되는 감염병

3) 제3군 감염병

간헐적으로 유행할 가능성이 있어 계속 그 발생을 감시하고 방역대책의 수립이 필요한 감염병

4) 제4군 감염병

국내에서 새롭게 발생하였거나 발생할 우려가 있는 감염병 또는 국내 유입이 우려되는 해외 유행 감염병으로서 보건복지부령으로 정하는 감염병

5) 제5군 감염병

기생충에 감염되어 발생하는 감염병으로서 정기적인 조사를 통한 감시가 필요하여 보건복지부령으로 정하는 감염병

6) 지정감염병

제1군감염병부터 제5군감염병까지의 감염병 외에 유행 여부를 조사하기 위하여 감시활동이 필요하여 보건복지부장관이 지정하는 감염병

7) 세계보건기구 감시대상 감염병

세계보건기구가 국제공중보건의 비상사태에 대비하기 위하여 감시대상으로 정한 질환으로서 보건복지부장관이 고시하는 감염병

8) 생물테러감염병

고의 또는 테러 등을 목적으로 이용된 병원체에 의하여 발생된 감염병 중 보건복지부장관이 고시하는 감염병

9) 성매개감염병

성 접촉을 통하여 전파되는 감염병 중 보건복지부장관이 고시하는 감염병

10) 인수공통감염병

동물과 사람 간에 서로 전파되는 병원체에 의하여 발생되는 감염병 중 보건복지부장관이 고시하는 감염병

11) 의료관련감염병

환자나 임산부 등이 의료행위를 적용받는 과정에서 발생한 감염병으로서 감시활동이 필요하여 보건복지부장관이 고시하는 감염병

구분	제1군감염병	제2군감염병	제3군감염병	제4군감염병	제5군감염병	지정감염병
특성	물 또는 식품 매개 발생(유행) 즉시 방역대책 수립요(6종)	국가예방접종사업 대상(11종)	간헐적 유행 가능성 계속 발생 감시 및 방역대책 수립요(19종)	국내 새로 발생 또는 국외유입 우려(18종)	기생충 감염증정기적 조사요(6종)	유행 여부조사 · 감시요(17종)
종류	콜레라 페스트 장티푸스 파라티푸스 세균성이질 장출혈성대장균 감염증 A형간염	디프테리아 백일해 파상품 홍역 유행성이하선염 풍진 폴리오 B형간염 일본뇌염 수두 b형 헤모필루스인플루엔자	말라리아 결핵 한센병 성병 성홍열 수막구균성수막염 레지오넬라증 비브리오패혈증 발진티푸스 발진열 쯔쯔가무시증 렙토스피라증 브루셀라증 탄저 공수병 신증후군출혈열 인플루엔자 후천성면역결핍증(AIDS) 매독 크로이츠펠트-야콥병(CJD) 및 변종크로이츠펠트-야콥병(vCJD)	페스트 황열 뎅기열 바이러스성출혈열(마버그열, 라싸열 에볼라열 등) 두창 보툴리눔독소증 중증급성호흡기증 후군 동물인플루엔자 인체감염증 신종인플루엔자 야토병 큐열 웨스트나일열 신종감염병증후군 라임병 진드기재개뇌염 유비저 치쿤구니야열 중증열성혈소판감소증후군	회충증 편충증 요충증 간흡충증 폐흡충증 장흡충증	C형간염 수족구병 임질 콜라미디아 연성하감 성기단순포진 첨규콘딜롬 반코마이신내성황색포도알균(VRSA) 감염증 반코마이신내성장알균(VRE) 감염증 메티실린내성황색포도알균(MRSA) 감염증 다제내성녹농균(MRPA) 감염증 다제내성아시네토박터바우마니균(MRAB) 감염증 카바페넴내성장내세균속균종(CRE) 감염증 장관감염증 급성호흡기감염증 해외유입기생충감염증 엔테로바이러스 감염증
신고주기	즉시	즉시	즉시	즉시	7일 이내	7일 이내

구분	세계보건기구 감시대상감염병	생물테러감염병	성매개감염병	인수공통감염병	의료관련감염병	감염병관리기관에서 입원치료를 받아야 하는 감염병
특성	(9종)	(8종)	(6종)	(10종)	(6종)	(21종)
종류	두창 폴리오 신종인플루엔자 중증급성호흡기 증후군(SARS) 콜레라 폐렴형 페스트 황열 바이러스성출혈열 웨스트나일열	탄저 보툴리눔독소증 페스트 마버그열 에볼라열 라싸열 두창 야토병	매독 임질 클라미디아 연성하감 성기단순포진 첨규콘딜롬	장출혈성대장균감염증 일본뇌염 브루셀라증 탄저 공수병 조류인플루엔자 인체감염증 중증급성호흡기증후군(SARS) 변종크로이츠펠트-야콥병(vCJD) 큐열 결핵	• 반코마이신내성황색포도알균(VRSA) 감염증 • 반코마이신내성장알균(VRE) 감염증 • 메티실린내성황색포도알균(MRSA) 감염증 • 다제내성녹농균(MRPA) 감염증 • 다제내성아시네토박터바우마니균(MRAB) 감염증 • 카바페넴내성장내세균속균종(CRE) 감염증	• 제1군감염병 콜레라 장티푸스 파라티푸스 세균성이질 장출혈성대장균감염증 A형간염 • 제2군감염병 디프테리아 홍역 폴리오 • 제3군감염병 결핵 성홍열 수막구균성수막염 탄저 • 제4군감염병 페스트 바이러스성출혈열 두창 보툴리눔독소증 중증급성호흡기증후군(SARS) 조류인플루엔자 인체감염증 신종인플루엔자 신종전염병증후군

II. 각론

- 질환별 병리학 -

제6장

소화기계 질환

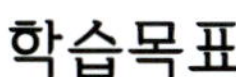

학습목표

1. 소화기계 구조를 이해하고 각 부위의 기능을 학습한다.
2. 소화기계에서 발생하는 각 질환들의 발생기전을 학습한다.
3. 소화기계 각 질환에 대한 병리현상을 학습한다.
4. 소화기계 각 질환의 병리에 맞는 치료의 형태를 알아보고 그 과정을 학습한다.

1 소화관의 구조

1) 소화관의 구조

소화관(영양관, alimentary tract)은 구강에서 항문에 이르는 관 모양의 장기로 식도, 위, 십이지장, 소장(공장, 회장), 결장(맹장, 상행결장, 횡행결장, 하행결장, S상결장), 직장으로 이루어진다. 맹장에는 충수가 붙어 있는데, 소화에는 기여하지 않는다(그림 6-1). 소화관의 벽은 점막, 점막하층, 근육층, 장막하조직, 장막으로 구성된다. 장막에는 상피, 점막고유층, 점막근판이 포함된다. 식도나 직장 일부에는 장막이 없고 다른 장기와 접해있다.

간에서 만들어진 쓸개즙은 간 내 이자관을 통해 온 쓸개관으로 보내진다. 일시적으로 쓸개주머니에 비축되어 있다가 음식물이 십이지장을 통과하면 파터유두(Vater' spapilla)에서 배출된다. 파터유두에는 이자관의 출구도 있어 이자에서 만들어진 이자액이 나온다(그림 6-2).

간에는 문맥, 간동맥의 2개 혈관에 의한 혈액유입이 있고 간정맥을 통과하여 아래대정맥으로 나간다. 현미경에서 관찰할 수 있는 간의 문맥영역에는 문맥, 동맥, 이자관의 3가지가 주행하고 있다.

〈그림 6-1〉 **소화관의 전체상**

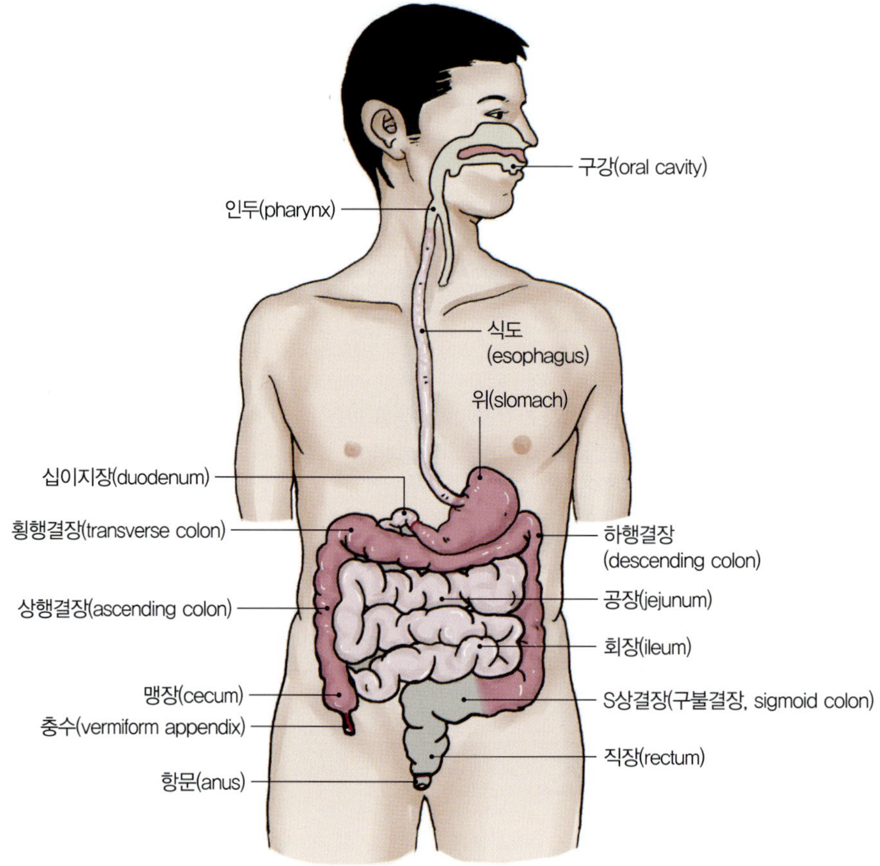

〈그림 6-2〉 **간의 구조**

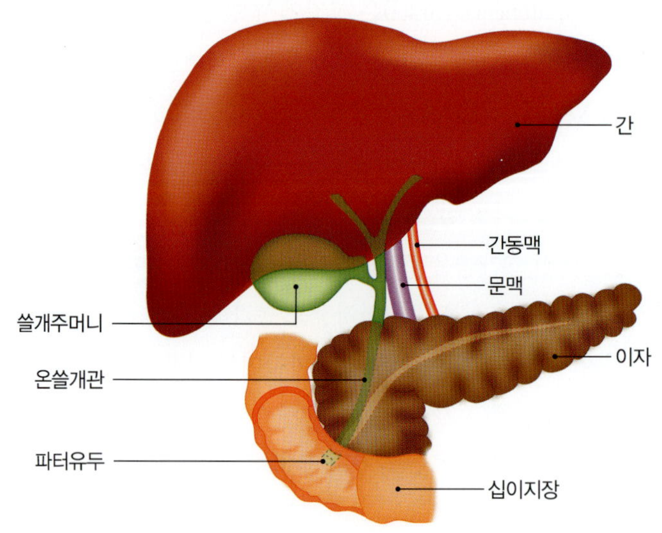

2) 각 소화 장기의 기능

소화기의 주요 기능은 음식물들을 저장 후 운반하여 소화 또는 흡수하고 에너지를 생산하게 하며 그 나머지 분비물들을 배설하는 것이다(그림 6-3).

〈그림 6-3〉 **소화관의 구조와 기능**

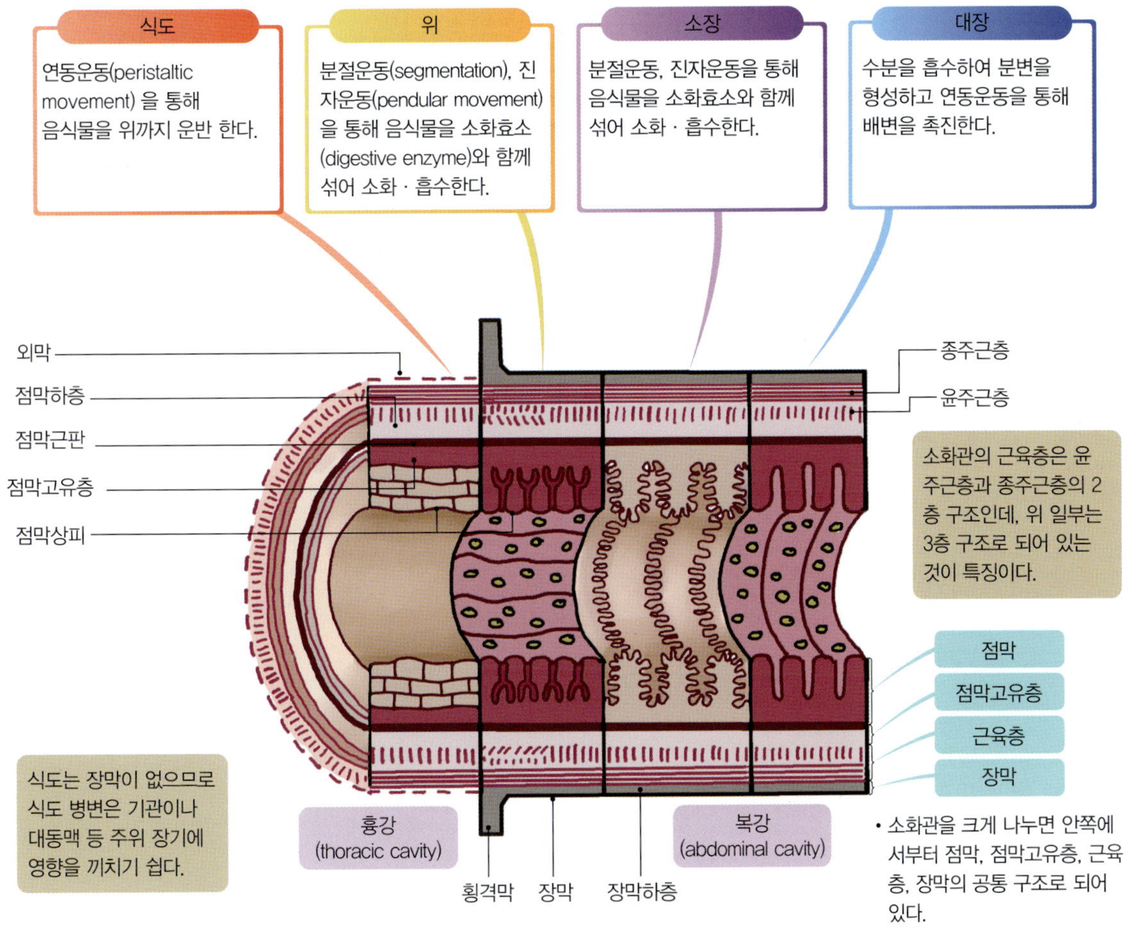

〈그림 6-4〉 조기암의 정의 차이

• 조기암의 정의에서 식도암은 점막 내(점막상피, 점막고유층, 점막근판)까지, 위암과 대장암은 점막하층까지로 간주하며 모두 림프절전이 여부는 불문한다.

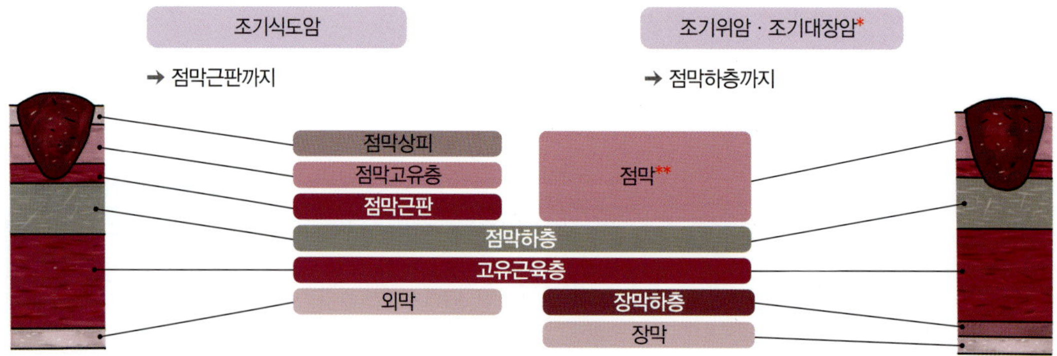

* 대장에는 장막이 없는 부위도 있으며 그 부위는 외막으로 덮여 있다.
** 위 · 대장 조직 또한 식도와 마찬가지로 점막상피, 점막고유층, 점막근판으로 나뉘지만, 단순히 '점막'으로 표기한다.

2 식도질환

1) 역류성 식도염(reflux esophagitis)

(1) 개요

① 역류성 식도염은 위의 내용물이나 위액이 식도로 역류하여 발생하는 식도의 염증이다.

② 식도 하부의 괄약근기능부전이 원인이다.

③ 위산이 식도로 역류하게 되어 가슴쓰림과 속쓰림, 신트림, 목에 이물질이 걸린 듯한 느낌으로 목이 쓰리고, 가슴의 통증 등이 나타난다.

④ 내시경검사에서 미란이나 궤양 등의 점막손상이 관찰되는 미란성 역류질환(erosive reflux esophagitis)과 점막장애가 관찰되지 않는 비미란성 역류질환(non-erosive reflux esophagitis disease, NERD)의 2가지로 분류된다.

⑤ 식도에서 발생하는 헤르니아(hernia)나 위에서 위산분비의 과다현상으로도 나타나며, 식도와 위문합술 후에도 볼 수 있고 비만인 사람에게서 많이 발병한다.

(2) 기본 병리현상

① 식사 후 또는 심야에 가슴쓰림 현상이나 탄산의 역류, 연하곤란 등이 보인다.

② 위 내시경 상에서 발적현상과 미란이 관찰되는 경우가 있을 수 있지만 증상과 내시경 소견이 항상 일치하지 않을 수도 있다.

③ 상피층에 침습한 호산구, 호중구 그리고 림프구가 관찰된다.

④ 보통 열공헤르니아, 샘창자궤양, 유치카테터, 지속성 구토 등이 수반된다.

⑤ 식도를 통한 지속적인 산도를 모니터하여 식사 후나 수면 중에 식도 내 산도의 현저한 저하가 반복된다면 역류성 식도염을 의심해 볼 필요가 있다.

(3) 치료

① 생활습관의 변화가 우선적이며 금연 · 금주는 물론이고 기름진 음식을 피하고 취침 직전의 식사나 식사 후 바로 눕는 행동을 삼가야 한다. 또한 커피와 초콜릿, 오렌지주스 등은 과잉 섭취를 피하도록 하며 취침 시의 파울러체위(Fowlers position)가 도움이 된다.

② 약물요법

– 위산분비억제제(수소펌프억제제; 위에서 산이 분비되는 기능을 억제하는 약물): 오메프라졸(Omeprazole), 라베프라졸(Rabeprazole) 등

– 위 점막보호제

〈그림 6-5〉 **역류성 식도염**

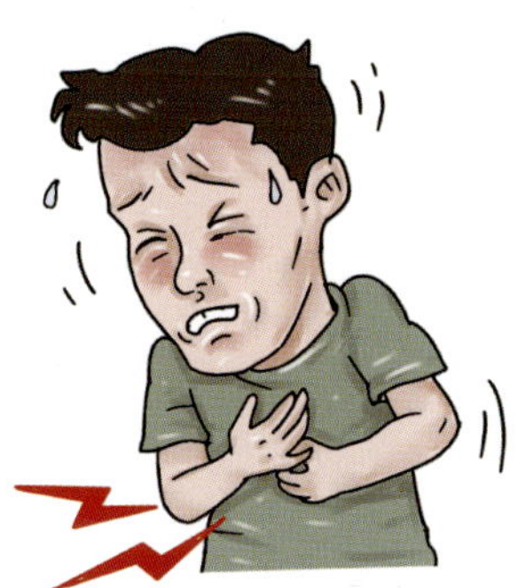

흉통/가슴쓰림/식도염

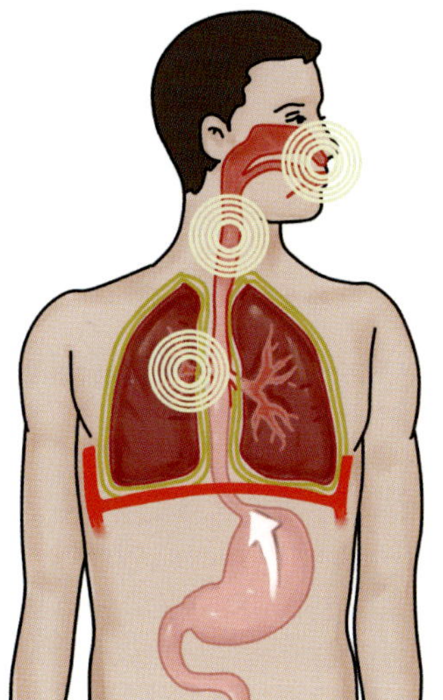

치아 손상
산 역류

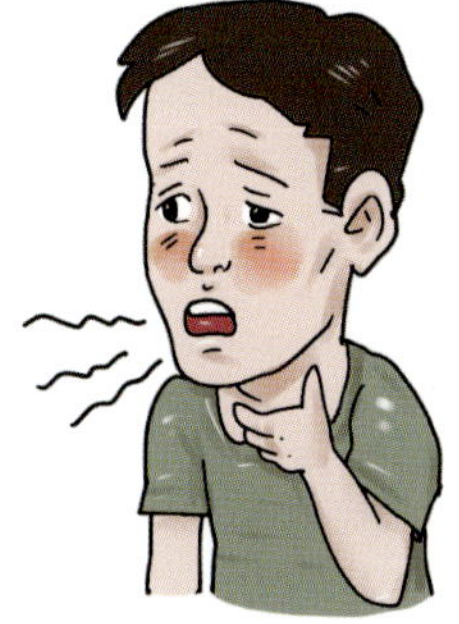

쉰 목소리
후두염
인두의 이물감

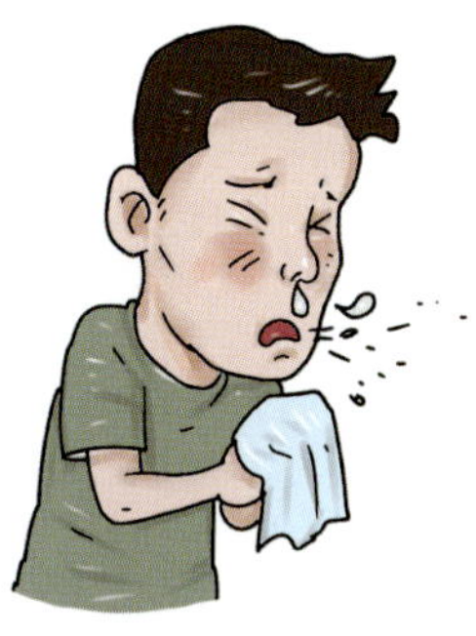

만성 기침
천식
재발성 폐염

〈그림 6-6〉 **역류성 식도염**

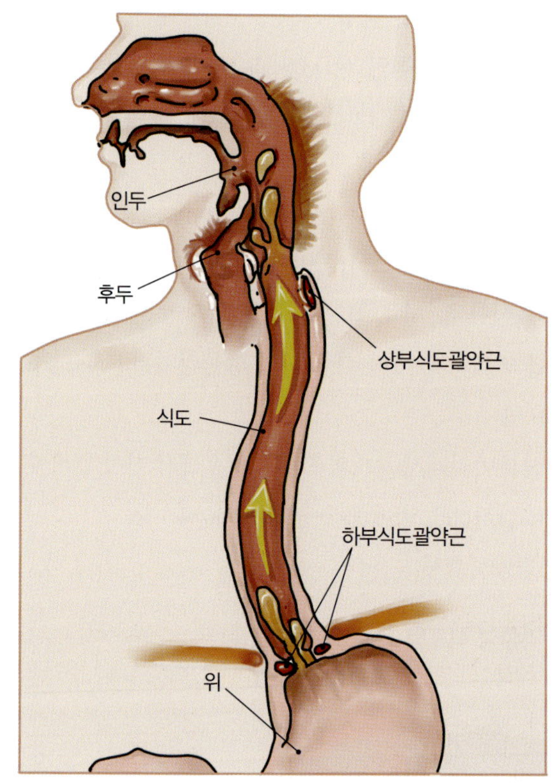

– 식도와 하부식도괄약근의 운동성 조절 약물

(4) 추가사항

① 파울러체위(Fowler's position): 상체를 수평면에서 50cm 정도 올리는 체위로 반 앉은 자세를 의미한다.

② 효과가 충분하지 않으면 외과적 또는 복강경 수술을 하기도 하며 내시경적 치료를 고려해 봄 직하다.

2) 식도암(esophageal cancer)

(1) 개요

① 식도암이란 식도 안에 있는 세포들의 비정상적 증식을 말하며, 조직적으로 약 95%는 편평상피세포암이고 나머지는 샘암종이다.

② 원인은 명확하지 않지만 식도염이나 고농도 알코올의 과음, 흡연, 자극성 음식 섭취, 바레트 식도, 기존의 식도 질환 등이 원인이 된다.

③ 60세 이상의 남성에게 많으며 자주 발생하는 부위는 식도의 중앙 부위가 가장 많고 그 다음이 위와 아래 부위이다.

④ 점막하층까지 침윤되는 표재형 식도암이라도 림프절 전이로 확대되는 경우가 있다.

(2) 기본 병리현상

① 장년층 남성에서 발생이 높고 남녀 비율은 6:1 정도이다.

② 림프관과 혈관이 풍부하여 림프절전이나 원격전이가 쉽다.

③ 유전적 요인이나 환경적 요인으로 발생하는 경우가 많다.

④ 조기암 증상으로 식도내강이 좁아져 연하곤란을 보이며 가슴통증이 나타난다.

⑤ 진행암 증상으로 식사량의 감소로 인한 체중감소와 영양실조가 나타날 수 있고 식도의 내강이 좁아져 구토 증세를 보인다.

⑥ 성대의 신경을 침범하여 쉰 목소리가 나며 만성 기침을 동반하기도 한다.

⑦ 상부내시경이나 초음파내시경, 식도조영술을 실시하여 식도암을 확진한다.

⑧ 기관지내시경검사도 실시하며 내시경의 생검(biopsy)을 통해서도 확진을 한다.

- 경부와 복부 초음파내시경을 통한 검사와 CT, 양성자방출단층촬영(PET-CT) 등을 이용하여 병리현상을 검증하며 암의 진행 상태와 치료 등을 실시한다.

(3) 치료

① 초기 식도암의 경우 내시경을 통한 박리절제술을 시행한다.

② 식도 절제가 가능한 경우: 식도절제술 및 림프절청소술(초기 식도암의 경우)

③ 절제할 수 없는 경우: 방사선 치료, 항암 화학요법[시스플라틴(Cisplatin), 플루오르우라실(Fluorouracil)]

④ 내강 협착의 경우 스텐트삽입술(stent insertion)을 적용한다.

(4) 추가사항

① 암의 정확한 위치 및 크기, 침범부위, 암세포의 종류, 림프절 전이여부 등이 중요하며 나이와 전반적인 건강상태 등이 고려되어야 한다.

② 항암제는 주로 정맥을 통해 주입하며 암의 크기나 범위를 줄이기 위한 수단으로 질병이 전신으로 진행하는 속도를 늦추기 위한 목적이다.

③ 같은 시기에 여러 장기에 원발암(primary cancer)이 발생하는 것을 중복암(double cancer)이라고 하며 최근 급증하고 있다. 식도암에서는 두경부암이나 위암, 대장암 등의 중복암이 있는지 확인할 필요가 있다.

④ 연하곤란으로 인해 영양실조가 나타나면 유동식이나 고단백 수액제를 공급한다.

〈그림 6-7〉 **식도암의 병리**

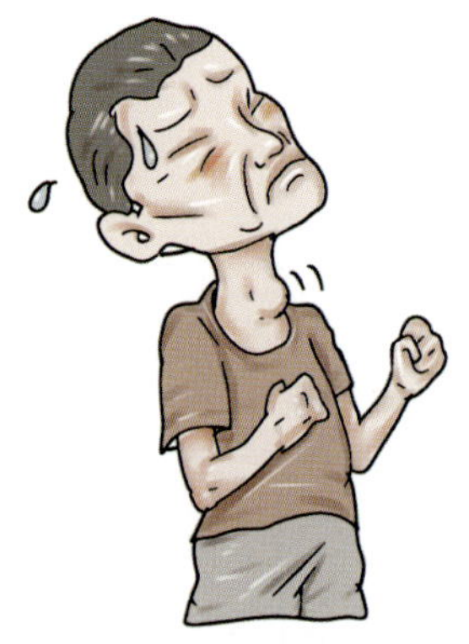

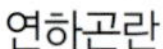

연하곤란

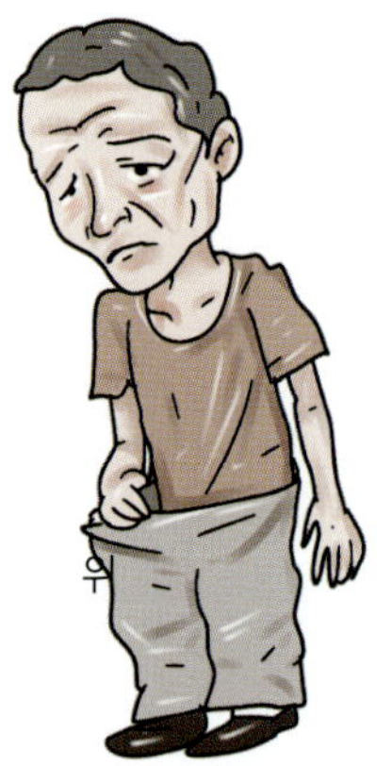

체중감소와 영양실조

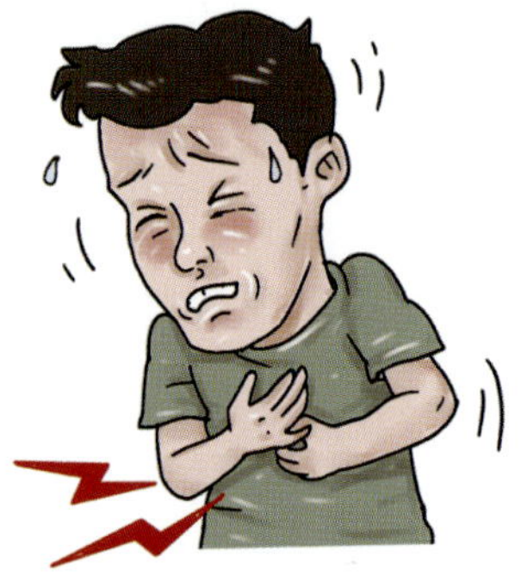

가슴 통증/등 통증

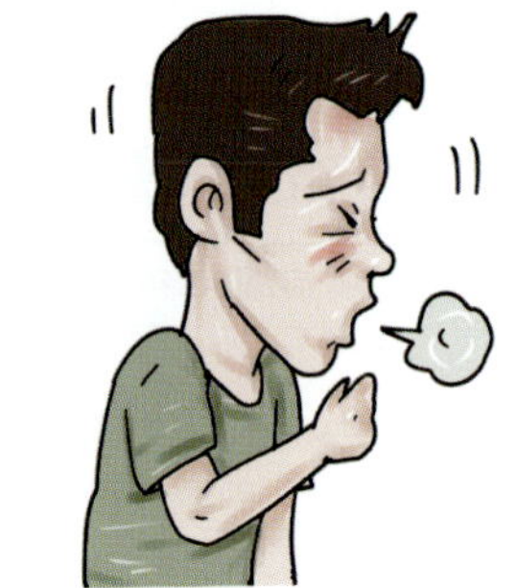

식도역류, 기침이나 흡인성 폐렴

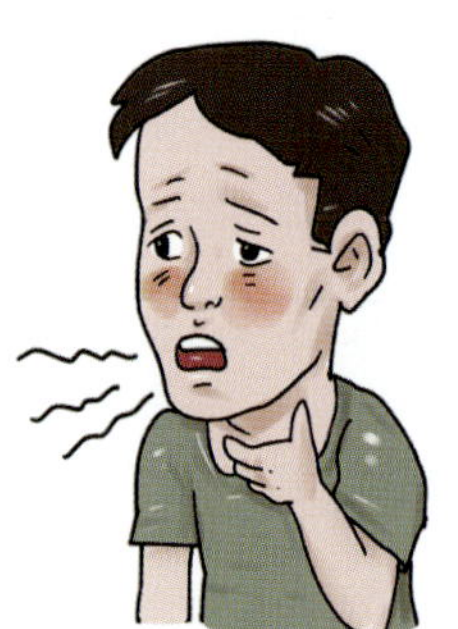

쉰목소리

〈그림 6-8〉 **식도암의 위치와 종양**

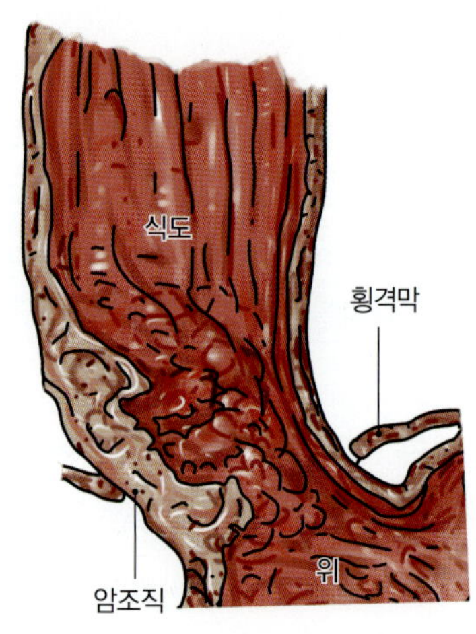

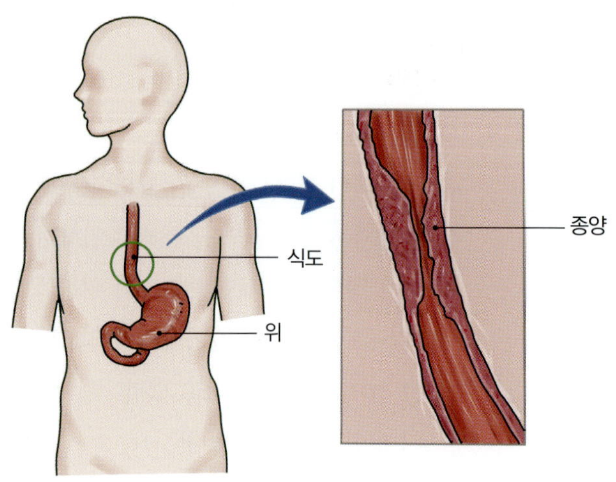

〈표 6-1〉 식도암의 병기

병기	현상
1기	암이 식도 점막에만 국한되고 국소 림프절이나 원격전이가 없는 경우
2기	암세포가 식도벽의 심층을 침범했거나 림프절을 침범했지만 다른 장기로 전이가 안 된 경우
3기	2기보다 더 깊이 식도벽을 침범하며 주변의 림프절이나 식도 주위에 퍼졌으나 아직 다른 장기에 전이가 없는 경우
4기	암세포가 간, 폐, 뇌, 뼈 등의 다른 장기로 전이된 경우

3) 식도정맥류(esophageal varix)

(1) 개요

① 간경화 등이 원인으로 문맥압이 상승되면 문맥계와 상대정맥계 사이에 측부혈행로가 형성되어 식도에서 점막아래층의 혈관이 확장되거나 울혈되는 현상을 말한다.

② 보통은 증상이 없으나 정맥류가 파열되었을 경우에는 대량출혈(토혈, 하혈)이 일어나 출혈로 인해 사망하거나 출혈쇼크에 동반되는 간부전 등으로 사망할 위험이 있다.

(2) 기본 병리현상

① 문맥의 저항 증가와 문맥혈류량이 증가한다.

② 문맥압의 상승으로 모든 정맥압이 높아지고 정맥순환이 정지된다.

③ 식도정맥류가 나타나며 정맥류의 파열로 인해 사망하기도 한다.

④ 내시경 소견에서 정맥류의 크기가 클수록, 간 기능이 나쁠수록, 문맥압이 높을수록 식도정맥류로 진단하기가 용이하다.

(3) 치료

① **예방적 치료**

- 내시경 치료
  - 경화요법(endoscopic injection sclerotherapy): 경화제를 식도정맥류에 직접 투여하거나 정맥류 주위의 식도벽에 투여한다.
  - 정맥류 결찰술(endoscopic variceal ligation): 경화요법과 병용하여 내시경 끝에 고무밴드가 달린 특수 장치를 부착하고, 혈관을 흡입하여 제거한다.
- 식도횡단술, 비장절제술, 핫삽수술(하부식도 · 위 주위의 혈관제거와 비장적출을 시행하는 수술로, 위 바닥부 정맥류 등에 경화요법과 함께 시행됨) 등을 시도한다.

② 출혈 시의 치료(긴급을 요할 때의 처치)

- 출혈로 인한 쇼크발생 시 급속수액과 수혈 등을 통한 응급처치를 시행하고 빠른 지혈을 위한 혈관수축제를 투여한다.
- 순환기계 · 호흡기계가 안정되면
  - 바소프레신(vasopressin)을 정맥 내에 투여하여 문맥압 감압
  - 지혈되면 즉시 긴급내시경검사를 시행하여 출혈 병소와 정도를 확인한다.
- 풍선압박법이나 혈관중재술을 실시한다.

(4) 추가사항

- 경화제를 사용하는 경우 가슴통증, 연하곤란, 발열, 식도궤양 등의 합병증이 발생할 수 있다.
- 간경변의 위험을 줄이고 알콜 남용이나 음주를 줄이는 예방이 필요하다.
- 간염이 있는 경우 위험성이 높아지므로 예방접종을 통해 간염발생을 줄인다.

〈그림 6-9〉 정맥류의 발생기전

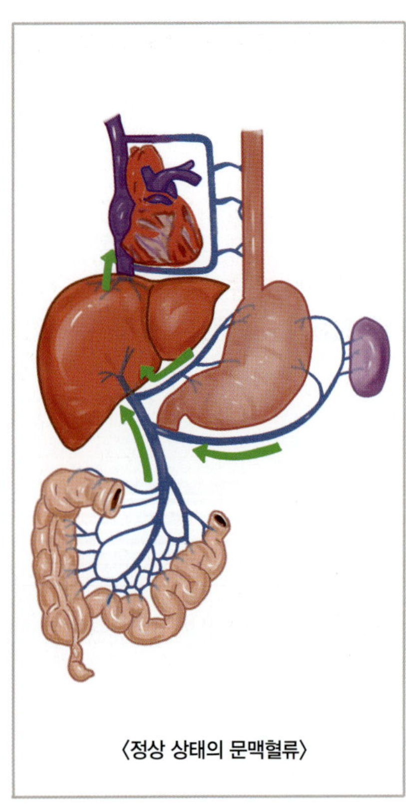

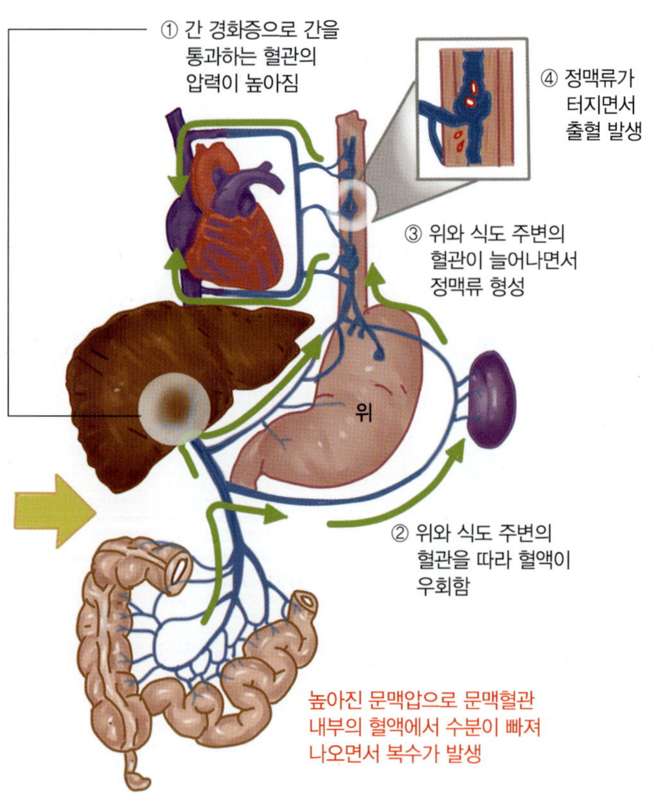

(5) 식도정맥류의 재출혈 방지

① 정맥류 재출혈 방지를 위한 치료가 필요하다.

② 정맥류 결찰술이나 비선택적 베타차단제와의 병합치료를 고려한다.

③ 경정맥간내문맥전신단락술은 다른 치료의 실패 시 구조치료로 고려해 본다.

④ 간이식의 적응증 환자는 이식을 고려한다.

〈그림 6-10〉 **정맥류의 내시경 소견**

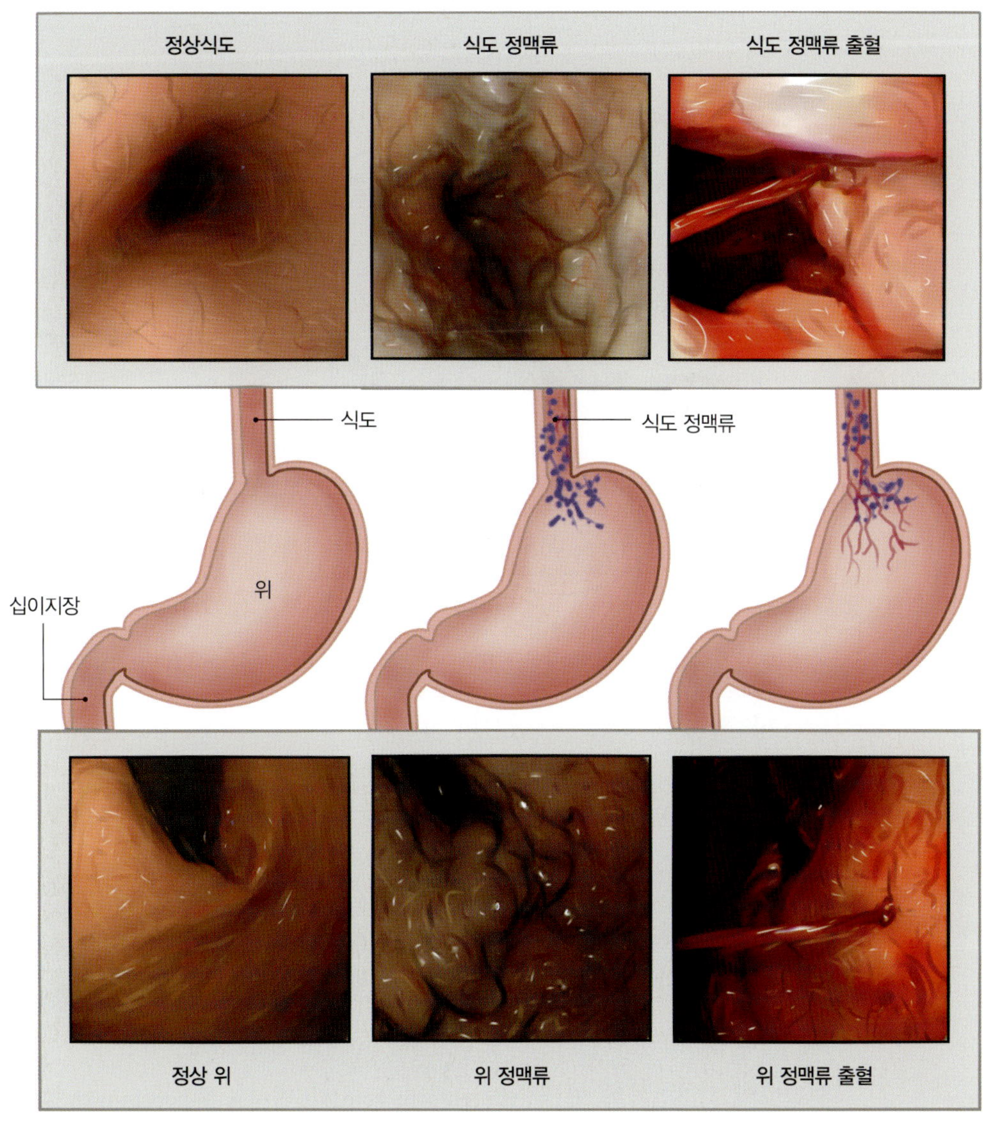

3 위 질환

1) 위의 각 부분 해부도

(1) 위의 해부

- 궤양이나 종양의 존재 부위를 지적할 때 각 부위 명칭을 파악해 두는 것이 중요하다.

〈그림 6-11〉 **위의 해부도**

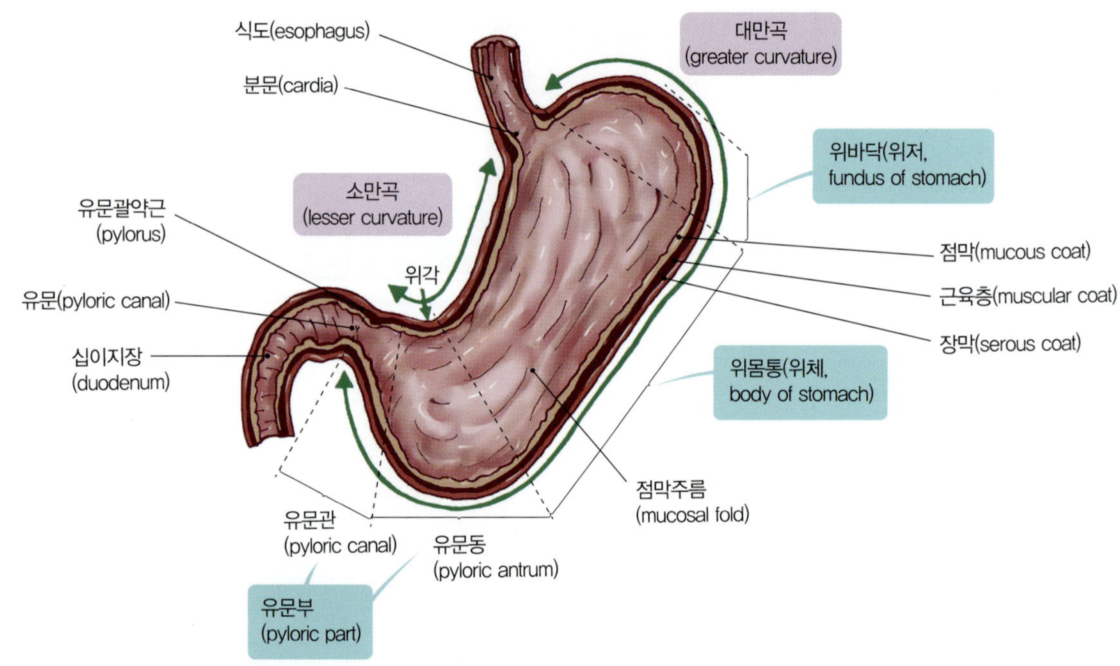

(2) 위바닥샘의 구조

- 위몸통 · 바닥의 점막상피는 위바닥샘(위저선, fundic gland)이라는 샘 구조를 만들고 있다.
- 위바닥샘은 으뜸세포(주세포, principal cell), 덧세포(보조세포, accessory cell), 벽세포(parietal cell)로 구성되며 모두 단층원주상피(simple columna epithelium)이다.
- 위궤양의 공격인자인 염산(hydrochloric acid)과 펩시노겐(pepsinogen), 방어인자인 점액(mucus)이 위바닥샘에서 함께 분비된다.

〈그림 6-12〉 **위바닥샘의 구조**

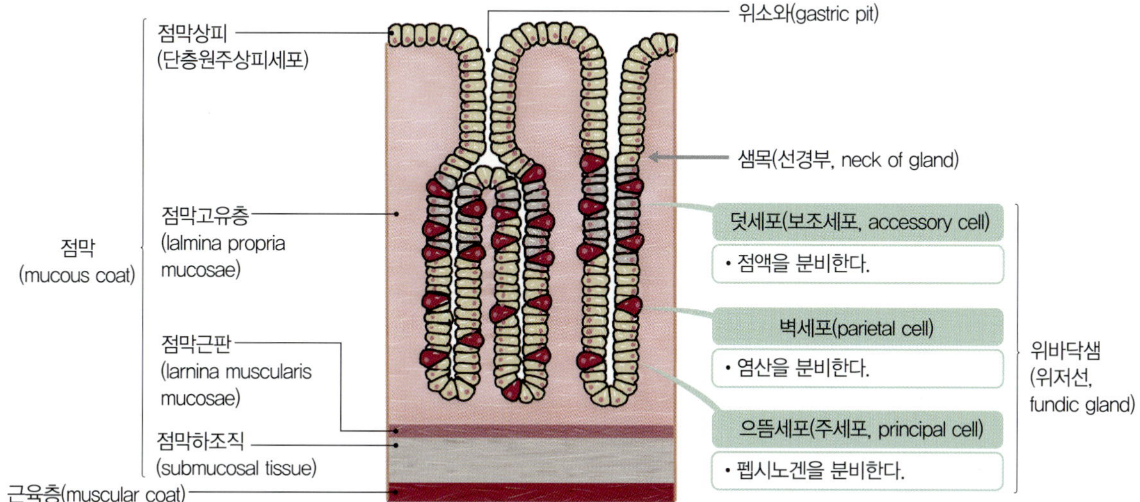

(3) 십이지장의 해부

- 십이지장은 유문에서 트라이츠인대(Treitz ligament)까지의 소장으로, 길이가 25~30cm이다.
- 십이지장구(duodenal bulb)를 제외한 모든 십이지장이 후복막에 있다.

〈그림 6-13〉 **십이지장의 해부도**

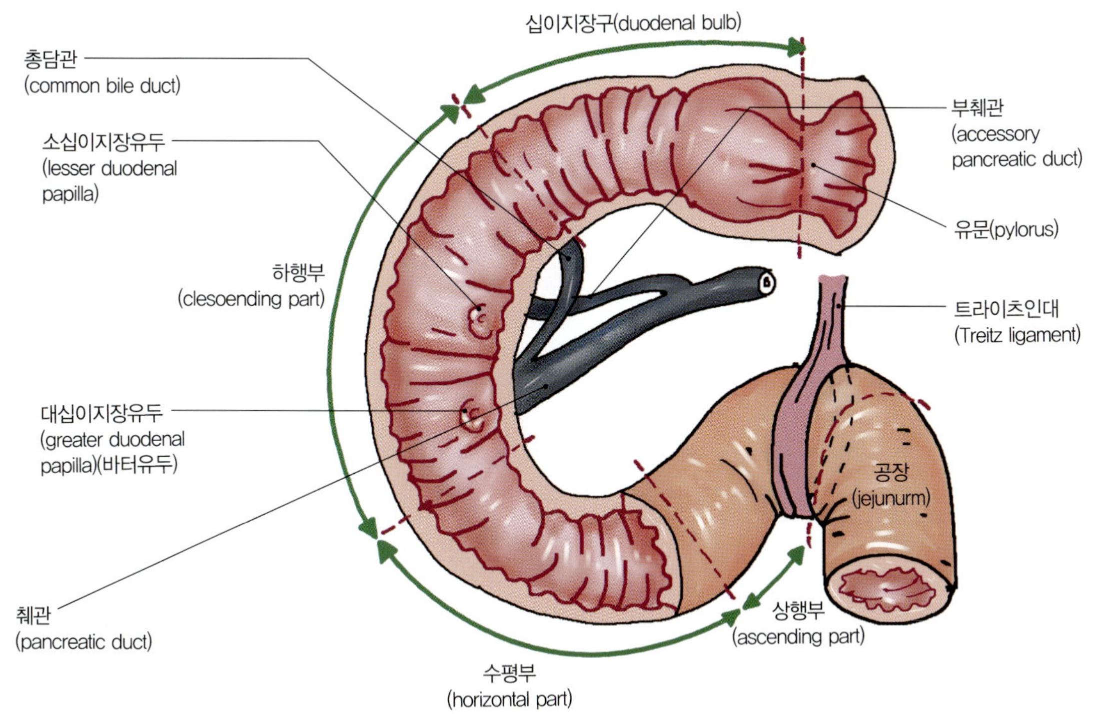

(4) 위 · 십이지장의 주요 질환이 자주 발생하는 부위

• 각 질환이 자주 발생하는 대략적인 부위를 기억하는 것이 중요하다.

〈그림 6–14〉 **질환의 주요 발생부위**

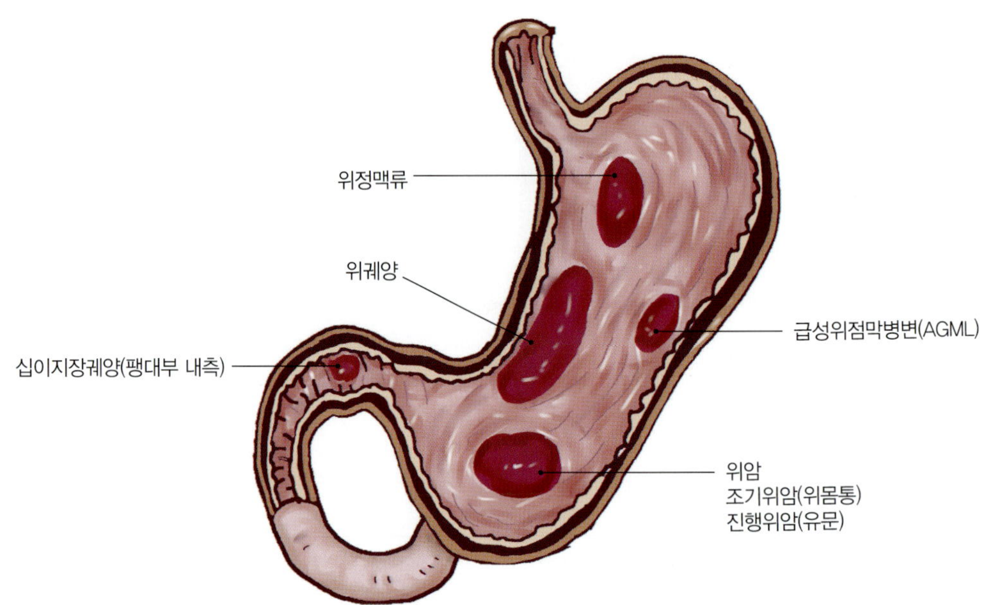

2) 급성 위염(acute gastritis)

(1) 개요

① 급성 위염은 위의 점막에 생기는 급성 염증상태를 말한다.

② 여러 원인으로 인한 위 점막의 출혈과 이로 인해 위벽이 벗겨지고 궤양이 생기며 출혈이 보이기도 한다.

③ 내시경 검사에서 위 점막에 다발성 부종, 발적, 미란 등의 이상소견이 관찰되는 병변이다.

④ 원발성과 속발성으로 구별한다.

(2) 기본 병리현상

① 원인의 상당수는 약물에 의한 것으로 소염진통제나 비스테로이드 항염증제, 스테로이드제제나 항균제 등의 남용으로 나타난다.

② 부식된 음식이나 자극적인 음식을 다량으로 섭취하는 경우와 알코올, 커피, 흡연 등의 원인이 있다.

③ 스트레스에 의한 원인으로 수술이나 외상, 화상, 출혈이 되는 경우에도 발생한다.

④ 식욕부진, 속쓰림, 속이 더부룩하거나 미식거리는 증상, 명치 통증, 구토감이나 잦은 트림증상을 보이며 소화불량과 복부팽만감, 구토증상과 토혈, 혹은 타르 변(tarry stool)이 관찰되기도 한다.

⑤ 내시경에서 다발성 부종, 발적, 미란, 응혈덩어리, 위 점막의 출혈이 관찰되면 급성위염으로 의심한다.

⑥ 자각증상이나 타각소견, 위액 검사, X선 검사, 위내시경 검사, 위카메라 검사, 위생 검사 등으로 진단한다.

(3) 치료

① 우선 원인을 제거하고 안정적 상태에서 식이요법을 시행하게 되면 2~3일 사이에 진정된다.

② 위산분비억제제나 점막보호제를 투여한다.

③ 복통발작 시에는 금식 및 수액제를 통한 수분보충, 항콜린제, 진통제를 투여한다.

④ 규칙적인 식생활과 함께 과음 및 과식과 자극적인 음식을 피하고 상하거나 오염된 음식을 먹지 않도록 한다.

(4) 추가사항

① 원인의 상당수는 약물이고 알코올, 스트레스로 인한 경우도 많다.

② 내시경 검사 후 발생한 헬리코박터 파일로리(Helicobacter pylori, 위나선균)의 경우 내시경 소독이 불완전하여 감염될 가능성도 생각해야 한다.

③ 스테로이드나 인도메타신(Indomethacin) 등의 NSAID는 혈중을 통해 작용하므로 비경구적으로 투여해도 위 점막을 손상시킨다.

④ 고농도의 알코올은 위 점막의 혈류를 저하하고 위의 점액분비를 억제하며 위 점막의 방어기구에 장애를 일으킨다.

⑤ 속발성 위염은 급성 위염 후에 나타나는 경우도 있고 다른 위장 질환의 증세로 오는 경우 또 다른 질환의 결과로 인하여 생긴다.

⑥ 원발성 위염은 폐염, 독감 등의 감염성 질환, 디프테리아 등의 급성 전염병, 간의 염증으로 인해 2차적으로 나타나는 경우가 있다.

⑦ 특별한 식품에 의한 과민성이나 우유, 달걀, 특정한 생선을 먹고 난 후 발생하는 알레르기성 위염도 나타날 수 있다.

〈표 6-2〉 **위염의 분류**

급성 위염	만성 위축성 위염	흔하지 않은 위염
1) 급성 헬리코박터 감염 2) 다른 감염성 위염 ① 세균성 위염(헬리코박터 제외) ② 고름성 위염 ③ 미코박테륨 위염 ④ 매독성 위염 ⑤ 바이러스성 위염 ⑥ 기생충성 위염 ⑦ 진균성 위염 3) 약제성 위염 4) 부식성 위염	1) A형 위염 : 자가면역성(위체부를 주로 침범) 2) B형 위염 : 헬리코박터와 연관(전정부를 주로 침범) 3) 중간형	1) 림프구성 위염 2) 호산구성 위염 3) 크론병 4) 사르코이드증 5) 고립형 육아종성 위염

〈그림 6-15〉 **급성과 만성 위염**

만성 위염

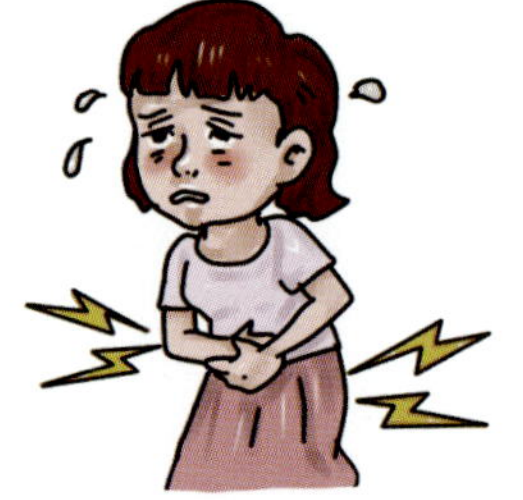

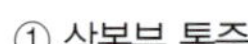

① 상복부 통증

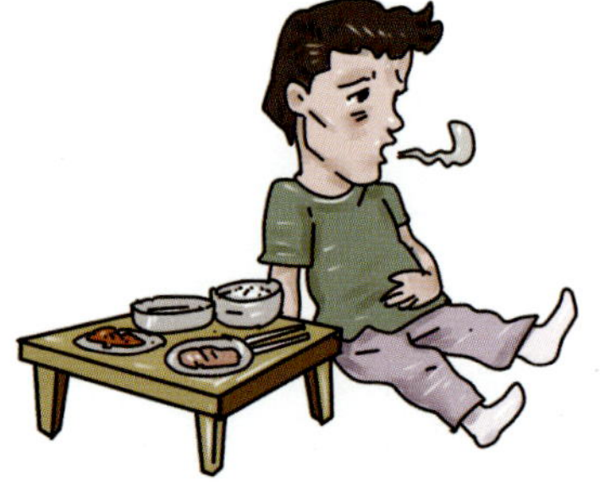

② 식후 심와부 그득함/복부 팽만감/조기 포만감

③ 구역

급성 위염

① 명치부위의 갑작스러운 통증

② 구역 및 구토

만성 위염의 경우는
소화불량증과 같은
애매한 증상이
대부분입니다.

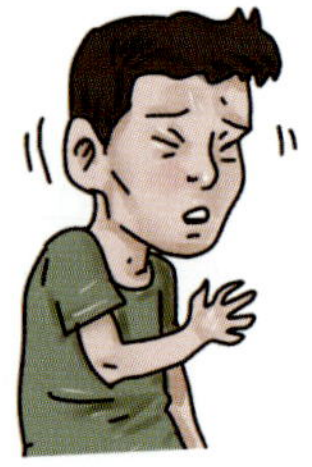

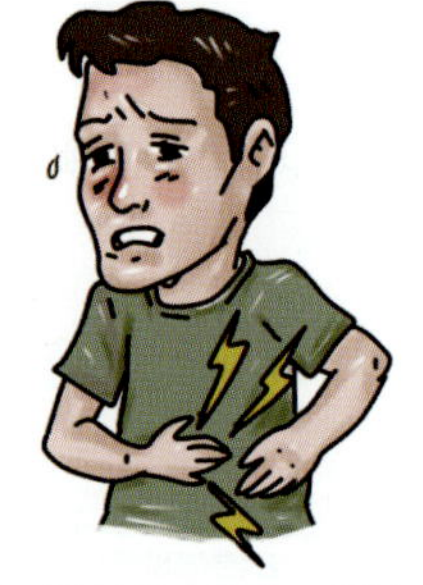

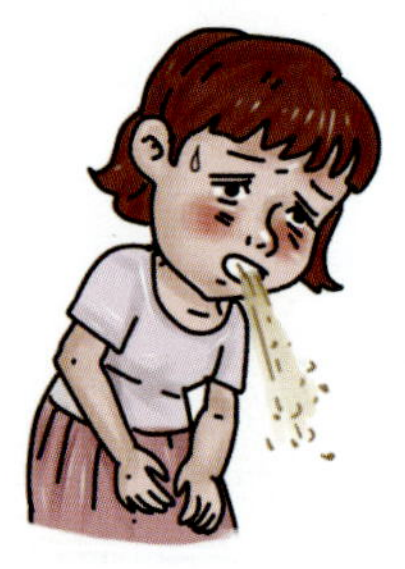

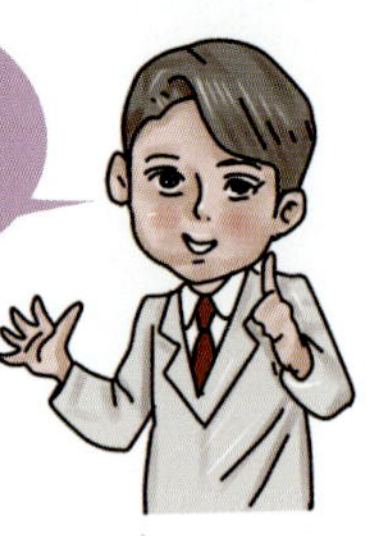

〈그림 6-16〉 **급성 위염의 내시경적 소견**

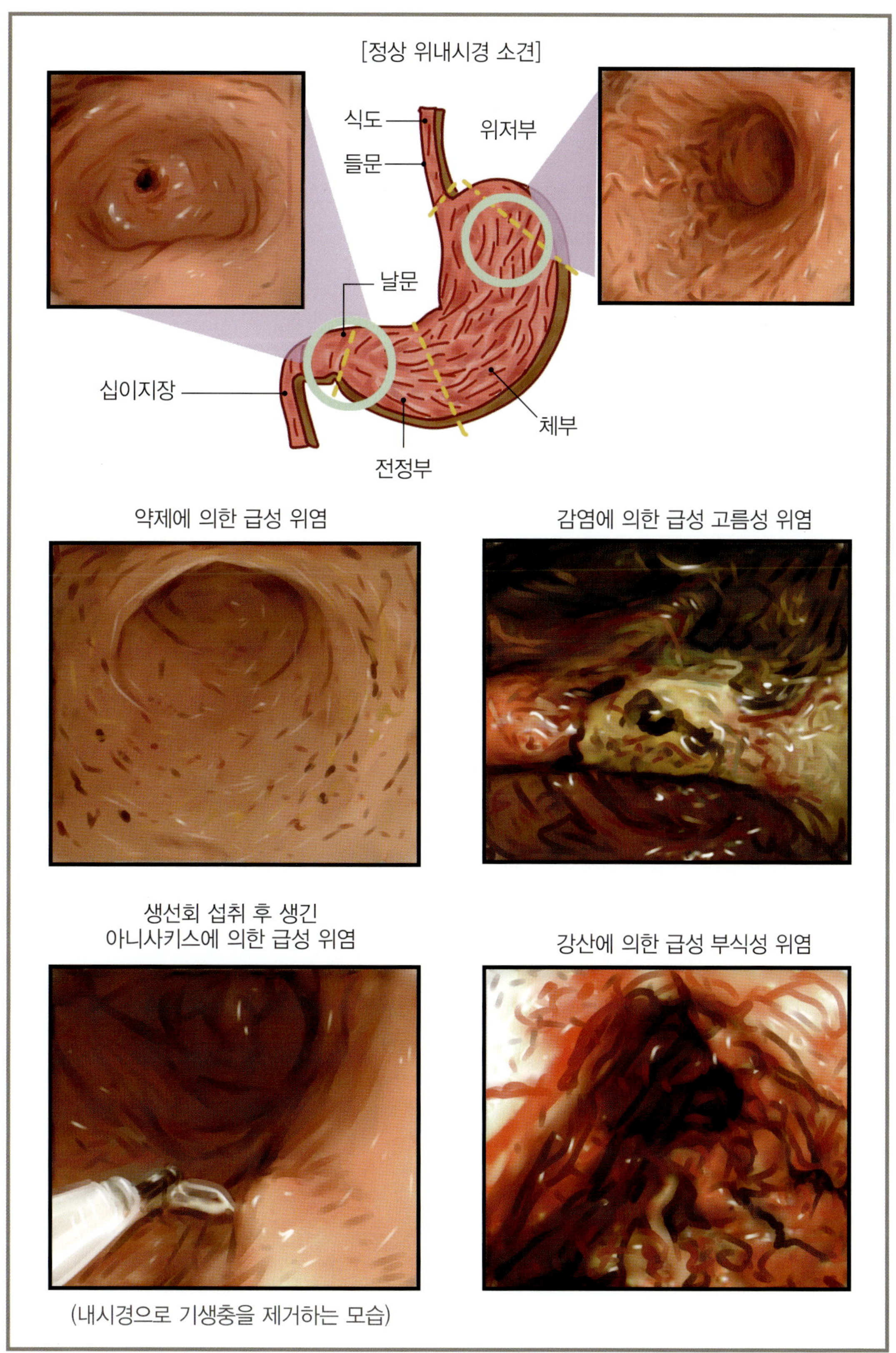

3) 위 · 십이지장궤양(gastroduodenal ulcer)

(1) 개요

① 위액에 노출되어 있는 위나 십이지장의 소화관 벽 점막일부가 결손되어 그 내부의 조직들이 노출된 상태를 말한다.

② 위궤양과 십이지장궤양은 본래 각각 독립된 질환이나 발생이나 치료에 있어 비슷한 과정이기에 두 질환을 합하여 소화성 궤양이라 한다.

③ 위의 소화시간이 늦어지거나 위의 연동운동이 잘 되지 않아 십이지장 내용물이 위 점막으로 역류하여 만성 염증변화를 일으키고 점막이 손상되어 발생한다.

④ 위 · 십이지장궤양의 발생기전은 위산과 펩신 등의 공격인자와 점액, 혈류, 중탄산이온 등의 방어인자 사이의 균형이 깨지면서 공격인자의 우세현상으로 발생하며 점막보다 깊게 위치한 위 · 십이지장벽이 결손된 병태이다.

(2) 기본 병리현상

① 위궤양은 60대, 십이지장궤양은 30대가 많다. 남자가 여자보다 2배 정도 발생이 많다.

② 환자의 90%이상에서 궤양성 명치 안쪽으로 통증이 발생하며, 앞가슴이나 등 쪽으로 방사되어 나타난다.

③ 식사 후 2~3시간 정도에서 통증이 보이며 공복 시 상 · 복부 통증이 나타나기도 한다.

④ 신트림이나 메스꺼움, 복부팽만감, 구역질이나 구토 증상을 보인다.

⑤ 출혈과 천궁, 폐색 등의 합병증이 동반되고 타르 변(tarry stool)과 같은 흑변이 관찰되며, 토혈과 하혈은 전 궤양의 30~50%에서 나타난다.

⑥ 간단한 위 투시(X선) 검사와 상부소화관조영을 통해 정확한 진단을 한다.

⑦ 위 내시경을 통해 점막결손의 유무를 확인하고 생검법을 통해 악성과 양성 검사를 실시하여 위 · 십이지장궤양을 확진한다.

(3) 치료

① 궤양소를 치에서 정신적 긴장을 푸는 것이 중요하다.

② 위산을 중화시키는 제산제와 위산분비를 근본적으로 차단시키는 위산분비억제제가 사용된다.

③ 방어인자 항진제로는 궤양소를 덮어 산 · 펩신과 궤양 사이를 차단시키는 도포제가 사용되며 결손된 점막의 세포를 재생시키는 점액분비개선제와 재생촉진약제들이 있다.

④ 치료에서의 핵심은 육체적 안정과 더불어 생활 속에서 정신적 긴장을 푸는 것이 중요하다.

⑤ 유문협착, 천공, 위장관 출혈이 발생했거나 내과적 치료가 실패했을 때 수술을 한다.

⑥ 합병증에 대한 치료
- 출혈: 내시경적 지혈술, 외과적 치료
- 천공: 원칙적으로 긴급개복술
- 협착: 내시경적 풍선확장술, 외과적 수술

(4) 추가사항

- 십이지장의 점막하층은 위장보다 결합조직이 작고 근육층도 얇아서 궤양이 생기면 깊게 진행하여 천공을 쉽게 일으킨다.

〈그림 6-17〉 **위염과 궤양의 차이**

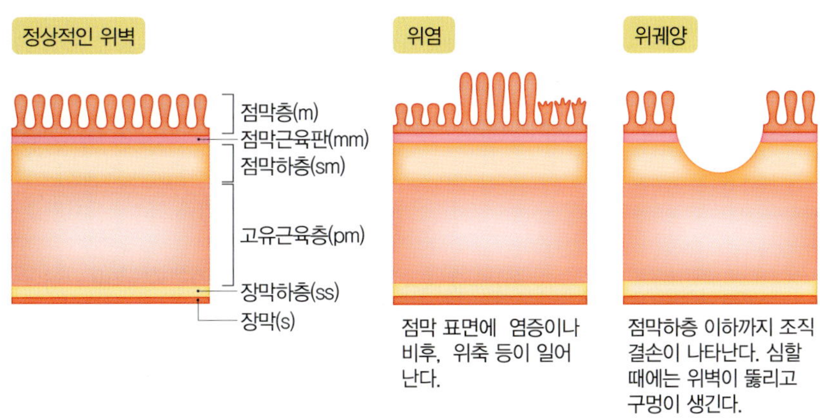

〈그림 6-18〉 **위궤양과 십이지장궤양**

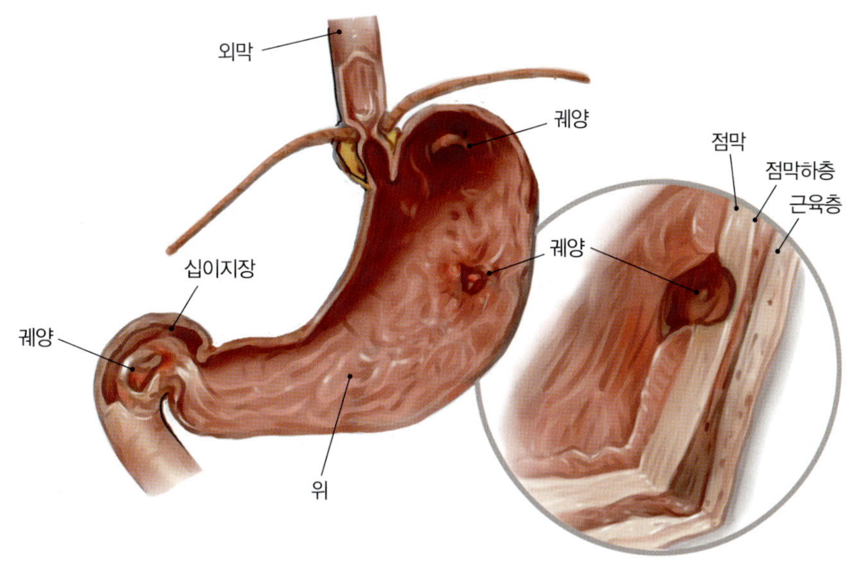

〈그림 6-19〉 **위궤양과 십이지장궤양의 내시경**

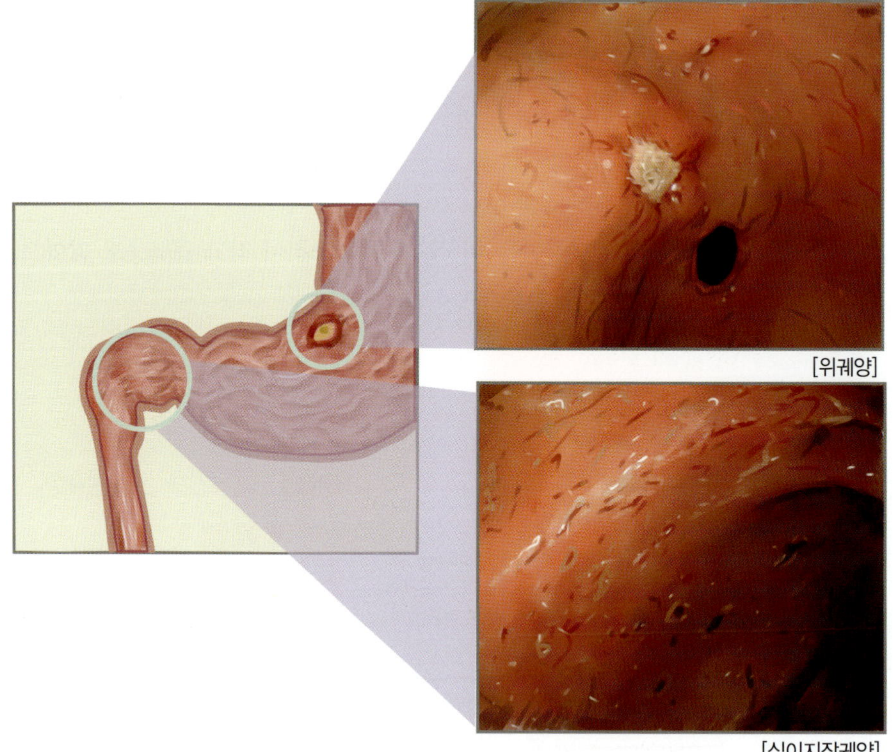

[위궤양]

[십이지장궤양]

4) 조기위암(early gastric cancer)

(1) 개요

① 위의 내면 점막에 발생하는 악성종양이며 95%가 샘암종(선암종)으로 가장 많다.

② 조기위암은 림프절의 전이와 상관없이 암종이 점막이나 점막하층에만 머물러 있는 경우를 말한다.

③ 병변이 얕은 경우로 암의 치유율이 90%에 달하는 경우이다.

(2) 기본 병리현상

① 약 80%이상에서 특별한 증상이 없으며 50대 이후에서 다수 발생한다.

② 명치부위가 쓰리고 아프며 소화가 잘 안 되는 증상이 있으나 이는 위염이나 위궤양에서도 볼 수 있어 감별이 쉽지 않다.

③ 위조영술과 위내시경에서 궤양성 병변 부위를 확인하고 조직검사를 통해 악성 세포의 존재를 확인한다.

④ 위내시경을 통해 다음의 상황을 확인한다.

- 궤양의 가장자리는 올록볼록하여 매끄럽지 못하고 벌레가 먹은 상, 경계 선명

- 점막주름이 중단
- 점막주름의 융합
- 갑자기 끝이 가늘어짐
- 섬 모양 결절성 융기의 존재
- 곤봉 모양 비후
- 궤양 바닥에 출혈, 불균일한 백태 등의 소견이 있을 때

⑤ 진단은 조직검사를 통해 확진한다.

(3) 치료

① 진행정도에 따라 내시경적 점막 절제술(endoscopic mucosal resection; EMR)과 복강경을 이용한 복강경적 위절제술을 사용한다.

② EMR을 시행하는 경우는 다음과 같다.

- 림프절 전이가 낮은 경우
- 점막조직 경계면에 암세포가 발견되지 않은 경우
- 점막하층까지 침범하지 않은 경우
- 혈관 또는 림프관에 암세포가 발견되지 않은 경우

③ EMR의 성공률은 80% 정도이며 EMR을 할 수 없는 경우 복강경 수술을 시행한다.

(4) 추가사항

〈그림 6-20〉 **위암의 조직상**

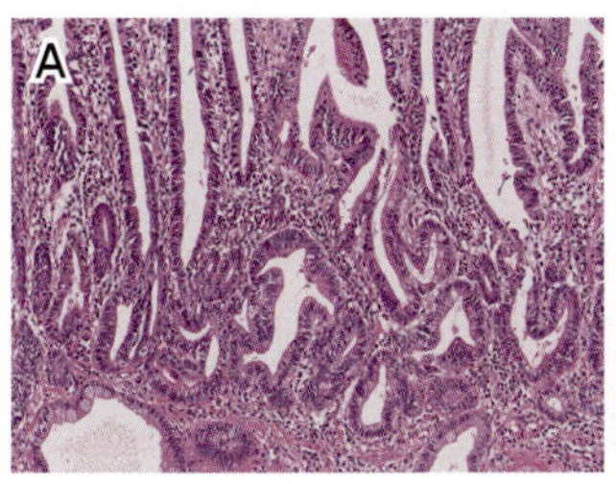

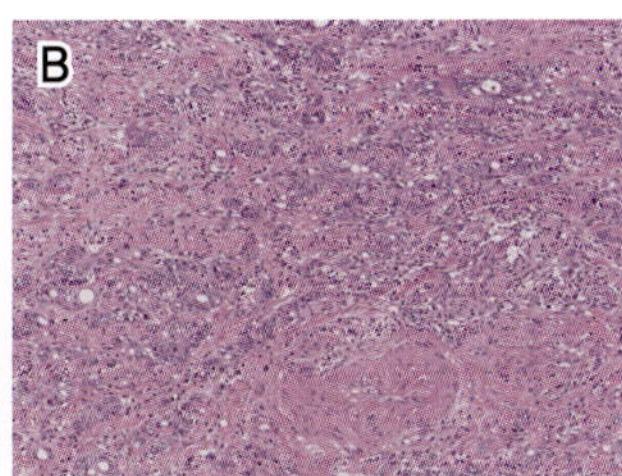

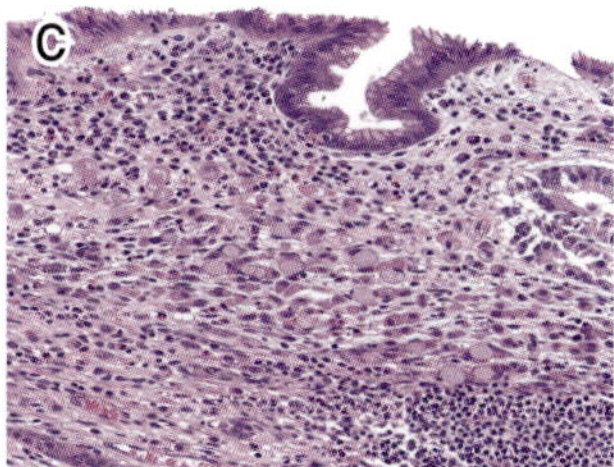

A: 고분화관상샘암종으로, 샘관의 형상이 분명한 종양이다. 종양세포는 핵이 크고 크기가 다르다.
B: 저분화샘암종으로, 샘관을 형성하지 않고 침윤해 있다.
C: 반지세포암종으로, 점액을 함유하며 핵이 가장자리로 눌려진 '반지세포'가 점막고유층에 증가해 있다.

〈그림 6-21〉 **조기위암**

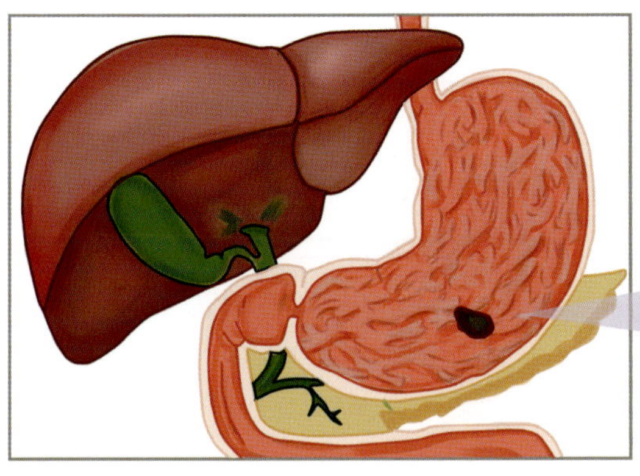
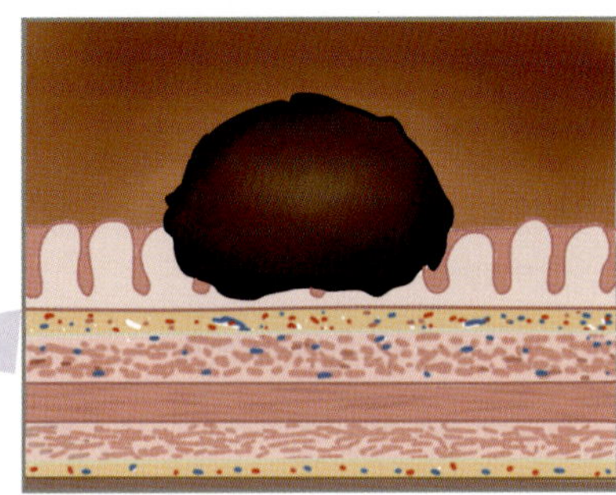

〈그림 6-22〉 **조기위암의 육안적 분류**

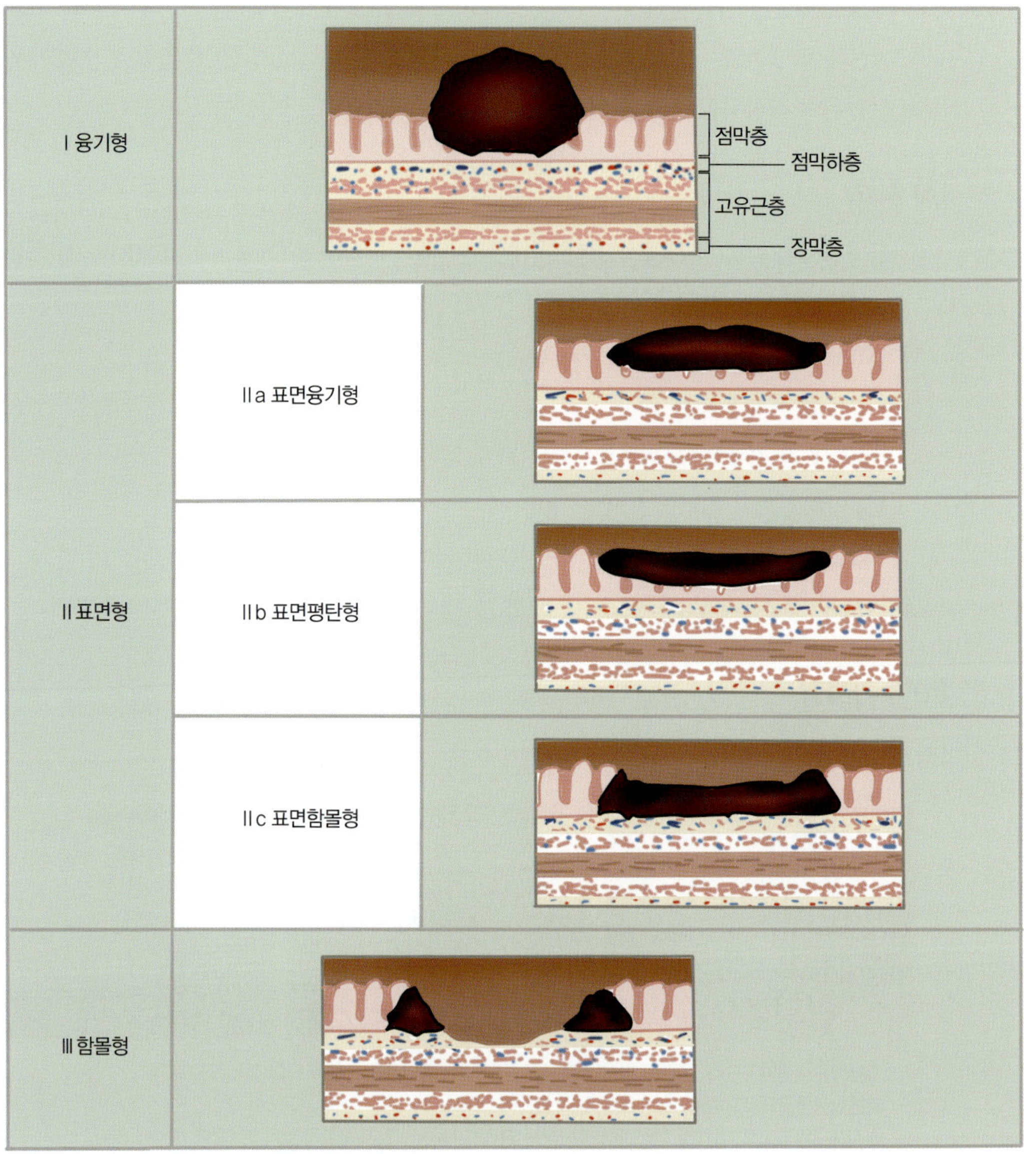

〈표 6-3〉 **조기위암의 분류와 내시경적 소견**

0－Ⅰ	융기형(5mm 이상 높이의 융기를 가짐)	
0－Ⅱ －Ⅱa －Ⅱb －Ⅱc	표면형 표면융기형(5mm 이하 높이의 융기를 가짐) 표면평탄형 표면함몰형(점막하층까지 함몰)	Ⅱc+Ⅲ Ⅱa+Ⅱc
0－Ⅲ	함몰형(궤양 주변 점막하층 내에 머문 암이 있는 것으로 궤양의 깊이는 관계없음)	

5) 진행위암(advanced gastric cancer)

(1) 개요

① 진행위암은 암의 진행이 장막이나 점막하층을 넘어 근육층까지 침범한 경우를 말한다.

② 위암은 상피에서 기원하는 암종과 비상피성 조직에서 기원하는 육종이 있다. 육종에는 평활근육종과 림프종이 많다.

③ 증상은 종양의 위치에 따라 다양하며 위장에서 식도를 차단하면 구토 증상이 있고 좌측 빗장뼈 아래 림프절이 촉진되기도 하며 복강 안 복수로 인한 복부 팽만 증상이 보이기도 한다.

(2) 기본 병리현상

① 50대 이후에서 많이 발병한다.

② Borrmann의 분류

- Ⅰ형(국소융기형): 위조영 · 위내시경에서 기저부가 넓은 융기 관찰, 표면에 거칠고 큰 결절상, 일정하지 않은 요철, 발적, 출혈성, 미란성 변화가 관찰되는 경우
- Ⅱ형(국소궤양형): 깊은 부정형 벽오목, 주위에 경계 명료한 제방 모양 융기가 관찰되는 경우
- Ⅲ형(침윤궤양형): 부정형 궤양 · 벽오목과 그 주위에 일부가 터진 융기가 관찰되는 경우
- Ⅳ형(미만침윤형): 광범위한 위벽의 미만성 침윤과 이에 따른 위벽의 신전성장애(경성암), 거대주름벽, X선 충만상에서 관 모양이 관찰되는 경우
- Ⅴ형(분류불능형)

(3) 치료

① 외과적 근치술: 병소를 포함한 위 절제 + 주변 림프절 제거 + 재건술

- 근치적 위절제술
- 복강경을 이용한 림프절 절제
- 개복술을 이용한 위전적출 재건

② 화학요법

- 1차 항암요법: 암세포를 파괴하고 증식을 저해하여 생존율을 높이기 위한 목적
- 보조항암요법: 위절제술이나 림프절 수술 후 남아있을지 모를 암세포를 파괴할 목적
- 수술 전 화학요법: 수술 시행 전 암세포를 줄이기 위한 목적

③ 방사선요법: 암종의 절제가 불가능하여 완전히 제거하지 못했거나 암종이 소화관을 막고 있는 경우 전이암(metastatic cancer)에 의한 증상 완화를 위해 시행한다.

④ 항암제로는 5-FU, 시스플라틴(Cisplatin), 메토트렉세이트(Methotrexate) 등의 주사제와 TS-1의 복용약이 있다.

(4) 추가사항

① 진행위암의 육안 분류에서 가장 많은 것은 3형이다.

② 위벽의 침습정도와 림프절의 전이 숫자로 병기가 정해진다.

- 1기는 대부분 완치가 가능하다.
- 2기의 경우 전체 환자의 2/3가, 3기 초기의 경우 1/2이 완치가 가능하다.
- 3기 후기가 되면 전체 환자의 1/3 치유가 가능하다.
- 4기의 경우 1/10 정도 완치가 가능해 예후가 몹시 나쁘다.

〈그림 6-23〉 **진행위암**

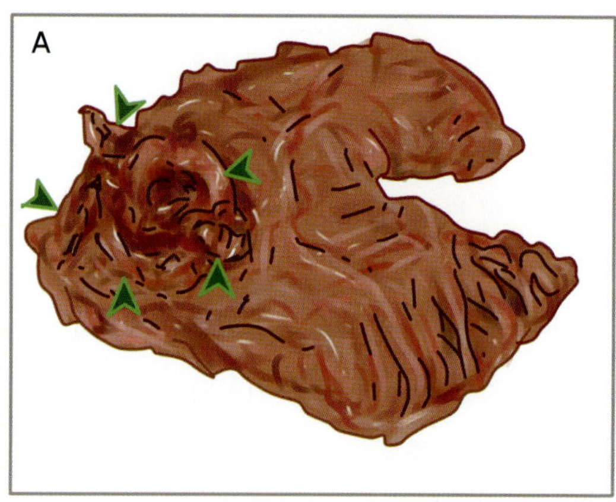

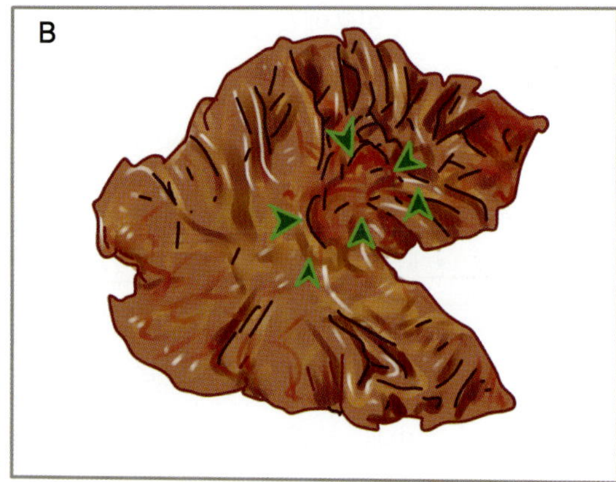

A: 진행암, 위 전체적출 검체, 위 하부에 납작한 접시 모양의 종양(➤)이 있다.
B: 조기암, 원위측 위절제 검체, 중부 전벽에 얕은 함요성 병변(➤)이 펼쳐져 있다.

〈그림 6-24〉 **진행위암**

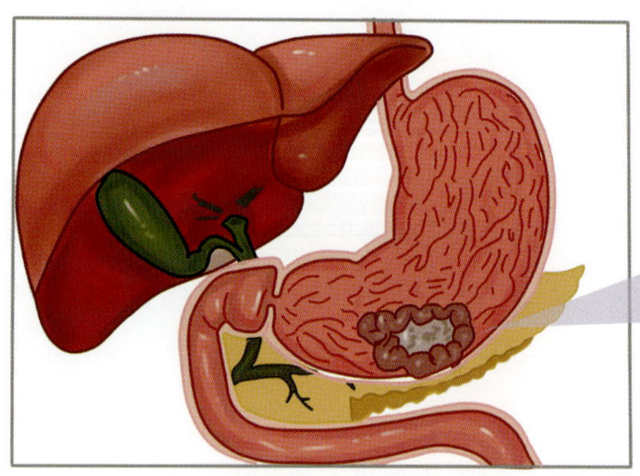

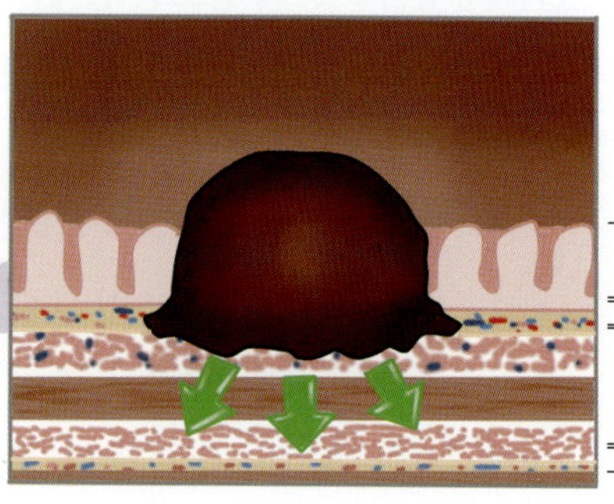

〈그림 6-25〉 **진행위암의 Borrmann 분류**

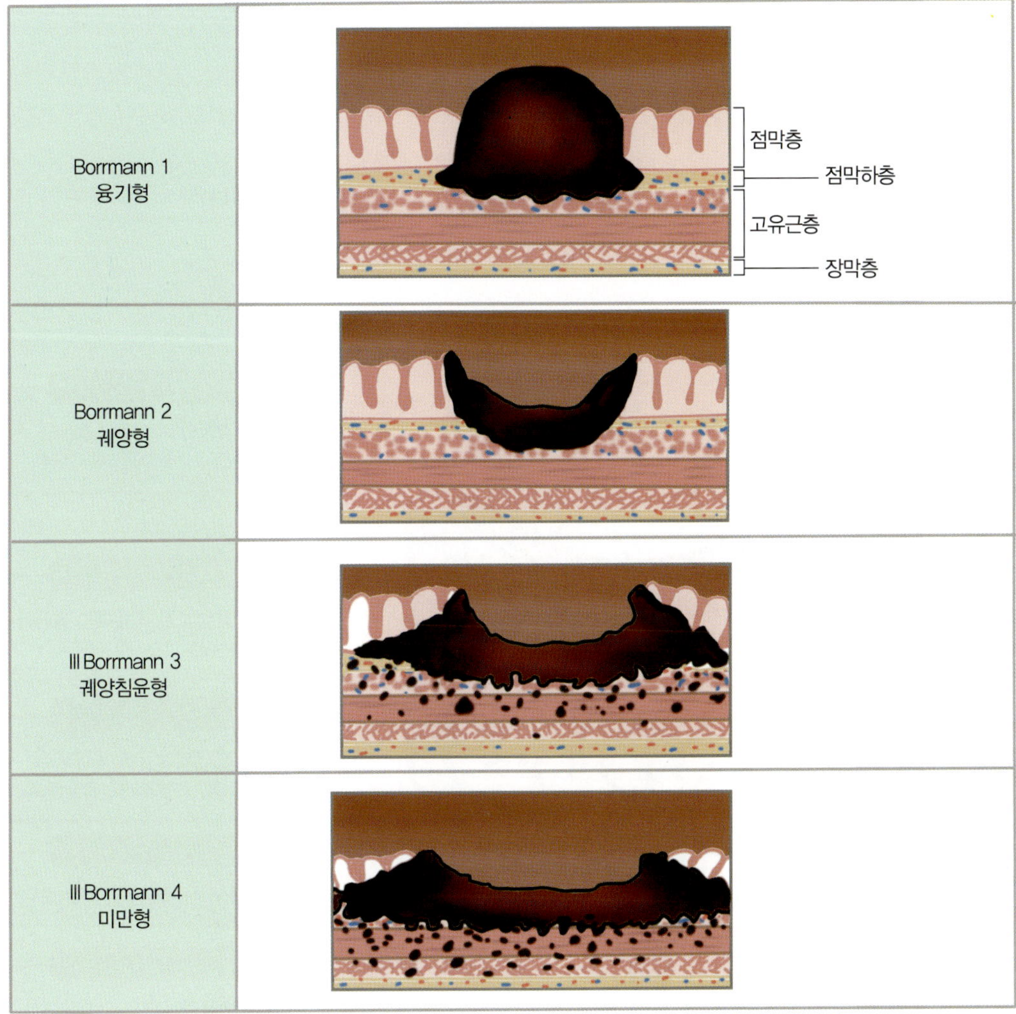

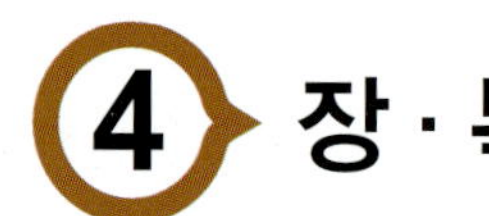

4 장 · 복막 질환

1) 소장 및 대장의 해부와 기능

- 소장은 십이지장에서 맹장까지의 소화관으로, 전체 길이는 6~7m이다.
- 대장의 전체 길이는 약 170cm이다.

〈그림 6-26〉 **소장 및 대장**

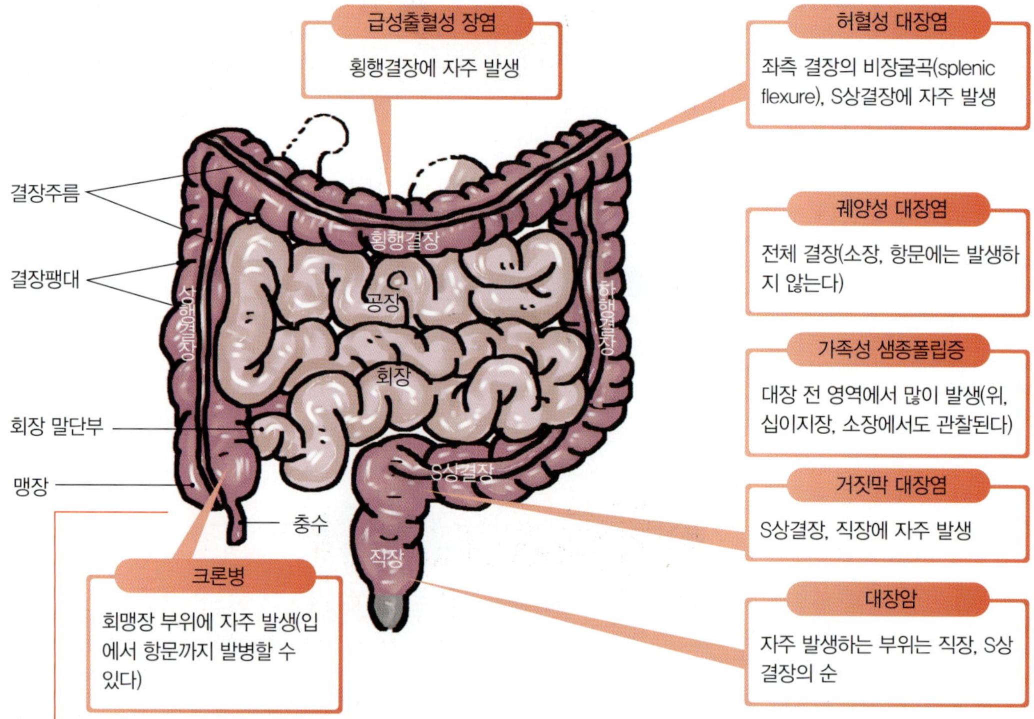

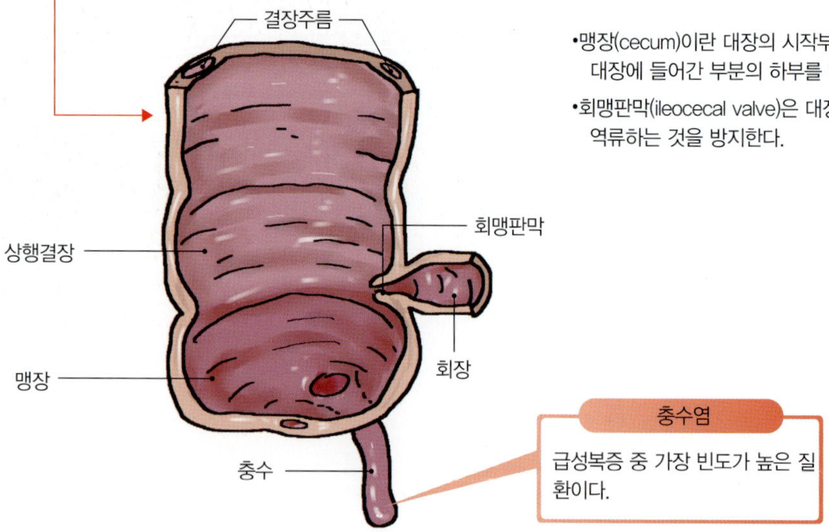

결장주름
결장팽대
상행결장
횡행결장
공장
회장
하행결장
회장 말단부
맹장
충수
S상결장
직장

급성출혈성 장염
횡행결장에 자주 발생

허혈성 대장염
좌측 결장의 비장굴곡(splenic flexure), S상결장에 자주 발생

궤양성 대장염
전체 결장(소장, 항문에는 발생하지 않는다)

가족성 샘종폴립증
대장 전 영역에서 많이 발생(위, 십이지장, 소장에서도 관찰된다)

거짓막 대장염
S상결장, 직장에 자주 발생

대장암
자주 발생하는 부위는 직장, S상결장의 순

크론병
회맹장 부위에 자주 발생(입에서 항문까지 발병할 수 있다)

결장주름
상행결장
맹장
충수
회맹판막
회장

- 맹장(cecum)이란 대장의 시작부분으로, 회장이 대장에 들어간 부분의 하부를 말한다.
- 회맹판막(ileocecal valve)은 대장 내용물이 소장으로 역류하는 것을 방지한다.

충수염
급성복증 중 가장 빈도가 높은 질환이다.

- 복막의 기능
  ① 복막(peritoneum)이란 복벽을 덮는 주머니 모양의 장막을 말한다.
  ② 복벽(abdominal wall)이란 배를 둘러싸며 보호하고 있는 피부, 피하조직, 근육을 말한다.
  ③ 장관이나 간 등의 장기는 아래처럼 복막 바깥쪽에서 덮듯이 복벽에 싸여 존재한다.

〈그림 6-27〉 **복막의 기능**

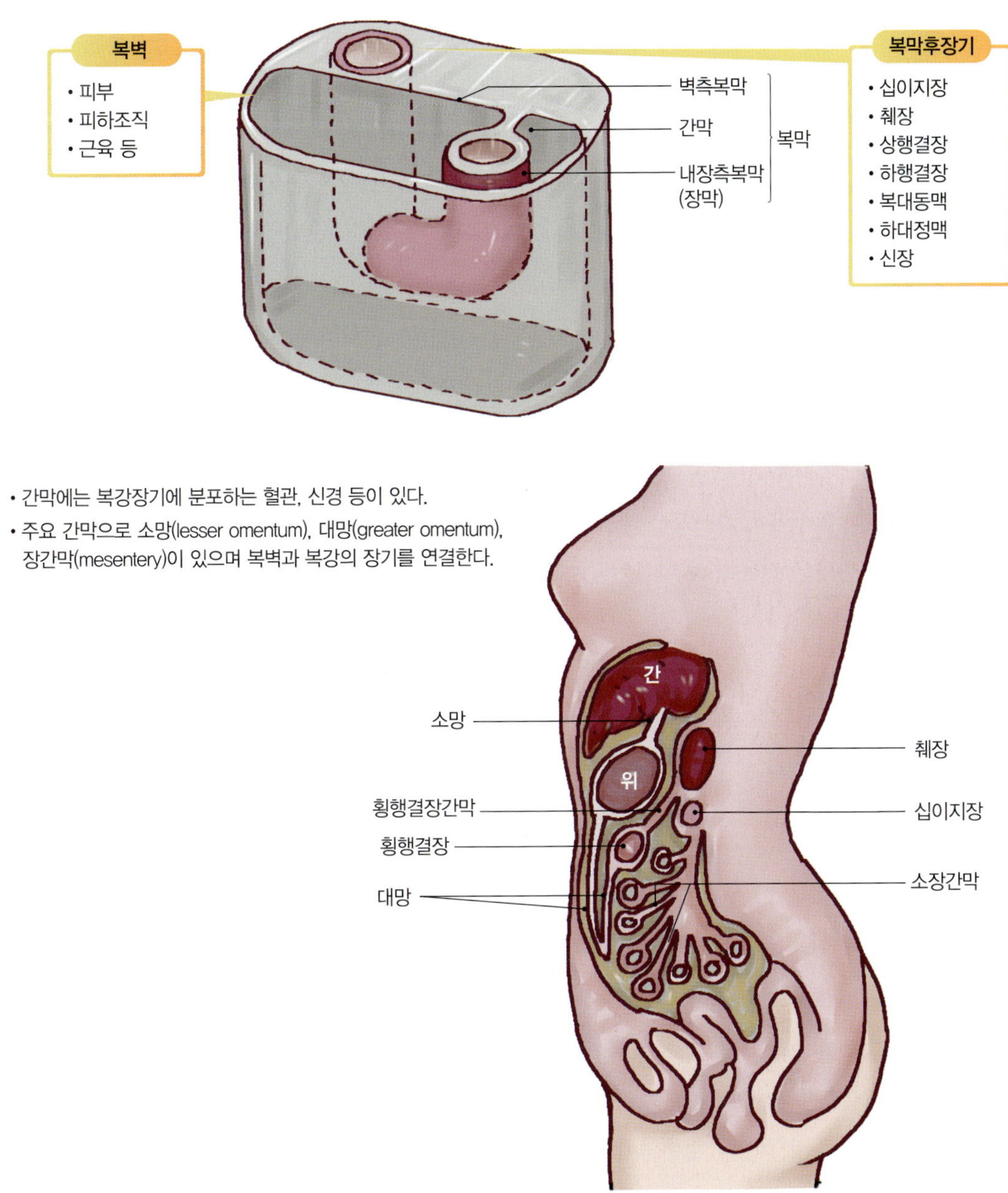

2) 충수염(appendicitis)

(1) 개요

① 충수염은 막창자꼬리염이라 하며 막창자의 아래쪽에 있는 꼬리에 생기는 염증이다.

② 오른쪽 아랫배에 심한통증이 있고 발열, 메스꺼움, 구토 등의 증상이 나타난다.

③ 초기에는 막창꼬리에 이물질이나 종양, 협착에 의해 폐쇄가 일어난다. 이후 염증세포의 침윤이 관찰되고, 점막하층에는 혈관의 울혈과 부종이 관찰된다. 그 후 호중구를 주체로 하는 급성 염증세포의 침윤이 복막에까지 이른다.

④ 충수내강의 염증과 압력이 증가함에 따라 명치부분과 배꼽부분에 통증 등과 같은 증상이 나타난다. 분비물이 계속 쌓이면 정맥의 흐름이 막히고 혈전과 허혈성변화가 생긴다.

(2) 기본 병리현상

① 염증에 의한 체온상승을 보이고(37~39℃), 복통, 메스꺼움, 구토증상이 나타난다.

② 맥 버니점(McBurney's point; 앞위엉덩뼈가시에서 배꼽에 이르는 선에서 1/3에 해당하는 부위)의 통증 혹은 란츠점(Lanz's point)에 압통이 발생한다.

③ 혈액 검사에서 백혈구(WBC)가 갑자기 증가한다(1~1.5만).

④ 복부 X선에서 가스상을 관찰하며 복부 초음파에서 부어오른 충수상의 여부와 우측 하복부의 통증과 촉진을 통해 아픈 소견이 있으면 급성충수염(acute appendicitis)으로 진단한다.

(3) 치료

① 압통이 있어도 백혈구의 수치가 1만 이하이거나 복막자극증상이 심하지 않으면 좀 더 시간을 두고 경과를 관찰한다.

② 확진이 되면 충수절제술(appendectomy)을 시행한다. 복강경을 통한 방법도 있다.

③ 수술 후 1~2일 지나고 방귀가 나오면 경구섭취를 시작하고 5~7일 정도에서 퇴원한다.

(4) 추가사항

① 수술 후 합병증은 대부분 감염증상이다. 괴사나 천공 시 30%의 합병증이 발생한다.

② 위장염, 장간막림프절염, 대장염 등과 같은 비수술치료와 감별이 필요하다.

③ 백혈구의 수치가 2만을 넘으면 천공(perforation)이나 급성 복막염 등을 의심한다.

④ 보통 증상 후 3일 내에 수술을 하지 않으면 복막염이 되어 치료가 힘들어진다.

⑤ 나타나는 현상에 따라 분류해보면,

- 급성 병소성 충수염: 초기현상으로 림프순환장애로 부종과 세균이 보인다.
- 급성 화농성 충수염: 염증이 진행되어 충수 내 압력이 증가되고 혈전으로 인한 부종과 허혈이 발생한다.

- 괴저성 충수염: 염증이 과도하게 증가하게 되면 동맥혈의 혈액공급 장애가 생기면서 조직 괴사가 보인다.
- 천공성 충수염: 주변에 남아있는 점막에서 점액이 계속 분비되면 괴사부위가 파열되어 천공성 충수염이 발생한다.

〈그림 6-28〉 **급성 충수염**

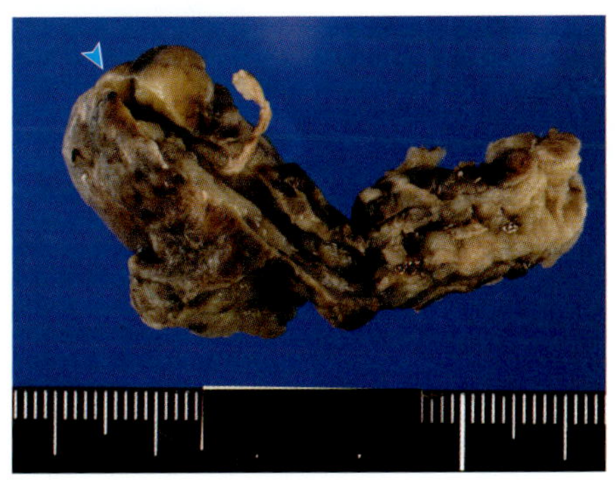

끝부분(➤)에 출혈이 많이 관찰되며 섬유소도 부착해 있다. 출혈은 충수 내강에서 장막까지 전층에서 관찰된다.

〈그림 6-29〉 **급성 충수염의 개념**

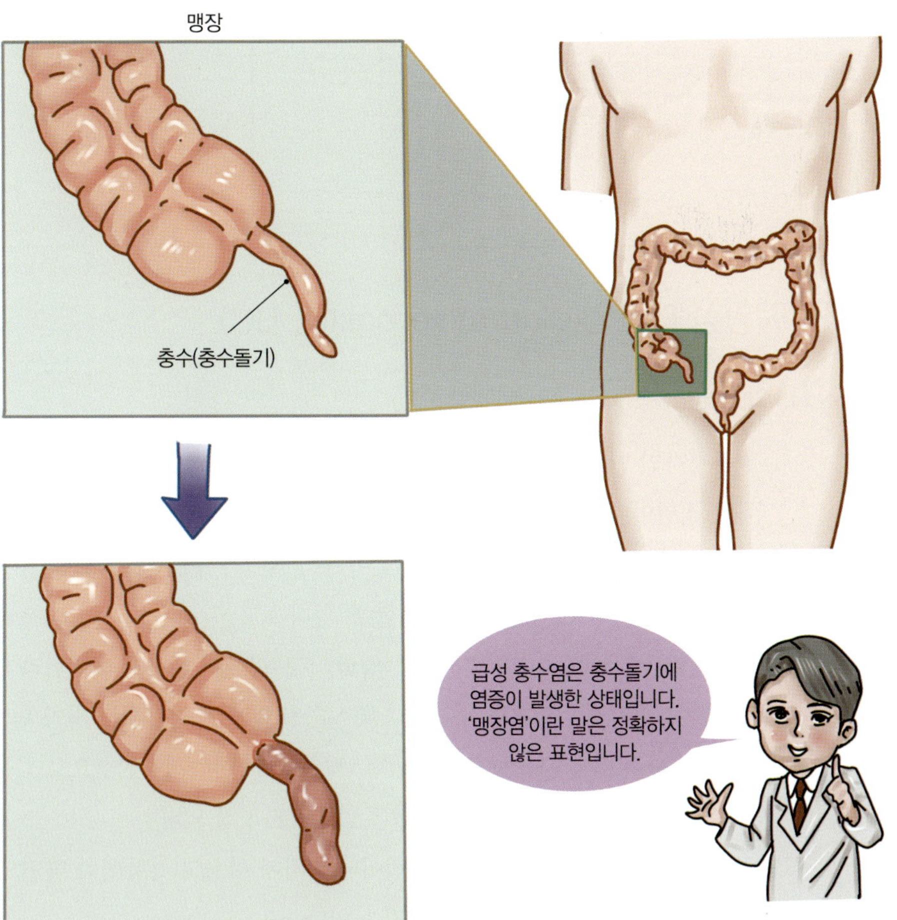

〈그림 6-30〉 **급성 충수염의 발생기전**

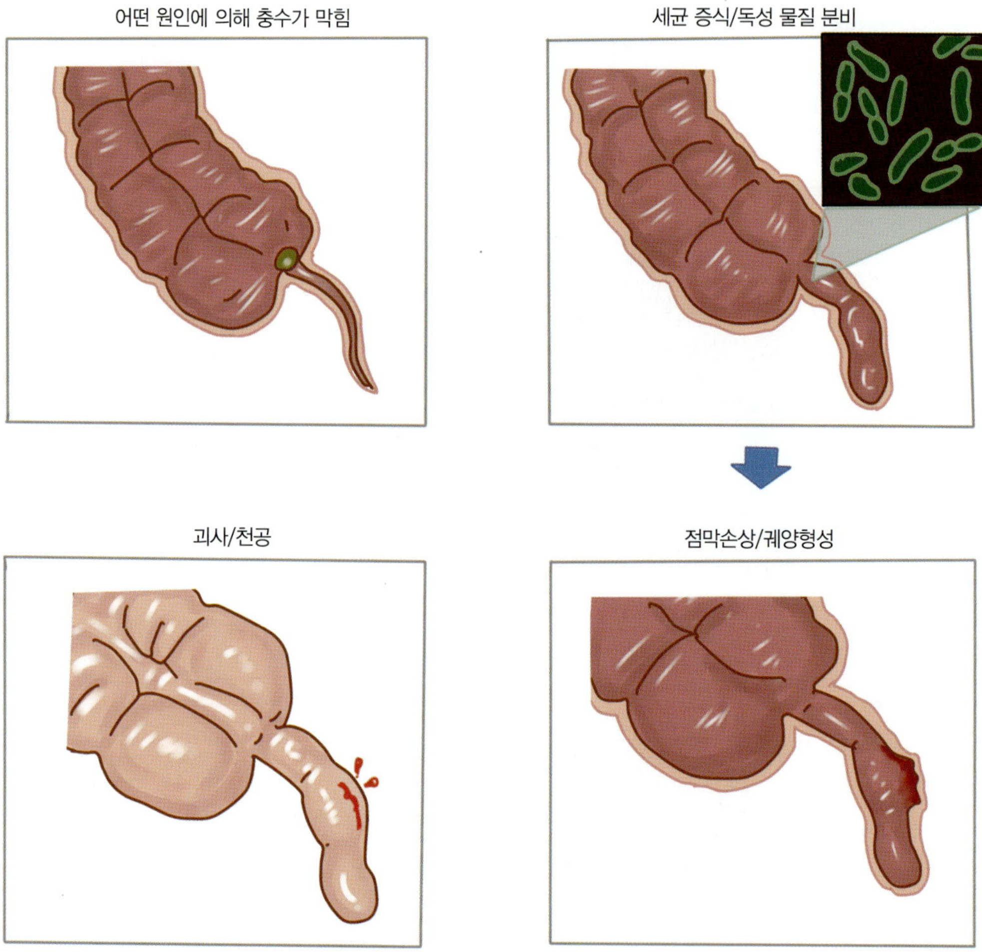

어떤 원인에 의해 충수가 막힘

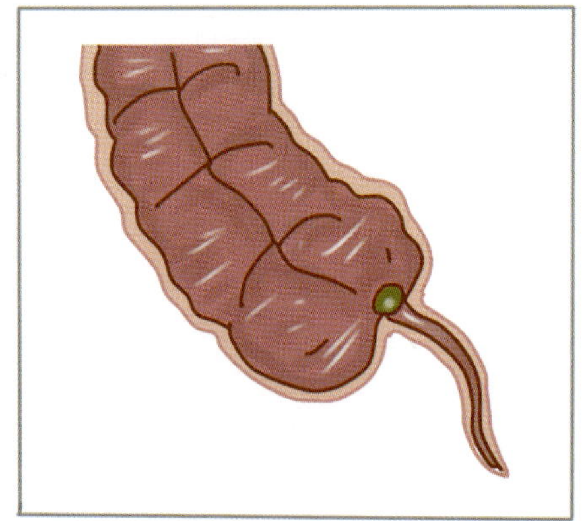

세균 증식/독성 물질 분비

괴사/천공

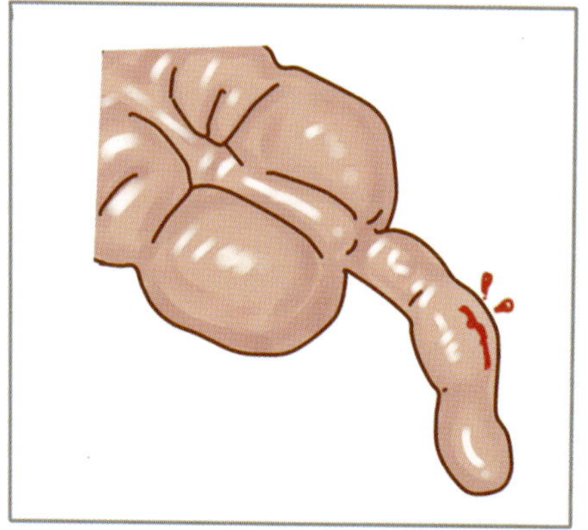

점막손상/궤양형성

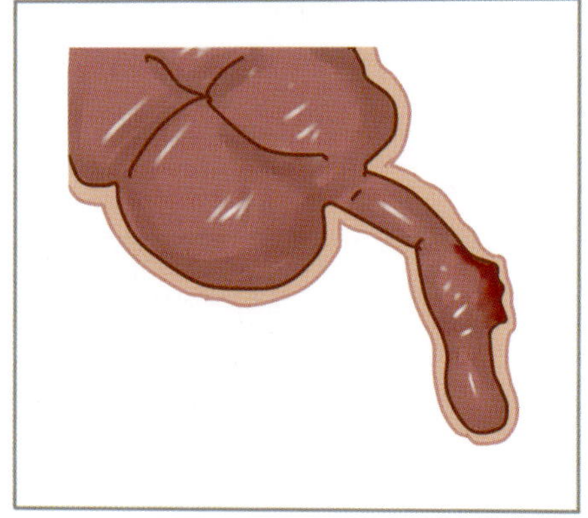

3) 궤양성 대장염(ulcerative colitis, UC)

(1) 개요

① 잘룩창자의 만성, 재발성 궤양으로 염증이 주로 점막 및 점막하부에서 일어나는 원인불명의 대장 질환이다.

② 궤양성 대장염은 만성 질환으로 증상이 수개월에서 수년 동안 지속되며 젊은 성인에게서 가장 흔하지만 어느 연령에서나 발생할 수 있다.

③ 환자는 전 세계에서 나타나며 미국, 영국, 북유럽에서 흔하고 우리나라에 흔하지는 않다.

④ 감염과 알러지가 원인으로 생각되나 확실하지 않으며 최근에는 자가 면역질환으로 분류하고 있다. 병변 부위에 따라서 전대장염형, 좌측대장염형, 직장염형으로 나눌 수 있다. 직장염형은 비교적 적은 편이고, 전대장염형은 약 1/3로 가장 많다.

⑤ 급성기의 증상으로는 고열과 점혈변이나 설사가 나오고 복통이나 발열, 빈혈도 발생한다. 식욕부진이 동반되면서 쇠약 증세까지 보인다.

⑥ 만성적으로는 열도 내리고 변도 좋아지나 재발확률이 높고 급성증상을 반복한다.

⑦ 궤양성 대장염에서는 만성적 궤양으로 인한 대장암의 합병증이 높은 편이다.

(2) 기본 병리현상

① 경련성 복통과 곧창자의 출혈, 화농 및 점액을 포함한 설사가 특징이다.

② 이러한 증상이 보이면 의심을 하나 감염 질환이나 기생충 질환들도 증상이 유사하므로 감별이 필요하며 대개 대변검사를 시행하면 된다.

③ 진단은 임상상과 대변검사, 직결장경검사를 시행한다.

④ 혈액검사에서는 빈혈과 백혈구수의 증가와 적혈구의 침전율 증가의 소견이 보인다.

⑤ 바륨관장도 사용하나 직접검사방법보다 효율적인 측면이 떨어진다.

⑥ 직장경과 대장경을 통해 대장염의 범위와 정도를 측정하고 확진을 한다.

(3) 치료

① 내과적 치료(약물요법)

- 가장 흔히 사용되는 약제로는 살리실산(Salicylic Acid)이 있는데 경증 또는 중증의 궤양성 대장염 환자에게 효과적이다. 장기간 사용 시 재발 빈도를 낮출 수도 있다.
- 사라조피린(Salazopyrin), 펜타사(Pentasa), 아사콜(Asacol) 등이 사용되는데 이들 약품들은 최상의 효과를 얻기 위해 고용량으로 경구 복용한다.
- 좌약형태로는 메살라민(mesalamine)이 사용된다.
- 부신피질호르몬은 대장염 치료에 탁월한 효능을 가지고 있다. 다만 부작용의 정도가 심각하기 때문에 심한 환자만을 대상으로 처방되고 있다.

② 외과적 치료

- 약물의 효과가 없거나 대출혈이나, 장협착, 천공, 독성 거대결장증 그리고, 암종이 있는 경우에는 수술이 적용된다.
- 전체 사례의 약 0.5%가 외과적 치료인 결장절제술과 직장점막제거술 등을 사용한다.

(4) 추가사항

① 합병증으로는 출혈로 인한 빈혈과 독성 거대 결장, 대장암, 관절염, 피부결절, 시각장애 등이 있고 간과 담도계에도 염증이 발생할 수 있다.

② 10년 이상 지난 전대장염형의 궤양성 대장염에서는 발암 위험이 크다. 또 궤양성 대장염에서 합병되는 대장암은 다발성이며, 조직학적으로 분화도가 낮은 암이 많다.

③ 약물요법으로 완해를 유지할 수 있는 질환이며, 과로, 수면부족을 피하고 규칙적인 생활과 정신적 스트레스의 대처를 지도한다.

〈그림 6-31〉 **궤양성 대장염의 분류**

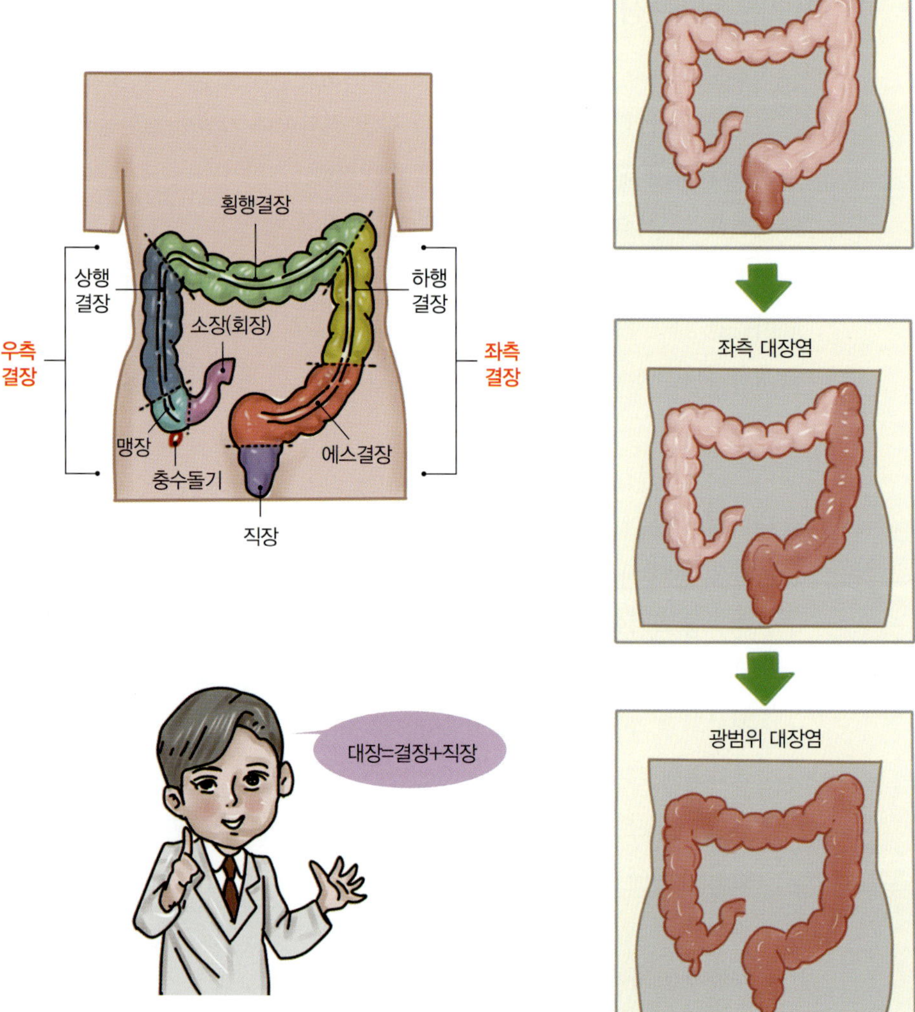

〈그림 6-32〉 **궤양성 대장염의 증상**

① 구토
② 발열
③ 부종
④ 혈변
⑤ 대변절박증
W.C
⑥ 설사/복통

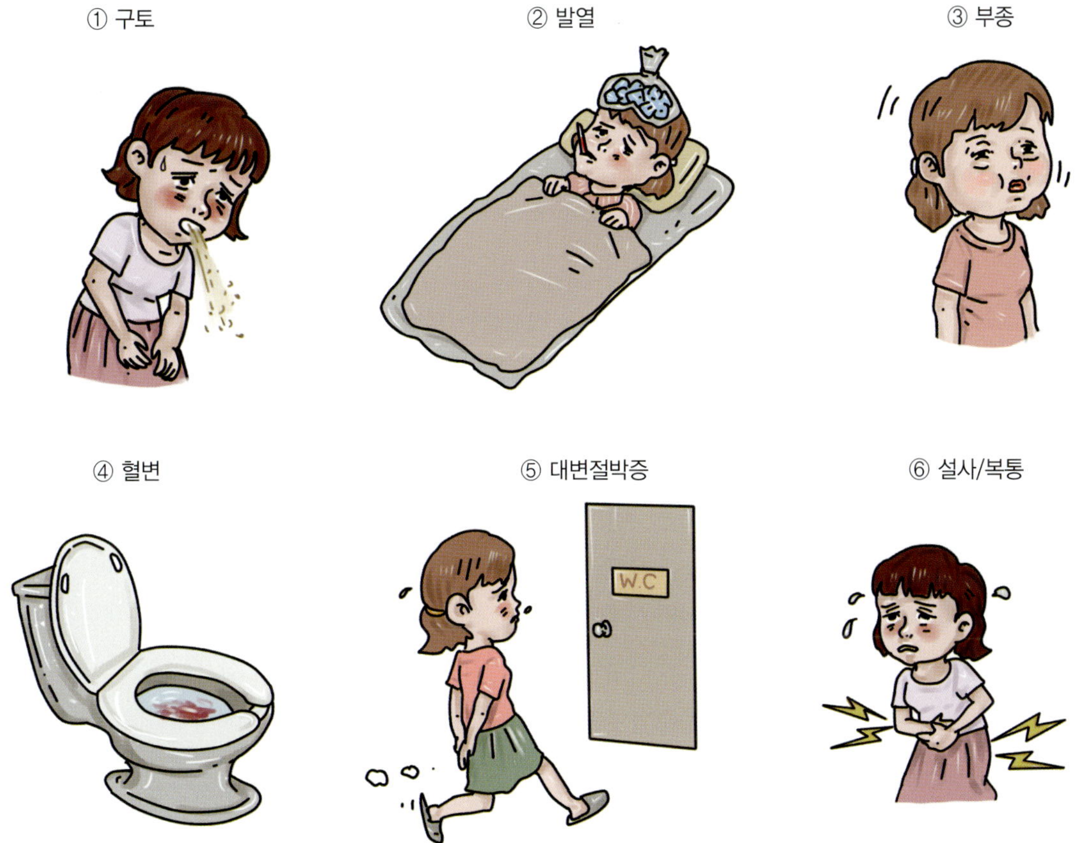

4) 허혈성 대장염(ischemic colitis)

(1) 개요

① 허혈성 대장염은 장간막동맥(mesenteric artery)의 문제로 인해 대장으로 충분한 혈액공급이 되지 않아 나타나는 장 점막의 허혈성 괴사를 나타내는 염증성 병변이다.

② 대부분은 점막 하층이나 점막 고유층의 혈관이 막혀서 일어난다.

③ 고혈압, 동맥경화, 당뇨병 등에 의해 장간막동맥 말초의 협착을 일으킨 경우가 많다.

④ 일과성인 경우는 수일에서부터 길어도 2주에 치유되지만, 협착형은 보통 수개월 정도가 지나서 증상이 나타나는 경우가 많다.

⑤ 급성 허혈성 대장염은 보통 혈전이 원인이며 응급상황으로 신속하게 치료를 해야 하고 대장에 괴저가 발생하면 사망률이 높아진다.

⑥ 전 연령층에서 발생하나 60세 이후의 노년층에서 흔히 발생된다.

(2) 기본 병리현상

① 대장염 환자의 60% 정도에서 경도의 복통이 나타난다.

② 울혈성 심부전증, 당뇨병, 저혈압, 대동맥 등의 질환보유자에게 발병 위험이 증가한다.

③ 갑작스러운 경련성 통증이 나타나며 출혈은 심하지 않으나 혈변이 보인다.

④ 도플러 초음파나 CT를 통해 혈관과 창자의 영상을 관찰한다.

⑤ 내시경에서 구역성 궤양현상과 다발성 미란의 유무를 관찰하고 종주발적과 궤양부위와 그 정도를 살펴보고 점막부종을 관찰한다.

⑥ 백혈구 수를 측정하고 혈액의 산성도를 점검하는 혈액검사를 실시한다.

위의 사항들이 검진되면 허혈성 대장염으로 진단한다.

(3) 치료

① 경도의 증상일 경우 대부분은 내과적 치료로 항생제를 투여하고 진통제와 정맥주사를 시도하며 유동식 음식을 섭취하게 하면 증상이 수일 정도에 사라진다.

② 급성의 경우에는 혈전용해제와 혈관확장제를 투여하고 동맥이 폐색되었거나 장벽의 괴사나 천공 또는 협착이 의심되면 장관부분절제술을 이용한 외과적 치료를 실시한다.

③ 급성의 경우 20% 정도에서 수술이 필요하며 손상 환자의 30~60%가 사망률을 보인다.

〈그림 6-33〉 **허혈성 대장염**

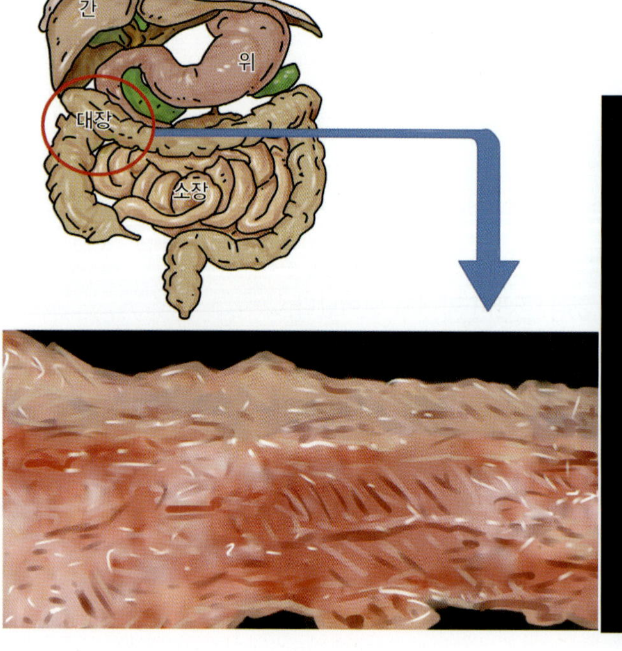

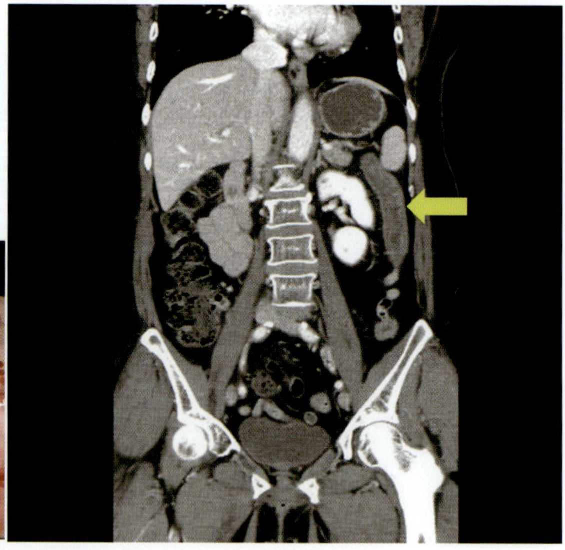

(4) 추가사항

① 가장 위험한 합병증은 조직의 괴사이며 이는 수술을 통한 제거가 필요하다.

② 다른 합병증으로는 창자의 천공, 복부염증으로 인한 복막염, 광범위한 세균 감염으로 인한 패혈증 등을 볼 수 있다.

〈그림 6-34〉 **허혈성 대장염**

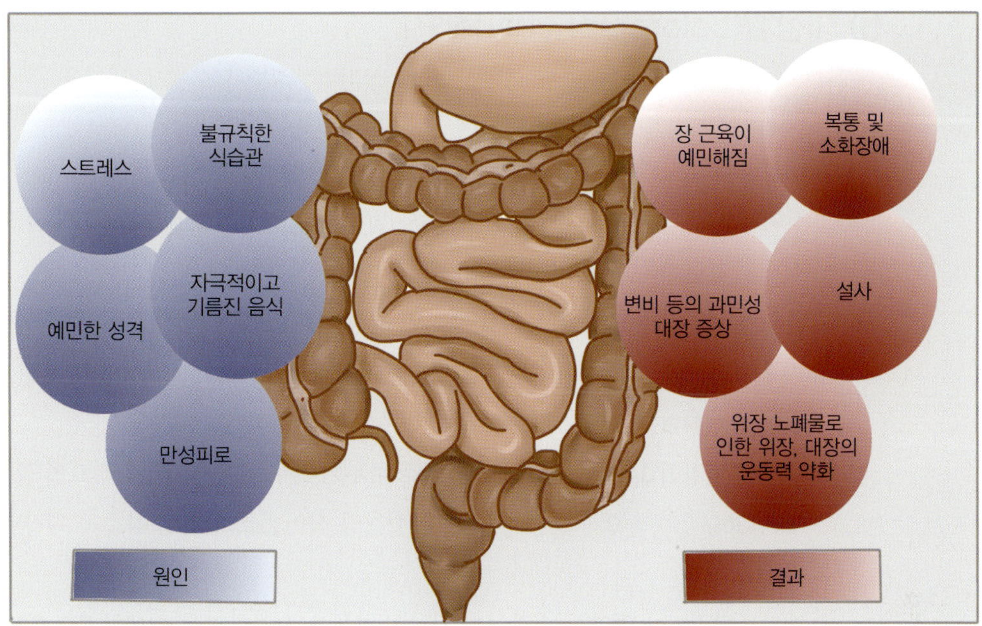

〈그림 6-35〉 **대장내시경**

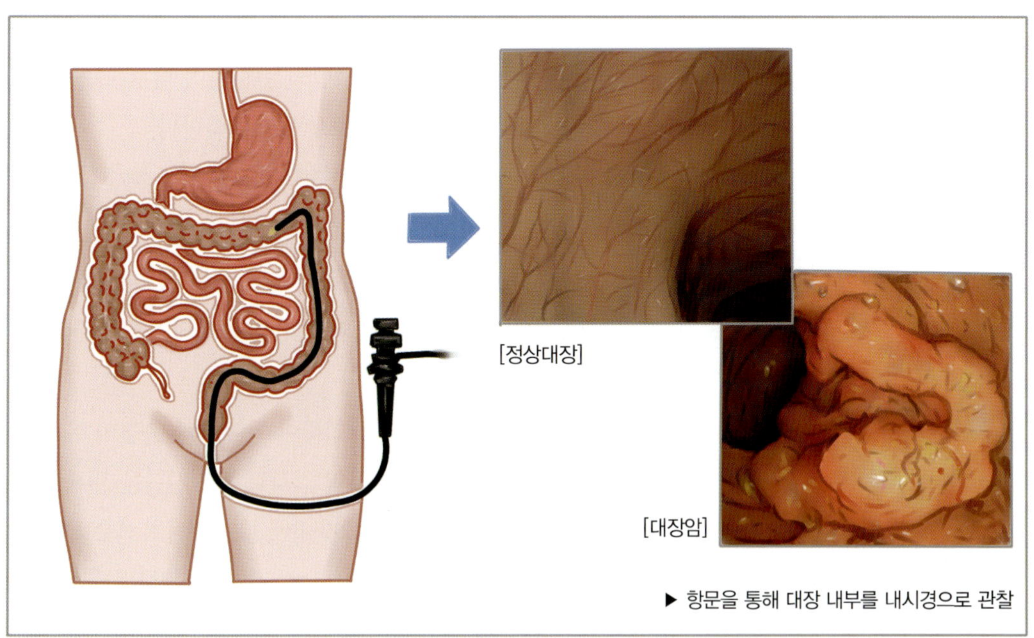

③ 건강한 생활방식을 통해 동맥의 허혈을 최소로 하여 재발을 방지해야 한다.

④ 복부초음파검사에서 결장점막 · 점막하층의 비후가 관찰된다.

⑤ 조직소견에서 철 포함 포식세포(siderophore: 헤모시데린을 탐식한 큰포식세포)나 핵이 빠져 허물처럼 보이는 상(ghost like appearance)을 특징으로 한다.

⑥ 수술 전 조직의 괴사가 발생하게 되면 예후가 좋지 않기 때문에 조심하여야 한다.

5) 대장암(colorectal cancer)

(1) 개요

① 대장암은 대장의 상피세포에서 발생하는 악성종양으로 거의 샘종(adenoma, 선종)이다.

② 상피세포의 점막층 내지 점막하층에서 발생하는 조기암(earlycancer)과, 점막의 고유층에서 심부로 침윤하는 진행암(advanced cancer)으로 나뉜다.

③ 암의 발생위치에 따라 결장에서 생기면 결장암, 직장에서 생기면 직장암이라 한다.

④ 인구 10만 명당 발생률은 56.1건이며 여자보다 남자에게서 발생률이 높고, 60대에서 가장 많이 발생한다.

⑤ 원인은 환경적 요인과 유전적 요인으로 나누어 볼 수 있는데 환경적 요인 중에서는 식이요소 및 생활습관이 중요하고 다량의 지방 섭취와 식이섬유의 섭취 감소가 대장암 발생에 중요한 역할을 한다.

⑥ 대장폴립증이나 궤양성 대장염이 시간의 흐름으로 악화되어 발생하기도 한다.

(2) 기본 병리현상

① 초기의 경우 자각증상이 거의 나타나지 않는다.

② 오른쪽 대장 즉 상행결장은 액체성분이 많이 포함되는데 암이 발생하면 통과장애 증상을 보이며 이것은 암이 많이 진행되었을 때 장 폐쇄증상으로 나타난다.

③ 오른쪽 아랫배에 심하지 않은 통증과 식욕감퇴, 소화불량, 빈혈, 체중감소 등의 증상이 나타나며 오른쪽 아랫배에 멍울이 만져지는 경우도 있다.

④ 좌측 대장에서 암이 발생하는 경우에는 변의 농축정도가 심해 변비와 통증이 동반된다. 혈변이 보이기도 하고 장 폐쇄도 흔히 보이고 설사와 변비가 반복되기도 한다.

⑤ 대장암의 진단방법은 아주 다양하다.

- 직장수지검사: 윤활제를 바르고 손가락을 삽입하여 덩어리와 출혈의 유무를 판단한다.
- 분변잠혈검사: 대변을 이용하는 가장 기본적인 검사로 조기진단을 위해 사용한다.
- 대장촬영술: 항문에 관을 삽입하고 바륨을 대장벽에 도포하여 X선을 투시한다.
- 대장내시경검사: 튜브를 통해 직접 관찰하는 방법이며 가장 정확한 진단방법으로 출혈 부

위와 조직을 관찰할 수 있고 조직검사(생검)도 가능하다.

- 직장경 및 직장항문 초음파검사: 비침습적이며 안전하고 간단한 방법이다.
- CT와 MRI, PET등 다양한 방법들이 적용된다.

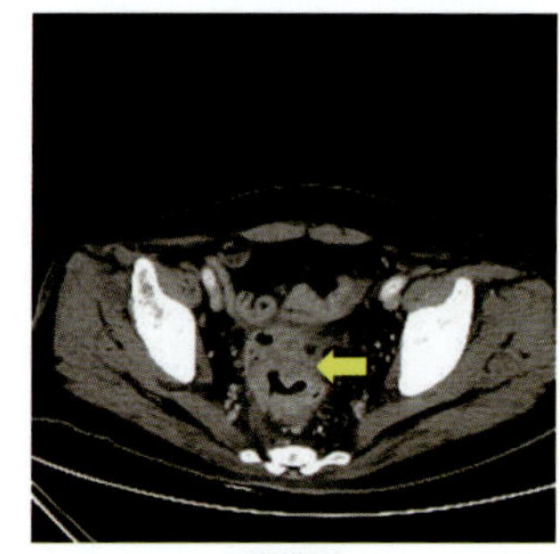

대장암

(3) 치료

① 수술요법

- 개복수술: 기본적인 수술방법으로 눈으로 확인하여 병변을 제거한다는 장점이 있다.
- 복강경수술: 복강 내에 카메라를 투입하여 영상을 보면서 수술하는 방법
- 로봇수술: 복강경과 같은 원리로 기구의 자유도가 넓고 손떨림이 없으며 편리한 방법

② 항암치료

- 수술 후 남아있는 미세암의 사멸을 통한 완치가 목적인 보조항암화학요법
- 완치가 어려운 심한 암의 경우 암세포의 성장억제와 암의 퇴행을 일으켜 사람의 생존기간

〈표 6-4〉 **대장암의 부위별 증상**

우측 대장암	좌측 대장암	직장암
• 설사 • 소화 불량 • 복부 팽만 • 복통 • 빈혈에 의한 제반 증상 • 체중 감소 • 근력 감소 • 덩어리가 만져짐	• 배변 습관 변화 • 변비 • 혈변/점액변 • 장폐색	• 변비 혹은 설사 • 혈변 • 배변 후 변이 남은 느낌 • 배변시 통증

〈그림 6-36〉 **대장암 위험요인**

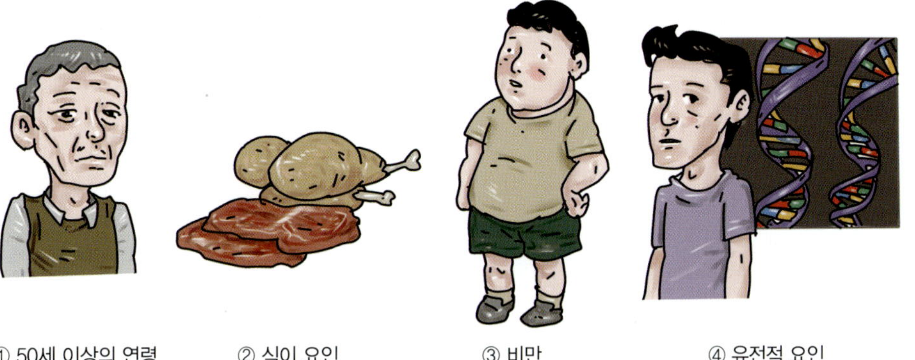

① 50세 이상의 연령 ② 식이 요인 ③ 비만 ④ 유전적 요인

〈그림 6-37〉 **대장암의 일반 증상**

- 갑자기 변을 보기 힘들어지거나 변 보는 횟수가 변하는 등의 배변 습관의 변화
- 설사, 변비 또는 배변 후 후중감(변이 남은 느낌)
- 혈변(선홍색 또는 검붉은색) 또는 점액변
- 예전보다 가늘어진 변
- 복부 불편감(복통, 복부 팽만)
- 체중이나 근력의 감소
- 피로감
- 식욕 부진, 소화 불량, 오심과 구토
- 복부 종물

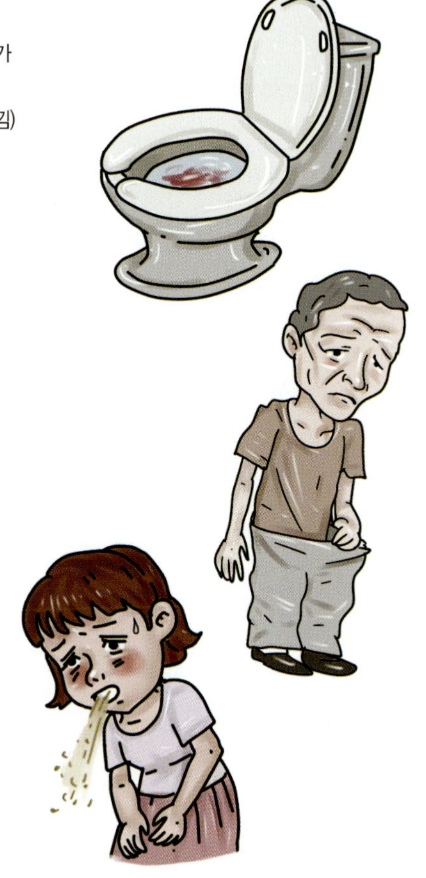

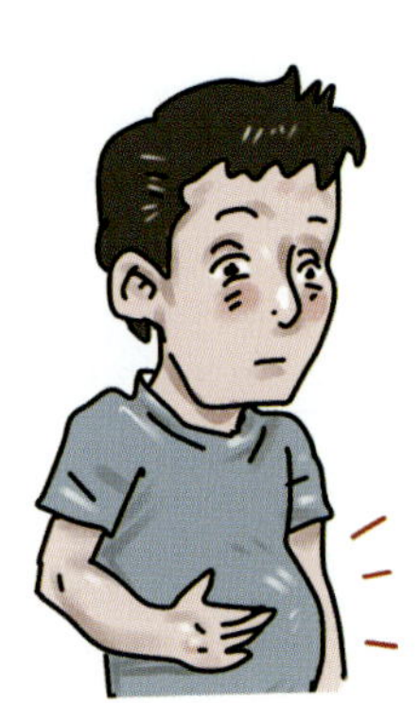

을 연장하도록 하는 것으로 암의 진행을 완화시킬 목적으로 사용된다.

6) 장폐색증(ileus, 창자막힘증)

(1) 개요

① 장폐색증은 여러 원인으로 인하여 작은 창자가 막히면서 통과에 장애를 입은 상태이다.

② 장폐색증은 장관의 내강이 기계적인 원인으로 막혀서 폐색된 기계적 막힘증과 창자의 운동이 중지하여 기능적으로 폐색된 마비성 막힘증으로 나뉜다.

③ 창자가 폐쇄되면 수분 및 공기가 축적되어 창자가 확장되고 구토가 발생한다.

④ 창자 확장으로 인하여 복부내압이 증가하여 호흡에 장애가 오고, 많은 수분이 마비된 창자로 빠져나가 탈수증이 생긴다.

⑤ 탈수증이 심한 경우에는 혈액의 양이 모자라서 저혈압이 생길 수도 있다.

⑥ 수술 후 유착(십이지장절제, 충수염, 부인과수술, 복막염수술 등)에 의한 수술 후 유착성 장폐색

증이 대부분을 차지한다.

(2) 기본 병리현상

① 음식물과 소화액이 아래로 내려가지 못해 복통과 메스꺼움, 구토, 복부팽만 등을 일으키며, 구토가 심할 경우 탈수와 전해질의 장애가 발생한다.

② 복부진찰을 통해 복부팽만 등의 진단이 가능하다.

③ 복부 청진시 기계적 장폐색증은 장운동의 증가로 장음이 심하게 들리게 되나 마비성 장폐색증은 장운동의 마비로 장음이 들리지 않는다.

④ 복부 단순 X선에서 다수의 장속의 가스를 확인할 수 있고, 필요에 따라 CT를 통해 종양이나 염증 등의 원인을 확인할 수 있다.

⑤ 이런 과정을 통해 폐쇄성 장폐색증을 진단할 수 있고 특히 개복술의 과거력이 있는 환자는 수술 후 유착성 장폐색증을 의심해 볼 수도 있다.

(3) 치료

① 기계적 폐색증은 수술 후 유착에 의한 폐색의 경우 금식과 수액요법, 비위관 삽입 등을 통해 회복을 기다리지만 종양이나 염전 등은 수술을 통해 원인을 제거한다.

② 약 90%는 내과적 치료(보존적 치료)로 치유한다.

③ 마비성인 경우 소화관의 마비가 회복되어 장운동이 돌아올 때까지 금식을 하면서 탈수와 전해질 부족이 되지 않도록 수액을 통한 유지보존요법을 적용한다.

④ 장폐색관에 의한 장관 내용의 흡인, 감압을 하며 수액에 의한 탈수와 전해질 등을 보정하며 적절한 항균제 투여를 투여한다.

⑤ 기계적 폐색증의 경우 장운동의 활성화와 운동성 자극을 증가시키기 위한 약으로 락톨로즈(lactulose)나 에리스로마이신(erythromycine) 등을 처방한다.

⑥ 마비성 폐색증의 경우 네오스티그민(neostigmine)을 투여한다.

⑦ 내과적 치료로 개선되지 않거나 악성종양(결장암 등)이 원인일 때에는 외과적 치료를 위한 수술적 방법을 고려한다.

(4) 추가사항

① 장폐색증의 3대 원인은 수술 후 유착, 탈장(hernia), 대장암이다.

② 기타 원인으로 선천성 장폐색증, 위석, 담석, 분석(stercolith), 회충 등이 있다.

③ 장폐색증의 합병증으로는 장내 분비흡수 장애로 인한 탈수현상과 전해질 이상이 나타난다. 또한 장내세균의 증식으로 인한 패혈증이 일어난다. 이런 합병증이 나타나게 되면 결과적으로 쇼크가 진행되는 경우가 많다.

〈그림 6-38〉 **유착에 의한 장폐색**

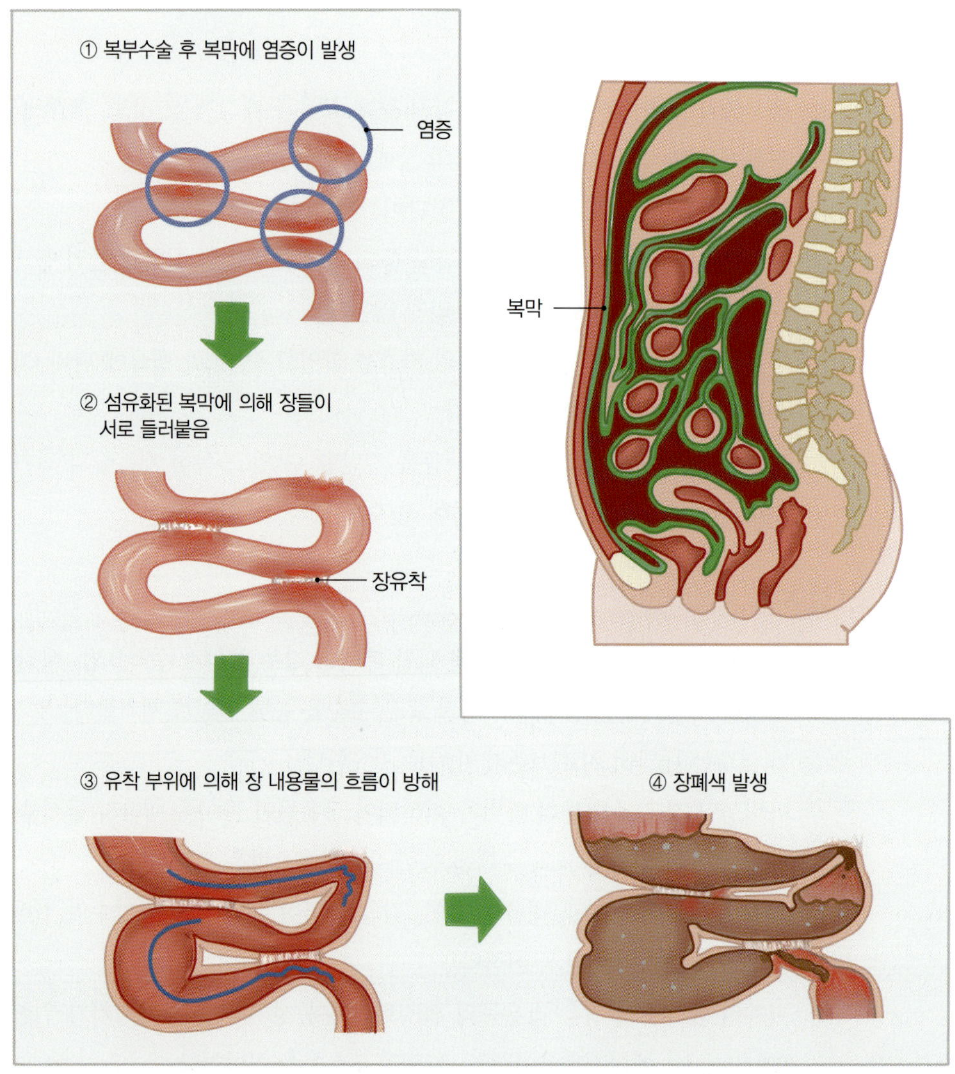

〈그림 6-39〉 **장중첩과 장꼬임**

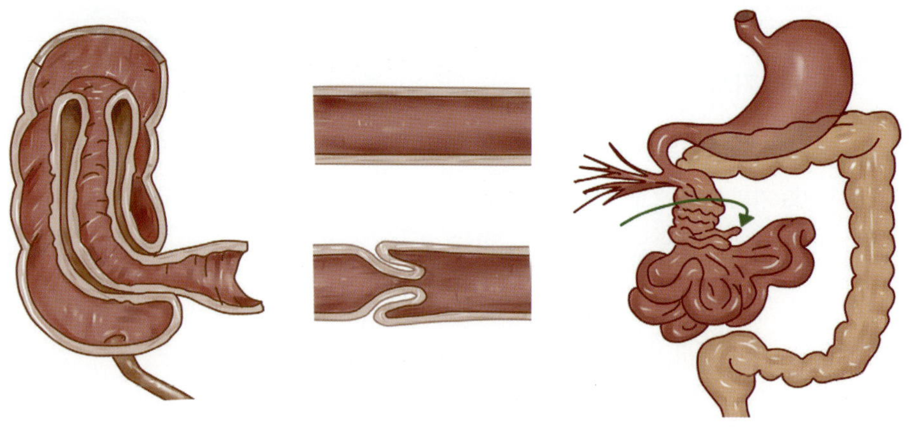

7) 치핵(hemorrhoid)

(1) 개요

① 치핵이란 항문 및 항문 주위의 정맥얼기가 정맥자루처럼 확장된 것을 말하며, 곧 창자점막으로 된 것을 내치핵(internal hemorrhoid)이라 하며 편평상피세포로 덮여있는 것을 외치핵(external hemorrhoid)이라 한다.

② 내치핵은 3 · 7 · 11시 방향으로 자주 발생하고 출혈이 있으나 통증이 적다. 외치핵은 출혈은 적으나 통증이 심하다. 탈출과 격통이 없는 한 생활지도와 보존적 치료를 시행한다.

③ 치핵의 원인인자에는 임신, 분만이나 변비 등에 의한 복압 상승이 있고, 악화 인자에는 과도한 자극물이나 알코올 등이 있다.

(2) 기본 병리현상

① 50대 인구의 50% 정도가 질환에 노출되어 있다.

② 비만이나 임신이 큰 원인중의 하나인데 태아의 무게에 의한 복압의 증가와 호르몬에 의한 치핵 주변의 혈관이 확장되고 항문 주위에 과도한 압력이 형성되기 때문이다.

③ 항문 주위에 소양증이 보이고 불편함과 통증이 나타난다.

④ 배변 후 혈흔이 보이고 항문 주변에 덩어리가 만져진다.

⑤ 내치핵은 치상선 위쪽의 점막조직이 항문벽에 붙어 있기에 내치핵이 커지면 변을 볼 때 항문 밖으로 밀려나와 탈황이 된다. 이 때 출혈이 동반되기도 하나 통증은 없다.

⑥ 외치핵은 치상선 아래쪽에서 발생을 하는데 이곳은 피부에 덮여있어 쉽게 출혈이나 탈황이 되지 않는다. 외치핵이 커지면서 피부가 항문 밖으로 만져지며, 피부 속에서 출혈이 되어 혈전이 되면 심한통증이 발생한다.

⑦ 항문에서 출혈이 있거나 혈변이 있는 경우에는 진찰과 검사를 받아 다른 소화기 질환과의 감별을 요하게 된다.

⑧ 여러 검사방법을 적용하여 확진을 한다.

- 직장수지검사
- 직장경 또는 S결장경
- 항문경
- 대장내시경

(3) 치료

① 보존요법

- 배변습관 및 식이요법
- 온수좌욕
- 소염진통과 항균작용의 좌약 및 연고제
- 변비약이나 혈액순환 개선제
- 항문의 청결도 유지

• 따뜻한 물을 이용하는 좌욕은 하루에 10분 정도 수차례 반복한다.

② 비수술적 방법

• 고무밴드 결찰술 • 경화술 • 적외선 또는 레이저응고술

③ 수술

• 내치핵(자연적으로 치유되지 않는 경우) ⇨ 결찰절제술(Milligan–Morgan법)

• 외치핵(통증이 심하고 생활에 지장이 있는 경우) ⇨ 혈전제거술

(4) 추가사항

① 치핵은 항문에 발생하는 정맥류로 간주하였지만, 최근에는 점막 밑 지지조직인 항문 쿠션의 취약화로 인한 직장점막 하강과 직장정맥얼기 탈출이라는 가설이 유력하다.

② 항문탈출(proctoptosis)은 내치핵의 탈출로 일어나는 경우가 많고 직장 하부 ~ 항문관 상부의 점막이 탈출한다.

〈표 6–5〉 **기타 항문 질환**

	정의	자각증상 · 타각소견
항문열창 (anal fissure)	항문 개구부 점막에 단열을 일으킨 것	배변 시 통증, 소량의 출혈, 6시에 자주 발생
직장탈출 (rectal prolapse)	직장 전층이 항문 밖으로 탈출	윤상 직장 점막 관찰
항문탈출 (proctoptosis)	직장 하부와 항문관 상부의 점막이 항문 밖으로 탈출	방사상 점막
항문주위농양 (perianal abscess)	항문샘에 감염을 이르켜 농양화한 것	배변 시 통증, 발열
치루 (anal fistula)	항문 주위 농양이 터져 누공에서 고름이 배출한 것	고름의 지속적 배출

〈그림 6–40〉 **항문의 구조**

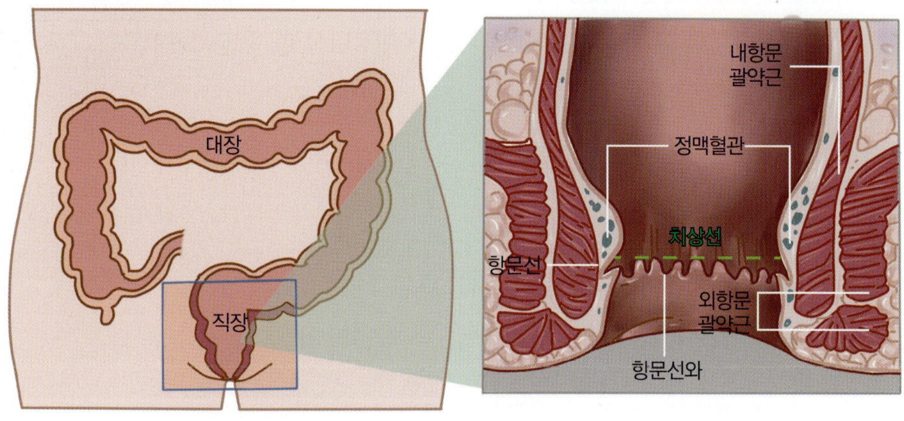

〈그림 6-41〉 치핵의 발생과정

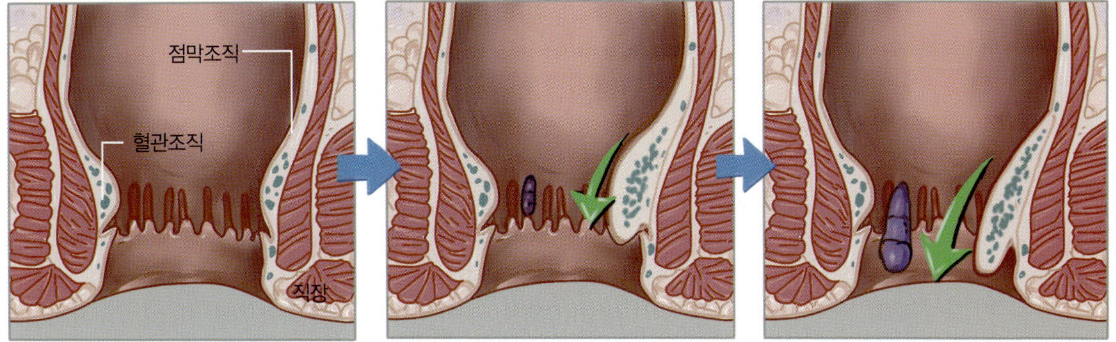

〈그림 6-42〉 내치핵과 외치핵의 증상

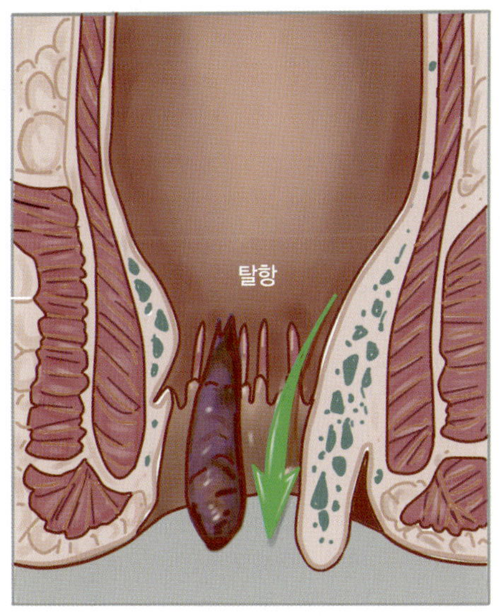

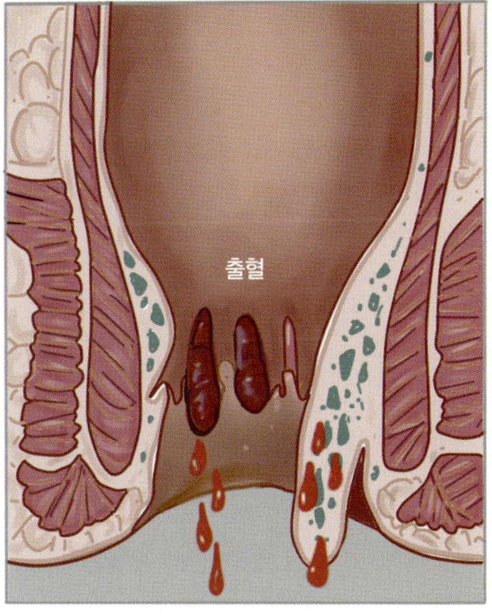

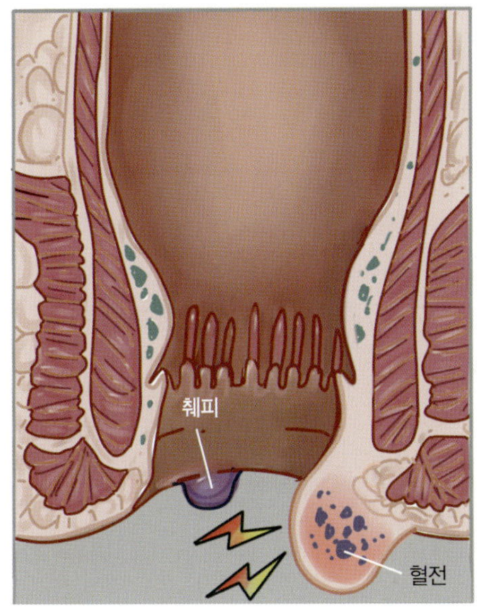

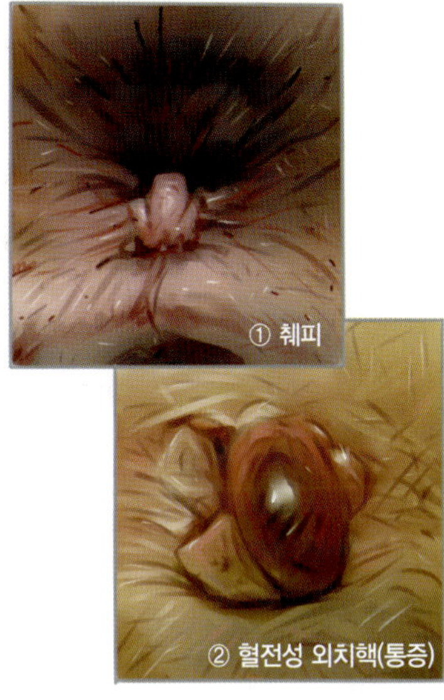

8) 과민성 대장증후군(irritable bowel syndrome, IBS)

(1) 개요

① 과민성 대장증후군은 반복되는 설사와 변비 등 배변장애와 복통을 동반하는 장관의 만성적인 기능장애성 질병으로 기능 항진이 나타나는 특징이 있다.

② 대장뿐만 아니라 소장을 포함한 소화관의 기능 장애에 의한 것으로 간헐적인 복통과 변비, 설사를 동반하는 증후군이다.

③ 신체적 소인으로는 소화관의 평활근에서 기능 이상이 나타나는 경우와 신경증적인 경향을 가진 정신적 소인에 스트레스 등이 겹쳐서 발생한다고 판단된다.

(2) 기본 병리현상

① 20~30대에서 많이 발생하며 여성에게서 2배 정도 비율이 높다.

② 때로는 가족력이 있기도 하다.

③ 복통을 동반하는 변비, 설사, 변통이상이 나타난다.

④ 정신적 스트레스나 정신적 불안감에서도 나타난다.

⑤ 자극성 식사나 지방성 식사에 의한 자극으로 방출되는 콜레치스토키닌(Cholecystokinin)이 장관의 운동을 항진시킨다.

⑥ 부교감신경의 흥분이 장관의 운동, 긴장, 분비항진을 일으킨다.

⑦ 내장감각의 과민성 증가, 위장관 운동성의 변화, 위장관 팽창도의 감소 등이 관찰된다.

⑧ 단일 검사방법은 없으며 다른 소화기 질환이 없는지 확인을 해야 하며 이 증후군은 생화학적, 구조적 이상으로 설명할 수 없기 때문에 대변검사와 장 내시경, 혈액검사 등을 통해 원인이 되는 기질적 질환이 없다는 확인과정이 필요하다.

⑨ 원인 질환이 없음에도 불쾌한 소화기 증상이 반복적이고 만성적으로 나타나거나 설사, 변비와 같은 배변장애나 잔변감 같은 증상이 보인다면 질환을 의심해 볼 필요가 있다.

⑩ 검사로는 이학적 검사와 혈액 검사, 대변 기생충 검사, X선 촬영, 내시경 검사, 바륨관장 등의 방법을 통해 다른 질환에 대한 검사를 실시한다.

(3) 치료

① 우선 정신적이나 심리적 치료를 통한 전반적인 일상생활의 개선이 필요하다.

② 그 후 설사형, 변비형 등 소화관 증상에 따른 약물치료를 시행한다.

③ 식사요법

④ 약물요법: 고분자 집합체, 소화관운동조정제, 항콜린제, 정장제, 항불안제, 항우울제

⑤ 심신요법: 자율훈련법, 대화면접요법

(4) 추가사항

① 과민성 대장증후군은 신체소견으로는 아무 이상이 없지만, 환자는 사회생활을 하는 데에 대단히 힘든 질병이므로 환자와 의료진의 의사소통이 잘 이루어지지 않으면 병원을 반복하여 옮기게 된다(소화기 내과를 찾는 환자 대부분이 이 경우이다).

② 고분자 집합체는 장관이 아니라 변에 작용하여 설사 시에는 변에서 수분을 흡수하고 반대로 변비일 때는 수분을 공급하여 교대성 변통장애(변비와 설사반복)를 개선한다.

〈그림 6-43〉 **과민성 대장증후군 증상**

가벼운 스트레스 후 복통

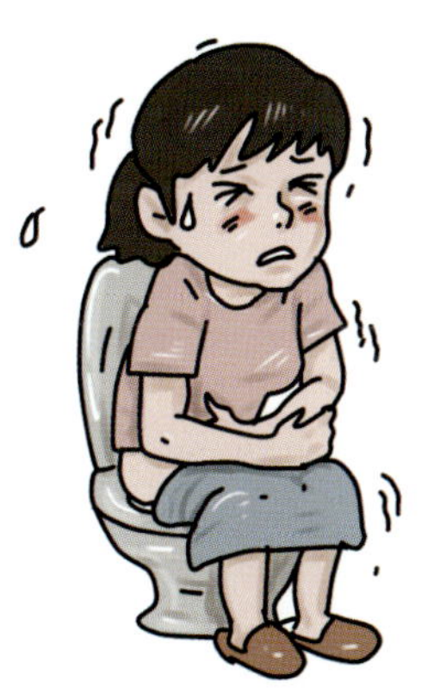

설사와 변비

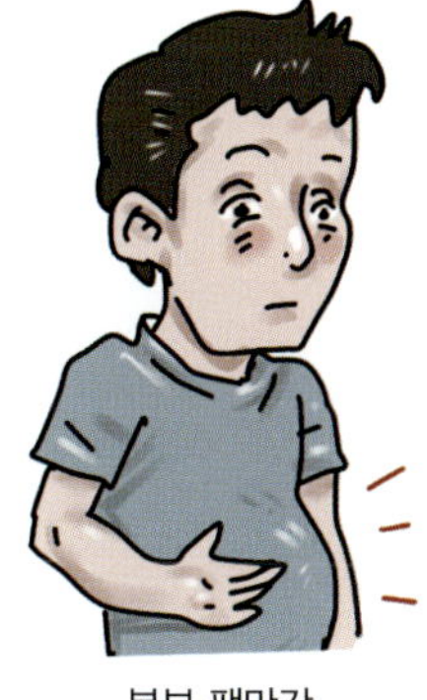

복부 팽만감

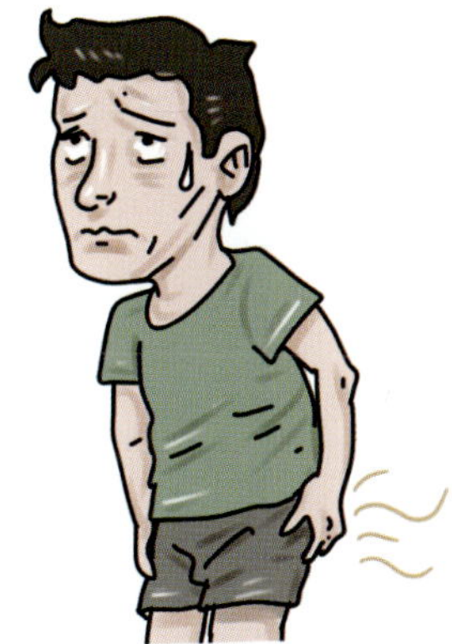

배변 후 잔변감

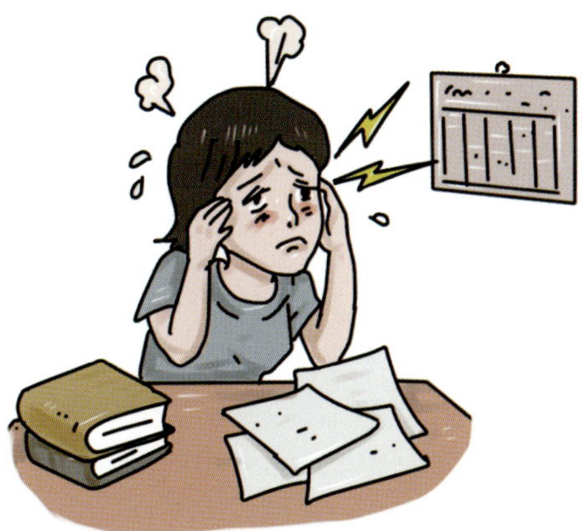

가벼운 스트레스 후 복통

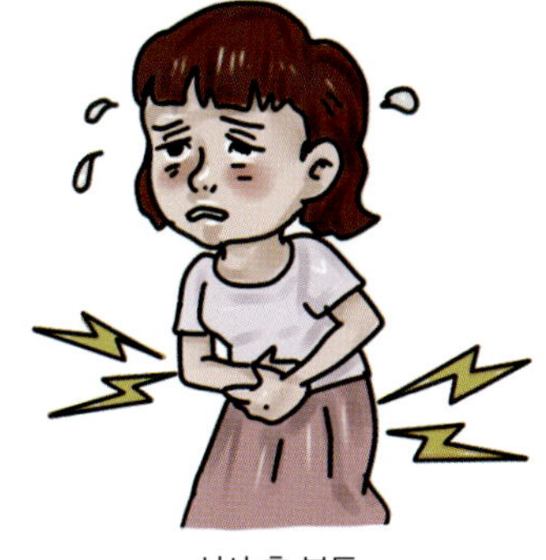

식사 후 복통

〈그림 6-44〉 **과민성 대장증후군의 심리적 요인**

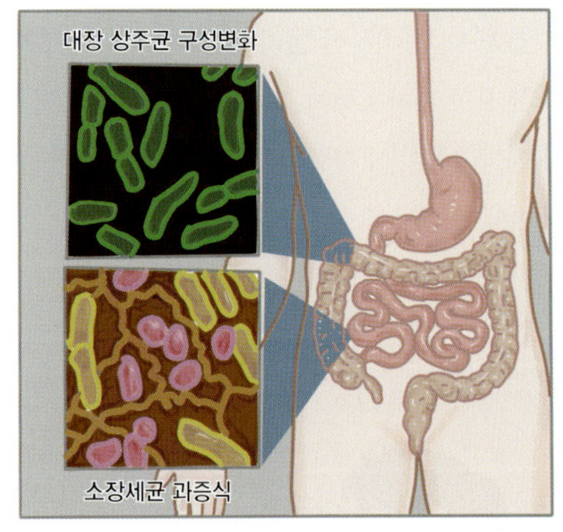

〈장내 세균 이상〉

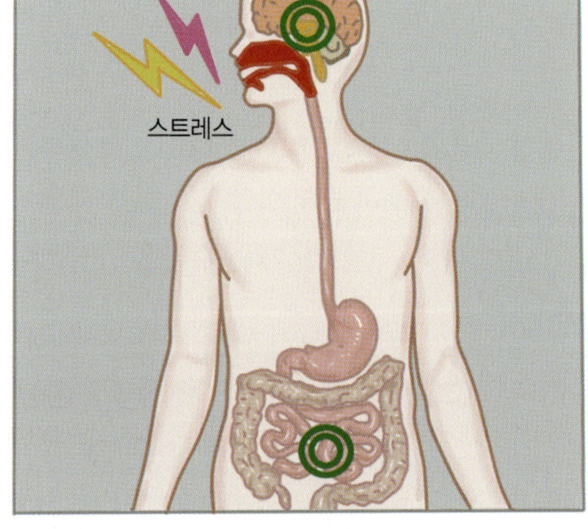

〈정신 사회적 요인〉

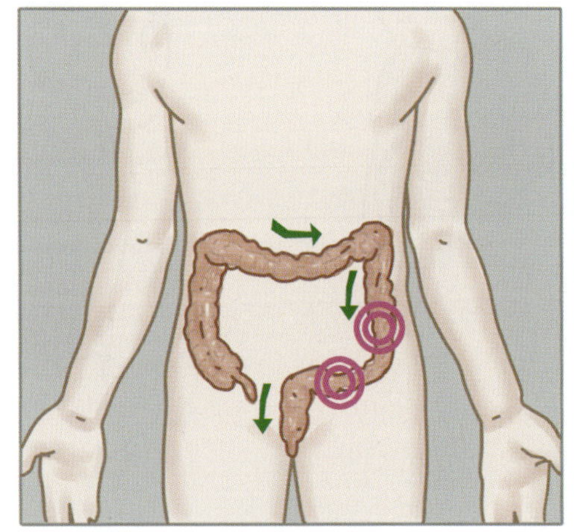

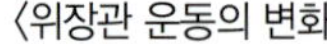

〈위장관 운동의 변화〉

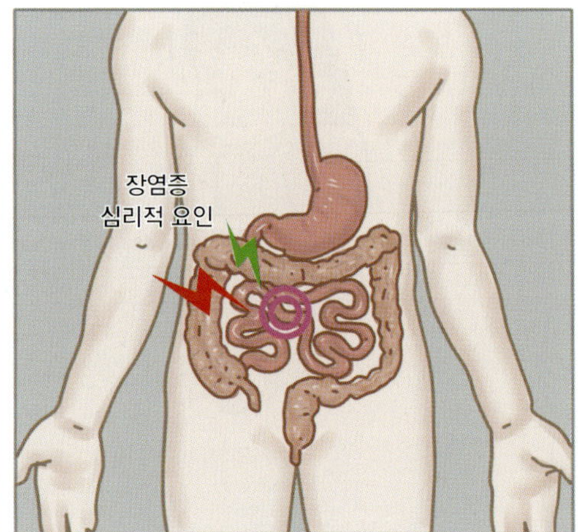

〈내성 과민성〉

9) 복막염(peritonitis)

(1) 개요

① 복부의 안쪽과 복부의 장기들 대부분을 덮는 얇은 조직층을 복막이라고 하는데 이 복막의 염증은 복막염이라고 한다.

② 염증은 보통 복부의 부상, 기저의 의학적 병태 또는 투석 카테터 또는 영양관과 같은 치료 기구로 인한, 진균 또는 세균 감염이 원인이다.

③ 복막염은 즉각적인 의학적 치료가 필요한 심각한 병태이며, 항생제가 보통 감염을 치료하는 데 사용되지만, 간혹 감염된 조직을 제거하기 위하여 수술이 필요한 경우도 있다. 복막염을 치료하지 않고 방치하면, 감염이 퍼져 생명을 위협할 수도 있다.

④ 원발성 복막염은 복강에 들어있는 체액의 감염이 원인이며 이러한 원발성 복막염은 간부전 또는 신부전이 원인일 수 있다. 속발성 복막염은 보통 소화관에서부터 퍼진 감염이 원인이다.

(2) 기본 병리현상

① 다양한 형태들이 복막염을 유발시킨다.

- 파열된 맹장
- 복부의 상처 및 부상
- 위궤양
- 천공된 결장
- 게실염(주머니가 결장의 벽에 형성되고 염증이 생긴 경우)
- 췌장염(췌장의 염증)
- 간경화 또는 기타 간 질환
- 담낭, 창자 또는 혈류의 감염
- 골반 염증 질환(여성의 생식 기관의 감염)
- 크론병(일종의 염증성 창자 질환)
- 의학적 시술(신부전에 대한 치료, 수술 또는 영양관의 사용이 포함)

② 심한 복통, 발열, 얕은 호흡, 빈맥 등이 동반된다.

③ 혈액검사 시 높은 백혈구 수치는 보통 염증이나 감염의 징후이며 혈액 배양은 그 감염이나 염증을 일으키는 세균을 찾아내는 데 도움이 될 수 있다.

④ 체액 분석: 복부에 축적된 체액을 배양하여 세균을 찾아낸다.

⑤ 컴퓨터 단층촬영 스캔, X-선: 영상검사를 통해 복막에 생긴 이상을 찾아본다.

(3) 치료

① 복막염을 치료하는 첫 단계는 복막염의 기저 원인을 판별하여 감염과 싸우는 항생제 및 통증약의 투여가 중요하다.

② 감염된 창자, 농양 또는 염증이 생긴 맹장이 있는 경우, 감염된 조직을 제거하기 위하여 개복수술이 필요하다.

③ 신장 투석을 받고 있고 복막염으로 진단된 경우에는, 감염이 말끔히 사라질 때까지 기다려야 하며, 감염이 계속되면, 다른 유형의 투석으로 전환해야 할 수도 있다.

(4) 추가사항

① 신속히 치료하지 않으면, 감염이 혈류로 진입하여, 다른 장기에 쇼크와 손상을 일으킬 수 있으며, 이는 치명적일 수 있다.

② 원발성 복막염의 잠재적 합병증은 다음과 같다.

- 간성뇌병증
- 간콩팥증후군(진행성 신부전)
- 패혈증(혈류가 세균에 침범당한 반응)

③ 속발성 복막염의 증상은 다음과 같다.

- 농양(고름집)
- 괴저성 창자(죽은 창자 조직)
- 복강 내 유착
- 패혈성 쇼크

〈그림 6-45〉 **급성복막염의 원인**

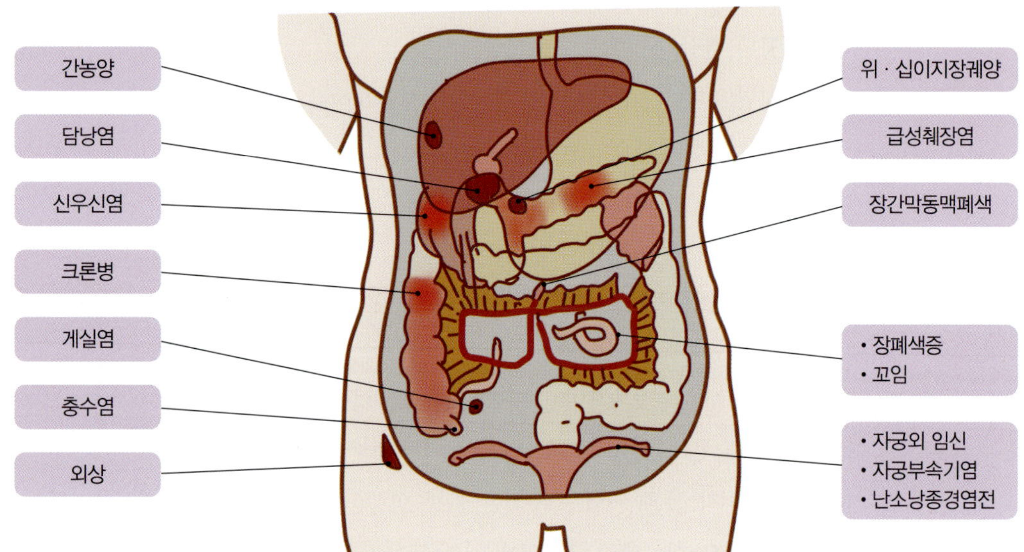

〈그림 6-47〉 **복막과 복수**

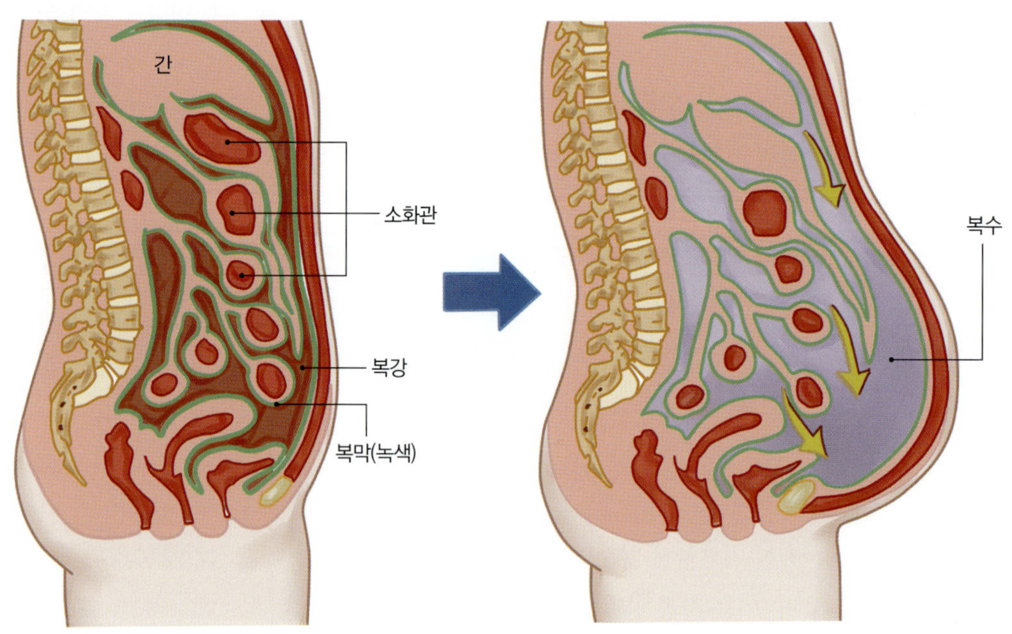

〈그림 6-46〉 **투석에 의한 복막염**

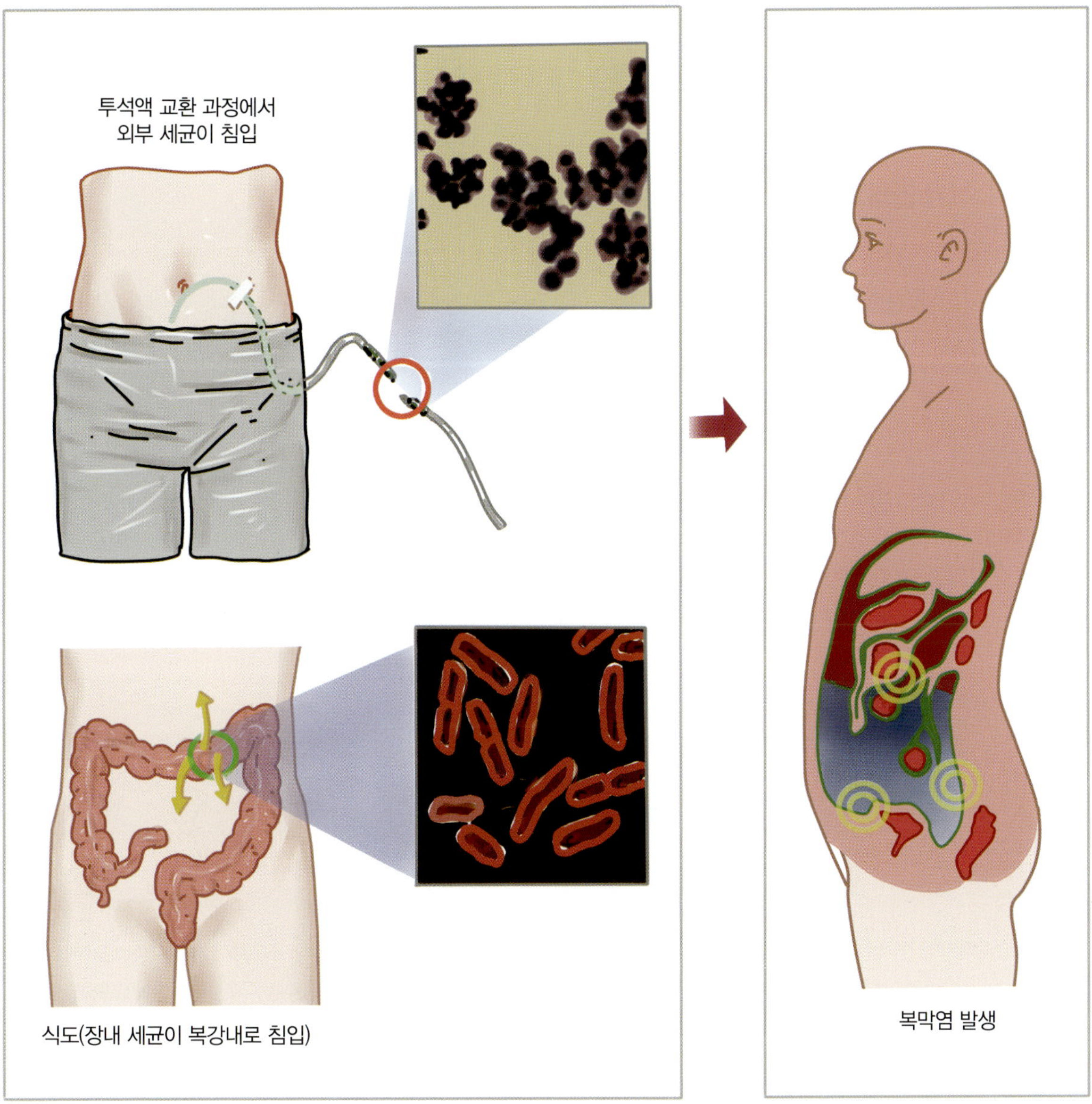

5 간 · 담도 · 췌장 질환

1) 간의 구조와 기능

(1) 간의 해부

① 간은 복강 내 장기로 복막에 덮여 있다.

② 간으로 들어가는 혈관은 문맥(portal vein)과 간동맥(hepatic artery)이며, 이 2가지는 간 안을 비슷하게 주행한다.

③ 문맥은 간의 기능 혈관으로 상 · 하 장간막정맥(장관에서 공급되는 영양을 포함)과 비장정맥(빌리루빈의 원료인 헴을 포함)으로 이루어진다.

④ 간동맥은 간의 영양 혈관으로 주로 산소를 공급한다.

〈그림 6-48〉 간의 일반 해부도

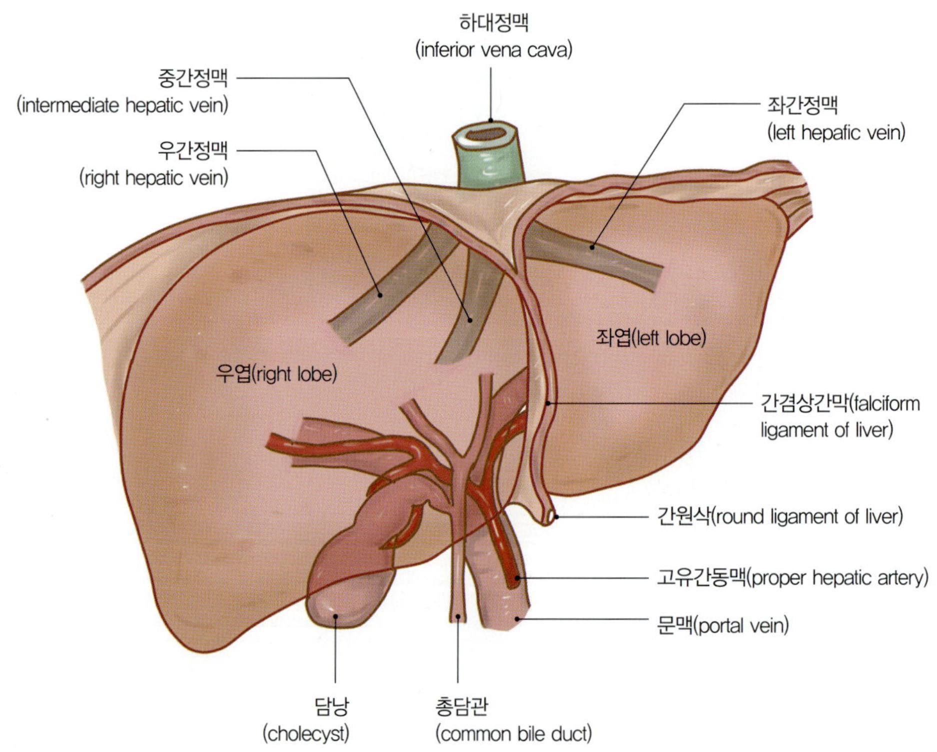

(2) 간의 구조와 조직상

① 간은 간소엽(hepatic lobule)이라고 불리는 구조물이 다수 모여 구성되어있다. 각각의 간소엽은 간세포의 집합이다.

② 간소엽은 간의 구조상 단위이며 육각기둥형태를 하고 있다.

③ 간소엽 안에는 혈액이 바깥쪽에서 중심으로, 담즙이 중심에서 바깥쪽으로 흐른다.

④ 간세포는 유입해 온 혈액을 바탕으로 하여 담즙을 생산한다.

〈그림 6-49〉 **간의 구조와 조직상**

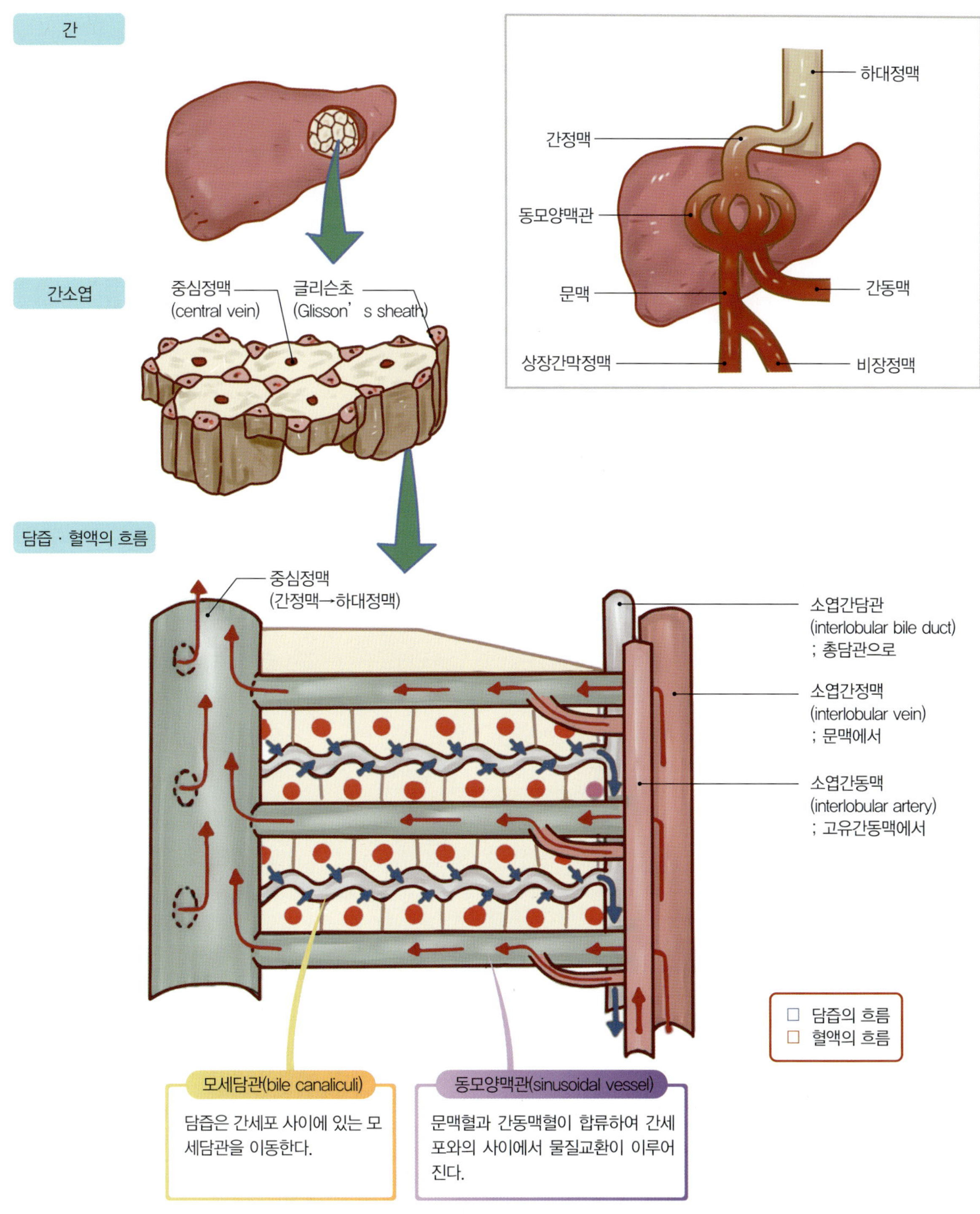

(3) 간의 기능

• 간의 2대 기능은 물질의 합성 및 저장과 해독이다.

〈그림 6-50〉 **간의 기능**

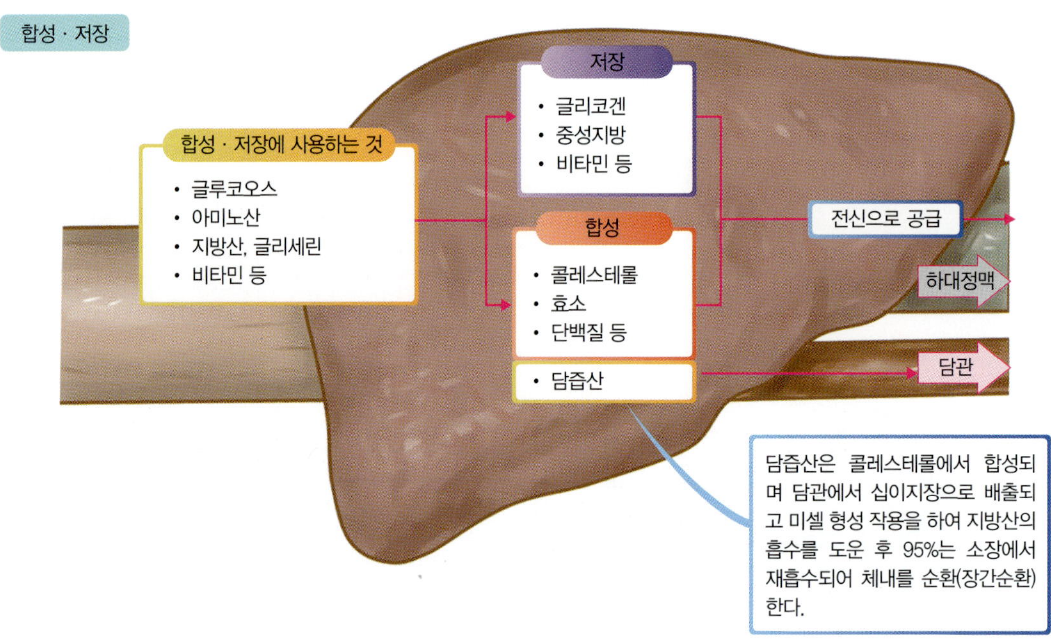

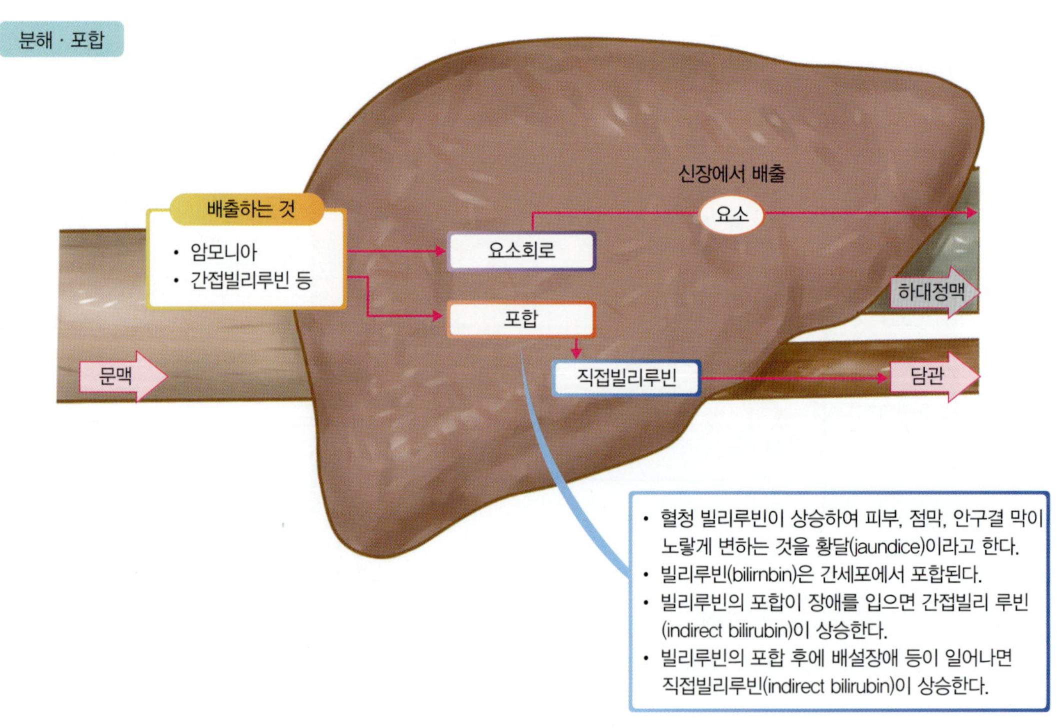

(4) 간 기능 검사

• 혈액검사에 의한 간 기능 평가는 다음의 5가지로 나뉜다.

〈표 6-6〉 간 기능 검사

	검사항목		장애 시의 동향	비고
① 간세포 괴사를 반영하는 항목	아미노전달효소(AST, ALT)		↑	• 본래 간세포 내에 존재하며 간세포가 파괴되면 혈청으로 일탈하여 방출된다.
	LDH*			
	직접빌리루빈			
	혈청 Fe, Cu			
	담즙산			
② 간세포의 합성기능장애를 반영하는 항목	알부민(Alb)		↓	• 간세포 내에서 합성되고 혈청으로 방출되는 것으로, 합성능력이 떨어지면 혈중농도도 저하한다. • 급성기 간기능 저하의 지표로서 응고인자가 유용하다.
	콜린에스테라아제(ChE)			
	응고인자(PT)(G-43)			
	간세포의 합성기능 장애로 응고인자가 저하하면 출혈경향을 일으킨다.			
③ 섬유화 정도를 반영하는 항목	교질반응	TTT	↑	• ZTT는 IgG를 중심으로 한 γ-글로불린 전체에, TTT는 IgM에 상관한다.
		ZTT		
	γ-글로불린	IgG		
		IgM		
		IgA		
④ 간에서의 흡수 · 배설장애를 반영하는 항목	ICG 시험 15분치(포합되지 않고 배설)		↑	• 간혈류량 저하, 간세포수 감소, 간에서의 흡입 · 배설장애 등을 반영하여 배설률이 저하하여 정체한다. • 듀빈-존슨(Dubin-Johnson) 증후군에서는 BSP 시험을 시행하면 주사 후 60분 이후에 재상승이 관찰된다.
	BSP 시험 45분치(포합되어 배설)			
⑤ 담즙정체를 반영하는 항목	담도계 효소	ALP**	↑	• 담도계 병변(담석, 악성종양, 폐쇄황달), 담즙 정체를 반영하여 상승한다.
		LAP		
		γ-GTP		
	콜레스테롤(Chol)			
	직접빌리루빈			

* LDH는 간 이외에 심근, 골격근 등에도 단백질의 구조는 다르나 기능적으로 같은 효소가 존재한다.
** ALP는 담도계 병변 이외에도 간염, 암의 골전이 등에 의해 상승하는 때도 있다.

2) 급성 간염(acute hepatitis)

(1) 개요

① 간염 바이러스에 의해 간에서 발생하는 염증성 병변을 말하며 지속시간에 따라 급성과 만성으로 분류한다.

② 가끔 고열과 황달같은 증상을 보이며 주로 A형 바이러스(A virus, HAV)에 의해 나타나는 간의 염증이다.

③ 급성 간염은 간염의 지속 기간이 6개월을 넘지 못하고 간의 급성 또는 실질성 상해의 거의 모두를 포함한 넓은 의미이며, 바이러스로 생기는 간염의 대부분을 포함한다.

(2) 기본 병리현상

① 갑작스럽게 발병하고 38~39° 정도의 고열이 발생하며, 두통과 복통, 전신권태감, 메스꺼움, 구토, 식욕부진, 황달, 간비대 등이 급성으로 보인다.

② 혈액을 통한 간 기능검사와 바이러스 검사를 시행한다.

③ 간 조직검사는 감염의 원인 확인이나 간경변으로의 진행여부를 확인하기 위해 시행한다.

④ 간 기능검사 시 혈청 트랜스아미노젠(GOT, GPT)의 수치가 500~1,000이상(정상은 40이하)으로 상승하고 간 해독능력의 저하와 간 합성능력의 저하로 인한 혈청 빌리루빈의 수치가 상승한다.

⑤ 초음파검사는 형태를 확인하는데 도움은 되나 조직검사를 통하는 것이 더 정확한 진단을 할 수 있는데 피부 밖에서 생검침을 하여 현미경으로 확인하는 방법이 있다.

(3) 치료

① 약물요법

- 안정과 영양보충이 필요한 영양소를 제공한다.
- 파괴된 세포의 재생과 복구에 필요한 약물이나 간세포를 대신하는 약을 제공한다.

② 안정요법

- 간의 회복을 위해 충분한 혈액을 공급하고 침상안정을 유도한다.

③ 식사요법

- 고열량식이나, 고비타민의 식단을 제공한다.
- 고단백질은 간세포를 재생하는 주요성분이기에 필요성분이다.

(4) 추가사항

① 급성 간염은 바이러스의 전염위험성이 있으므로 환자의 가검물을 조심하여야 하며 또한 경구 감염의 위험성이 있기 때문에 개인위생에 더욱 유념하여야 한다.

② 간염 예방법

	A형 간염	B형 간염	C형 간염
글로불린	항HA면역글로불린	항HB사람면역글로불린	무
백신	HA백신(1~3회 접종)	HB백신(3회 접종)	개발 중

③ 주요 급성 바이러스성 간염의 경과

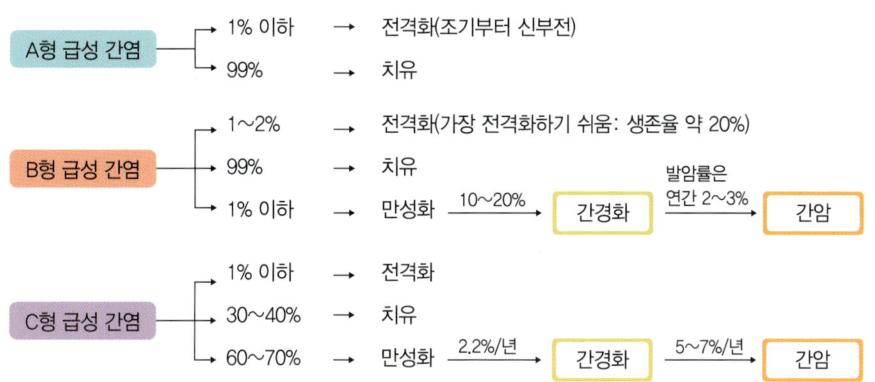

〈그림 6-51〉 **급성 간염의 진행**

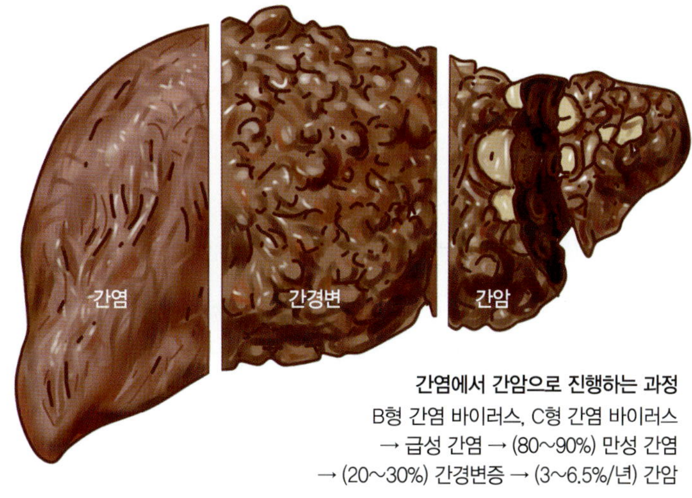

〈표 6-7〉 각 간염의 증상과 치료

종류	A형 간염	B형 간염	C형 간염
전염경로	대변, 입	혈액, 주사기(환자의 혈액이 묻은 경우), 성관계, 분만시 (산모→신생아)	혈액, 주사기(환자의 혈액이 묻은 경우), 성관계
급성 간염을 앓은 뒤 만성화될 가능성	없음	신생아(분만시 엄마에게 감염된 경우): 90% 성인: 2~8%	50~85%
간경변증으로 진행될 가능성	없음	약 17%	20~30%
간암발병가능성	없음	가능함(국내 간암환자 중 약 70%)	가능함(국내 간암환자 중 10~20%)
예방백신	있음	있음	없음
치료법	휴식, 영양공급 등 보존적 치료	보존적 치료 및 인터페론(Interferon), 라미부딘(Lamivudine), 아데포비어(Adefovir) 등의 약물치료	보존적 치료 및 인터페론, 리바비린(Ribavirin) 등 약물치료

3) 만성 간염(chronic hepatitis)

(1) 개요

① 만성 간염이란 간의 지속성 염증이 6개월 이상 계속되는 병태를 말한다.

② 만성 간염의 경우 60~70% 정도가 B형 간염 바이러스(HBV), 15~20% 정도가 C형 간염 바이러스(HCV)에 의해 발생하며, B형 · C형 모두 만성화 후 간의 염증상태가 지속되면 서서히 섬유화가 진행하여 간경화(hepatic cirrhosis)로 이행한다.

③ 만성 간염이 진행되는 동안 거의 자각증상이 보이지 않지만 피곤하거나 식욕감퇴, 복부통증 정도가 보이기는 한다.

④ 간이 점차 섬유화(간경화)되어 간 기능이 저하되고 간부전에 이른다. 또, 세포분열을 반복함으로써 발암 위험이 커진다.

(2) 기본 병리현상

① 아미노전달효소의 상승이 6개월 이상 계속(지속적 염증) 진행되고 간 생검에서 조직학적으로 문맥영역의 섬유성 확대, 작은 원형세포의 침윤이 관찰된다.

② 간 기능검사에서 혈청 트랜스아미노제(GOT, GPT)의 수치가 100~200(정상 40)정도 비정상적으로 지속된다. 또한 문맥영역 가장자리에 조각괴사(piecemeal necrosis)가 확인되면 만성

간염으로 진단할 수 있다.

③ 바이러스적 확정 진단은 혈청학적 검사의 시행으로 진행한다.

- B형 만성 간염 ⇨ HBsAg이 6개월 이상 양성반응을 보인다.
- AST/ALT의 지속적인 간헐적 상승이 있다.
- C형 만성 간염 ⇨ HCV-RNA가 증가되며, HCV-Ab가 향상된다.

(3) 치료

① B형에서는 HBe 항원의 음성화와 HBV-DNA의 낮은 수치 안정화

② C형에서는 HCV-RNA의 음성화와 AST, ALT의 낮은 수치 안정화

③ B형 만성 간염

- 항바이러스요법: 인터페론 사용 즉, 아데포비어(Adefovir), 텔비부딘(Telbivudine) 등
- 스테로이드이탈요법(면역부활요법)

④ C형 만성 간염

- 항바이러스요법: 인터페론 사용 즉, 리바비린(Ribavirin)
- 글리시리진제제[네오미노화겐씨(Aminoacetic Acid)]: 유전자형이 1b형으로 바이러스양이 많을 때에는 페그인터페론(PegInterferon) + 리바비린(Ribavirin)을 1년간 병용

⑤ 식사요법은 적절한 열량식과 적절한 단백질의 공급이 필수적

〈표 6-8〉 **바이러스성 간염의 원인**

구분	A형 간염	B형 간염	C형 간염	D형 간염	E형 간염
임상 경과	급성	급성 / 만성 급성 질환에 걸린 성인의 5~10%는 만성 질환으로 전환	급성 / 만성 급성 질환에 걸린 성인의 대부분은 만성질환으로 발전	급성 / 만성	급성
감염 경로	대변-구강 위생상태가 불량할 때에 바이러스 전파	비경구적 감염된 혈액이나 체액을 통해	비경구적 성적 접촉, 혈액 및 체액에 의해	비경구적	대변-구강
권장 치료법	특이적인 치료법은 없음	인터페론 뉴클레오시드 유사체	인터페론 rivabrin		특이적인 치료법은 없음
비고	독감 유사 증상, 황달 등의 증상		독감 유사증상 잇몸이 아프다 황달 등의 증상	B형 간염 바이러스에 공동 감염된 환자들에게서만 발견	임신 기간 중 산모와 유아 사망률이 높음

〈그림 6-52〉 **간염의 감염 경로**

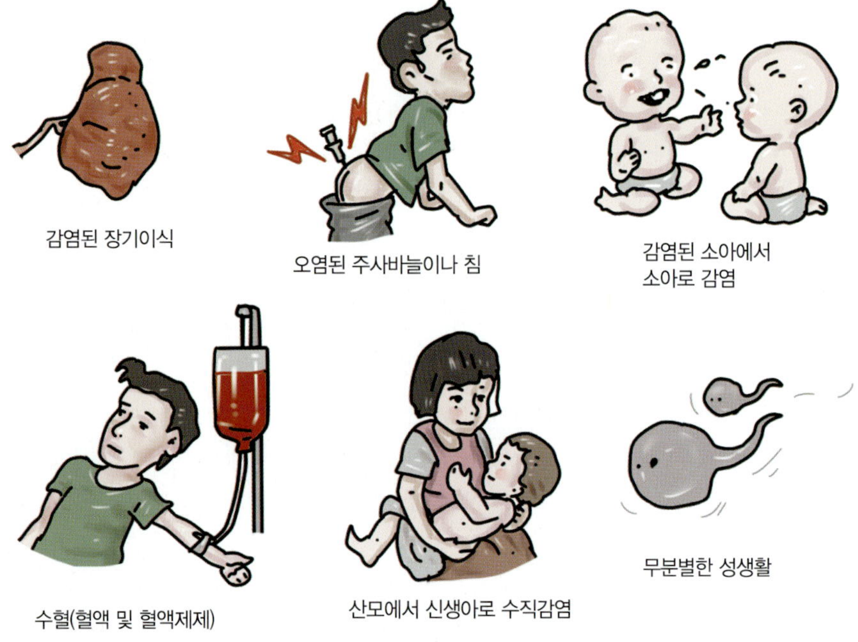

〈그림 6-53〉 **B형 간염의 진행과정**

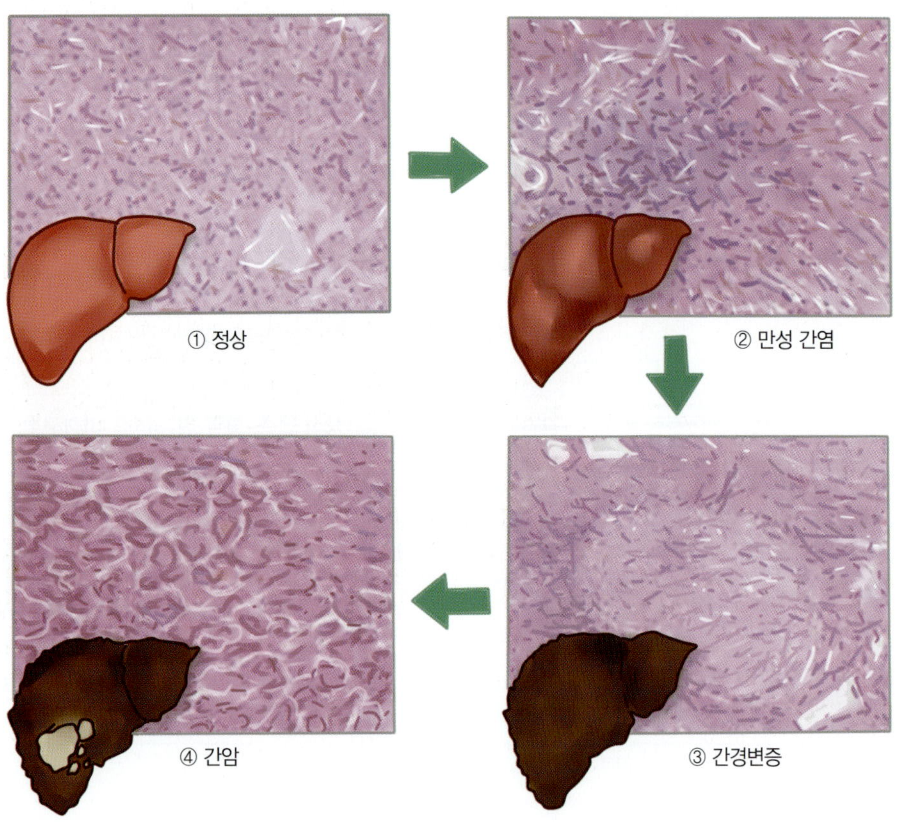

(4) 추가사항

① 인터페론(IFN)은 HBV보다 HCV에 더 효과적이다.

② C형 만성 간염에서 인터페론(IFN)의 효과가 양호한 것으로 나타난다.

③ 인터페론의 부작용으로 발열, 혈소판 감소, 우울증상(자살기도), 면역성 질환과 당뇨병의 악화, 소시호탕(小柴胡湯; 일종의 한약)과의 병용으로 간질폐렴(interstitial pneumonia) 등이 나타나므로 사용 시에는 전문의와 상담해야 한다.

4) 지방간(fatty liver)

(1) 개요

① 간세포에 지방질 특히 트리글리세리드(triglyceride)가 과잉으로 축적되어 간 무게의 5% 이상을 차지하고 있는 상태로, 조직학적으로 간소엽을 구성하는 간세포의 30% 이상에 지방 방울(fat droplet)이 확인되는 병태이다.

② 과음을 하는 경우 간의 여러 대사기능을 저하시킨다. 특히 지방산의 산화분해력을 감소시켜 간에 지방을 축적시킨다.

③ 비만의 경우에 발생비율이 높으며 당뇨병, 갑상선기능항진증 등의 내분비 질환, 스테로이드 호르몬의 과다 사용이나 심한 영양부족에서도 올 수 있다.

④ 지방간의 진행으로 인해 만성의 간세포 장애가 일어나며, 장기의 지방간은 서서히 간경화로 진행되어 간다.

(2) 기본 병리현상

① 지방간 자체는 특별한 증상이나 자각증상이 나타나지 않는다.

② 피로감이나 식욕부진, 무기력 등이 나타나고 오른쪽 갈비뼈 아래쪽에 불쾌감이나 둔통을 느끼게 된다.

③ 간 기능검사에서 혈청 GOT, GPT가 정상치의 2배 정도 상승하며 음주자는 GT가 같이 상승하는 것을 볼 수 있다.

④ 초음파검사와 CT, 간 생검을 실시하면 확진이 가능하다.

⑤ 지방간은 다른 간 질환에 비해 심각한 것은 아니다. 또한 지방간이 심해지면 간경변이나 간암으로 발전하지 않을까 염려하지만 그건 비교적 드문 편이다.

(3) 치료

① 음주에 의한 지방간의 경우 알콜성 간염이나 간경변으로 발전할 수 있기에 금주가 필수적이다.

② 단백질과 비타민 등의 영양분을 보충해준다.

③ 비만의 경우 체중 감량은 필수이고 적절한 운동을 시행해야 한다.

④ 고지혈증과 당뇨병, 고혈압 등을 수반하여 동맥경화로 진행되는 경우가 있기에 이를 미연에 방지하기 위한 식습관 개선과 생활의 형태를 변화시켜야 한다.

(4) 추가사항

*지방간의 요인 (①~③이 3대 요인)

① 알코올성(술을 많이 마시는 사람의 80% 이상에 지방간이 관찰됨)

② 비만

③ 포도당의 과잉섭취, 당뇨병(DM)

④ 갑상선항진증, 쿠싱증후군, 레이증후군

⑤ 부신피질스테로이드, 테트라사이클린계 항균제

⑥ 임신

⑦ 영양불량상태

〈그림 6-54〉 **정상간과 지방간**

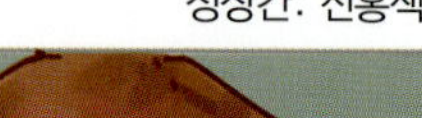

정상간: 선홍색

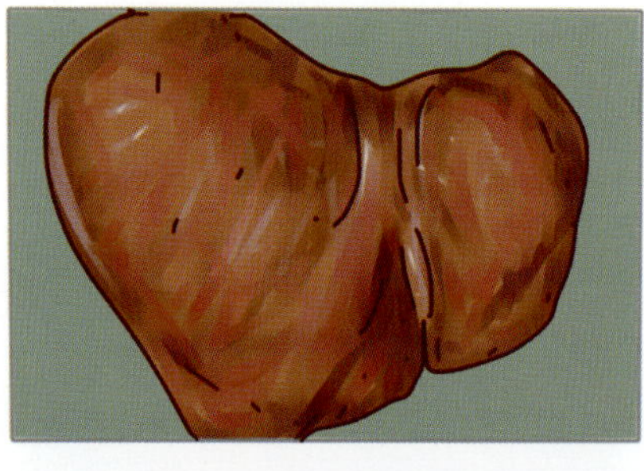

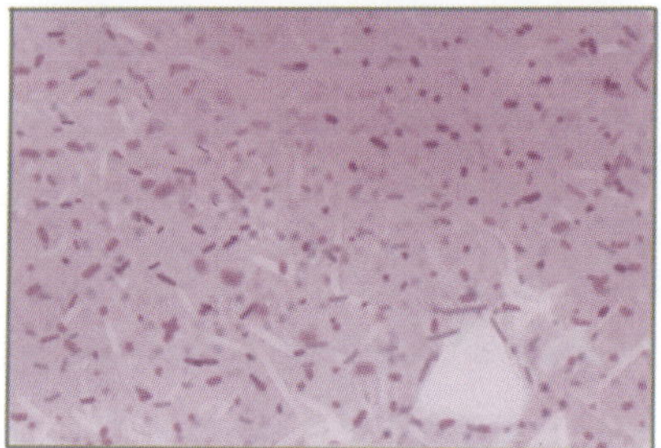

지방간: 노란색

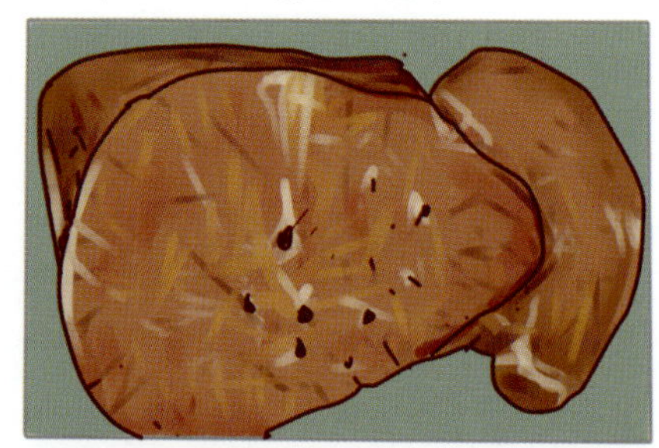

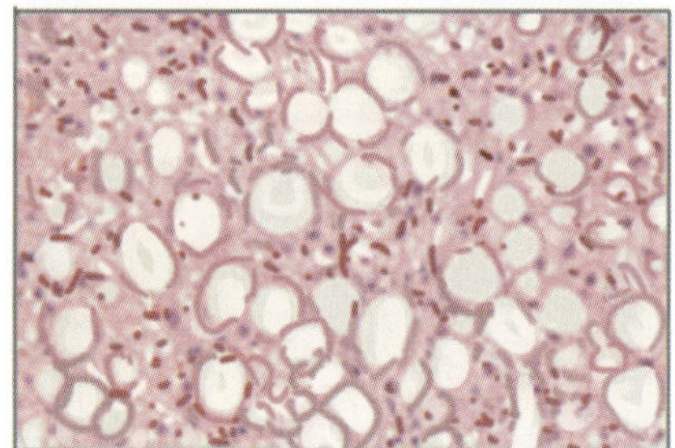

〈그림 6-55〉 **지방간의 원인**

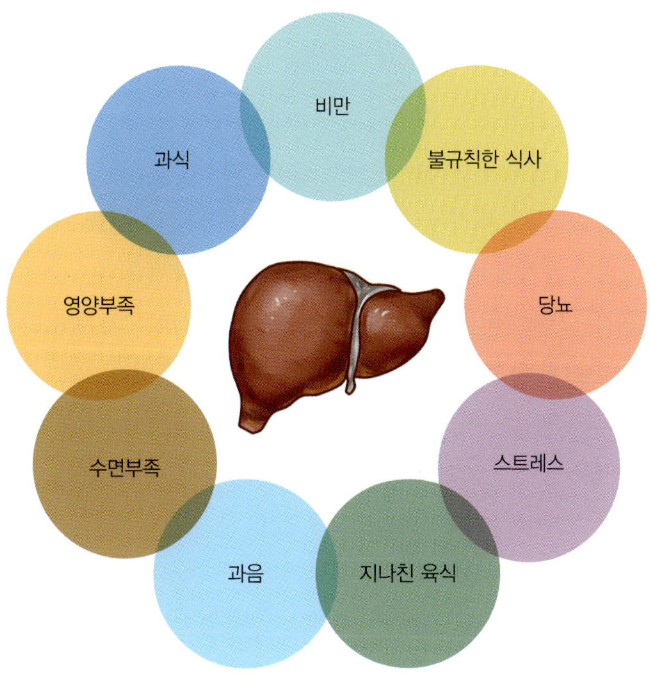

〈그림 6-56〉 **간의 질환**

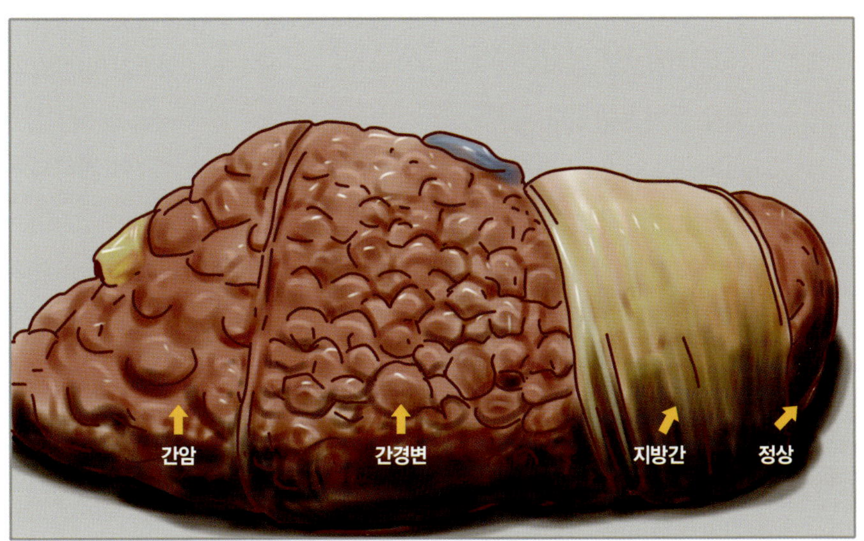

5) 간경화(liver cirrhosis)

(1) 개요

① 간경화는 간의 정상적인 세포가 파괴되어 다시 재생되는 과정이 반복되면서 간조직이 섬유화되어 딱딱하게 변하는 만성적 질환이다.

② 정상적인 간은 비장에서 혈액을 공급받게 되는데 굳어진 간은 비장에서의 적절한 혈액 공급이 되지 않기에 비장에 피가 고여 비장이 커지게 된다.

③ 원인은 간염바이러스에 의한 것이 전체의 80%를 차지하고 알콜성이 10~20%를 차지한다. 또 HB항원 양성률은 약 30%이고 나머지는 C형이다.

③ 3대 사망원인은 원발성 간세포암의 합병(70%), 소화관 출혈(식도정맥류 파열 등), 간부전의 순서이다.

④ 증상은 초기에는 잘 나타나지 않으며, 간 기능의 장애와 문맥고혈압 증상은 진행된 다음에 나타난다.

⑤ 문맥고혈압 증상은 체순환계로 가는 단락으로 생기는 식도정맥류, 복벽정맥의 출혈, 비장비대, 단백누출성위장증, 복수, 위 · 십이지장궤양, 소화관 출혈 등이 있다.

(2) 기본 병리현상

① 보상성 간경변: 초기에 나타나는 경우로 간의 섬유화가 많이 진행되지 않은 상태이며 간 기능도 정상으로 유지되고 있는 시기이다. 이 단계에는 혈소판의 감소와 비장의 증대, 식도정맥류 등이 동반된다.

② 비보상성 간경변: 간경변이 상당히 진행된 단계로 간 기능이 저하되어 복수나 출혈 등의 합병증이 동반되는 상태를 말한다.

③ 원인을 찾기 위하여 B형 간염 바이러스 항원과 C형 간염 바이러스 항체 검사를 한다.

④ 간 기능 검사, 프로트롬빈 시간측정, 식도 위 내시경검사, 소변 검사, 복부 초음파, CT, MRI 등을 통해 진단한다.

⑤ 복수와 알부민혈증으로 오는 부종과 응고 능력의 감소현상이 나타나고 황달이 보인다.

⑥ 거미상 혈종(arterial spider)과 홍반수장(palmar erythema), 복부의 측부순환정맥 확장과 같은 전형적인 증상이 동반하면 간경변을 의심한다.

⑦ 간경변으로 의심이 되면 조직검사를 통해 위소엽의 존재를 관찰하고 이후 확진한다.

(3) 치료

① 간경변은 섬유조직의 이상증식과 결절이 나타나기 때문에 정상적인 간조직으로 회복되기는 불가능하다. 때문에 완치를 목적으로 하는 치료보다는 현재의 간 기능을 최대로 활용할 수 있도록 하는 데 치료의 목표를 둔다.

② 일반요법(보상기 치료)

- 안정, 적절한 단백식(NH3이 상승하면 저단백식), 적절한 열량식, 비타민 B · K 보충
- 간보호제(글리시리진제제), 위장약

③ 합병증에 대한 치료(비보상기 치료)

- 복수, 부종 안정, 감염식, 이뇨제, 알부민제제 점적, 특수 아미노산 제제 복용
- 식도정맥류 내시경적 경화요법
- 간성뇌병증 락툴로오스, 항균제(네오마이신, Neomycin), 분지사슬 아미노산 제제, 저단백식
- 기타 비대비장에 의한 비장기능항진에는 비장절제술

(4) 추가사항

① 식도와 위정맥류 출혈: 문맥압 항진으로 인한 장기의 출혈

② 복수와 원발성 복막염: 알부민의 부족이나 문맥압의 항진 때문

〈그림 6-57〉 **간경화 증상**

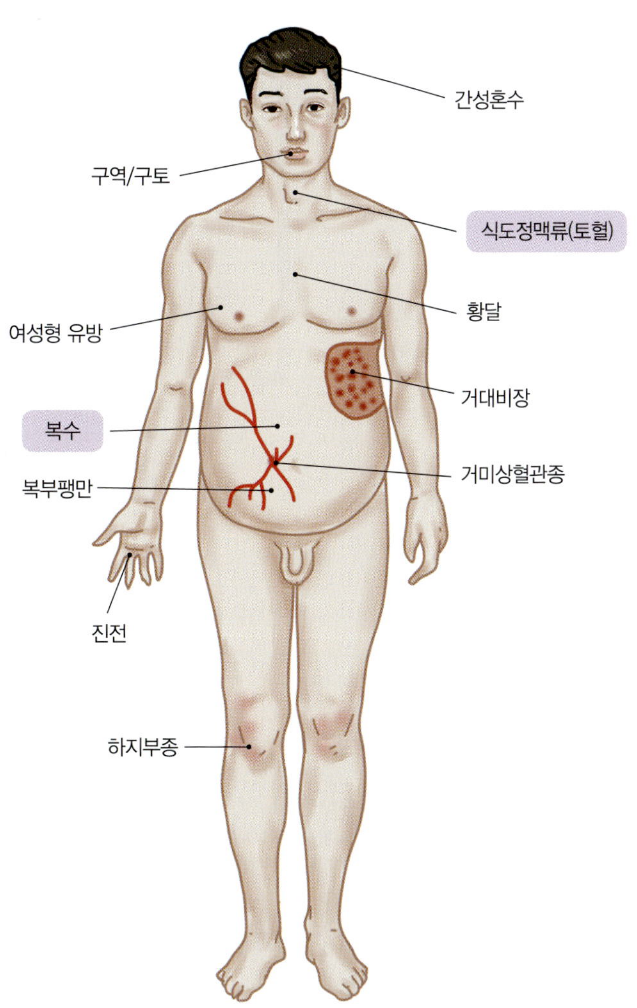

③ 간성 뇌증(혼수): 간 기능 저하로 인한 암모니아 가스의 요소로 변환하는 장애로 인해 혈액 속에 암모니아 가스가 잔존하다 뇌혈관으로 잠식하여 발생한다.

④ 비장비대로 인한 백혈구 및 혈소판 감소와 간 · 신증후군: 문맥압 항진으로 비장이 비대해진 결과로 나타난다. 또한 신장기능이 저하되면 간 · 신증후군이 발생한다.

〈그림 6-58〉 **간 이식술**

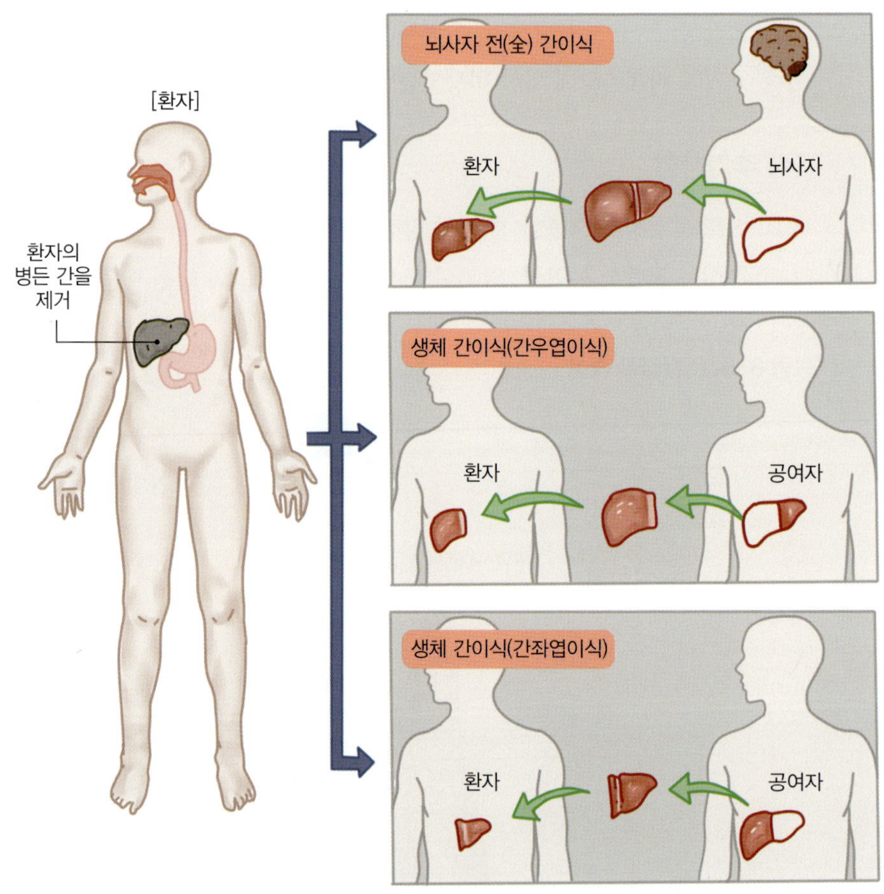

6) 간암(hepatoma)

(1) 개요

① 간암은 간세포에서 기원하는 간세포암종을 말하는데, 간 자체에서 발생하는 원발성 간암과 다른 조직에서 떨어져 나온 암세포가 혈관 또는 림프관을 따라 옮겨와서 발생하는 전이성 암이 있다.

② 원발성 간암은 조직학적으로 간세포암과 담관상피세포에서 발생하는 담관암종이 있으며 드물게 소아에서 발생하는 간모세포종이 있다.

③ 대부분 약 95%는 간세포암종(hepatocellular carcinoma)이며 전이성 간암 병소는 다발성인 경우가 많다.

④ 간세포암은 약 90%가 간경화를 동반하거나 간경화 상태에서 나타나는 경우가 많다.

⑤ 간세포암은 문맥을 통해 간으로 전이되거나 혈관을 따라 폐로 전이된다. 전이성 간암이 원발성보다 발생 비율이 높은 편이며 위암이나 대장암으로부터 전이하는 경우가 상당히 많다.

(2) 기본 병리현상

① 원인은 불분명하지만 간경화가 있는 경우가 많으며, 간경화가 있는 환자와 만성 활동성 만성 B형 간염환자 혹은 B형 간염 보균자에서 간암이 많이 발생한다.

② 증세는 서서히 나타나며 초기에는 잘 알 수 없으나 식욕부진과 체중감소, 복통을 일으킨다. 우측 상복부에 딱딱한 간비대를 확인할 수 있다.

③ 간비대는 정상 간보다 그 크기가 2~3배 정도 커지며 그 표면이 불규칙한 결절 상의 종괴로 울퉁불퉁하다.

④ 간암은 어느 정도 진행되면 급격하게 전신쇠약이 오게 되고, 간암의 진행속도가 매우 빨라 곧 말기에 이르며 말기가 되면 담도의 압박으로 황달이 나타나고, 복부내장의 혈류 장애로 복수가 생긴다.

⑤ 혈청 속의 알파 태아단백을 측정하는 혈액 검사와 초음파 검사, CT, MRI를 시행한다.

⑥ 복강동맥조영에서 조영 조기부터 혈관과다, 종양조영(tumor stain)을 나타내고 정맥상 이후 즉시 사라지는 모습이 관찰되기도 한다.

(3) 치료

① 간 기능과 전신 상태를 살펴보고 간 절제술을 하거나 근치적 치료를 시행한다.

- 외과적 절제: 아구역절제, 구역절제
- 고주파 열 치료, 간이식, 에탄올 주입술 등

② 근치요법을 하지 못할 때에는 경동맥화학색전술, 방사선 치료, 화학요법을 시행한다.

- 경동맥색전술(transcatheter arterial embolism, TAE)
- 화학요법: 간동주화학요법, 전신화학요법

(4) 추가사항

① 간세포암종은 자각증상이 없고 대부분은 간경화 증상을 호소한다. 전신권태감, 간비대, 발열 등은 진행된 이후에 많이 관찰된다. 또한, 종양 수반 증상을 동반하는 경우도 있다(저혈당 증상, 고콜레스테롤혈증, 고칼슘혈증, 혈소판증가증, 다혈증 등).

② 간세포암종은 스스로 영양을 공급하는 종양혈관을 쉽게 만드는데, 이를 혈관과다라고 한다. 이 경우 경동맥색전술(TAE)이나 간동주화학요법이 유효하다.

③ 종양혈관은 간동맥으로부터 영양을 받으므로 이를 막음으로써 정상조직에 미치는 위험은 줄이고 간세포암종을 괴사시킬 수 있다.
④ 간 절제술 후 감염이나 출혈, 일시적 담즙유출, 황달, 복수 등의 합병증이 온다.
⑤ 초기발견 시 완치도 가능하나 진단 시 상당히 진행된 경우가 흔하며 간경변 등으로 간 기능이 나빠져서 재발하는 경우가 많다.

〈그림 6-59〉 **간암의 종류**

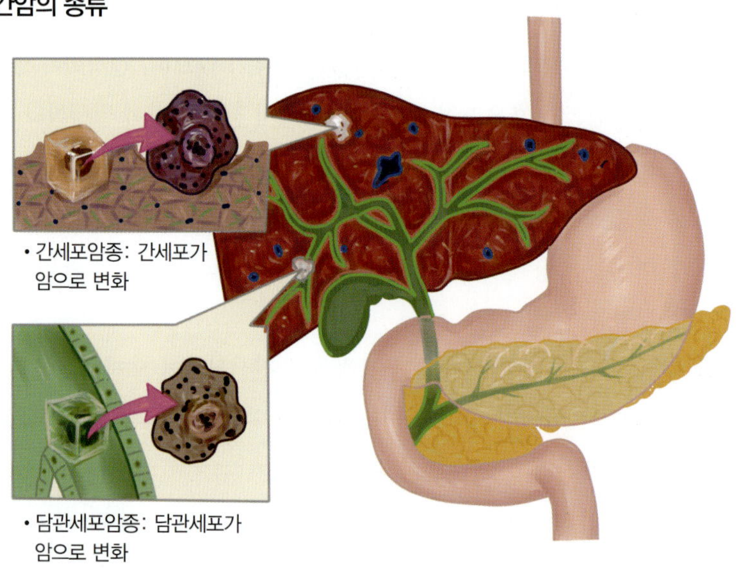

〈그림 6-60〉 **간암의 일반적 증상**

• 체중감소
• 피로
• 황달
• 복수
• 오른쪽 윗배통증
• 덩어리 만져짐
• 팽만감

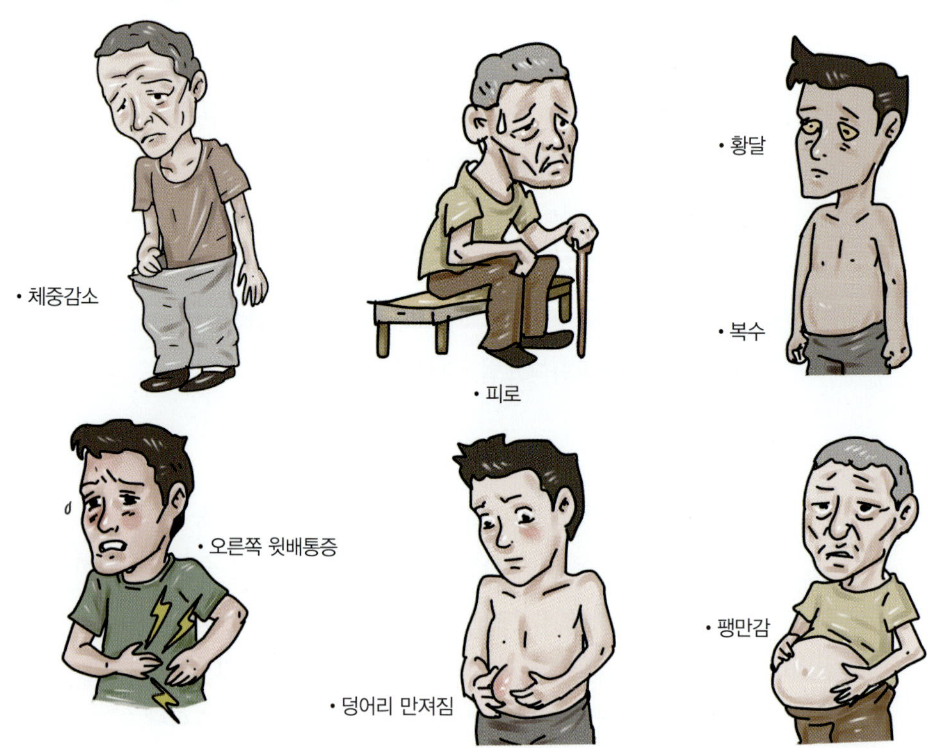

7) 담석증(cholelithiasis)

(1) 개요

① 쓸개관(담도)이나 쓸개(담낭)에 돌처럼 단단한 물질이 생겨 몹시 통증이 심하며, 황달과 구토 증상을 보이는 것을 말한다.

② 발생 부위에 따라 담낭 담석증, 총담관 담석증 그리고 간 내 담석증으로 분류된다.

③ 원인으로는 쓸개즙 성분의 이상, 담즙정체, 담도염 등이 있다. 산통발작, 담도 감염병 등이 확인되는 경우도 있으나 반수 이상은 증상이 없다.

④ 대부분이 콜레스테롤 담석이며, 담석은 담낭에 만성적으로 자극을 주어 만성 담낭염이 된다. 벽의 비후, 조직학적으로는 림프구의 침윤이 관찰된다.

⑤ 담석발작(우늑골부 통증, 발열, 황달)은 과식, 과로 등이 원인이다.

(2) 기본 병리현상

① 담낭 담석증

- 환자의 90%는 증상이 없으며 우연히 발견된다.
- 쥐어짜는 것과 같은 통증이 산발적으로 나타나기도 하고 수 분동안 지속되기도 한다.
- 보통 식사 후에 통증이 증가되기도 하고 단순 소화불량을 호소하기도 한다.
- 담석과 더불어 담낭염이 발생하기도 하며 염증에 의한 통증과 발열과 오한이 든다.

② 총담관 담석증

- 통증에 대한 증상이 나타나는데 대부분 오른쪽 윗배 부분의 통증이 나타난다.
- 담도의 막힘으로 인한 황달이 보인다.
- 담도염에 의한 염증이 발현될 수도 있다.

③ 간 내 담석증

- 간 내 담도부분의 담석은 무증상이나 황달증상은 일반적이다.
- 염증으로 인한 복부의 통증과 발열, 오한, 두통 등의 현상이 나타난다.

④ 혈액 검사를 통해 빌리루빈의 수치 상승과 간 효소 수치의 상승을 확인한다.

⑤ 초음파나 CT를 이용하여 간단한 진단이 가능하며 담췌관 조영술을 이용하기도 한다.

(3) 치료

증상 유무, 담석의 성상, 합병증 등을 고려하여 치료법을 결정한다.

① 담낭 담석증

- 콜레스테롤 결석, 담석 지름이 1cm 이하, 담낭 기능이 양호한 경우
  ⇨ 경구적 담석용해요법: 우르소데옥시콜산(Ursodesoxycholic Acid)

• 콜레스테롤 결석, 담석 지름 2cm 이하, 3개 이내, 담낭 기능이 양호한 경우

⇨ 체외충격파쇄석술: 콜레스테롤 담석, 주로 담낭 내 결석에 대해 시행

• 복강경하 담낭적출술(LAP-C)

• 개복에 의한 담낭적출술

② 총담관 담석증

• 내시경적 유두괄약근절개술 또는 내시경적 유두풍선확장술에 의한 총담관 담석 제거

• 개복에 의한 담낭적출술 + 총담관절개 + T 튜브배액

③ 간 내 담석증

• 간 부분절제 • 경피경간적 담도경하쇄석술

(4) 담석의 예방

① 규칙적인 식사를 통하여 답즙의 산 농도를 일정하게 유지한다.

② 동물성기름을 적게 섭취하여 콜레스테롤을 낮추고 담낭수축의 발작을 방지시킨다.

③ 체중과다나 비만 시 당질을 제한하고 식물성 섬유소를 다량 섭취한다.

④ 위액분비를 촉진하는 커피나 후추, 고추 등 자극성 음식을 피하여 담낭수축을 억제한다.

⑤ 풍부한 단백질과 저지방의 섭취가 중요하며 규칙적인 식습관과 충분한 휴식을 하여 재발하지 않도록 하는 노력이 필요하다.

〈그림 6-61〉 **위치에 따른 담석의 종류**

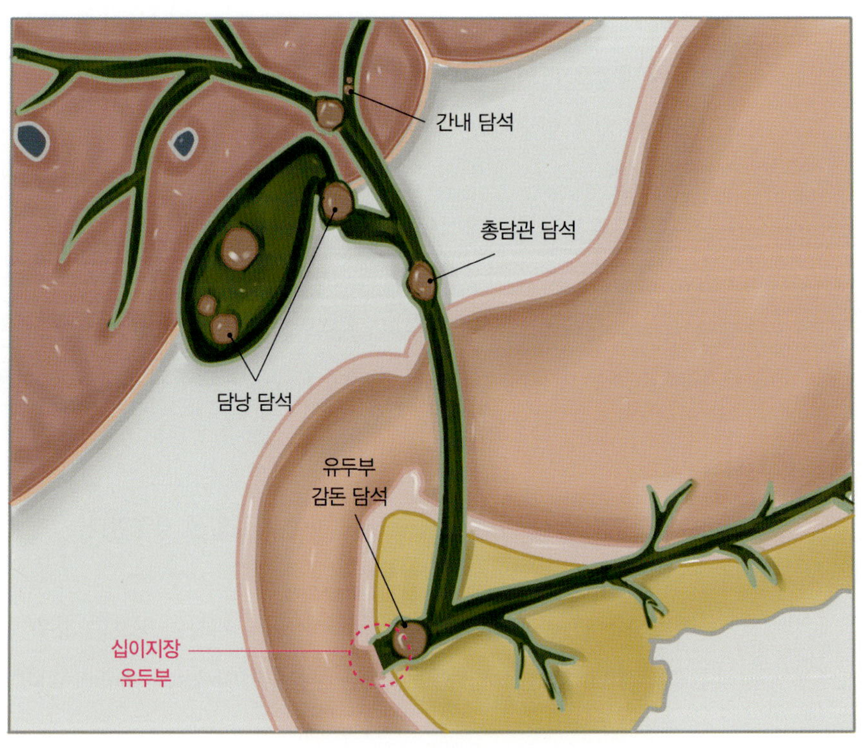

〈그림 6-62〉 **담석의 이동**

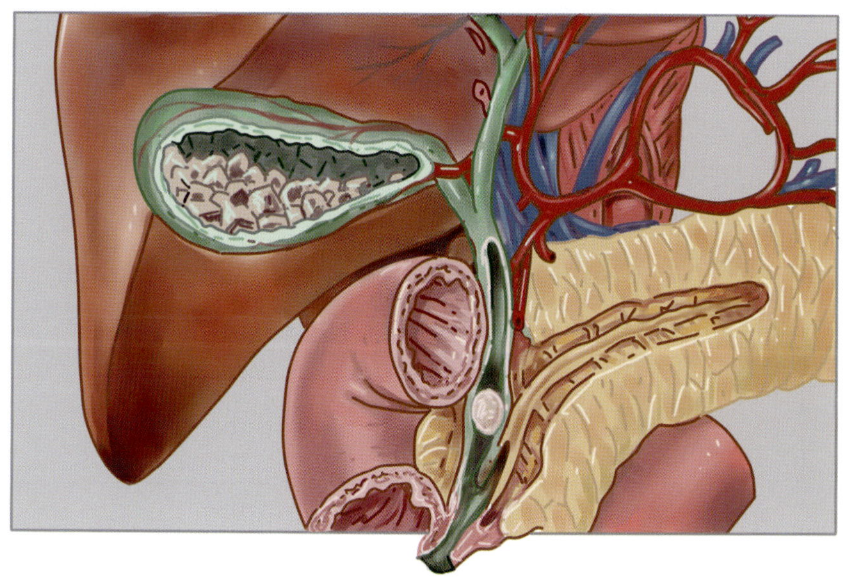

〈그림 6-63〉 **담석증의 일반증상**

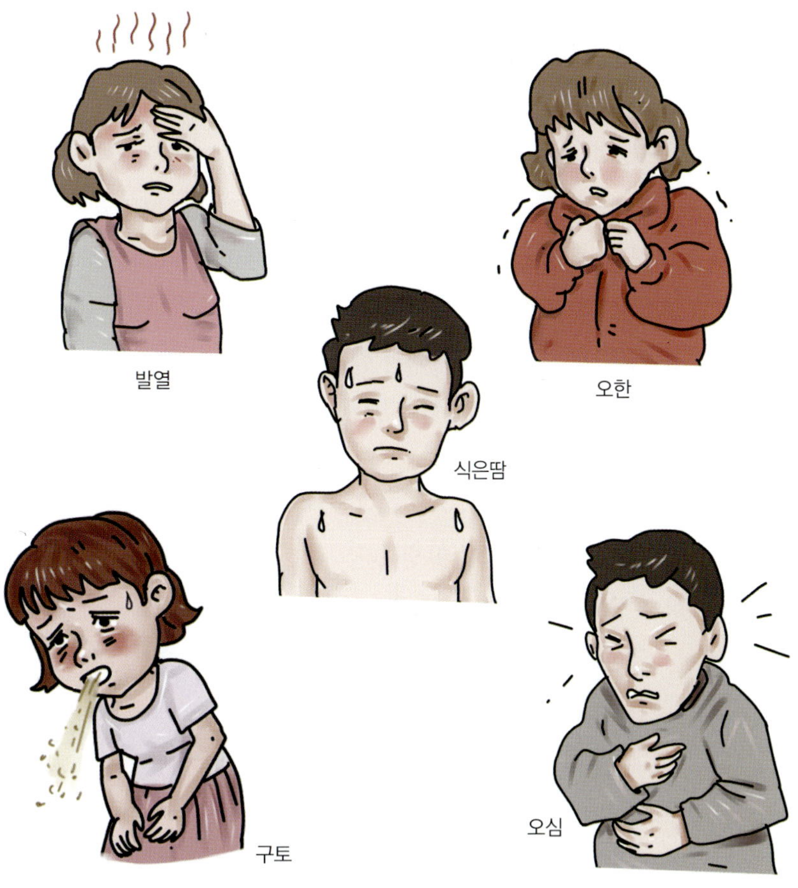

〈그림 6-64〉 **복통의 양상**

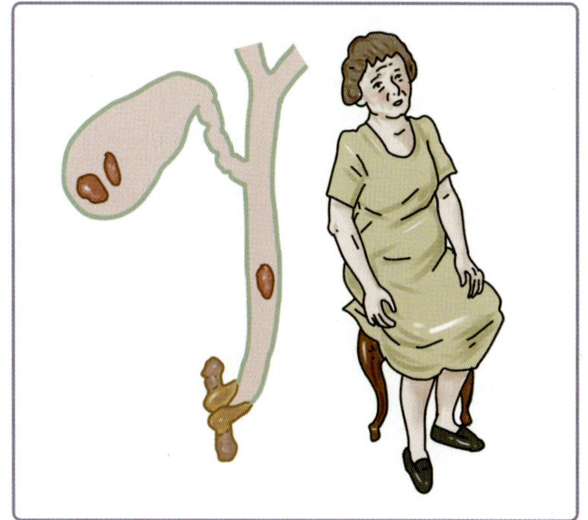
복통 전 양상

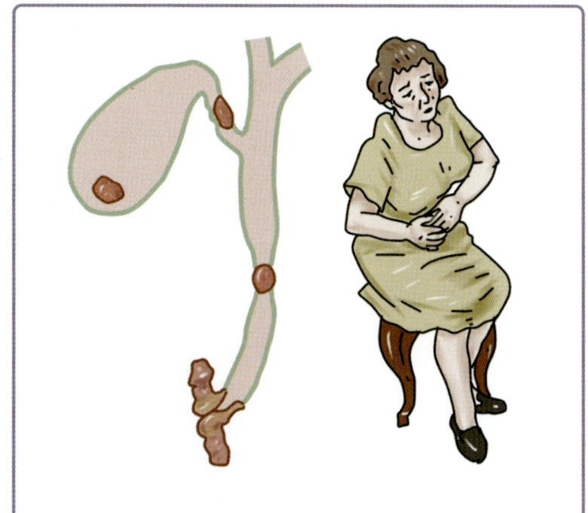
복통 후 양상

8) 급성 췌장염(acute pancreatitis)

(1) 개요

① 급성 췌장염은 술이나 담석을 포함한 여러가지 이유로 췌장에 갑자기 염증이 발생하여 그 주변조직에 손상을 일으키는 것을 의미한다.

② 췌장의 소화효소액은 영양분을 분해하거나 소화의 효소를 만드는 작용을 하며, 이 효소는 췌관이라는 일정한 길을 통해 이동하고 십이지장으로 분비되어 활성화된다. 하지만 이 췌장액은 조직을 파괴하는 특성도 있다. 그런데 이 효소가 췌관을 벗어나 활성화되면 췌장 자신을 분해시켜 병이 되는 것이 췌장염이다.

③ 췌장액을 분비하는 샘의 파괴와 췌관도 손상된다. 합병증으로 이자 내 고름주머니나 낭을 형성하여 췌장 내 괴사와 출혈이 발생하며 심한 복통을 유발한다.

(2) 기본 병리현상

① 30~50대 남성에게 많이 발생한다.

② 가장 흔한 원인은 알콜과 담석증으로 전체의 70~80%에 해당한다. 드물게 10%의 원인으로는 고칼슘혈증, 고지혈증, 약물과 세균감염이며 수술이나 담췌관조영술 검사 때에도 발생하는 경우가 있다.

③ 술은 췌장염의 가장 큰 원인이며, 담석의 경우 담관과 췌관이 만나는 부위에 담석이 끼어 췌관을 막거나 담즙이 췌관 내로 역류하여 발생한다.

④ 흔한 증상은 복통이며 명치부위와 배꼽주변이며 등이나 팔로 전이될 수도 있다.

⑤ 열이 나기도 하고 메스껍거나 토하기도 하며 탈수증상이 심해지면 저혈압증상이 동반되며

심하면 쇼크를 일으킨다.

⑥ 혈액 검사나 소변 검사에서 아밀라아제(amylase)나 라이페이스(lipase) 등의 수치가 상승한다.

⑦ 담석에 의한 췌장염의 경우 혈액검사에서 아밀라아제나 라이페이즈 등과 함께 빌리루빈, 알카리성 인산화효소, AST, ALT 등의 수치가 상승한다.

⑧ 초음파 검사와 CT 등을 이용하여 췌장 내부나 췌장 주위 염증 상태를 확인한다.

⑨ 췌관조영술이나 상부소화관조영은 췌장염을 악화시키기 때문에 사용하지 않는다.

(3) 치료

① 내과적 치료를 통해 염증이 소산될 때까지 췌장의 휴식과 통증을 경감시킨다.

② 췌장의 휴식은 금식을 통해 이루어지며 탈수를 방지하는 수액공급은 필수이고 더불어 호흡 및 순환에 대한 관리도 해준다.

③ 약물요법

- 진통제
- 항균제의 예방적 투여(중증예)
- 단백분해효소억제제의 지속적 투여(중증예)

④ 외과적 수술

- 췌장 괴사부위 적출술(감염성 췌장괴사 시)
- 배액술: 췌장 괴사부 제거나 췌장의 농양을 제거하기 위한 수단
- 담석에 의한 췌장염에서는 급성췌장염을 치료한 다음에 담석을 처치

(4) 추가사항

① 임상적으로 경증과 중증으로 나눈다. 75% 이상이 경증으로 염증에 의해 췌장이 붓기는 하지

〈그림 6-65〉 **급성 췌장염의 원인**

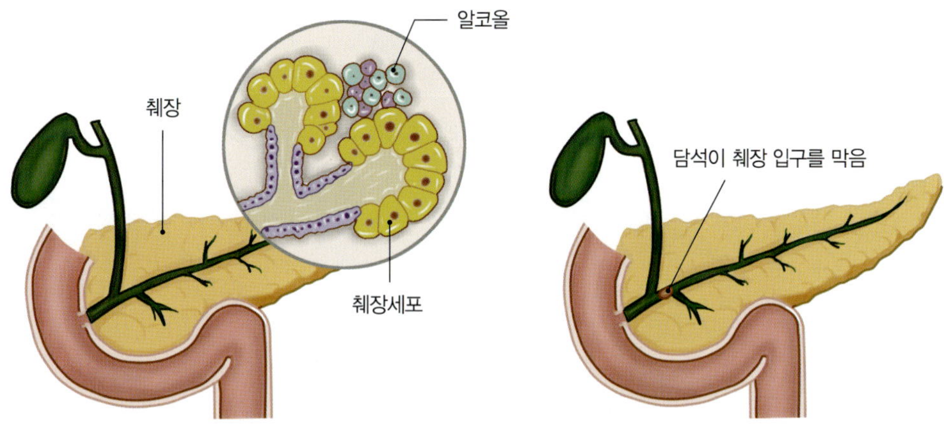

만 췌장의 손상이 적게 나타나며 합병증도 크지 않다.

② 합병증은 중증의 경우 농양과 괴사, 심한 출혈이 나타나는 치명적인 질환으로 치사율이 높은 편이다.

③ 급성의 경우 질병의 진행속도가 매우 빨라 입원 일주일 이내에 호흡부전으로 사망하는 경우가 60%에 이른다. 나머지 40%는 일주일 이후에 일어나는 패혈증이 주된 원인이다.

④ 그 외에도 전신에 다발성 장기부전이 나타나고 쇼크와 신부전증, 호흡부전, 출혈성 위염 등이 동반되며 이 환자의 절반이상이 사망을 하게 된다.

〈그림 6-66〉 **급성 췌장염**

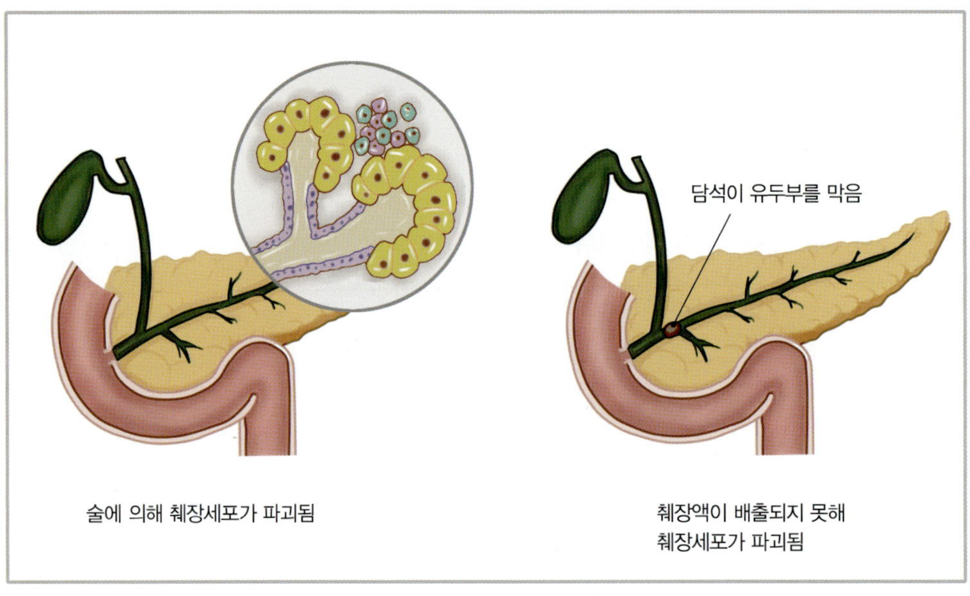

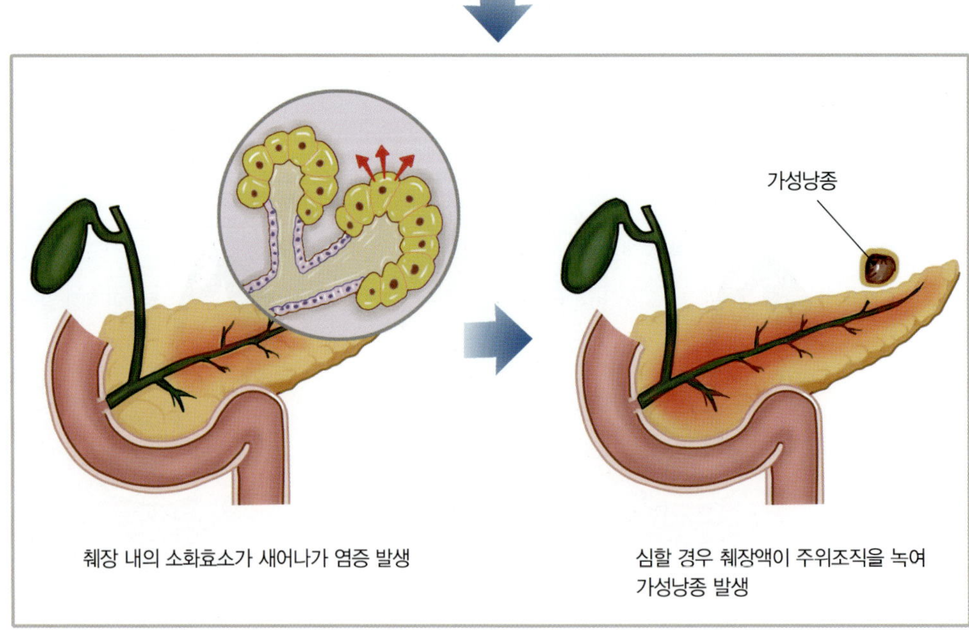

9) 만성 췌장염(chronic pancreatitis)

(1) 개요

① 만성 췌장염은 췌장의 염증 형태가 오랜 기간 동안(때론 수 년동안) 지속되는 상태이다.

② 급성 췌장염의 발생과 같은 원리로 과음, 담석 등이 원인이며 췌장 실질에 섬유화가 나타나고, 석회화 등의 비가역성 변성을 일으켜 췌액의 분비기능을 저하시킨다.

③ 췌장효소와 호르몬의 농도가 떨어질 수 있어 소화와 혈당 조절에 문제가 나타날 수 있으며 영양실조를 보이거나 대변에 다량의 지방이 섞여 배설되기도 한다.

④ 당뇨병이나 췌장암으로 합병하기 쉬운 난치성 질환으로, 40세 이상의 남성에게서 많다.

(2) 기본 병리현상

① 과도한 음주가 주 요인이며 남녀의 발생비율은 4:1 정도이다.

② 자가 면역질환이나 특정 약물의 남용으로도 나타난다.

③ 보상기: 반복적으로 상복부 및 배부통이 보이며 무릎가슴자세에서 경감되나, 음주 · 지방섭취 후에는 더욱 악화된다.

비보상기: 소화흡수불량으로 인한 지방변이 보이고 혈당조절 문제로 인한 당뇨병 유사증상 즉 구갈, 다음, 다뇨 등이 나타난다.

⑤ 좁은 췌장관이나 췌장관의 폐쇄에 의해서도 발생한다.

⑤ 초기에는 혈액검사와 초음파 상으로도 쉽게 관찰이 되지 않는 어려움이 있으나 대변의 검체를 통하여 췌장의 효소와 지방의 농도 등을 검사한다.

⑥ 복부 단순 X선에서 췌장 내 석회화를 살펴보고 복부초음파, CT에서 췌관의 형태와 확장 여부, 담석 등에 대한 검사를 실시한다.

(3) 치료

① 보상기: 안정기에는 절대적인 금주를 하며, 저지방식의 식단을 제공한다.

비보상기: 소화효소제나 단백분해효소억제제 등을 복용시킨다.

② 급성 악화기에 통증을 억제하기 위한 비마약성 진통제와 췌장효소제를 투여하고, 자기면역 췌장염이 있는 경우에는 스테로이드 제제를 투여한다.

③ 합병된 당뇨병의 치료에는 인슐린 분비 세포의 이상을 해소하기 위해서 혈당강화제가 아닌 인슐린 억제제를 투여한다.

④ 췌장의 종양이나 담도협착이 나타난 경우, 약물투여에 대한 반응 없이 통증이 증가되는 경우에는 췌장부분절제 또는 췌장관을 뚫거나 췌장관을 넓히는 수술을 시행한다.

(4) 추가사항

① 만성 췌장염의 원인이 담석이면 췌장염이 안정되었을 때 담석에 대한 수술을 시행하는 것이 바람직하다. 담석이 아닌 만성 췌장염을 반복하면 지방과 알코올을 제한한다.

② 합병증으로 당뇨병, 췌장가성낭, 췌장암 등을 들 수 있다.

③ 자가면역성 췌장염은 췌장비대와 췌관협착 외에 담도협착 등을 나타낸다. 혈액검사에서는 IgG4가 높은 수치를 나타내거나 자가항체가 양성이 되는 특징이 있다.

④ 자가면역성 췌장염은 췌장암과의 감별이 중요하다. 스테로이드가 효과적이므로 불필요한 수술을 피하기 위해서라도 정확한 진단이 요구된다.

〈그림 6-67〉 **췌장의 구조**

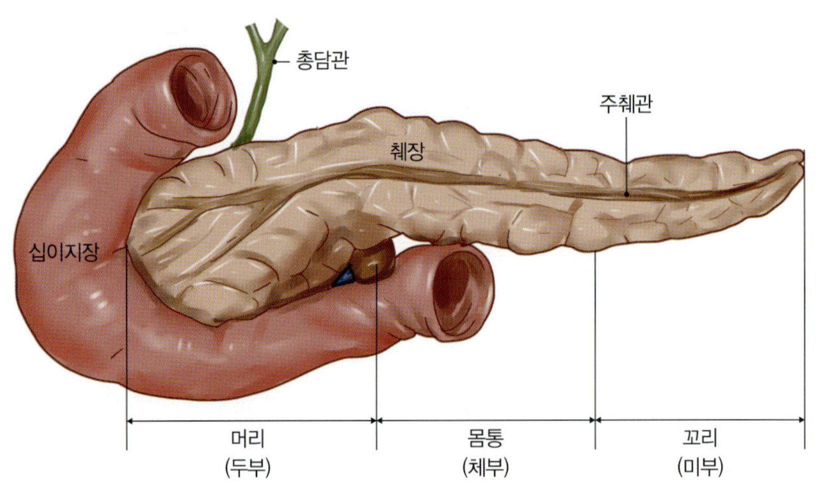

〈그림 6-68〉 **만성췌장염**

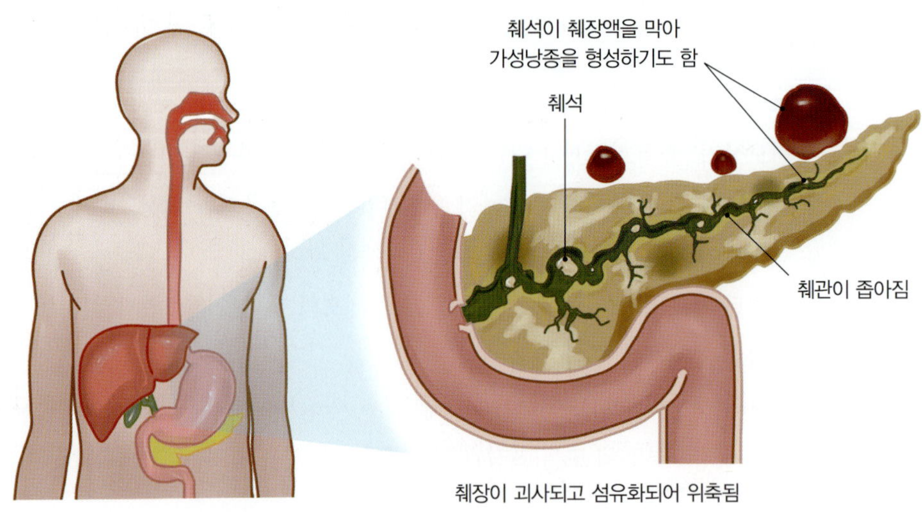

〈그림 6-69〉 **만성췌장염의 증상**

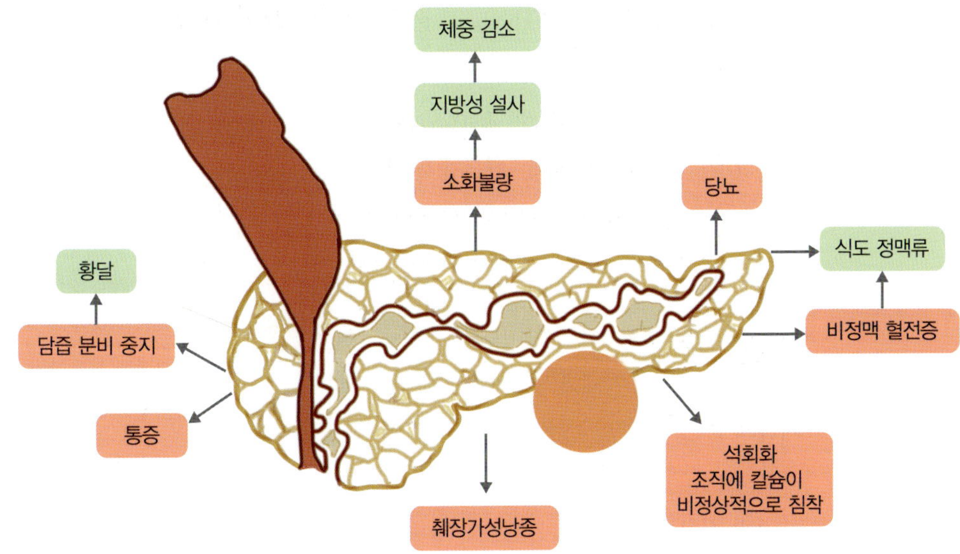

10) 췌장암(pancreatic cancer)

(1) 개요

① 췌장암은 췌액을 분비하는 외분비샘에 발생하는 암으로 대부분이 샘암종이다. 내분비샘에도 종양은 발생하나 빈도는 낮다.

② 췌장암은 주위 여러 장기들로 감싸져 있기에 조기발견이 어렵고 증상이 출현했을 때에는 진행암인 경우가 많아 절제술의 시행도 어려우며 예후도 상당히 나쁘다.

③ 육식 위주의 식사를 하는 경우 발생 비율이 높고, 주로 여자보다는 남자가 많으며 연령별로는 50~60대에서 발생이 많다.

④ 췌장암은 눈의 흰자위가 노랗게 변하는 폐쇄황달이나 소양증세가 있고 소변의 색이 진해지는 등의 주증상이 보인다. 또한 배변습관의 변화와 구토나 식욕부진의 증상이 나타난다.

⑤ 췌장머리부분에 위치한 종양이 총담관에서 소장으로 이어지는 부분을 폐쇄하면 담즙의 흐름을 막아 혈액 내 빌리루빈 수치가 높아져 황달이 발생한다. 십이지장협착에 따른 소화관 통과장애나 출혈 등의 증상이 나타나는 경우가 있다. 췌장머리부분에서 발생하는 종양은 암의 약 80%에 있어 조기 발견을 할 수 있는 지표가 될 수 있다.

⑥ 몸통이나 꼬리에서 종양이 생긴 경우에는 5~6% 정도만 황달이 발생하는데 대개 황달이 나타날 때는 암세포가 췌장전체에 퍼져 간이나 림프절로 전이될 정도로 병이 진전된 상태가 많다.

(2) 기본 병리현상

① 혈액 내 빌리루빈 수치가 상승하면 황달이 나타나며, 소변색이 갈색으로 되며 피부의 가려움증이 유발된다.

② 환자의 약 90%에서 통증을 보이는데, 통증은 주로 명치 끝에서 가장 흔하게 느끼지만 좌우 상하 복부에서도 나타나며, 암세포가 췌장을 둘러싸고 있는 신경으로 퍼졌을 때는 상복부나 등 부분까지 통증의 전이현상을 보인다.

③ 10% 이상의 체중감소를 보이는데 이는 췌장액의 분비감소로 인한 흡수장애와 음식물 섭취 저하로 생긴다.

④ 암종이 십이지장의 소화액을 막게 되면 지방의 소화에 문제가 생겨 평소와 달리 옅은 색의 기름지고 많은 양의 변을 보게 된다. 암세포가 위장으로 퍼지게 되면 식후의 불쾌한 통증, 구토, 오심을 경험하게 된다.

⑤ 간 기능검사에서 알칼라인포스파타아제(ALP)가 증가하거나 빌리루빈(황달지수)이 상승한다. 종양표지자(tumor marker) 검사 시 양성을 보인다.

⑥ 췌장암에 사용되는 종양표지자는 CA 19-9 와 CEA(carcinoembryonic antigen)라는 표지자가 널리 사용되고 있다.

⑦ 초음파나 CT, MRI 검사는 암의 진행 정도를 알기 위한 표준적인 검사로서 주위의 장기로 퍼져나간 정도와 다른 장기로의 원격전이 여부를 확인하기 위해 시행한다.

⑧ 담췌관조영술은 췌관에 직접 조영제를 주입하여 췌장암에 의해 막히거나 좁아진 췌관을 직접 관찰하는 검사로 췌장암의 진단에 매우 정확한 검사이다.

(3) 치료

① 췌장암의 치료에는 수술, 항암약물요법, 방사선요법 등의 암 자체에 대한 치료와 폐쇄된 담관을 배액하거나 통증을 줄여주는 보존적 치료가 있다.

② 가장 근본적인 치료는 암조직을 모두 절제하는 것인데 1기나 2기인 경우에는 근치적으로 암을 절제하는 것이 가능하지만 3기 이상인 경우에는 완전히 제거는 불가능하다.

③ 절제 가능 예에서는 약물을 통한 황달증상을 감소시킨 후 췌두십이지장을 절제하고 방사선 조사와 병행하여 수술 후 화학요법을 시행한다.

④ 절제 불가능 예(80~90% 정도)의 환자에서는 방사선이나 화학요법을 시행한다.

〈그림 6-70〉 **췌장암의 종류**

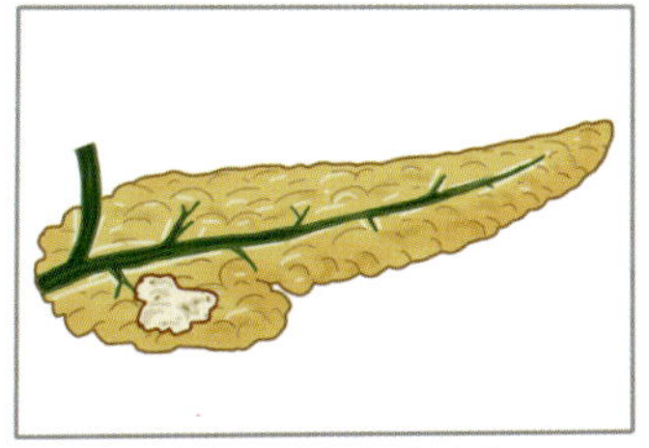
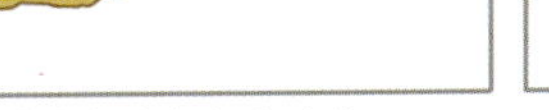

췌장의 머리에 암 발생

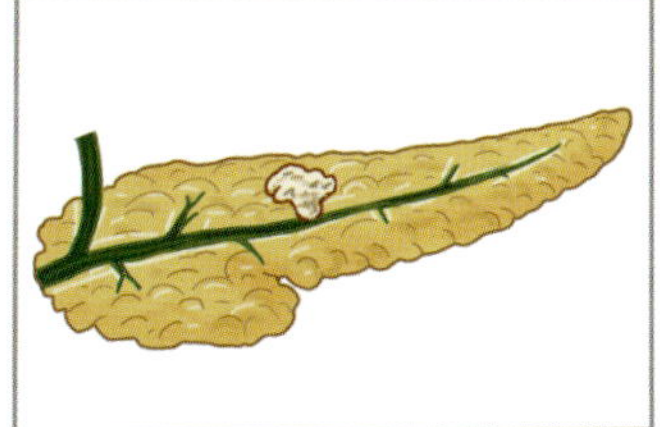

췌장의 몸통에 암 발생

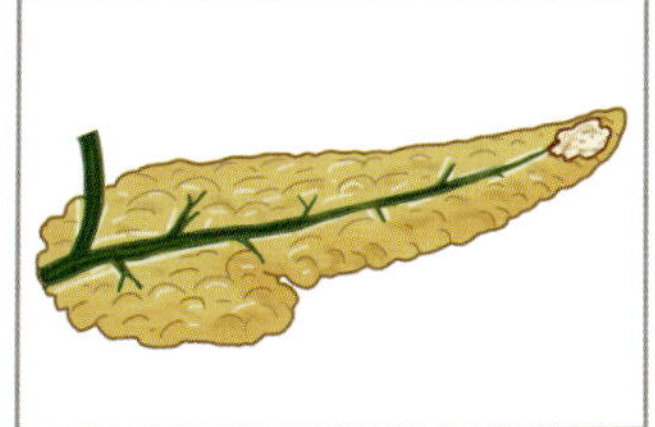

췌장의 꼬리에 암 발생

※췌장암과 감별을 요하는 기타 암

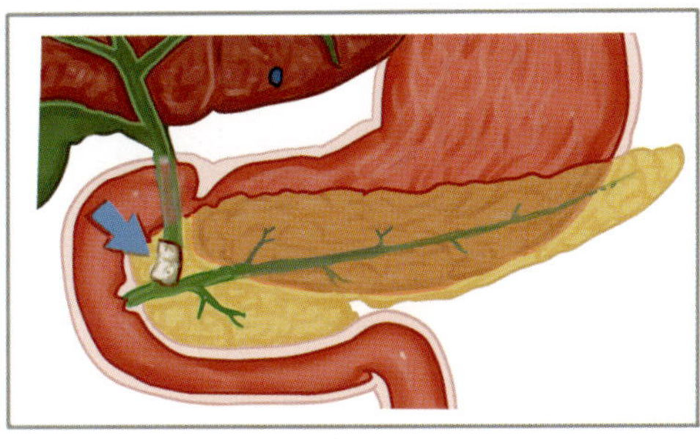

원위부 담도암

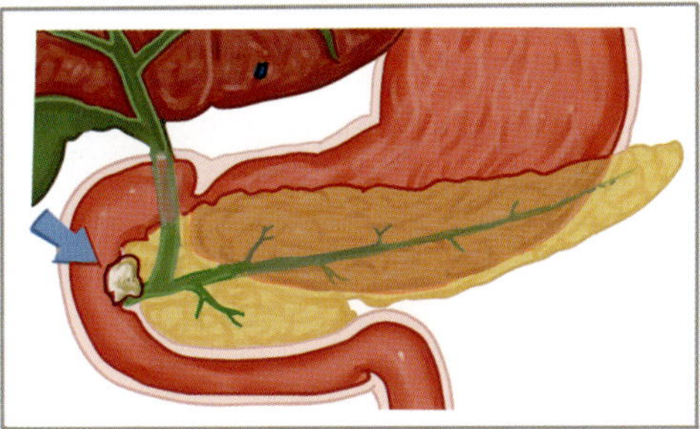

유두암

〈그림 6-71〉 **췌장암의 일반적 증상**

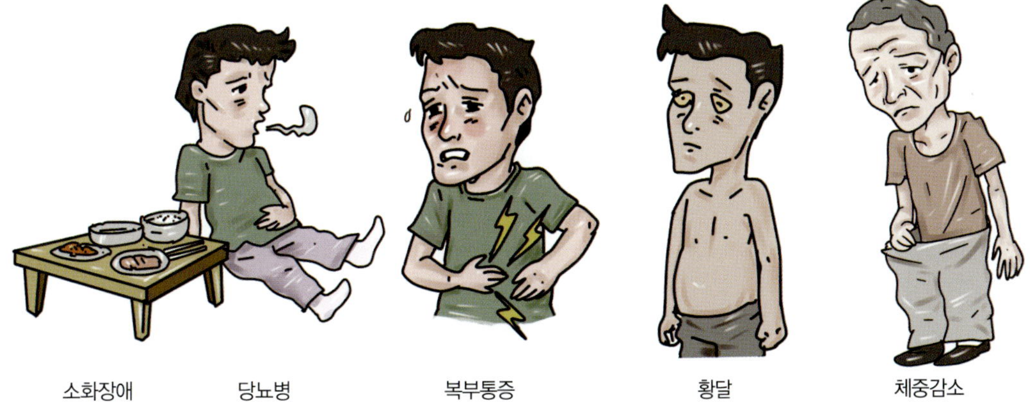

소화장애　당뇨병　복부통증　황달　체중감소

제7장
내분비계 질환

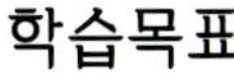

학습목표

1. 내분비계의 구조를 이해하고 각 부위의 기능을 학습한다.
2. 내분비계에서 발생하는 각 질환들의 발생기전을 학습한다.
3. 내분비계의 각 질환에 대한 병리현상을 학습한다.
4. 내분비계 각 질환의 병리에 맞는 치료의 형태를 알아보고 그 과정을 학습한다.

1 뇌하수체 질환

1) 말단거대증(acromegaly) · 뇌하수체 거인증(hypophyseal gigantism)

(1) 개요

① 뇌하수체의 성장호르몬(growth hormone, GH) 과다분비로 인해 발생하며, 손과 발, 코, 턱, 입술 등 몸의 말단부분이 비대칭적으로 커지는 질환이다.

② 뇌하수체는 뇌 중심부에 있으며, 성장호르몬을 비롯한 6가지 중요한 호르몬을 분비하는 매우 중요한 장기로서, 성장판이 닫히기 전에는 성장호르몬 분비가 증가하면서 거인증(gigantism)이 발생하고, 성장판이 닫힌 후에는 말단비대증의 증상이 나타나게 된다.

③ 말단비대증은 대부분이 양성질환이지만 성장호르몬이 지속적으로 분비되기 때문에 말단지절뿐만 아니라 심혈관계이상으로 심장비대 및 고혈압, 뇌졸중, 심근경색, 호흡기 및 대사장애로 수면무호흡증, 당뇨병 등이 발생하며, 또한 대장암(직장암) 등 종양의 발생 위험이 높다.

④ 말단비대증 환자의 사망률은 일반인에 비해 약 2~3배 정도 높으며, 한번 생긴 얼굴, 손, 발 등의 변형은 정상으로 돌아오지 않으므로 조기 발견과 치료가 매우 중요하다.

(2) 기본 병리현상

① 뼈·연부조직의 비대소견

• 말단거대증 유사 용모(코·입술 비대, 아래턱 돌출)가 나타난다.

• 손발의 용적이 커지고, 혀의 모양이 거대하게 길어진다.

② GH의 분비 과잉으로 포도당부하시험에서 혈중 GH 수치가 정상영역까지 억제되지 않게 되고, 소변 중 GH는 높은 수치를 보인다.

③ 뇌하수체 종양에 의한 시교차의 압박으로 CT, MRI에서 뇌하수체선종 소견이 관찰된다.

④ 뇌하수체의 종양으로 두개골 단순 X선에서 코와 입술의 확대, 이마와 아래턱의 돌출현상과 치아가 벌어지는 현상을 관찰하게 된다.

⑤ 혈액검사를 통해 혈청 성장호르몬을 측정해 보거나 성장호르몬에 의해 간에서 생산되는 인슐린유사성장인자-I(IGF-I)를 측정한다.

⑥ 표준적인 말단비대증 검사는 경구포도당부하 검사로 포도당 증가에 의한 성장호르몬 억제효과를 측정해본다.

⑦ MRI 촬영이나 CT 촬영으로 뇌하수체 내에 존재하는 종양의 크기와 위치 등을 눈으로 확인해본다.

(3) 치료

① 치료의 목표는 성장호르몬과 IGF-I의 과분비를 조절하여, 이환율과 사망률을 감소시키며, 종양의 크기를 줄여 주변조직을 압박하여 생기는 합병증을 감소시키는 것이다.

② 경접형골동선종제거술을 실시하는데, 이는 코를 통하여 수술 현미경과 내시경 장비를 이용하여 뇌하수체 선종을 완전히 제거하는 데 목표가 있다.

③ 도파민 유도체로 브로모크립틴(bromocriptine)과 카버고린(cabergoline) 등을 사용하고, 성장호르몬 억제 효과는 약 10-15% 정도로 미비하며, 구역, 구토, 부비강염 등의 부작용이 있을 수 있다.

④ 소마토스타틴 유도체는 옥트레오타이드(octreotide)와 란레오타이드(lanreotide)가 가장 많이 사용되며 소마토스타틴(Somatostatin) 유도체로 성장호르몬의 분비를 약 70% 정도 감소시키고 종양의 크기도 감소시키는 효과가 있다.

⑤ 방사선 치료는 뇌하수체 종양이 너무 커서 완전히 제거되지 못하는 경우 남은 종양에 대해 방사선을 조사하여 종양을 제거하는 치료이며, 부작용은 방사선 치료 시 주위의 정상조직까지 파괴되므로 뇌하수체 기능저하증, 탈모, 뇌신경마비, 종양 내 출혈, 괴사, 뇌하수체졸중 및 시신경 손상 등이 발생할 수 있다.

〈그림 7-1〉 **말단거대증과 거인증**

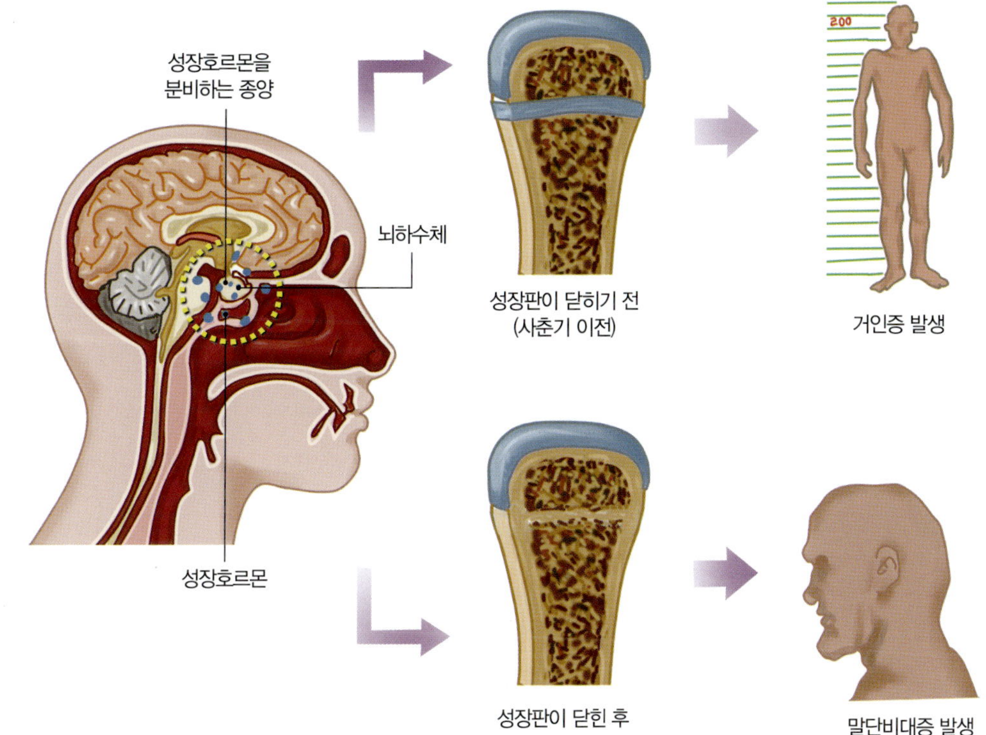

〈그림 7-2〉 **말단비대증의 현상**

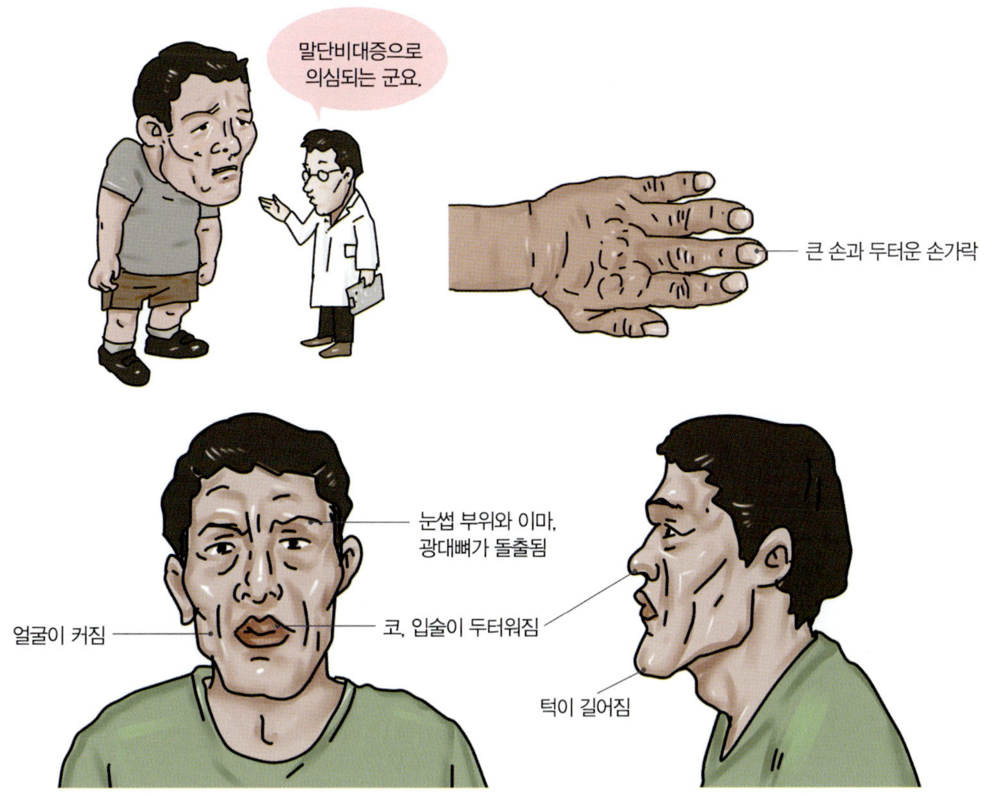

2) 요붕증(diabetes insipidus, DI)

(1) 개요

① 요붕증이란 정상인보다 자주 많은 양의 소변을 보고 많은 양의 물을 마시게 되는 질환을 말한다.

② 뇌하수체는 항이뇨호르몬이란 물질이 분비되어 물을 신장(콩팥)에서 재흡수시킨다.

③ 항이뇨호르몬의 분비가 부족한 경우를 중추성 요붕증이라 하고, 신장의 선천적인 이상으로 항이뇨호르몬에 대한 반응이 나타나지 않을 경우를 신성 요붕증이라 하며, 심리적인 이상으로 갈증을 심하게 느껴서 물을 마시는 경우를 심인성 요붕증이라고 한다.

④ 중추성 요붕증에서는 목마름, 다음, 다뇨가 갑자기 생긴다. 신성 요붕증은 소아에게서 발병하는 예가 많으며 다음, 다뇨와 더불어 탈수경향이 나타나기 쉽고, 고나트륨혈증을 동반한다.

(2) 기본 병리현상

① 요붕증 환자는 하루 5ℓ이상의 소변을 보게 되고 1~2시간 간격으로 한꺼번에 많은 양의 소변을 보고 또 물을 마신다.

② 혈액검사를 통하여 당뇨병의 유무를 확인한다.

③ 요붕증은 소변이 농축되지 않고 배설되므로 요비중을 측정한다. 요비중이 1.010 이상이면 정상이고 그 이하일 경우 요붕증을 의심한다.

④ 수분제한검사를 실시한다. 방법은 물을 마시지 못하도록 하고 1시간마다 소변과 혈액의 삼투압을 측정한다.

⑤ 항이뇨호르몬을 주사한 후 소변이 농축되면 신성 요붕증이 아니고 중추성 요붕증이라고 진단한다.

⑥ 중추성 요붕증인 경우에는 뇌의 시상하부나 뇌하수체 부근에 이상이 있는 것이므로 우선 CT나 MRI를 시행하여 종양이나 염증 등을 확인한다.

(3) 치료

① 중추성(시상하부·뇌하수체성)에 종양이 있다면 수술이나 방사선 치료를 해야 하고 항이뇨호르몬이 다시 분비되지는 않기 때문에 데스모프레신(Desmopressin)을 투여한다.

② 신성 요붕증인 경우에는 신장에서 물의 재흡수를 촉진할 수 있는 티아지드계(thiazide) 이뇨제를 투여한다.

③ 심인성 요붕증인 경우에는 정신과적 치료를 통하여 갈증을 해소시킨다.

(4) 추가사항

① 소변양이 많아지고 갈증이 심해지고 물을 많이 마시고 살이 빠지는 현상은 요붕증의 가능성은 있으나 우선 당뇨병에 대한 검사를 시행한다. 당뇨병은 요붕증보다 훨씬 흔하고 요붕증과 마찬가지로 다음, 다갈, 다뇨가 3대 특징이 있기 때문이다.

② 소변이 정상보다 많이 나오는 경우, 수분 흡수를 적게 한다하여 배출량이 적어지는 게 아니고 그 원인이 요붕증과 같은 수분이뇨인지 혹은 당뇨병과 같은 용질이뇨인지를 구분해야 하며 인위적인 수분 제한은 위험성이 있다.

〈그림 7-3〉 **요붕증 증상과 원인**

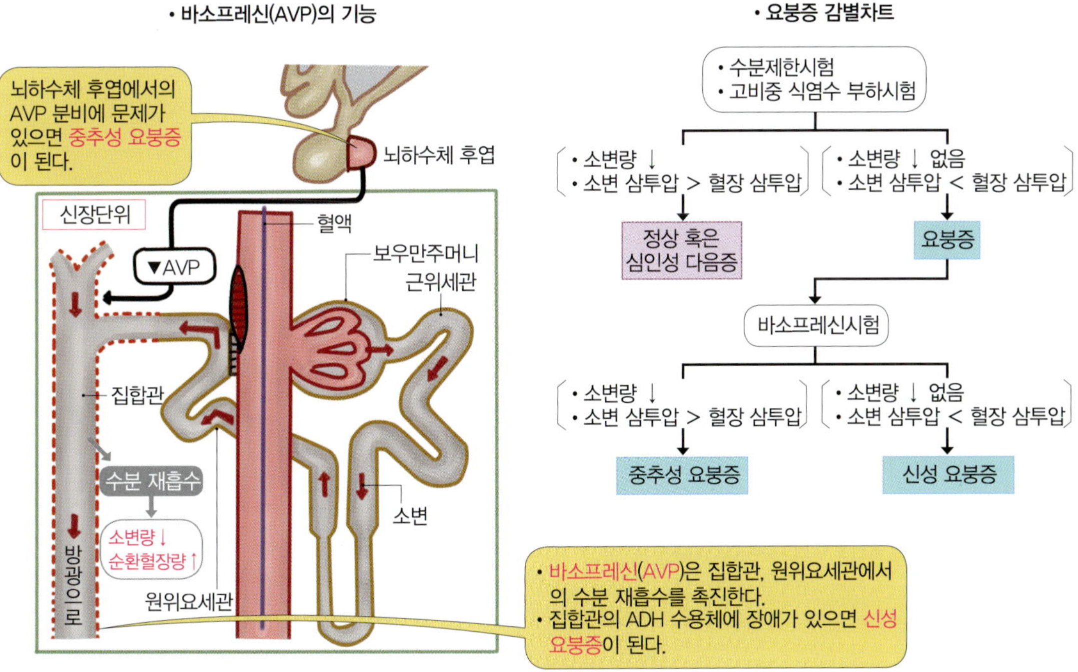

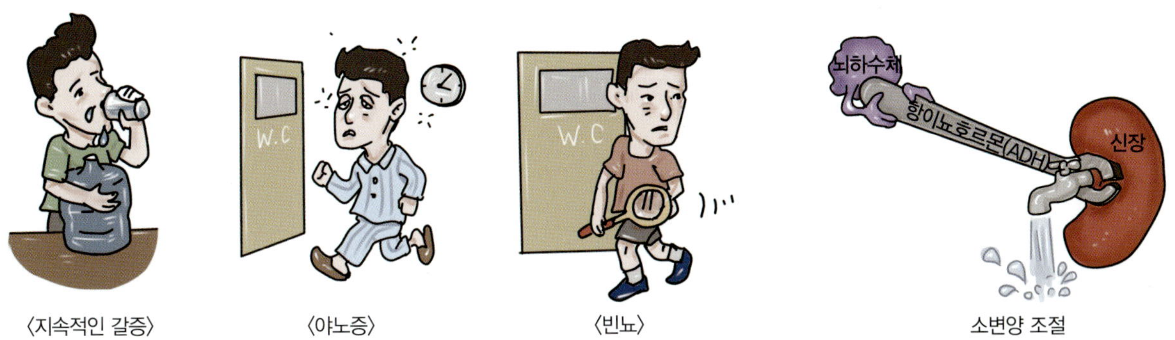

〈지속적인 갈증〉 〈야노증〉 〈빈뇨〉 소변양 조절

〈그림 7-4〉 **요붕증의 치료**

• 신성 요붕증

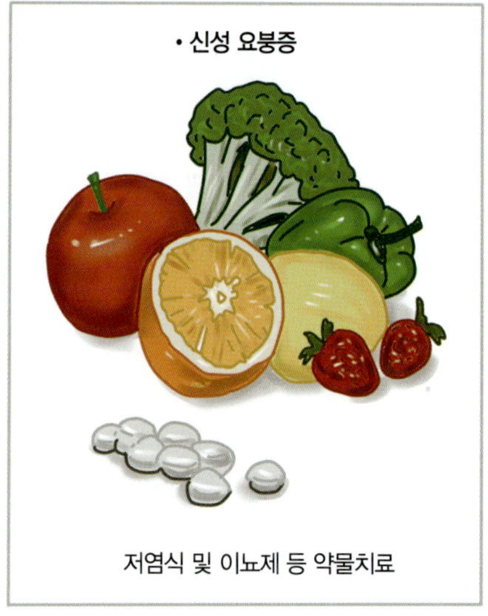

저염식 및 이뇨제 등 약물치료

• 일차성 다음증

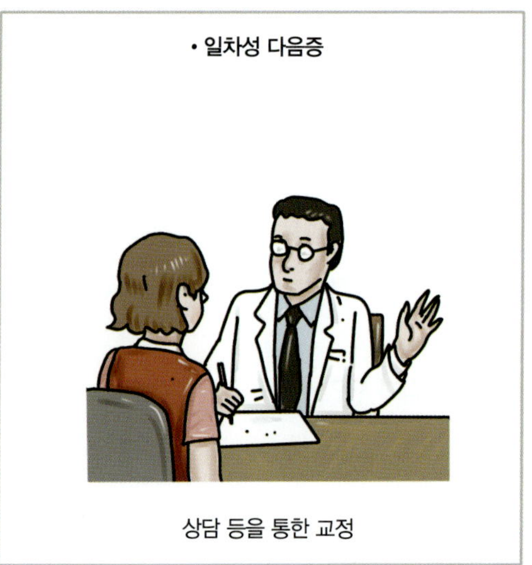

상담 등을 통한 교정

• 중추성 요붕증

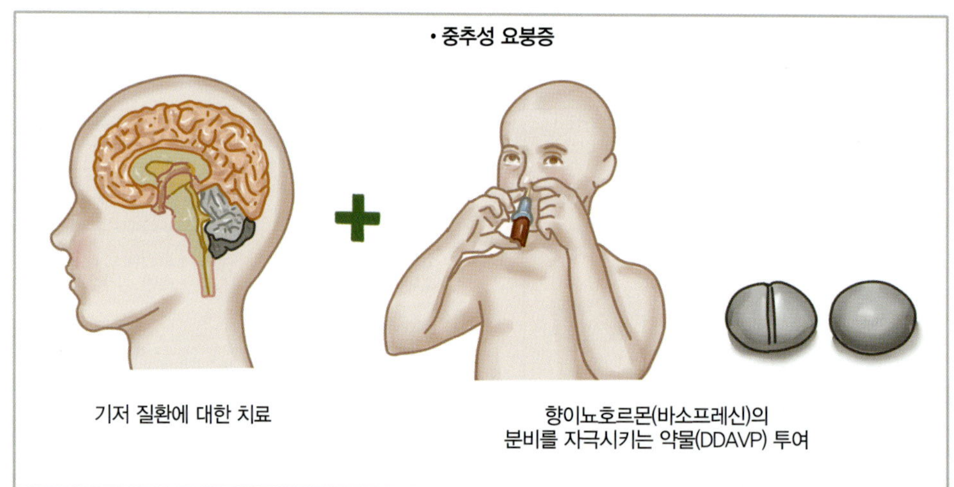

기저 질환에 대한 치료

향이뇨호르몬(바소프레신)의
분비를 자극시키는 약물(DDAVP) 투여

2 갑상선(thyroid gland) 질환

1) 갑상선의 해부와 생리

(1) 갑상선의 해부

① 갑상선은 후두와 하부 기관의 전외측에 있는 좌우의 엽과, 기관 전면에서 좌우의 엽을 잇는 협부(제2~4기관 연골의 높이)로 이루어진 내분비선(endocrine gland)으로, 나비가 날개를 펼친 듯한 형태를 하고 있다.

② 갑상선에서 분비되는 갑상선호르몬(thyroid hormone; T_4, T_3)은 전신의 모든 세포에 작용한다.

③ 갑상선호르몬의 원료는 요오드(iodine, I)로 해초류에 많이 함유되어 있다.

④ 소포 상피세포가 이어져 주머니상으로 형성된 것을 소포라고 하고 이것이 여럿 모여서 갑상선을 형성한다.

⑤ 소포 내에는 갑상선호르몬(T_4, T_3)의 전구물질(precursor)을 저장하고 있다.

〈그림 7-5〉 **갑상선의 구조**

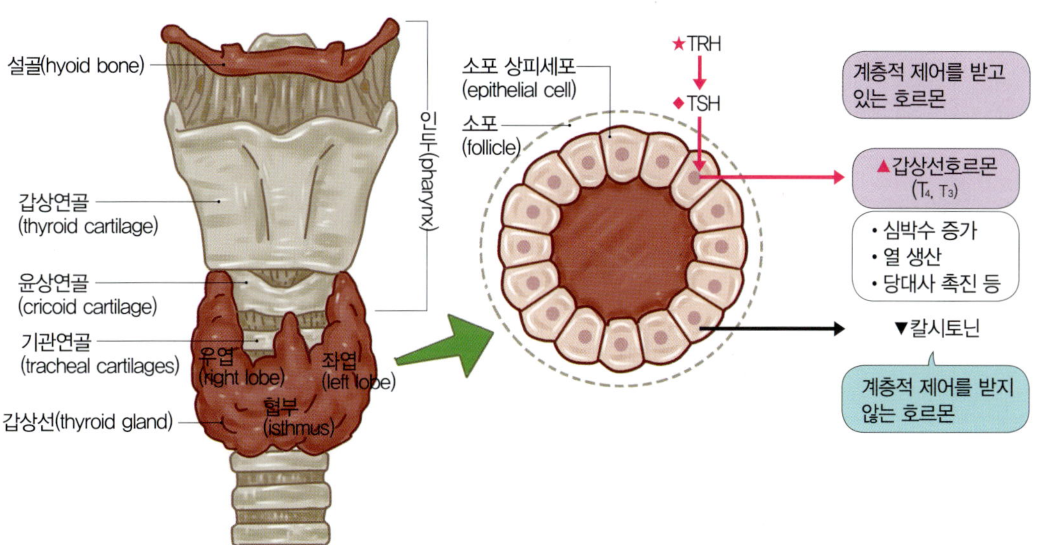

〈표 7-1〉 **갑상선호르몬의 생리작용**

신경계 작용	• 카테콜아민에 대한 반응성이 증강하여 생각이나 반응이 빨라진다.
심장 작용	• 아드레날린 β 수용체의 작용을 항진하여 심수축력과 심박수를 증가시킨다.
골격근 작용	• 단백질의 이화작용(단백질을 아미노산으로 분해)을 촉진한다.
당질대사 작용	• 소화관에서의 당 흡수를 촉진하여 혈당치를 높인다.
지질대사 작용	• 중성지방, 콜레스테롤을 낮춘다.
열생산 작용	• 산소소비를 증가시켜 대사를 촉진하고 열생산을 증가시킨다.
성장 · 성숙에 관한 작용	• 신체와 뇌의 발육에 필수이다.

(2) 갑상선 호르몬(T_4, T_3)의 분비

① 갑상선은 시상하부, 뇌하수체 전엽에 의한 계층적 제어를 받고 있다.

② 시상하부에서의 갑상선자극호르몬분비호르몬(TRH)이 뇌하수체에서 갑상선자극호르몬(TSH)의 분비를 촉진하여 갑상선에서 갑상선호르몬(T_4, T_3)이 분비된다.

③ 갑상선에서 분비되는 갑상선호르몬 대부분은 T_4(티록신, thyroxin)이다.

〈그림 7-6〉 갑상선 호르몬의 분비

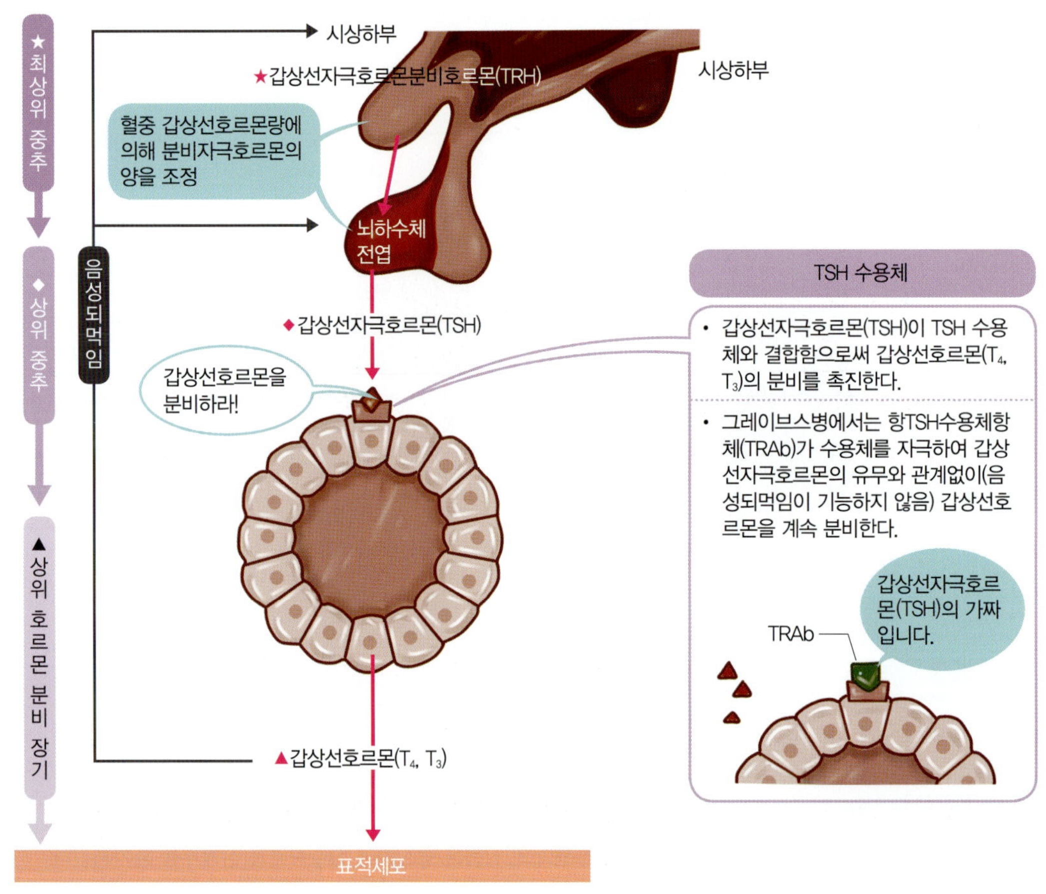

(3) 갑상선 질환

① 갑상선 질환은 기능의 항진 및 저하, 그리고 질환의 발생기전에 따라 분류된다.

② 종양성 질환에서는 기본적으로 갑상선의 기능변화를 초래하지 않는 것이 많다.

〈표 7-2〉 **갑상선 질환의 분류**

분류	기능항진	기능저하
자가 면역 질환	• 그레이브스병	• 만성 갑상선염(하시모토병)
감염성 질환	• 아급성 갑상선염 • 무통성 갑상선염	–
종양성 질환	• 플러머병	–
	(기본적으로) 기능 변화 없음	
	• 양성 갑상선종 • 갑상선암종	

2) 그레이브스병(Graves'disease)

(1) 개요

① 그레이브스병은 갑상선이 몸 안에 너무 많은 갑상선호르몬을 만들 때 발생하는 갑상선기능항진증으로 호르몬의 과잉 생산과 분비를 초래하는 자가 면역 질환이다.

② 갑상선기능항진증의 가장 흔한 유형의 질환이다.

③ 이 환자의 면역체계는 갑상선자극면역글로불린이라고 하는 항체에 의해서 이루어지는데 이 항체는 갑상선세포에 부착되어 있으며 너무 과다한 갑상선호르몬을 생성하게 하는 원인이 된다.

④ 여성에게 많이 발생하는데 특히 임신 시에는 병세가 악화되기 쉽기 때문에 주의해야 할 내분비 대사 질환의 하나이다.

⑤ 치료를 받지 않는 경우 체중 증가, 우울증, 정신적 및 육체적 피로를 일으킬 수 있다.

(2) 기본 병리현상

① 정확한 원인은 알 수 없지만 유전이나 스트레스, 나이 성별 등이 위험인자에 속한다.

② 40대의 여성에게 많이 발생한다(남성의 약 5~10배).

③ 미만성 갑상선종, 안구돌출, 빈맥 그리고 갑상선 중독증상이 보인다.

④ 눈꺼풀이 쑥 들어가고 눈이 커진 것처럼 보이는 그레이브스 눈병증상으로 눈이 튀어나오기 시작하는데 그레이브스 환자의 약 25% 정도에서 나타난다.

⑤ 일반적인 증상을 보면

- 전신계: 체중 감소와 피로감 증가
- 신경계: 안구 돌출과 충혈
- 소화기계: 식욕 증가와 설사
- 심혈관계: 심부전과 맥박 항진, 심박동의 항진 등이 보인다.
- 피부계: 다한증을 보이고 더위에 민감해지며 다리가 붓고 진무름(점액수종)이 나타난다.

- 근육계: 근력이 떨어진다.

⑥ 혈액 속의 갑상선 호르몬을 검사(갑상선 기능검사), 갑상선 스캔과 방사선요오드 섭취율 측정, 혈액 속 갑상선자극항체 검사, 갑상선 초음파 검사 등을 시행한다.

(3) 치료

① 우선 항갑상선제인 프로필치오우라실(Propylthiouracil), 메티마졸(methimazole) 등을 투여한다.

② 항갑상선제로 완화되지 않는 경우 흔히 사용되는 방사선요오드(radioiodinated)로 치료한다.

③ 투약을 해도 개선되지 않거나 임산부의 경우 갑상선 수술을 시행한다. 전체를 제거하는 경우 평생 갑상선 호르몬 대체요법을 시행한다.

(4) 추가사항

① 갑상선의 TSH(갑상선 자극 호르몬) 수용체에 항TSH수용체항체(TRAb)가 결합하여 지속적으로 갑상선호르몬 분비를 촉진하기 때문에 갑상선호르몬이 과잉이 된다.

② 본 질환을 치료하지 않고 방치하면 대부분은 심방세동, 심근장애를 일으키고 때로 심부전에 빠져 사망할 수 있다. 따라서 신속한 진단과 치료가 필요하며, 적절하게 치료하면 생명의 예후는 나쁘지 않다.

③ 안구돌출은 외안근 및 안와 지방조직의 염증성 종창으로 일어난다. 어떠한 자가항체(autoantibody)가 관여한다고 판단된다.

④ 항갑상선제는 갑상선에서의 호르몬 합성을 억제한다.

〈그림 7-7〉 **갑상선호르몬의 기능과 조절기전**

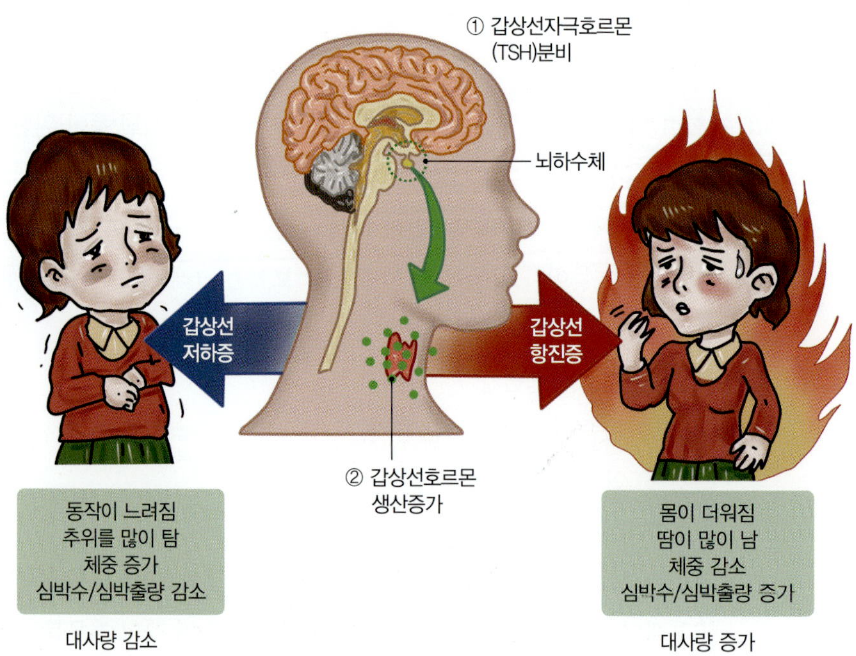

〈그림 7-8〉 **갑상선의 기능**

갑상선 기능저하증			갑상선 기능항진증		
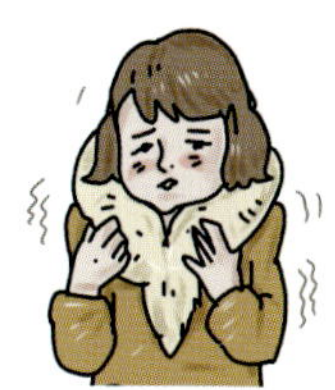	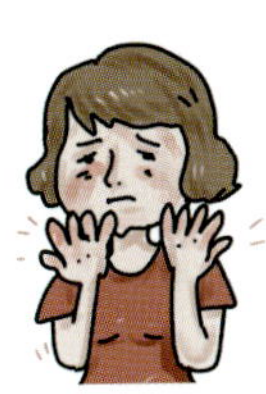	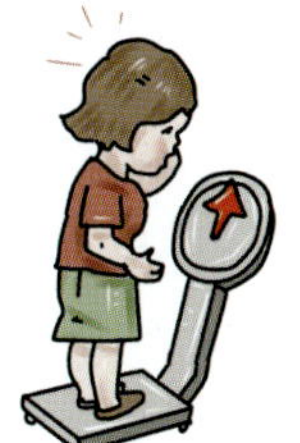	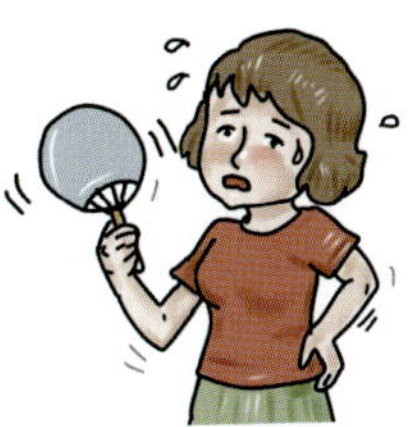	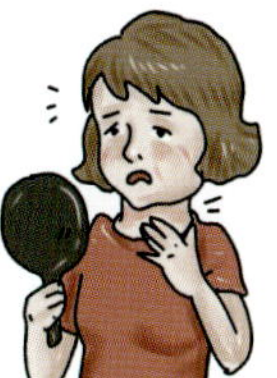	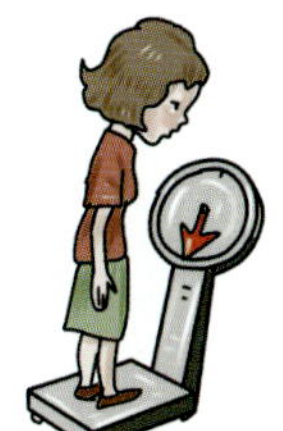
추위를 탄다.	얼굴, 손발이 붓는다.	체중이 증가한다.	더위를 잘 타고 땀을 많이 흘린다.	목이 커진다.	체중이 감소한다.
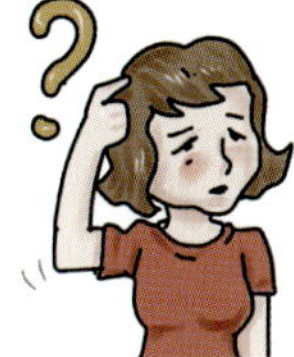	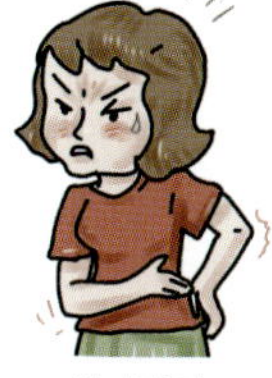	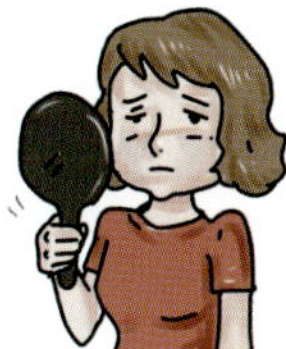	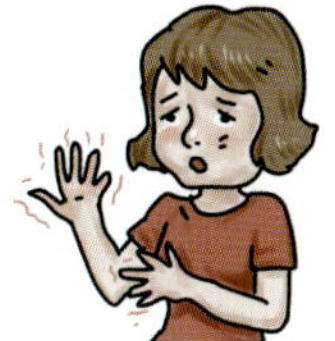	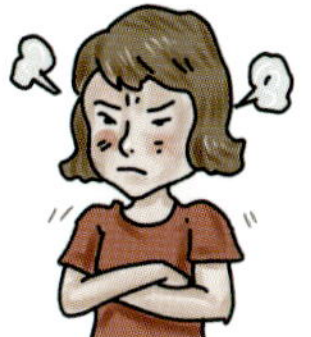	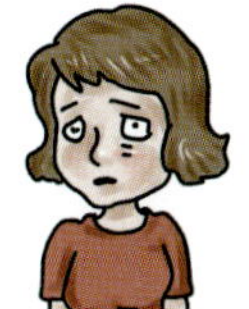
기억력이 감퇴된다.	생리량이 2배 이상이다.	피부가 건조해진다.	손발이 떨린다.	화를 잘낸다.	안구가 돌출된다.

〈그림 7-9〉 **그레이브스병**

〈그레이브스병〉

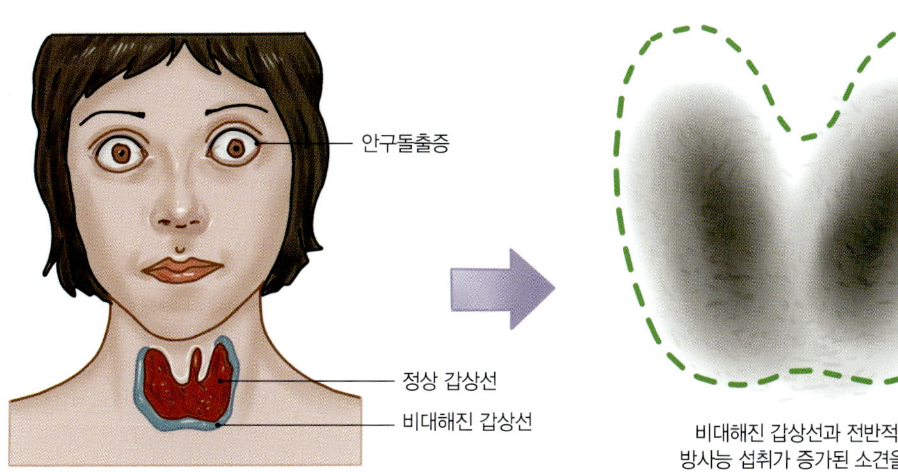

비대해진 갑상선과 전반적으로
방사능 섭취가 증가된 소견을 보임

3) 만성갑상선염(하시모토병, Hashimoto' disease)

(1) 개요

① 하시모토병은 갑상선 기능을 저하시키는 질환으로, 만성 림프구성 갑상선염, 만성 갑상선염이라 하며 중년 여성에게 많고 면역세포가 갑상선에 다수 침착하여 염증을 일으켜 갑상선을

파괴하는 자가 면역 질환의 하나이다.

② 이 질환은 체내의 항체가 갑상선 세포를 공격하는데 그 원인은 불분명하며 유전적 요인으로 생각되어진다.

③ 환자의 70~80%는 갑상샘 기능이 정상이지만, 나이가 들면서 기능저하가 증가한다.

④ 갑상선 기능저하증의 원인으로서 가장 빈도가 높으며 대표적인 증상은 점액부종이다.

⑤ 여성의 발병률이 남성보다 7배 이상 많으며 가임경력이 있는 사람에게서 발병확률이 높고 가족 면역질환으로 알려져 있다.

(2) 기본 병리현상

① 통증은 없으나 목 부위가 부어오르는 듯한 갑상선의 비대현상이 보인다.

② 일반적인 증상을 보면

- 전신계: 피로와 나른한 느낌 그리고 쉰 목소리와 추위에 민감해진다.
- 신경계: 우울증
- 소화기계: 변비
- 심혈관계: 고콜레스테롤
- 피부계: 피부가 건조하고 창백해지고 탈모증상이 보인다.
- 근육계: 하체 근력이 떨어진다.
- 생식계: 불규칙하거나 심한 생리현상과 생식능력의 감소가 나타난다.

③ 검사소견으로

- 자가면역 항체인 TPO가 양성이다.
- 갑상선 호르몬 수치검사인 TSH, T_3, T_4 검사도 양성(저하)이다.
- 흡인세포검사(aspiration cytology)에서 림프구 침윤현상이 보인다.

(3) 치료

① 갑상선종만 있고 기능이 정상일 때에는 경과를 관찰한다.

② 갑상선저하증일 때는 갑상선호르몬[레보티록신(levothyroxine)]을 투여한다.

③ 정기적인 검사를 통해 호르몬의 농도를 수시로 감시한다.

(4) 추가사항

① 치료를 하지 않는 경우에는 심부전의 증상과, 고콜레스테롤, 우울증상이 온다.

② 갑상선저하증은 만성 갑상선염 말기에 가장 많이 관찰되며 임신 중의 여성은 태아의 심장이나 뇌, 신장결손의 아이를 출산할 수 있다.

③ 하지근력약화로 인한 아킬레스건 반사 회복이 지연(람베르트, Lamberts 징후)된다.

④ 하시모토병에는 다른 자가면역질환이 종종 합병하므로 합병증의 가능성을 생각한다.

〈그림 7-10〉 **갑상선염의 종류와 원인**

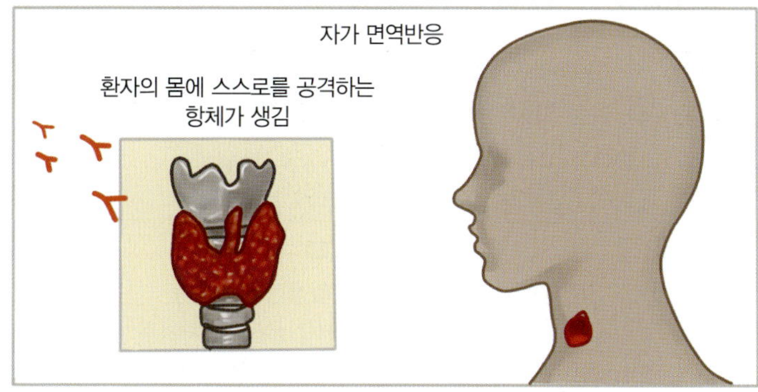

〈하시모토(만성)갑상선염/무통성 갑상선염〉

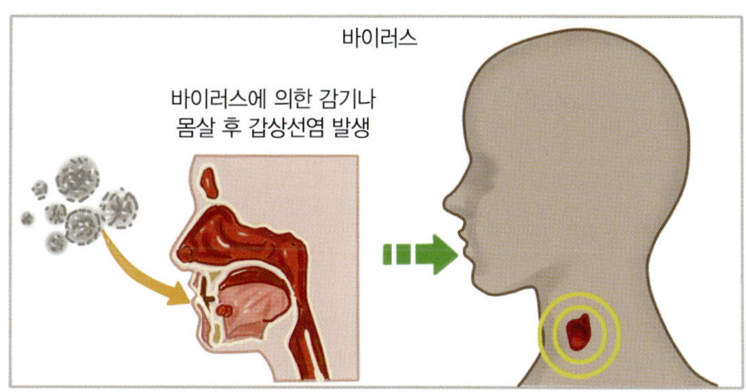

〈아급성 갑상선염〉

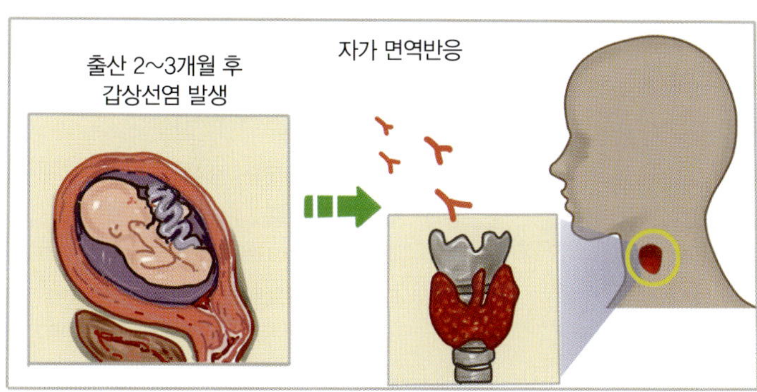

〈산후 갑상선염〉

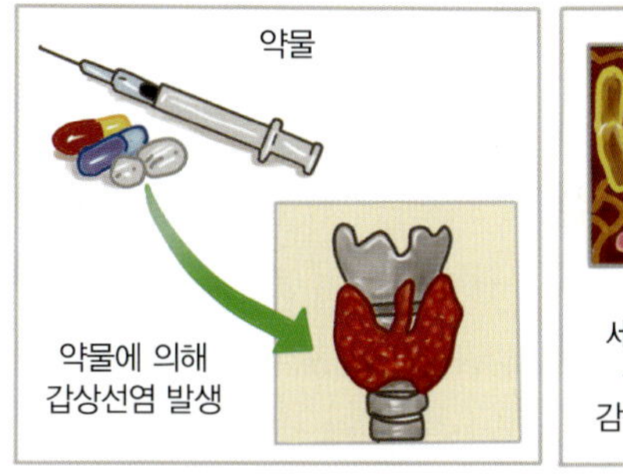

〈약물 유발성 갑상선염〉

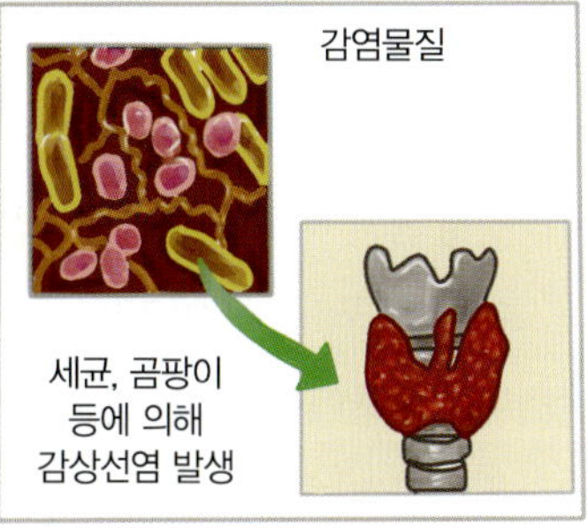

〈급성 갑상선염〉

⑤ 자가면역에 의한 부신피질저하증(에디슨병)과 하시모토병이 합병된 것을 슈미트증후군(Schmidt's syndrome)이라고 한다.

〈표 7-3〉 **갑상선염의 원인 및 특징**

종류	원인	경과	특징
하시모토 갑상선염	자가면역반응	대부분 특이한 증상없음 대부분 갑상선기능 정상 일부에서 갑상선기능저하증 발생	갑상선염중 가장 흔함 중년여자에 많이 발생 갑상선의 비대 및 결절
아급성 갑상선염	바이러스감염	독감 비슷한 전신증상 갑상선이 비대 및 통증 초기에 갑상선중독증 증상 발생, 대부분 1~2개월 증상 지속 후 자연적으로 회복	감기, 몸살 등 상기도 감염 후 발생 대부분 저절로 회복 증상에 따른 대증요법
무통성 갑상선염	자가면역반응	초기에 일시적 갑상선중독증 대부분 자연적으로 회복되며 일부 일시적인 갑상선기능저하증	갑상선에 통증이 없음 발병 전 감기, 몸살을 앓은 병력이 없음
산후 갑상선염	자가면역반응	출산 2~3개월경에 갑상선이 커지면서 일시적인 갑상선기능항진증	대부분 자연 회복 출산한 산모의 약 5~10%에서 발생함
약물, 방사선 유발 갑상선염	약물, 방사선	약물이나 방사선으로 인한 갑상선의 파괴로 발생함 유발원인-인터페론, 아미오다론, 리튬, 방사성 요오드 및 방사선	원인이 되는 약물을 끊을 경우 대부분 저절로 좋아짐
급성, 감염성 갑상선염	세균, 곰팡이	감염에 따른 전신 증상 갑상선의 통증 갑상선 기능 저하, 항진 등의 다양한 증상으로 발생 가능	감염이 치료되고 나면 증상은 저절로 호전

4) 갑상선암

(1) 개요

① 갑상선의 세포들이 비정상으로 성장하여 악성 결절을 형성하는 것을 말한다. 이들 악성종양에는 여포세포(소포세포)에서 기원하는 암과 비여포세포에서 기원하는 암으로 분류한다.

② 여포세포에서 기원하는 암은 유두암과 소포(여포)암이며, 비여포세포에서 기원하는 암은 수질암과 악성림프종, 미분화 암으로 나누게 되는데, 각각의 암은 생물학적 특징이 있어 완전히 다른 질환으로 진단하고 치료할 필요가 있다.

③ 갑상선유두암종(thyroid papillary cancer)은 갑상선암종 가운데 80% 이상을 차지하며 갑상선

종양의 주체이다. 그 중 95%는 양호한 예후를 보인다.

④ 위험요인은 다른 병의 치료에 따른, 또는 환경에 의한 방사선 노출이다. 방사선에 노출된 나이가 어릴수록 노출량에 비례해 발병 위험도가 증가한다. 가족력이 있는 경우에도 갑상선암의 발생이 증가한다.

⑤ 갑상선암종에서는 유두암종이 가장 많아 약 85% 이상을 차지한다. 예후는 갑상선암종 중에서 가장 좋다.

⑥ 유두암종은 림프성전이가 주가 되며, 소포암종은 혈행성전이가 주가 된다.

(2) 기본 병리현상

① 대부분 아무런 증상이 나타나지 않지만, 피곤함이나 무기력감, 목에 이물감이나 통증을 호소하는 경우가 많고 단단하고 울퉁불퉁한 결절이 만져진다.

② 신체검진에서 우연히 발견되는 경우가 많고, 통증이 없는 목의 종괴(腫塊)가 나타나거나 종양의 성대신경 침범으로 인한 목소리 변화가 나타날 수 있다.

③ 신체검진, 갑상선기능 검사, 초음파 검사, 미세침흡인세포 검사, 갑상선 스캔, 경부전산화단층촬영(CT), 양전자방출단층촬영/전산화단층촬영복합영상(PET/CT) 등을 시행한다.

④ 미세침흡인세포 검사는 갑상선암을 진단하는 데 가장 중요한 검사로, 초음파에서 보이는 환자의 갑상선 결절(혹)이 악성, 즉 암으로 의심되는 경우에 시행한다.

⑤ 확정진단은 흡인세포 검사(aspiration cytology)에 따르는 경우가 많다.

(3) 치료

① 갑상선암 치료에서 가장 중요한 방법은 수술이며 갑상선엽절제 또는 아전절제를 하는 방법과 동측의 보존적 경부림프절제거술을 시행한다.

② 그 밖에 TSH 억제요법으로서 갑상선호르몬(thyroid hormone)을 투여한다.

③ 원격전이가 있고 I를 흡입하는 종양에서는 갑상선을 완전 절제하고 대량의 방사선요오드요법을 시행한다.

④ 갑상선을 모두 제거하는 경우에는 갑상선호르몬이 분비되지 않으므로 평생 이 호르몬 약을 복용해야한다.

⑤ 수술 후 조직검사결과에 따라 방사성요오드 치료를 추가할 수도 있으며, 드물게 진행된 경우 외부 방사선 조사를 하기도 한다.

⑥ 항암제에는 잘 반응하지 않기 때문에 항암화학요법은 거의 사용되지 않는다.

〈그림 7-11〉 **갑상선암의 일반적 증상**

10세 이하
60세 이상
남자
빠르게 커지는
결절
즉각 전문가의
검진이 필요함
결절이 매우 단단함
목에 림프절이
만져지는 경우
음식 삼키기, 호흡 곤란,
쉰 목소리 등
압박증상

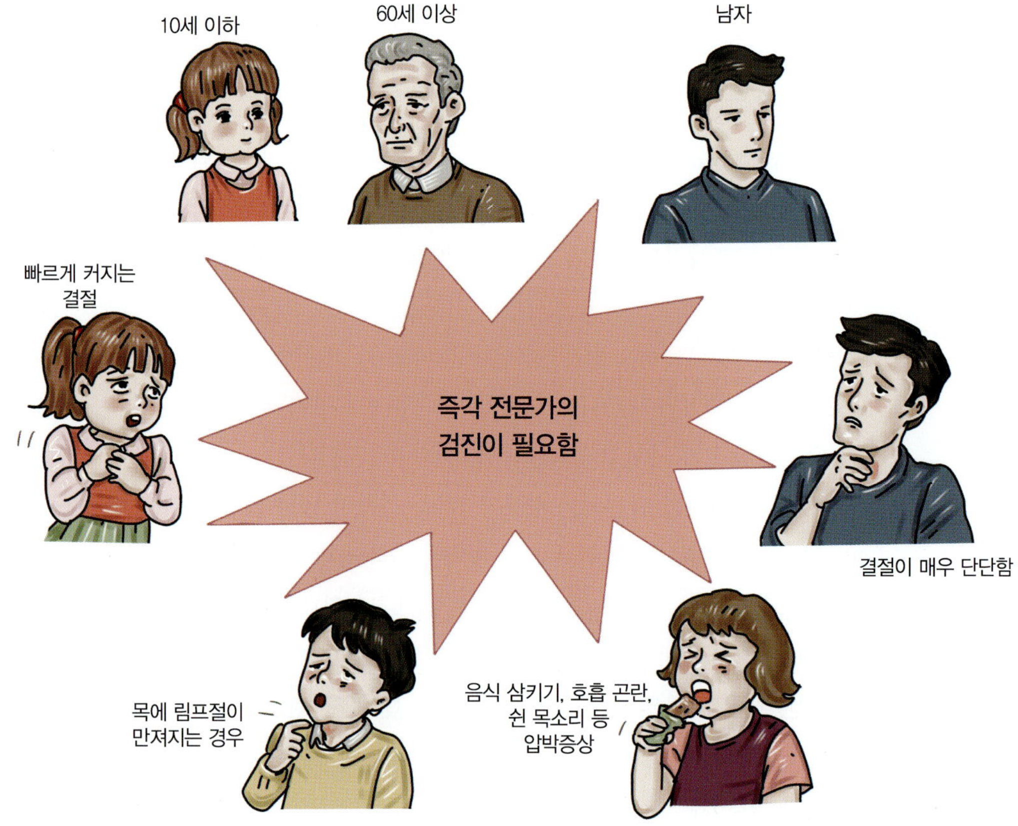

〈그림 7-12〉 **갑상선암의 종류**

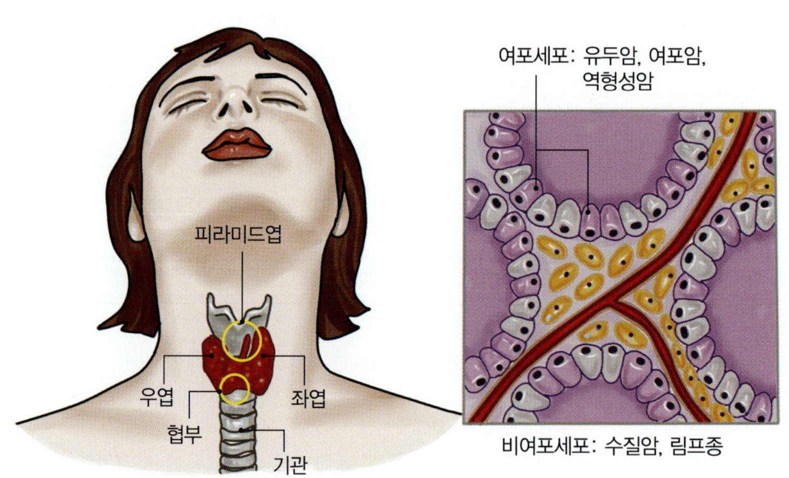

〈표 7-4〉 갑상선암종의 악성종양 종류와 특징

	분화형		미분화암	수질암	악성 림프종
	유두암	소포암			
빈도	90%	50%	2%	2%	2%
호발 연령 성차	30~50세 남 : 여 = 1 : 8		60세 이상 남 : 여 = 1 : 2	30~50세 남 : 여 = 1 : 2	60세 이상 남 : 여 = 1 : 2
성장속도	느림		급속	비교적 느림	비교적 급속
전이	림프성이며 림프절 · 허파로 전이	혈행성이며 허파 · 뼈 · 간으로 전이	주위로 직접 침윤, 림프성, 혈행성	림프성, 혈행성	림프성
증상	무자각, 가동성이 없는 결절		급속히 증대하는 결절 통증과 발적	단단한 갑상샘증	비교적 급속한 갑상샘 종대
그 밖의 특징	• 혈중 갑상샘 글로불린 수치 상승 • 노출로 생기는 것은 유두암	• 혈중 갑상샘 글로불린 수치 상승	• 악성 종양 가운데 예후가 가장 불량 • 발열, CRP↑, WBC↑	• 혈청 칼시토닌치 상승 • 혈청 CEA 상승 • MEN 2형의 부분증상인 경우가 있다.	• 하시모토병이 기저질환인 경우가 많다.
예후 (10년 생존율)	양호 (95%)	비교적 양호 (85%)	매우 불량 (0%)	비교적 양호 (80%)	비교적 불량 (50~70%)

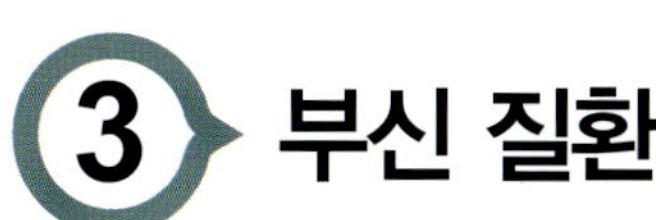

부신 질환

1) 쿠싱증후군(Cushing's syndrome)

(1) 개요

① 쿠싱증후군은 부신종양, 부신과형성, 뇌하수체샘종 등으로 인해 부신겉질 호르몬인 코티솔(cortisol)과 안드로겐(androgen)이 과잉으로 분비되어 일어나는 질환이다. 가장 흔한 이유는

코르티코스테로이드 약의 과다사용이다.

② 뇌하수체 병변에 의한 부신겉질자극호르몬(adrenocorticotropic hormone, ACTH)의 과잉에 따른 것과, 부신 자체에 원인이 있는 것(주로 샘종)이 있다. 원형 얼굴, 상체 체중 증가, 중심성 비만, 고혈압, 당뇨병, 쉽게 멍드는 피부, 다모 등의 증상을 나타낸다.

③ 여성은 또한 증가된 체모와 월경불순도 나타나며, 남성은 발기 및 생식 능력의 문제가 생길 수 있고 이 병에 걸린 아동은 흔히 비만하고 성장속도가 느리다.

(2) 기본 병리현상

◆ **코티솔 분비과잉**

① 보름달 얼굴, 중심성 비만, 버팔로혹 변형(buffalo hump): 체지방 분포이상

② 피하출혈, 피부비박화, 적색피부선조, 근력저하: 단백이화항진

③ 고혈압, 부종, 고혈당, 고지혈증, 골다공증, 신 · 요로결석, 감염성 증가, 정신장애 등

④ Na증가, K감소, 대사알칼리증, 요중 Ca증가, WBC상승, 호중구상승, 호산구감소

◆ **안드로겐 분비과잉**

⑤ 좌창(여드름), 여성에서는 남성화 징후(다모), 월경 이상이 현저하다.

⑥ 혈중 코티솔, 요중 17-OHCS가 증가한다.

1~2mg의 덱사메타존(강력한 코티솔) 억제시험에서 코티솔 분비가 억제되지 않게 된다.

⑦ 비교적 드문 질병으로 20~50세 성인에게 많다.

병형 분류, 감별을 위해 다음의 검사를 시행한다.

- 호르몬검사

  혈중 ACTH 측정, 혈중 DHEA-S 측정, 덱사메타손 억제시험, CRH시험

- 영상진단(부위진단)

  CT(부신), MRI(뇌하수체), 뇌하수체 정맥동 샘플링(IPSS)

(3) 치료

① 코르티솔 생성을 억제하고 증상을 완화시키는 데 도움이 되는 약물을 처방한다.

② 쿠싱병(뇌하수체선종), 하디(Hardy)수술, 감마나이프(gamma knife)

③ 부신선종 · 부신암 종양적출술을 시행한다.

④ 부신피질과형성으로 양측 부신적출술 후에는 호르몬제를 투여한다.

⑤ 이소성 ACTH를 생산하는 종양의 원발부위를 적출한다.

⑥ 방사선요법이나 화학요법도 권장될 수 있다.

(4) 추가사항

① 단백이화항진으로 피부가 얇아진 곳에 지방이 침착함으로써 피부가 늘어나 적색의 피하선조가 생긴다.

② ACTH 증가(쿠싱병 등)일 때는 색소침착을 일으킨다.

③ 이소성 ACTH 생산 종양에는 폐소세포암, 흉선종, 카르티노이드, 췌장암 등이 있다.

④ 코티솔은 알도스테론 유사 작용을 가지므로 Na 저류, 고혈압, 부종, 대사알칼리증 등이 생긴다.

⑤ 치료를 하지 않아 발생하는 합병증으로는 골량 상실이나 골절 근량 상실 및 근쇠약이 있다.

⑥ 고혈압, 당뇨병, 감염, 뇌하수체 종양의 비대, 신장결석 등이 나타난다.

〈그림 7-13〉 **부신피질호르몬의 조절과정**

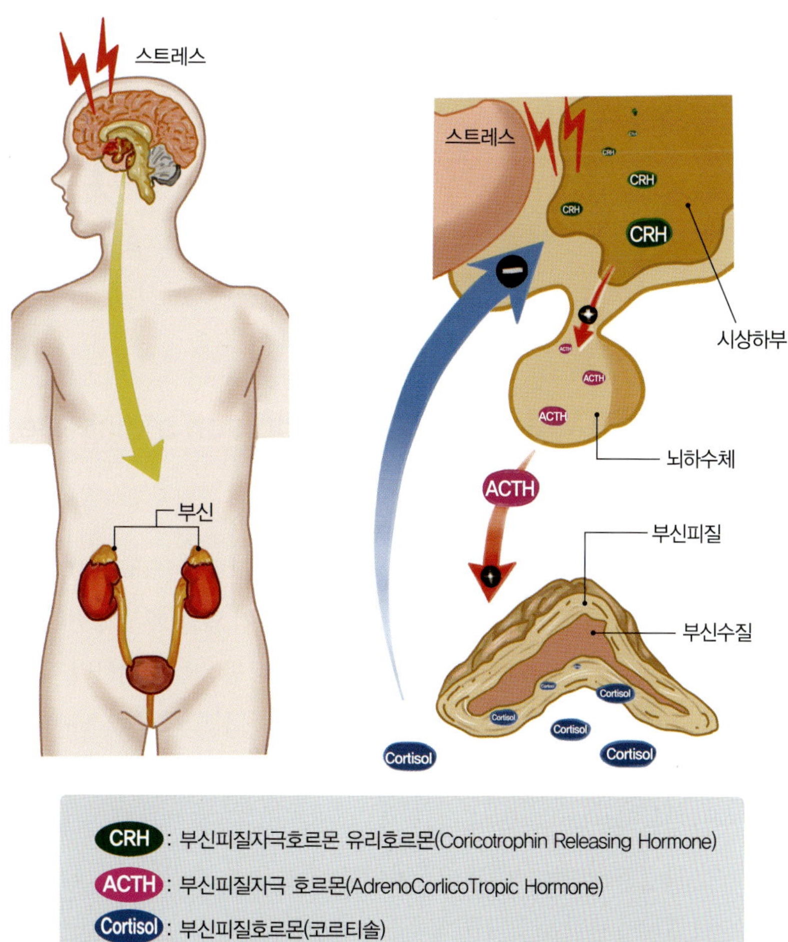

〈그림 7-14〉 **쿠싱증후군 일반적 증상**

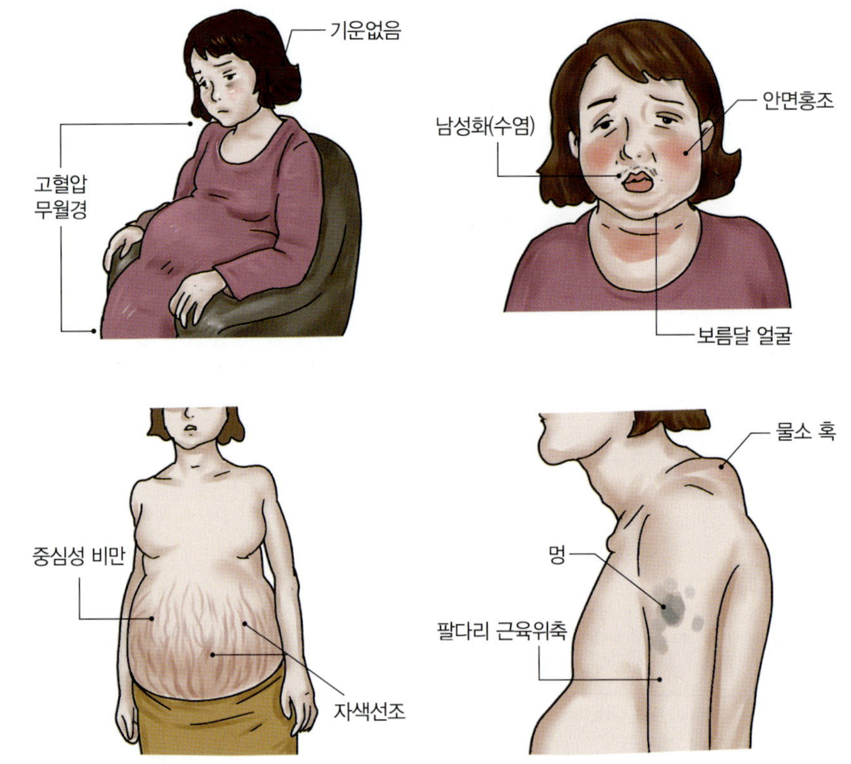

2) 부신피질저하증(에디슨병, Addison's disease)

(1) 개요

① 에디슨병은 부신피질이 손상되어 부신이 코르티솔(cortisol)과 알도스테론(aldosterone)이라고 하는 스테로이드 호르몬을 충분히 생성하지 않을 때 발생한다.

② 코르티솔은 스트레스성 상황에 대한 몸의 반응을 조절하며, 알도스테론은 나트륨과 칼륨 생성에 도움을 준다. 그 외에도, 이들은 모두 성호르몬(sex hormone)을 생성한다.

③ 원인으로는 결핵성(약 37%)이 많고 특발성은 자가면역질환을 동반하는 경우가 많다.

④ 코르티솔 분비 저하에 따른 전신권태감이나 소화기 증상, 알도스테론 저하와 그 밖의 저혈압이나 전해질이상, ACTH 증가에 따른 얼굴, 잇몸, 손가락의 색소침착(pigmentation)이 나타난다.

⑤ 경과에 따라 급성과 만성으로 분류된다.

(2) 기본 병리현상

① 코르티솔 결핍증상: 체중감소, 저혈당, 의식장애, 탈력, 메스꺼움, 구토 증상을 보인다.

② 알도스테론 결핍증상: 혈청 Na의 감소와 K의 증가가 나타나 저혈압이 될 수 있다.

③ 안드로겐 결핍증상: 여성에서는 월경불순, 음모와 액모의 탈락 등이 동시에 관찰된다.

④ 얼굴, 목, 잇몸, 혀, 손가락에 색소침착이 발생한다(특발성에서 관찰, 빈도는 낮음).

⑤ 혈중 코르티솔이 감소되고, 혈중 ACTH는 증가하는 경우 원발성으로 판단한다.

⑥ 알도스테론 결핍증상 및 ACTH의 증가가 관찰되지 않을 경우 속발성 부신피질저하증으로 의심하고 검사를 진행한다.

- ACTH 부하시험: 원발성 ⇨ 신속 ACTH 부하시험에 무반응이거나 낮은 반응
  속발성 ⇨ ACTH 연속부하시험에 반응
- 면역학적 검사: 항부신항체(특발성 에디슨병에서 종종 양성)
- 영상: CT, 복부 단순 X선 사진, 뇌하수체 MRI 등으로 검진

(3) 치료

① 호르몬 보충요법을 시행한다.

② 글루코코르티코이드와 광물코르티코이드의 작용을 모두 가진 하이드로코르티손을 투여한다.

③ 에디슨 위기증이 생명을 위협하는 상태로 진행된 경우 우선적으로 약물을 투여한다.

④ 에디슨 위기증은 저혈압, 혈중 칼륨농도 증가 및 저혈당을 일으키는 경우

⑤ 환자는 건강을 호전시키기 위하여 당류코르티코이드 약들(염증을 없애는 약)의 복합제를 복용하며 이 약들은 장기적인 복용이 필요하다.

⑥ 부신이 생성하지 않는 호르몬을 대체하기 위한 호르몬 대체제가 처방될 수 있다.

〈그림 7-15〉 **주요 호르몬과 분비기관**

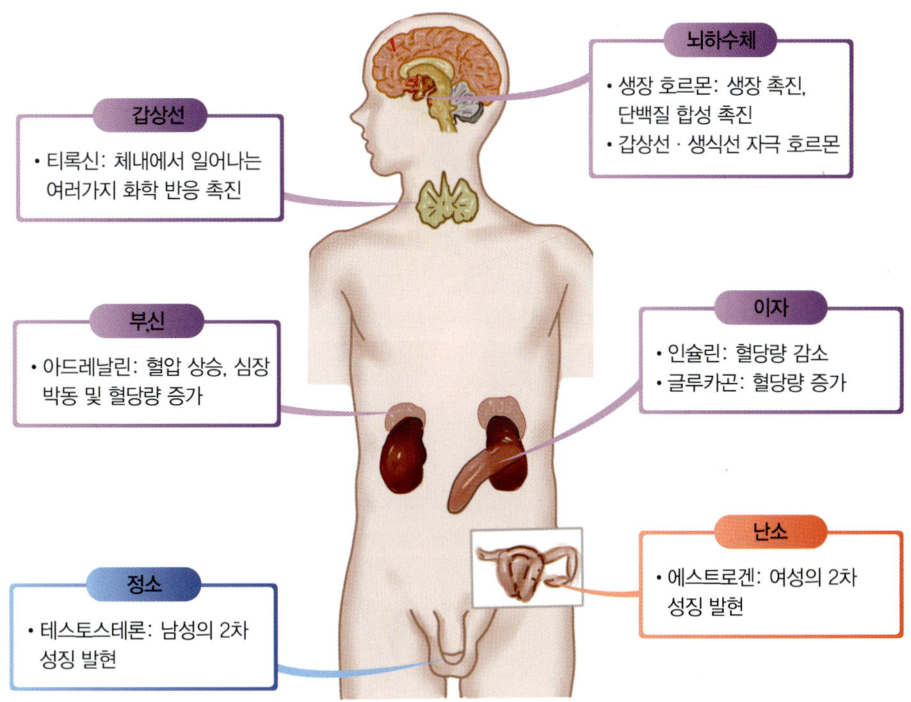

(4) 추가사항

① 본 질환은 방치하면 완만한 진행성 경과를 거쳐 보통 2년 이내에 급성부신부전에 빠져 사망한다. 적절한 호르몬 보충요법을 시행하면 예후는 비교적 양호하다.

② 에디슨병이 있는 경우에 항상 건강경고 카드와 팔찌를 수행한다.

③ 약물은 항상 편리한 곳에 보관하거나 정기적인 복용 형태를 유지해야 한다.

④ 항상 의료진과의 관계를 유지하여 에디슨병의 위기에 대비한다.

〈그림 7-16〉 **부신의 위치와 구조**

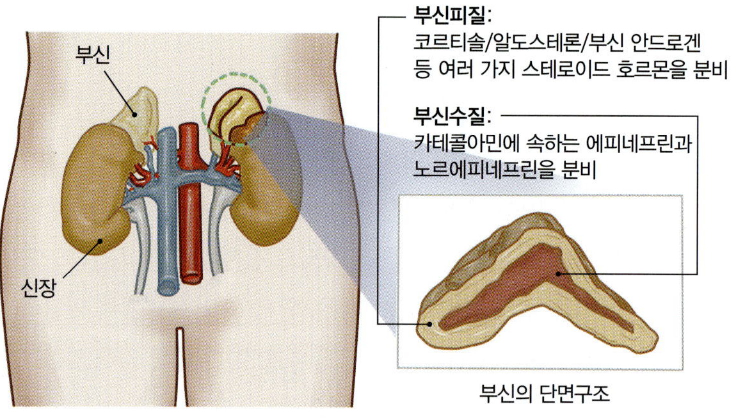

〈그림 7-17〉 **에디슨병의 개념**

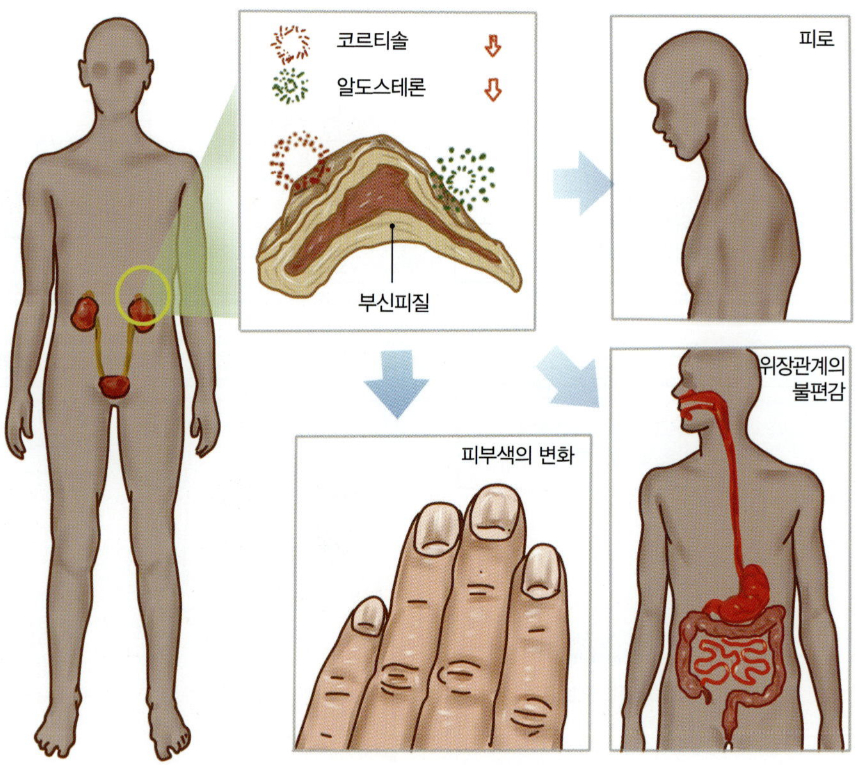

3) 갈색세포종(크롬친화세포종, pheochromocytoma)

(1) 개요

① 갈색세포종은 부신속질세포 또는 교감신경절세포 등 크롬친화성 세포에서 발생하는 종양으로, 카테콜아민(에피네프린, 노르에피네프린)을 다량으로 생산·분비하여 고혈압과 대사항진 등을 나타내는 질환이다.

② 약 90%는 부신속질에서 발생하나 나머지 약 10%는 부신이 아닌 곳에서 발생한다.

③ 20~40대에 많고, 고혈압, 고혈당, 대사항진, 두통, 다한증의 5가지 증상이 나타난다.

(2) 기본 병리현상

① 정상 부신 수질에서의 카테콜아민 분비는 신경 자극에 의해서 촉진이 되나 갈색세포종에는 신경분포가 되지 않고 종양에 직접적인 압박이나 약물, 종양으로의 혈류변화 등에 의해서 분비가 되어 증상들을 유발한다.

② 주요 5대(5H 현상) 증상을 보면

- 고혈압(hypertension): 수축기, 확장기 모두 상승한다.
- 대사항진(hypermetabolism): 빈맥, 야윔, 변비 등이 나타난다.
- 고혈당(hyperglycemia)의 현상이 보인다.
- 두통(headache)이 증가한다.
- 발한(hyperidrosis)이 나타난다.

② 발작은 한 달에 한 번 또는 하루에도 수 회 올 수 있다.

③ 혈압상승은 과도한 카테콜아민 분비에 의한 것으로, 60% 정도는 지속적으로, 나머지 40%는 발작적으로 고혈압 증상을 나타난다.

④ 혈중과 요중에 카테콜아민(아드레날린, 노르아드레날린)이 상승하면 갈색세포종을 의심하여 다음 검사를 시행한다.

- 기능검사에서는 클로니딘시험(clonidine test) 등을 시행한다.
- 부위진단은 CT, MRI, 부신 섬광조영술 등을 시행한다.

(3) 치료

① 갈색세포종의 치료 목표는 환부 측 부신절제술(adrenalectomy)로 종양을 완전 절제하는데 있다. 그러나 약간의 스트레스에도 카테콜아민이 대량 분비되어 발작이 일어날 수 있으므로 수술 이전에는 약물을 이용한 전 처치를 충분히 실시해야한다.

② 적절한 수분과 염분을 공급하고, 페녹시벤자민(phenoxybenzamine) 같은 알파 차단제를 투여하여 유효 순환혈장량을 유지하고 카테콜아민에 대한 반응을 정상화한다.

③ 절제가 불가능하면 α1 차단제 또는 α1·β 차단제를 병용 투여한다. 먼저 α1 차단제를 병용 투여한다.

(4) 추가사항

① β 차단제의 단독 투여가 금지되는 이유는 β2 수용체 자극에 의한 혈관확장작용이 상실되고 α1 수용체 자극에 의한 혈관수축작용이 우위가 되어 급격한 혈압상승을 야기하기 때문이다.

② 갈색세포종의 동반 합병증으로는 심장질환의 발현이 많은데 고혈압, 부정맥, 심근염, 심근경색, 확장성 심근병증, 폐부종이 생길 수 있다. 신경학적 합병증으로는 고혈압성 뇌증을 일으켜 정신을 잃거나, 부분적인 신경계 이상 또는 경련을 일으킬 수 있다.

수용체의 종류	수용체의 존재위치	작용
α_1	말초 동 · 정맥 등	혈관수축
α_2	말초 동 · 정맥을 지배하는 신경 등	α_1 수용체 자극의 제동
β_1	심장	심박수 ↑, 심수축력 ↑
β_2	말초 동 · 정맥	혈관확장

〈그림 7-18〉 **교감신경계와 카테콜아민의 작용**

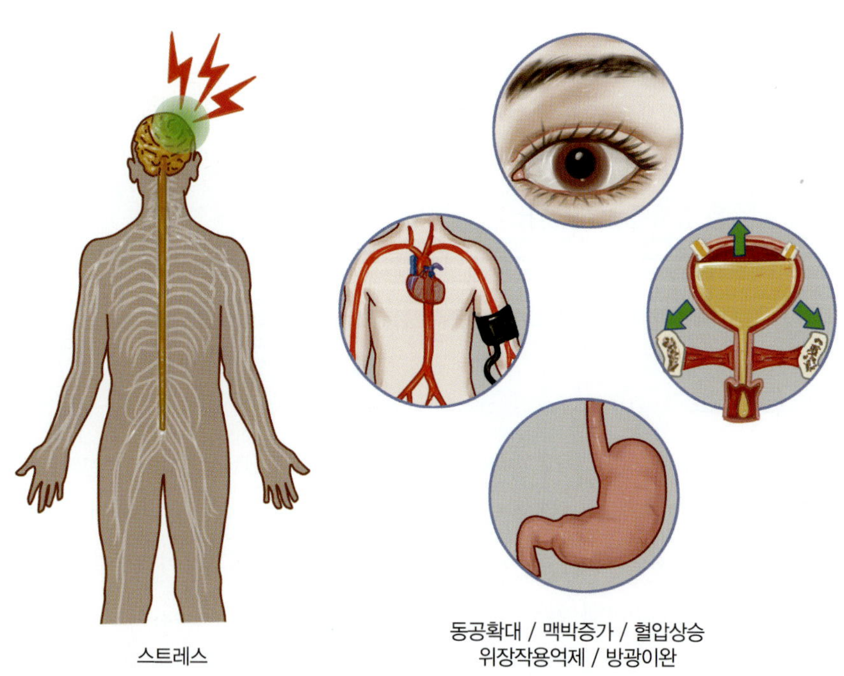

〈그림 7-19〉 갈색세포종

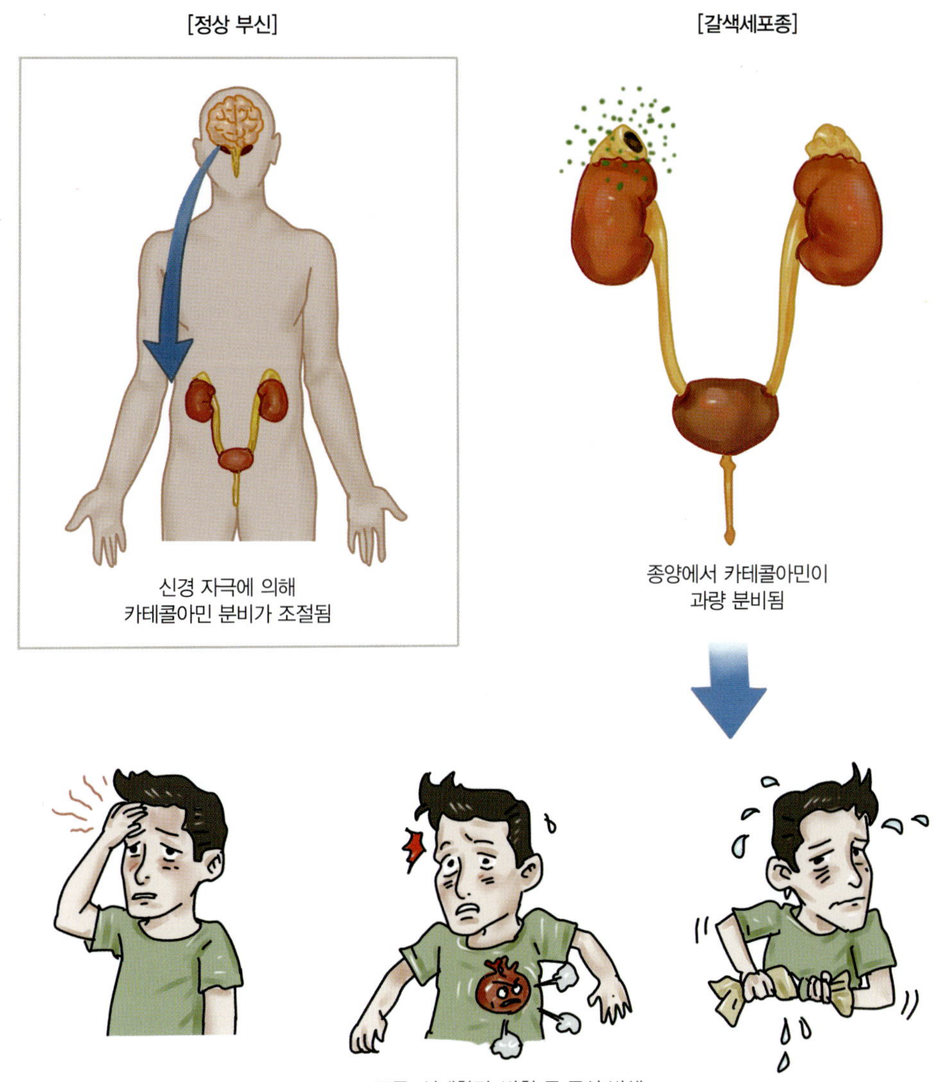

③ 아드레날린과 노르아드레날린 수용체의 종류와 존재 위치 그리고 작용

4 당 대사 이상

1) 당뇨병(diabete mellitus)

① 당뇨병(糖尿病)은 높은 혈당 수치가 오랜 기간 지속되는 대사 질환으로 인슐린의 절대적이거나

혹은 상대적 부족으로 다양한 형태의 질환을 발생시킨다.

② 혈당이 높을 때의 증상으로는 소변이 잦아지고, 갈증과 배고픔이 심해진다. 이를 치료하지 않으면 다른 합병증을 유발할 수 있다.

③ 인슐린의 작용이 급격하게 저하함으로써 혼수 등의 급성 합병증을 일으키는 경우가 있는데, 급성의 합병증으로는 당뇨병케톤산증, 고삼투압성 비케토산성혼수 등이 나타난다.

④ 심각한 장기간 합병증으로는 심혈관 질환, 뇌졸중, 만성 신부전, 당뇨병성 궤양, 당뇨망막병 등이 발병한다.

⑤ 당뇨병의 치료 목적은 이들 합병증의 예방과 진행을 저지하는 데에 있다.

⑥ 당뇨병은 췌장이 충분한 인슐린을 만들어내지 못하거나 만들어진 인슐린을 몸의 세포들이 적절하게 반응하지 못하는 것이 원인이 된다.

1형 당뇨병(diabetes mellitus, type 1)

(1) 개요

1형 당뇨병은 췌장의 랑게르한스섬 B세포 파괴에 의한 충분한 인슐린을 만들어내지 못하는 것에 기인하며 '인슐린 의존 당뇨병' 또는 '연소성 당뇨병'이라고도 하며, 케톤산증(ketoacidosis)을 일으키기 쉽다. 제1형 당뇨병의 원인은 밝혀지지 않았지만 치료에 대한 인슐린의 감수성은 높다.

(2) 기본 병리현상

① 어린이들에서 대부분 발생하므로 전통적으로 '소아당뇨병(childhood diabetes)'이라 부른다.

② 불규칙하고 예측이 불가능한 고혈당이나 가끔씩은 심각한 저혈당을 동반하기도 한다.

③ 고혈당에 의한 증상으로 구갈, 다뇨, 다음, 체중 감소 등이 보인다.

④ 고혈당의 증상 HbA1c 6.5% 이상이거나 요중 C-펩티드반응(CPR)이 감소한다.

⑤ 종종 혼수, 의식장애(당뇨병케톤산증) 등이 나타난다.

⑥ 감기 등의 감염에서 수주일~수개월 후(바이러스 감염이 주요 계기)에 나타나기도 한다.

⑦ 우선은 진단기준에 따라 당뇨병을 진단하고 2형 당뇨병이나 그 밖의 기전에 의한 당뇨병과의 감별을 시행한다.

(3) 치료

① 췌장에서 인슐린이 감소된 경우이므로 인슐린 주사를 이용한다.

② 항당뇨병약으로 메트포르민(metformin)과 같은 약은 경구로 투여한다.

③ 신장 이식이 필요한 만성 신부전을 포함하여 합병증이 심한 경우 췌장 이식이 종종 고려된다.

④ 흡연, 상승된 콜레스테롤 수치, 비만, 고혈압, 규칙적인 운동부족 등의 요소들을 감안하여 심해지지 않도록 관리를 한다.

〈그림 7-20〉 **췌장의 구조**

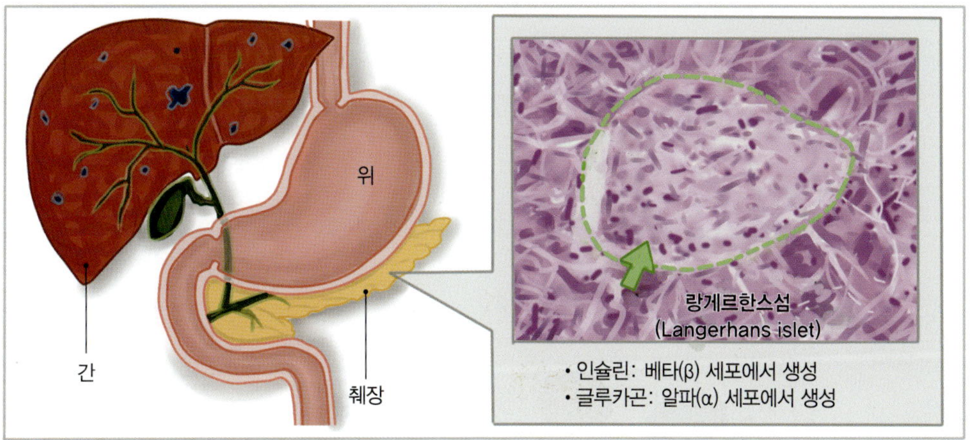

〈그림 7-21〉 **인슐린의 대사**

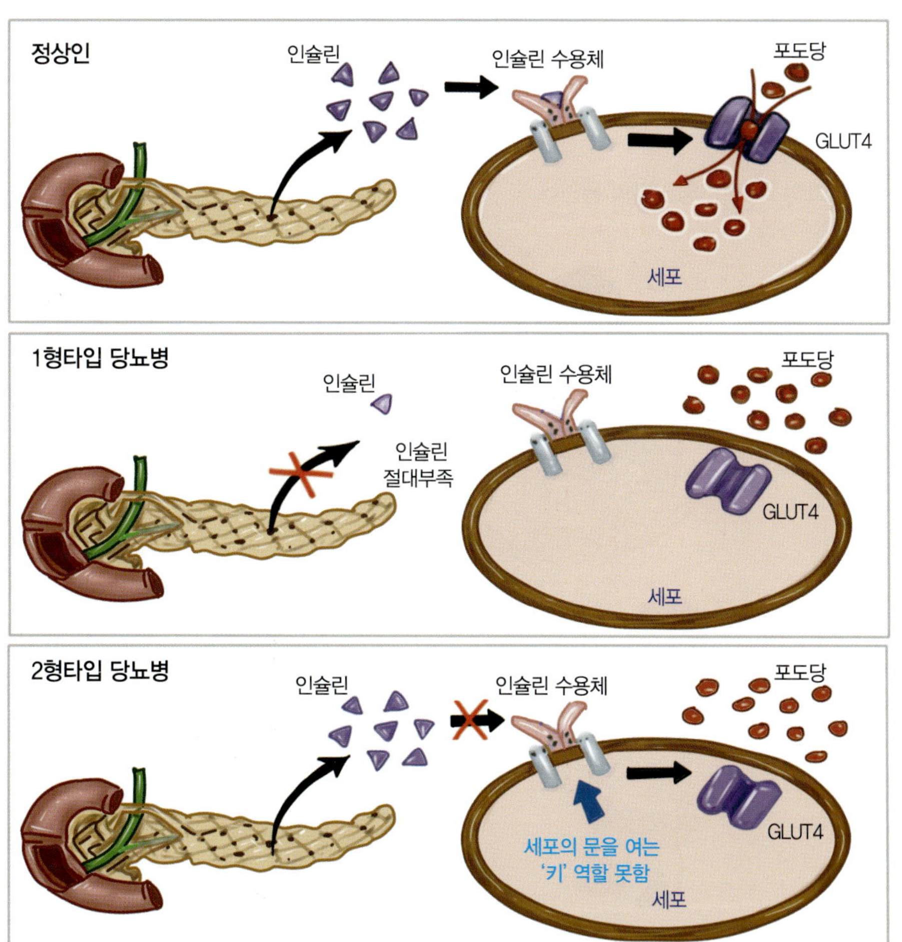

〈그림 7–22〉 **혈당 이상의 종류**

	정상	공복혈당장애	당뇨병
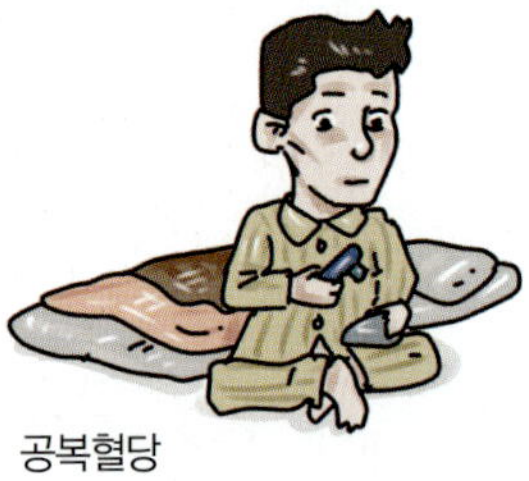 공복혈당	99mg/dl 이하	100~125mg/dl 110~125mg/dl [세계보건기구(WHO)기준]	126mg/dl 이상
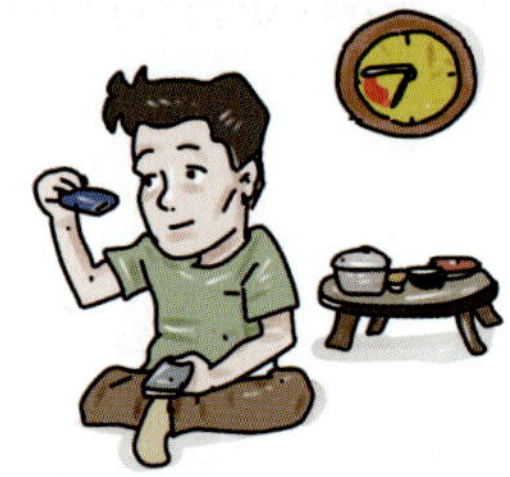 식후 2시간 혈당	139mg/dl 이하	140~199mg/dl	200mg/dl 이상
		내당능장애	

〈그림 7–23〉 **당뇨병의 원인**

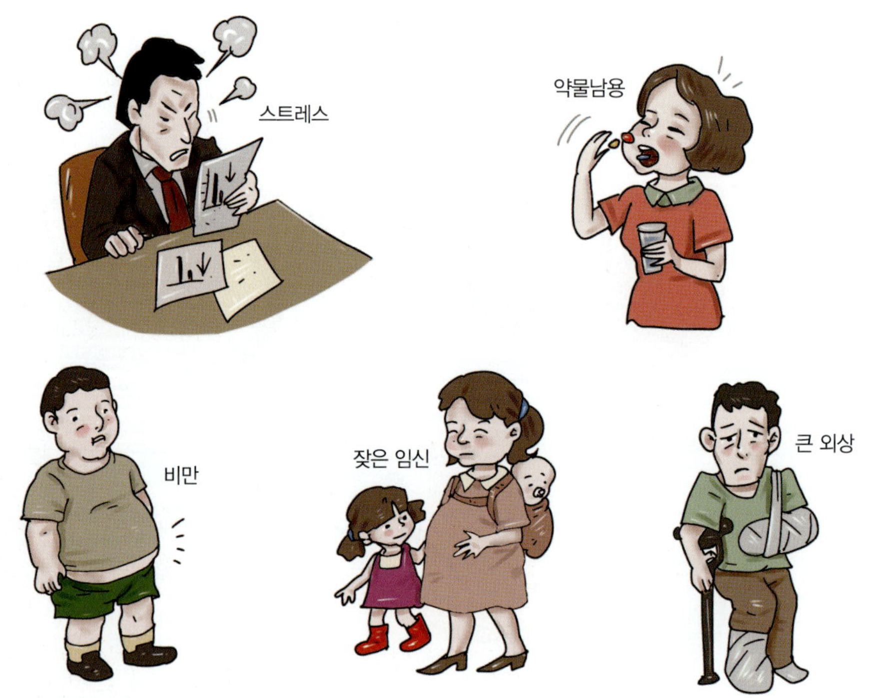

(4) 추가사항

① 합병증으로는 저혈당의 대응 반응 조절 악화, 감염, 식이 탄수화물의 흡수가 불규칙해지는 위 마비, 내분비병(예를 들면 에디슨병) 등이 있다.

② 제1형 당뇨병은 일부분 선천적이며, 당뇨병의 위험성에 영향을 주는 것으로 알려진 특정 사람백혈구항원을 포함한 복수의 유전자와 관련이 있다.

③ 유전적으로 감수성이 있는 사람들에 있어서 당뇨병의 시작은 바이러스 감염이나 식사 등 한 가지 또는 그 이상의 환경적 요인에 의해 촉발될 수 있다.

2형 당뇨병(diabetes mellitus, type 2)

(1) 개요

① 2형 당뇨병은 세포가 인슐린에 적절하게 반응하지 못하는 인슐린 저항으로 병이 진행되면서 인슐린 부족이 발생하여 만성의 고혈당 상태가 되는 질환이다.

② 여러 유전인자에 과식, 운동부족, 스트레스 등의 환경인자(생활습관의 불량)나 노화가 더해져 발병한다. 당뇨병의 대부분을 차지하며 '인슐린-비의존 당뇨병' 또는 '성인 당뇨병'이라고도 한다. 체중 과다와 충분하지 못한 운동으로 주로 발병하기 때문에 생활습관병의 대표 질환이다.

③ 우리나라는 제2형 당뇨병이 대부분이며, 주로 성인에서 발생한다.

(2) 기본 병리현상

① 당뇨병은 인슐린 부족이나 인슐린에 대한 세포 저항으로 인한 고혈당이 근본적인 원인으로 고혈당이 지속됨에 따라 대사상의 변화가 초래된다.

② 인슐린 작용이 저하되면 당을 섭취하였을 때 일정한 혈당 수준을 유지하는 내당능력이 감소하므로 혈당이 높아지고 당을 소변으로 배설하는 포도당 낭비 현상을 보인다.

③ 당뇨병 초기의 증상으로는 다뇨(polyuria), 갈증(polydipsia), 식욕항진(polyphagia), 체중감소를 들 수 있다.

④ 임상적인 증상으로는 요를 통한 당의 배설(glucosuria), 고혈당(hyperglycemia), 내당검사의 이상(abnormal glucose tolerance test), 무력증(asthenia) 등이 있다.

⑤ 검사 후 다음 경우 중 한 가지에 해당되는지를 보고 진단한다.

- 미세혈관장애 및 동맥경화(대혈관장애), 당뇨병, 다리병변 유무를 확인(만성합병증)
- 공복 시 혈장 혈당치 ≥7.0mmol/l(126mg/dl)
- 포도당 섭취 2시간 후에 혈장 혈당치 ≥11.1mmol/l(200mg/dl)
- 고혈당 증상과 함께 평상시 혈장 혈당 ≥11.1mmol/l(200mg/dl)
- 당화혈색소(HbA1C) ≥48mmol/mol: ≥6.5 DCCT(Diabetes Control and Complications Trial)%

(3) 치료

① 병태에 맞추어 적절한 치료를 선택하여 혈당을 관리하고 합병증을 예방한다.

② 인슐린 비의존상태인 경우에는

- 식사요법과 운동요법을 규칙적으로 시행한다.
- 식사요법과 운동요법으로 제어할 수 없는 경우에는 경구혈당강하제를 투여한다. 술포닐우레아제(sulfonylurea), 글리니드제(glinide), 티아졸리딘(thiazolidine) 등을 투여한다.
- 대부분이 경구 투약인 다른 종류의 여러 약제들은 혈당을 낮출 가능성이 있다. 여기에는 인슐린을 증가시키거나, 창자에서의 당분 흡수를 줄이거나, 몸이 인슐린에 더 민감하게 반응하게 하는 약제들이 포함된다.

③ 인슐린 의존 상태인 경우에는

- 인슐린 주사(1일 4회): 인슐린 기초분비, 추가 분비를 보충한다.
- 통상 경구 약제 복용을 계속하면서 초기에 지속성 처방을 추가하고, 인슐린의 투여량을 늘려 영향을 준다.

④ 합병증이 있는 경우에는 합병증과 병행치료를 전제로 한다.

(4) 추가사항

① 위의 경구혈당강하제 이외에 GLP-1, DPP IV 억제제 등의 신약이 주목을 받고 있다.

② 인슐린분비장애 우위의 2형 당뇨병에서는 야윈 체형의 환자도 있다(더 이상 살이 찔 수 없다).

③ 심혈관계 질환은 당뇨병과 관련된 심각한 합병증이다.

〈그림 7-24〉 **당뇨병의 일반적 증상**

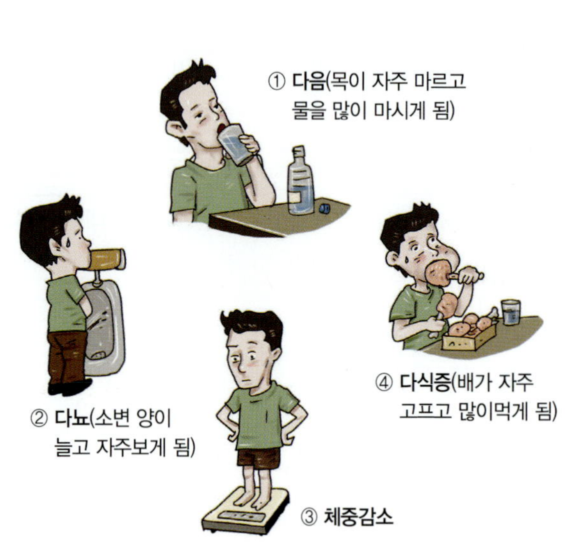

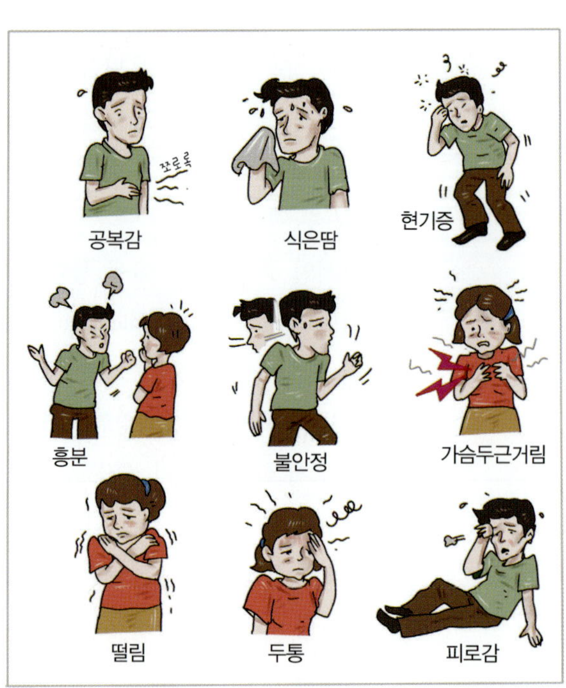

〈표 7-5〉 1형과 2형 당뇨병의 비교

특징	제1형 (인슐린 의존형 당뇨병)	제2형 (인슐린 비의존형 당뇨병)
발생연령	일반적으로 40세 이전에 발생	일반적으로 40세 이후에 발생
체중	과체중이 아님(마른 체격)	일반적으로 과체중
증상	갑자기 나타남	증상이 없거나 서서히 나타남
인슐린 생산	생산되지 않음	소량분비 또는 작용이 제대로 되지 않음
인슐린 치료	반드시 필요함	필요할 수도 있음
발병비율	전체 당뇨병의 10%	전체 당뇨병의 90%

2) 당뇨병 혼수(당뇨병 케톤산증)

(1) 개요

① 당뇨병성 케톤산증은 인슐린부족으로 인해 케톤이 과량으로 생기는 응급 상태를 말한다. 다시 말해, 당뇨병에 의해 발생되는 가장 흔하면서도 생명을 위협할 수 있는 심각한 급성 대사성 합병증의 하나이다.

② 체내의 인슐린작용 부족상태가 지속되면서 전신의 세포는 기아상태(세포 내에 에너지원으로서의 당이 없는 상태)에 빠진다.

③ 인슐린 의존형 당뇨병 환자 중 주로 젊은 층에서 발병하며 병의 경과가 빠르게 진행되기 때문에 만일 치료가 지연되거나 적절한 치료가 행해지지 못하였을 때는 예후가 극히 좋지 못하며 사망률 또한 높은 질환이다.

④ 지방분해가 진행되면서 당 대신 지방산이 세포 내 에너지원으로서 사용되며 그 결과 케톤체(ketone body)라고 하는 산성물질이 축적된다.

⑤ 인슐린 의존이 높은 제1형 당뇨병 환자에게서 주로 발생하나, 제2형 당뇨병환자에서도 종종 발생할 수 있다.

(2) 기본 병리현상

① 주로 1형 당뇨병 환자에서 인슐린 치료의 중단, 감염, 스트레스 등에 기인한다.

② 인슐린 부족으로 고혈당이 나타나게 되고, 높아진 혈당에 비해 근육, 지방, 간에서 당 이용도는 반대로 저하되므로 그로 인해 의식장애(중증에서는 혼수)가 발생한다.

③ 케토산증 혼수: 흐릿한 시력, 허약, 탈수, 구갈, 다음, 혈압저하, 빈맥이 나타난다.

④ 케톤체가 증가되고, 혈중 산성도가 증가하여 산독증이 나타나며, 결국에는 의식이 혼미해져 심할 경우에는 의식을 잃게 된다.

⑤ 때로 메스꺼움과 구토, 복부통증과 호흡증가 현상을 보인다.

⑥ 임상검사 시

- 고혈당: 300-800mg/dl
- 혈중 중탄산염 저하: 0-15mEq
- pH 저하: 6.8-7.3
- PCO_2 저하: 10-30mmHg
- BUN, Cr, Hb, Hct 상승

⑦ 케톤체 축적에 의한 호기의 아세톤냄새(아세톤 호흡)

(3) 치료

① 첫 번째 가장 중요하고 시급한 조치는 인슐린 공급으로 고혈당을 교정하는 것이다.

② 탈수와 전해질 불균형을 교정한다.

③ 탈수보정 즉시 생리식염수의 점적 정주를 시행(Na ≧ 155mEq/L이면 1/2 생리식염수)한다.

④ 혈당 보정 즉시 속효성 인슐린을 정주하고 이어서 정맥 내 지속 주입한다.

⑤ 칼륨이 많이 함유된 유동식부터 시작하여 차츰 균형된 당뇨식(연식 → 일반 당뇨식)으로 진전시켜 간다.

⑥ 합병증을 예방하고 재발을 방지하기 위해 환자와 보호자에게 당뇨병 관리방법 교육, 소변검사용 스틱 교육(소변 내 케톤, 혈당 측정), 혈당측정, 인슐린 주사 등을 교육한다.

(4) 추가사항

〈그림 7-25〉 **기아상태에서의 케톤체 생산**

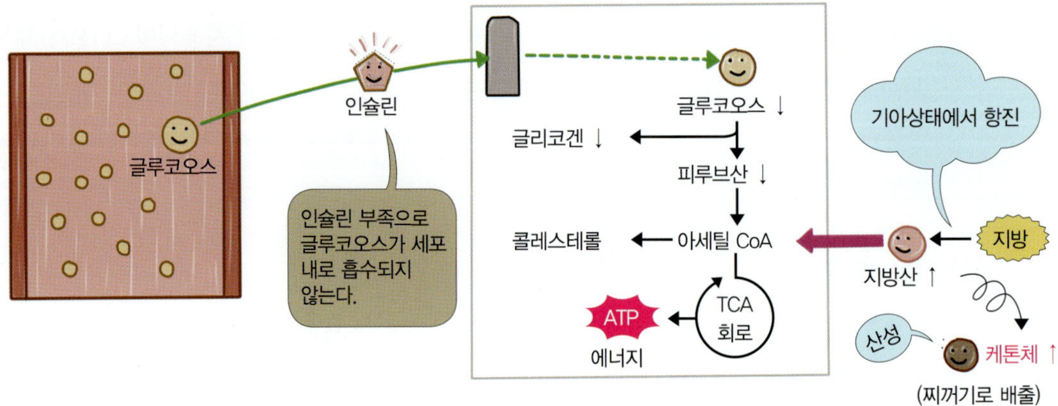

〈그림 7-26〉 **당뇨병케톤산증의 증상과 치료**

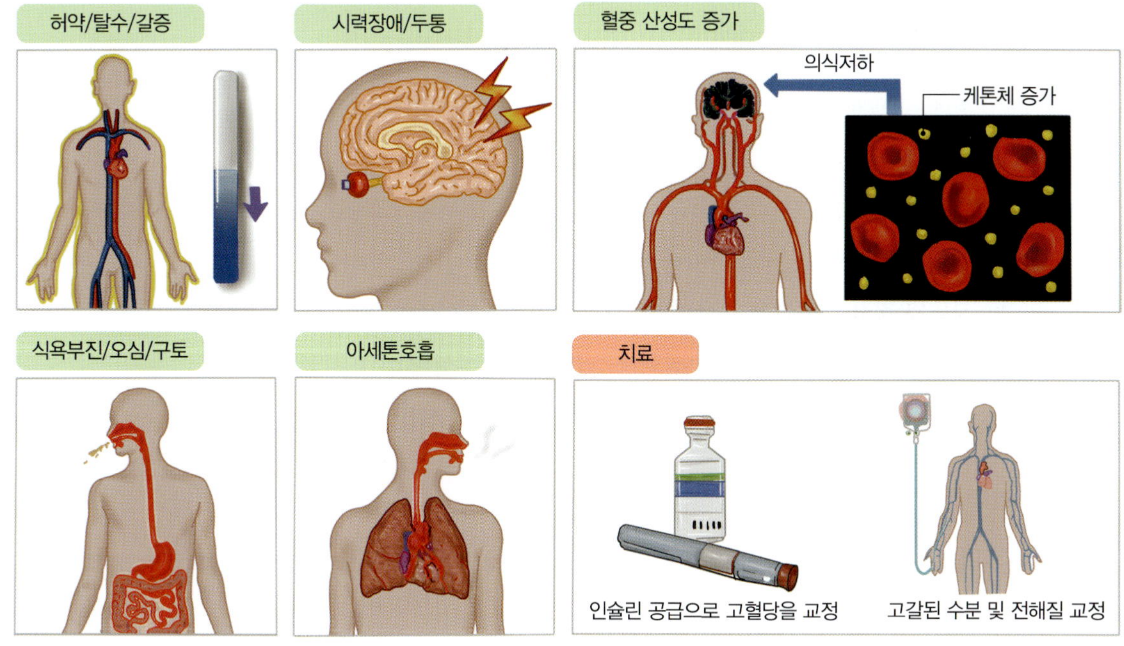

〈그림 7-27〉 **당뇨병 케톤산증의 예방**

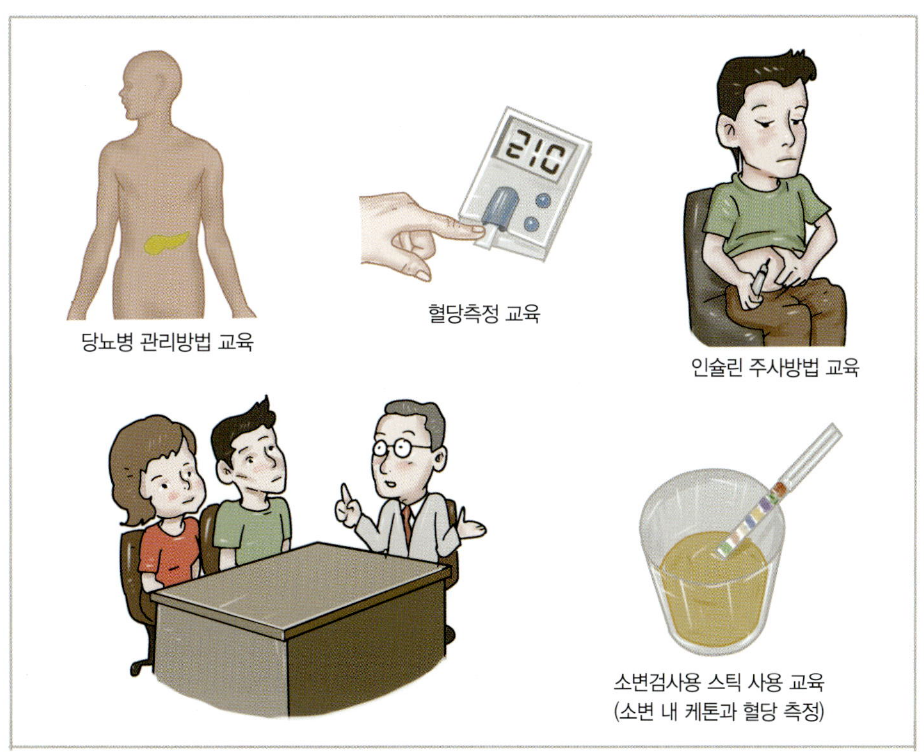

3) 저혈당증(glycopenia)

(1) 개요

① 혈액 중의 혈당 농도가 일정치 이하로 떨어지면서 다양한 증상이 나타나는 상태이다.

② 저혈당은 주로 당뇨병 치료에 따른 부작용으로 발생하는 경우가 많으며, 인슐린 용량이 지나치게 많거나 경구혈당강하제를 과도하게 복용한 경우, 그리고 식사를 제대로 못하거나 운동량이 갑자기 많아질 때 나타나는 현상이다.

③ 고도의 저혈당인 경우 죽음에 이르기도 한다.

④ 저혈당증은 그 원인에 따라 공복 시, 반응성, 약물성의 크게 3가지로 나뉜다.

⑤ 저혈당의 3가지 형태(혈당이 50mg/dL 이하로 떨어졌을 때 저혈당 증상이 나타남)

Ⅰ. 공복시 저혈당: 인슐린종, 인슐린 자가면역증후군, 뇌하수체전엽기능부전 등

Ⅱ. 반응성 저혈당: 위 절제 후 저혈당(후기덤핑증후군) 등

Ⅲ. 의원성 저혈당: 인슐린주사, 경구혈당강하제 등

(2) 기본 병리현상

① 교감신경 자극증상: 빈맥, 발한(식은땀), 온 몸의 경련, 얼굴창백, 혈압상승, 불안감 등

② 중추신경증상: 경련, 두통, 이상행동, 의식장애, 의식상실 등

③ 혈당이 70mg/dl 이하로 떨어지면 아드레날린에 의한 경계경보 신호가 나타난다.

④ 혈당치가 40~50mg/dl 이하이면 환자는 정신적으로 혼돈과 의식이 흐려진다. 시력이 떨어지거나 말이 어둔해지고 잠시 한쪽 팔다리의 마비가 오며 전신적인 경련을 일으킨다. 안색이 창백해지고 정신적 이상 증상이 발현된다.

⑤ 혈당이 30mg/dl정도가 되면 의식을 완전히 잃고 혼수에 빠진다.

(3) 치료

① 당뇨병환자가 저혈당의 증상 시 즉시 해야 할 일이 바로 혈당을 측정하는 것이다.

② 환자 및 가족이 대응하는 경우

- 의식이 있고 경구섭취가 가능: 포도당 5~10g 등
- 의식이 없고 경구섭취가 불가능: 설탕을 입술과 잇몸 사이에 바른다.
  글루카곤 1mg 근육주사

③ 의료기관 진찰 시

- 50% 포도당 주사액 20mL 이상 정맥주사

(4) 추가사항

① 노인이나 신장기능이 떨어진 사람은 저혈당이 지연되기 쉬우므로 입원시켜서 경과를 관찰한다.

② 저혈당은 개개인마다 원인과 사정이 다르므로 원인을 규명하고 치료법을 재검토할 필요가 있다. 또, 환자나 그 가족에 대한 교육을 철저히 하고 재발을 일으키지 않기 위한 생활지도를 하는 것도 중요하다.

③ 한번 저혈당이 생긴 환자는 재발할 가능성이 많고 빈번한 저혈당의 노출은 지능저하 등을 일으킬 수 있다.

④ 저혈당증에서 회복이 되면 왜 저혈당이 발생하였는지 원인을 생각하여 다시는 저혈당증이

〈그림 7-28〉 **저혈당의 원인 및 주요 증상**

식사를 거르거나
식사를 조금한 경우
평소보다 운동량이 많은 경우
약물을 과다하게 사용한 경우
흔히 나타나는 저혈당 증상은 땀이 나고,
손이 떨리며,
맥박이 빨라지고,
공복감을 느끼고, 집중력이 저하됨
의식소실

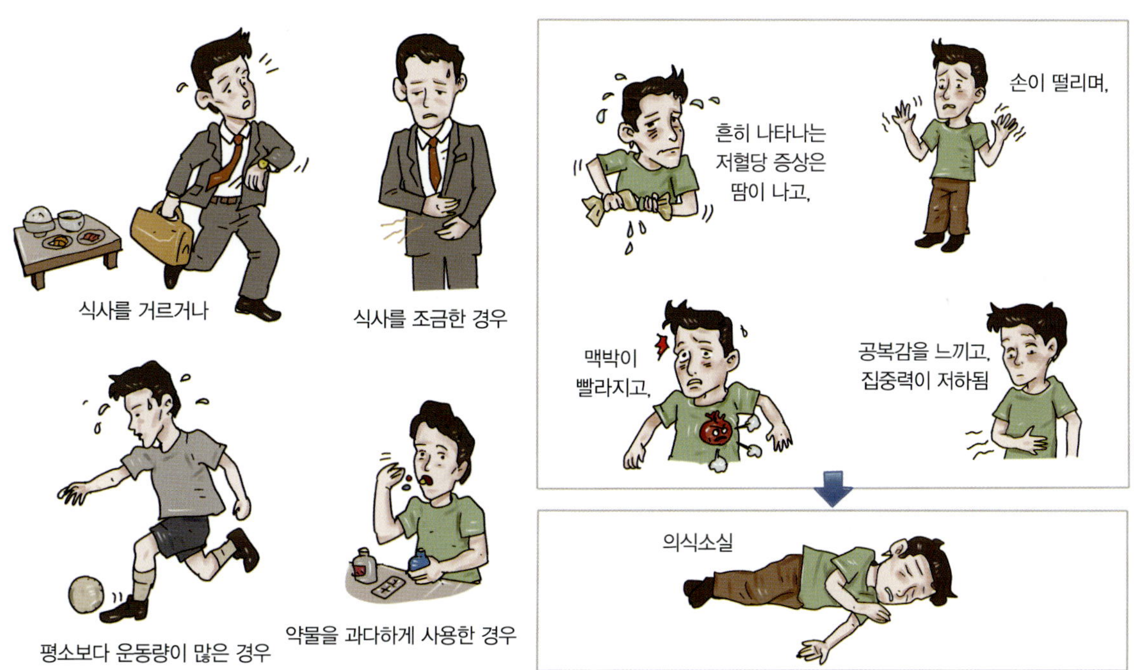

〈표 7-6〉 **저혈당의 증상에 따른 대응방안**

저혈당 증상의 정도	대응
가벼운 증상(교감신경계 반응) 얼굴 창백, 가슴 두근거림, 식은땀, 급격한 공복감, 불안함, 어지러움	저혈당 응급식품을 먹는다.
진행 증상(중추신경계 반응) 심한 피로감, 집중력 결여, 시력 이상, 두통, 졸음, 일시적 감각 실조	즉시 저혈당 응급식품을 먹고, 도움을 청한다.
위험 증상(심각한 저혈당이 30분 이상 지속될 경우) 언어장애, 착란, 경련 발작, 의식상실	기도가 막힐 수 있으므로, 음식 섭취를 조심하고, 즉시 119로 신고해서, 병원으로 후송해야 한다.

발생하지 않도록 하여야 한다.

⑤ 저혈당증의 예방을 위해서는 식사, 운동, 약물들 간의 균형을 맞추는 것이 중요하다.

⑥ 심한 운동을 하게 되는 경우에는 거기에 맞추어 식사량을 늘이거나 아니면 약물의 양을 줄인다.

⑦ 저혈당 혼수에 대비하여 당뇨병환자임을 나타내는 인식표(카드)를 착용하여 다른 사람들의 도움을 받을 수 있도록 한다.

⑧ 반동현상(소모지 현상)

: 저혈당이 오면 혈당을 올리기 위해 아드레날린, 글루카곤, 부신피질호르몬, 성장호르몬과 같은 혈당을 올리는 호르몬들을 분비하기 시작한다. 호르몬들은 심한 저혈당을 예방하는데 아주 중요한 역할을 하고 있지만 반대로 작용이 지나쳐 혈당을 정상 이상으로 상승하게 하는 효과를 나타낸다. 그래서 저혈당이 생겼다가 이 혈당을 올리는 호르몬들에 의해 반대로 혈당이 올라가게 되는 현상을 말한다.

4) 인슐린종(insulinoma)

(1) 개요

① 췌장 랑게르한스섬에서 발생하는 종양 중 하나인 인슐린종은 인슐린을 과다하게 분비하는 종양으로 저혈당에 의한 증상을 보이는 것이 특징이다.

② 공복 시 저혈당성 쇼크, 의식장애, 경련발작 등을 일으키며, 식사를 섭취하거나 포도당을 투여하면 증상이 개선되는 질환이다.

(2) 기본 병리현상

① 휘플(Whipple)의 3징후

- 공복 시(혹은 운동 시) 의식소실발작(저혈당발작) 현상을 보인다.
- 발작 시 혈당치 50mg/dl 이하로 감소한다.
- 섭취(포도당 투여)로 증상 개선된다.

② 기타 저혈당 증상: 두근거림, 발한, 이상행동

③ 인슐린 과잉분비에 의한 동화작용으로 비만 등이 관찰되면 인슐린종을 의심한다.

④ 복부 컴퓨터 단층 촬영과 복부 자기공명촬영, 내시경적 경식도초음파, 칼슘자극 하에 다른 위치에서 정맥혈을 채혈하는 검사를 시행할 수 있다.

⑤ 진단에는 인슐린종의 존재진단 및 종양의 국재진단이 필요하다.

▌존재진단

- 아침 식전에 채혈을 반복하여 혈당 및 인슐린 수치를 측정한다.

⇨ 혈중 인슐린 수치(IRI)가 상승하고, IRI/혈당이 0.3 이상이 된다.

- 각종 유발시험(톨부타미드시험, 글루카곤 부하시험 등)으로 인슐린의 증가를 확인한다.
- 공복 시 저혈당하에서도 억제를 받지 않는 자율성 인슐린 분비를 확인한다.

국재진단

- 경피경간문맥채혈법: 종양의 국재와 기능을 모두 알 수 있어 매우 유용하다.
- 선택적 복강동맥조영에서 주로 췌미부에 혈관과다(hypervascular)상이 관찰되나 췌장암에서는 췌두부에 혈관과다(hypervascular)상이 관찰되어 감별이 필요하다.

(3) 치료

① 발작 시 글루코오스를 투여한다.

② 치료는 수술을 통하여 종양을 절제하는 것이다.

③ 췌두·십이지장절제는 피하는 경향에 있고, 췌미부절제는 동맥 촬영에서 종양을 확인할 수 없어도 시행하는 경우가 많다.

④ 다발성이나 악성에서 수술을 적용할 수 없으면 디아족사이드(diazoxide), 스트렙토조토신(streptozotocin), 소마토스타틴(somatostatin) 등의 약물을 사용한다.

⑤ 수술이 성공적으로 이루어지면 추가적인 치료가 필요 없는 경우가 대부분이다.

(4) 추가사항

① 약물요법에서는 췌장의 랑게르한스섬에서 선택적으로 파괴함으로써 효과를 나타낸다.

② 인슐린종의 90%는 양성이며 단일 종양의 형태로 주로 나타나지만 다발성으로 특히 가족성 내분비종양과 관련해서 나타날 수도 있다.

③ 종양의 크기가 작은 경우가 많아 진단이 어려운 경우들이 있는데, 진단이 늦어지거나 치료가 늦어지는 경우 저혈당으로 인한 중추신경계의 손상이 나타날 수 있다.

〈그림 7-29〉 **인슐린과 당뇨**

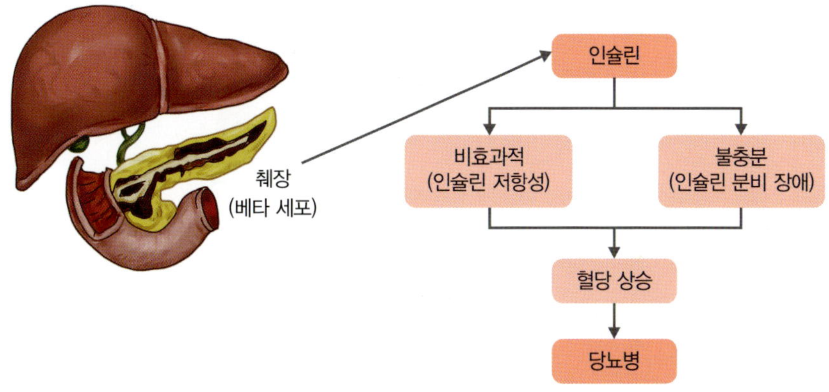

④ 치료는 절제가 원칙이며 절제가 불가능한 경우에 약물로 저혈당 증세를 호전시킬 수 있으나 이는 질병 자체를 완치하는 치료는 아니다.

⑤ 공복 시에 손떨림, 전신쇠약감, 식은땀, 의식혼탁, 의식소실, 심계항진 등의 증상이 있는 경우에는 다른 질환과 감별이 필요하다.

〈그림 7-30〉 **인슐린의 작용**

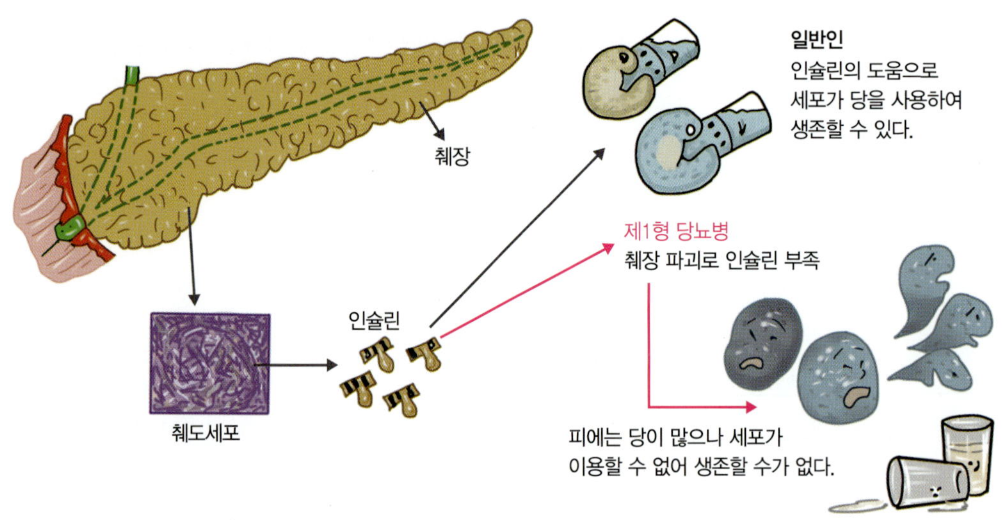

〈그림 7-31〉 **인슐린 저항성**

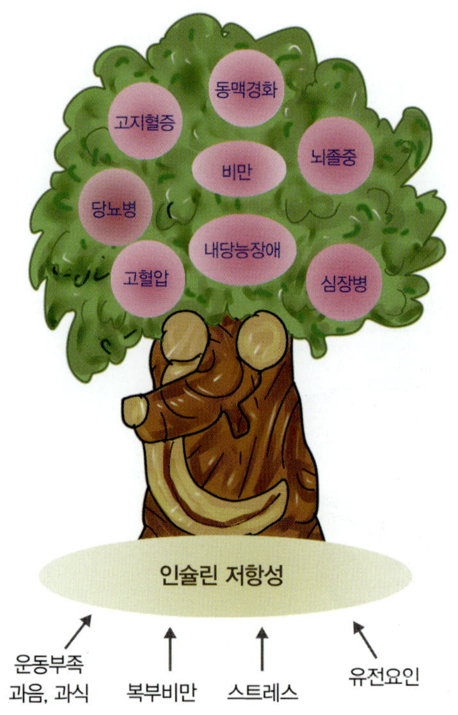

5 지질 대사 이상

1) 생체 내 지질과 역할

(1) 생체 내에는 주로 4종류의 지질이 있으며 그 중 지방산 외에는 물에 녹지 않는다.

(2) 물에 녹지 않는 콜레스테롤, 중성지방, 인지질은 아포단백(apoprotein)에 의해 한 덩어리를 형성하여 친수성의 지질단백(lipoprotein)이 된다.

〈그림 7-32〉 **생체 내 지질**

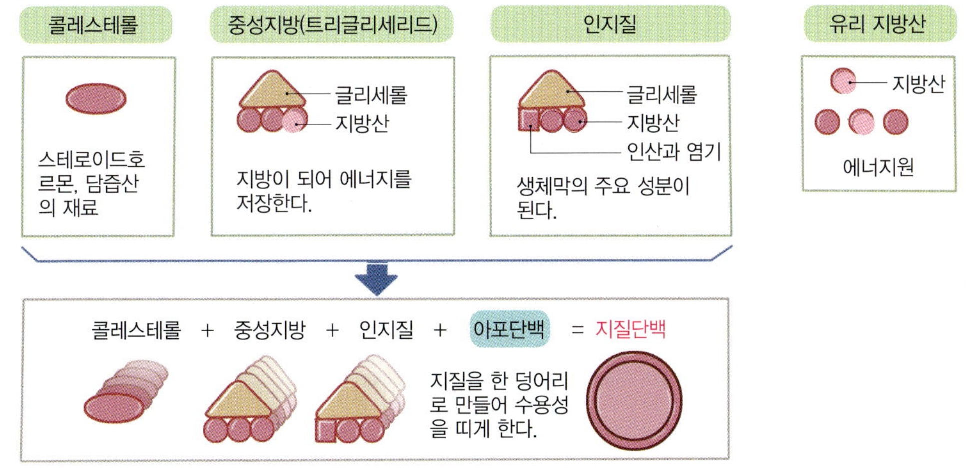

〈그림 7-33〉 **생체 내 지질**

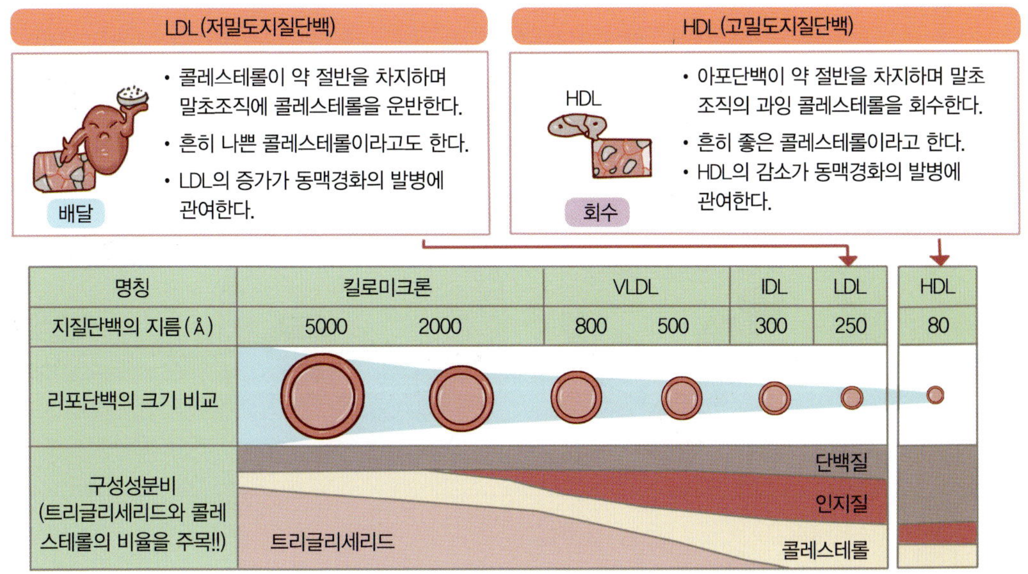

명칭	킬로미크론		VLDL		IDL	LDL	HDL
지질단백의 지름 (Å)	5000	2000	800	500	300	250	80

(3) 지질단백은 그것을 구성하는 콜레스테롤이나 중성지방의 구성비, 아포단백의 차이에 따라 CM(암죽미립, chylomicron), VLDL(초저밀도지질단백, very low density lipoprotein), IDL(중밀도지질단백, intermediate density lipoprotein), LDL(저밀도지질단백, low density lipoprotein), HDL(고밀도지질단백, high density lipoprotein)로 크게 나뉘는데, 지질 대사에서는 LDL과 HDL이 중요하다.

(4) LDL과 HDL

① 지방 대사에 관여하는 주요 장기인 간은 콜레스테롤을 만드는 장기이기도 하다.
② LDL이 증가하면 다량의 콜레스테롤이 말초에 운반되어 동맥경화 등의 장애가 생긴다.

〈그림 7-34〉 **간의 대사**

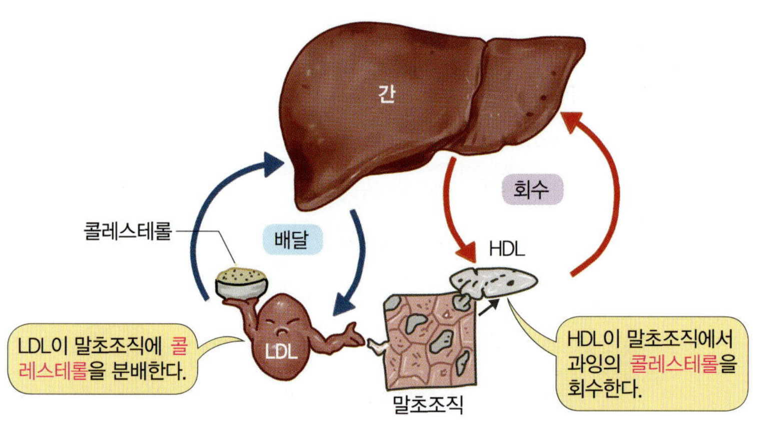

〈그림 7-35〉 **LDL과 HDL**

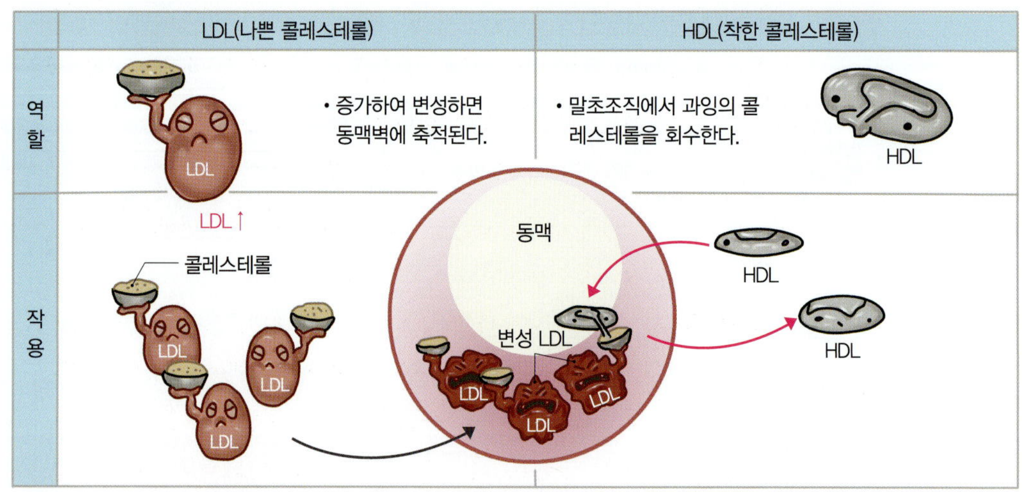

(5) 착한 콜레스테롤과 나쁜 콜레스테롤

① LDL에 함유된 콜레스테롤(LDL 콜레스테롤)은 '나쁜 콜레스테롤', HDL에 함유된 콜레스테롤(HDL 콜레스테롤)은 '착한 콜레스테롤'이라고 한다.

② LDL은 동맥경화를 촉진하고 HDL은 동맥경화를 억제한다.

③ LDL 콜레스테롤이 상승하거나 HDL 콜레스테롤이 저하하면 동맥경화가 진행된다.

2) 윌슨병(Wilson's disease)

(1) 개요

① 윌슨병은 선천성 구리 대사이상으로 주로 간과 뇌의 기저핵에 과다한 양의 구리가 축적되어 발생하는 상염색체 열성 유전질환이다.

② 1912년 Wilson에 의해 간경화와 신경증상의 가족력이 있는 환자가 처음 알려졌다.

③ 소량의 구리는 인체 내에서 비타민만큼 필수적이다. 구리는 거의 모든 음식에 포함되어 있고, 건강한 사람이 체내 요구량보다 더 많은 구리를 섭취하면 필요하지 않은 구리를 배설하지만, 윌슨병 환자들은 그렇게 할 수 없으므로 문제가 발생한다.

④ 간의 셀룰로플라스민(ceruloplasmin)의 생성장애나 필요량의 부족으로 인한 구리의 담즙속 배설장애 등이 직접 원인으로 알려지고 있다.

⑤ 구리는 출생할 때부터 축적되며 많은 양의 구리가 간, 또는 뇌에 주로 침범하여 간염, 정신과적 또는 신경학적인 증상을 초래한다.

(2) 기본 병리현상

① 15세 이전에는 간 질환을, 15세 이후에는 신경증상을 보인다.

② 주증상은 간 질환과 신경 질환으로 나타나며, 정신과적인 문제를 보이기도 한다.

- 간 질환: 간경화로 인한 황달, 간·비장비대, 만성 활동성 간염, 문맥압 항진증이 발생하며, 간혹 급성 전격성 간염발생으로 급격히 혼수로 빠지면서 사망에 이를 수도 있다.
- 신경증상: 대뇌 기저핵 손상으로 구음장애, 연하장애, 무표정한 얼굴, 비정상적인 눈의 움직임, 미세 운동 장애, 근 긴장 이상, 근 긴장 이상 자세, 불안정한 보행, 무도증, 근위부 진전 등의 운동장애가 나타난다.
- 정신과적 문제: 구리의 뇌에 대한 중독 증상으로 나타나는데, 과잉 행동, 불안 또는 공포, 정서불안, 감정 조절의 어려움, 조울증, 비정상적인 행동, 집중력이 떨어짐, 인성의 변화, 정신분열증의 증상이 나타나며 가장 흔한 증상은 비전형적인 행동장애가 온다.
- 생식기계: 생리불순, 불임, 유산 등이 나타나기도 한다.
- 각막의 테두리를 따라 황록색의 특이한 각막환(Kayser-Fleischer ring)이 나타나는데 신경

증상이 있는 환자의 거의 대부분에서 관찰된다.

③ 진단은 임상적, 생화학적 및 분자유전학적 소견으로 할 수 있다.

④ 선별검사 시 혈청 세룰로플라스민(ceruloplasmin)이 대부분의 환아에서 감소되어 있다.

⑤ 24시간 소변 구리 배설량으로도 진단한다.

⑥ 이 외에도 안과검사, 간 생검 및 산전 유전자 분석을 통해 질병을 진단할 수 있다.

⑦ 특례 진단기준(다음 중 2가지 이상이 있거나 ATP7B 유전자 돌연변이 발견 시)

- 특징적인 각막환
- 특징적인 신경학적 이상소견
- 혈중 내 낮은 세룰로플라스민 수치
- 24시간 동안 소변의 구리 배설량은 증가
- 간 내 증가된 구리의 양

*진단방법: 특수 생화학/면역학 검사, 조직 생검, 유전학 검사, 임상 진단

(3) 치료

① 구리흡수억제제와 구리배설 촉진제가 사용되며 대표적인 배설촉진제로는 D-페니실라민(D-penicillamine; 킬레이트제)이며, 항산화제인 비타민 E도 사용되고 있다.

② 식이요법: 음식물의 섭취를 제한한다.

〈그림 7-36〉 **윌슨병의 발생**

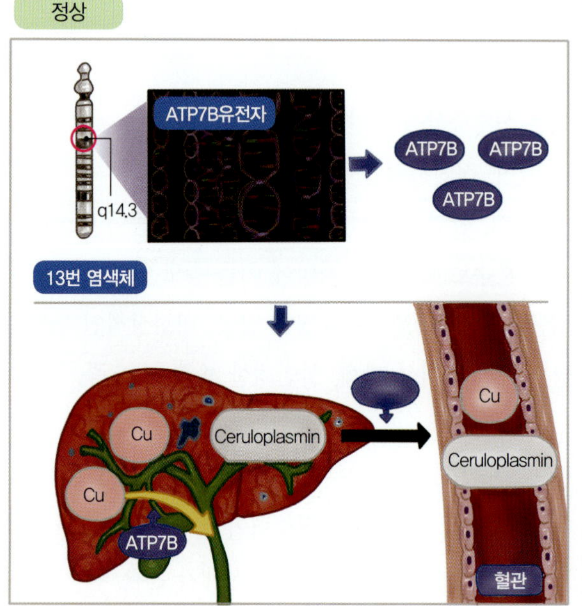

① 구리(Cu)와 세룰로플라스민(Ceruloplasmin)을 결합시켜 혈액내로 배출
② 구리(Cu)를 담도로 배출

ATP7B의 이상으로 간 속에 구리가 축적됨

(4) 추가사항

① 약물 요법을 포함하여 적절한 치료를 받으면 거의 대부분의 환자는 평생 건강하고 정상적인 생활을 할 수 있다.

② 약물치료는 평생 지속되어야 하며, 완전 회복 상태에서도 치료를 중단하면 1~2년 내에 비가역적인 간 손상이 초래된다.

〈그림 7-37〉 **윌슨병의 증상**

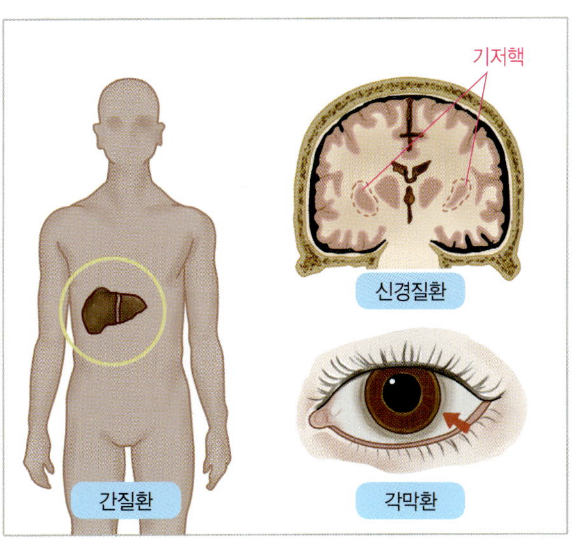

〈그림 7-38〉 **윌슨병의 제한음식**

버섯
코코아
간
견과류
초콜렛
말린 과일
토마토
포도
땅콩
어패류(굴, 조개)
바나나
밤

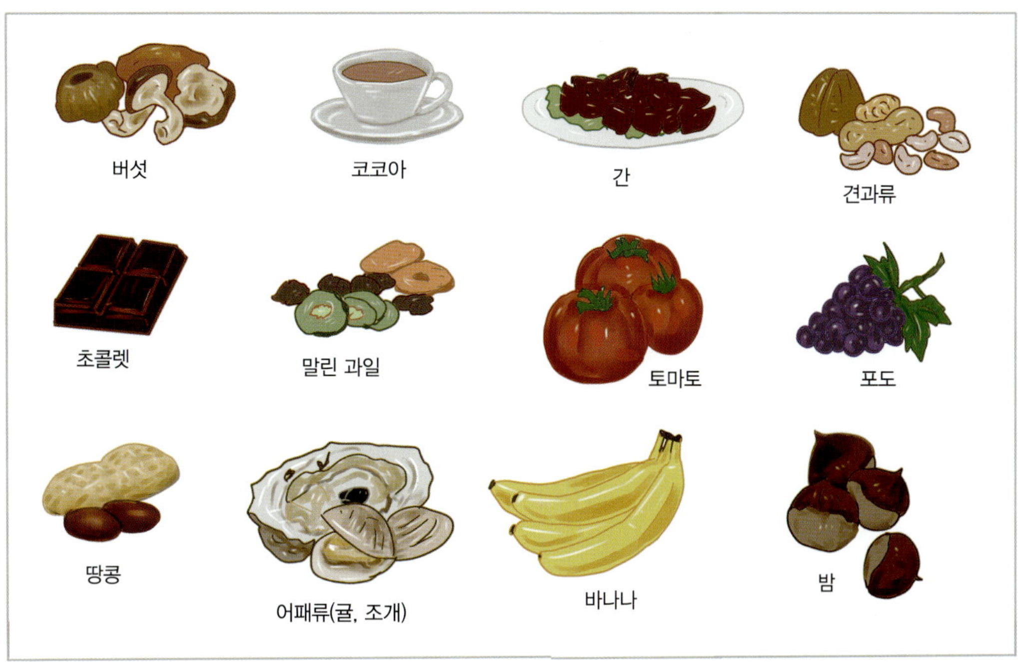

3) 통풍(gout)

(1) 개요

① 통풍은 퓨린염기 대사이상에 의한 고요산혈증(hyperuricemia) 물질이 관절이나 다른 조직에 쌓여 염증 반응을 일으켜 일어나는 격렬한 급성관절염 발작(통풍발작), 피하결절(통풍결절), 신장장애 등을 일으키는 증후군이다.

② 엄지발가락에 날카로운 요산 결정체가 침착되고 피부 밑에 덩어리 같이 생긴 요산의 침착(통풍 결절이라 부름)과 신장의 요산 결정에 의한 신장 결석 등이 보인다.

③ 요산은 신체의 모든 조직에서 발견되는 퓨린에 의해 분해되고 혈액에 용해되어 신장을 통과한 다음 소변을 통해 몸 밖으로 나오게 된다. 그러나 요산의 양이 증가하거나 신장에서 충분한 요산을 제거하지 못하는 경우, 또는 퓨린(purine)이 풍부한 음식을 너무 많이 먹을 경우 요산이 혈중에 축적될 수 있다.

(2) 기본 병리현상

① 퓨린은 풍부한 식사를 하는 성인 남성에서 다발한다.

② 고요산혈증(혈청 요산치 > 7mg/dl)이 관찰되거나, 관절부위에 요산 결정체가 보인다.

③ 급성 관절염의 발작이 1회 이상 나타나거나 부기와 붉어짐 및 열이 있는 관절이 갑자기 발생하는 경우

④ 대개 발가락, 발목 또는 무릎의 관절에 발생하는 관절염의 발작 증상을 확인한다.

⑤ 통풍의 진단을 위해, 염증부위의 샘플을 채취하여 통풍과의 연관성을 확인하고 결정한다.

⑥ 통증, 통풍발작: 야간 취침 중 제1중족지관절 등에 발적, 종창, 격렬통이 나타난다.

⑦ 부종, 발적, 발열, 관절의 뻣뻣함 등의 증상이 나타난다.

(3) 치료

① 급성 발작 후 첫 12시간 이내에는 콜히친(colchicine)을 투여한다.

② 급성이 지나면 NSAID(인도메타신, 나프록센 등)나 프레드니손과 같은 코르티코스테로이드를 적용한다.

③ 간헐기에는

- 요산배설저하형 ⇨ 요산배설촉진제: 프로베네시드(probenecid), 벤즈브로마론(Benzburomaron)
- 요산생산과잉형 ⇨ 요산생성억제제: 알로퓨리놀(allopurinol)

※ 이미 요로결석, 신장장애가 있는 경우에는 알로퓨리놀을 적용

※ 요로결석에는 요산배설촉진제 사용 금기

④ 소변 pH의 조정

- 소변 알칼리화제(구연산칼슘, 구연산나트륨배합제)

• 소변의 pH가 6이하에서는 요산이 배출되기 쉬우므로 본 제제를 이용하여 소변 pH를 6~7로 조정하는 혈중요산농도를 낮추는 약을 투여한다.

(4) 추가사항

① 통풍발작(gouty attack)은 요산농도가 상승했을 때뿐만 아니라 혈청 요산치 저하작용을 가진 약물 사용 등으로 급격하게 요산치가 저하했을 때에도 일어난다. 따라서 통풍발작 중의 혈청 요산치는 진단의 참고가 되지 않는다.

② 요산배설촉진제는 요산의 재흡수를 저해하고 요세관의 요산농도를 상승시킨다. 이로 인해 요로결석이 발생하기 쉬워서 이미 요산결석이 있는 경우에는 사용하지 않는다.

〈그림 7-39〉 **통풍의 발생기전**

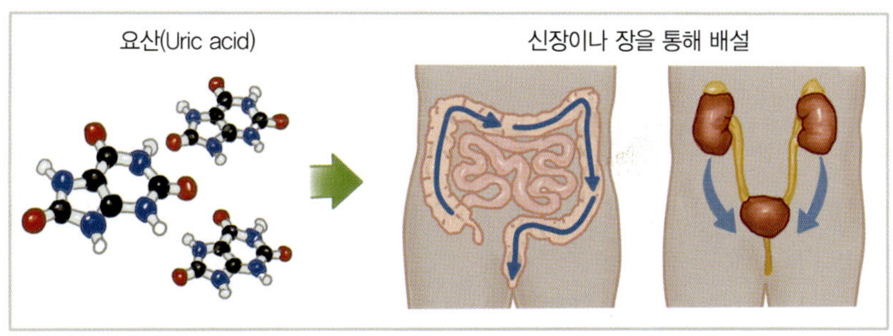

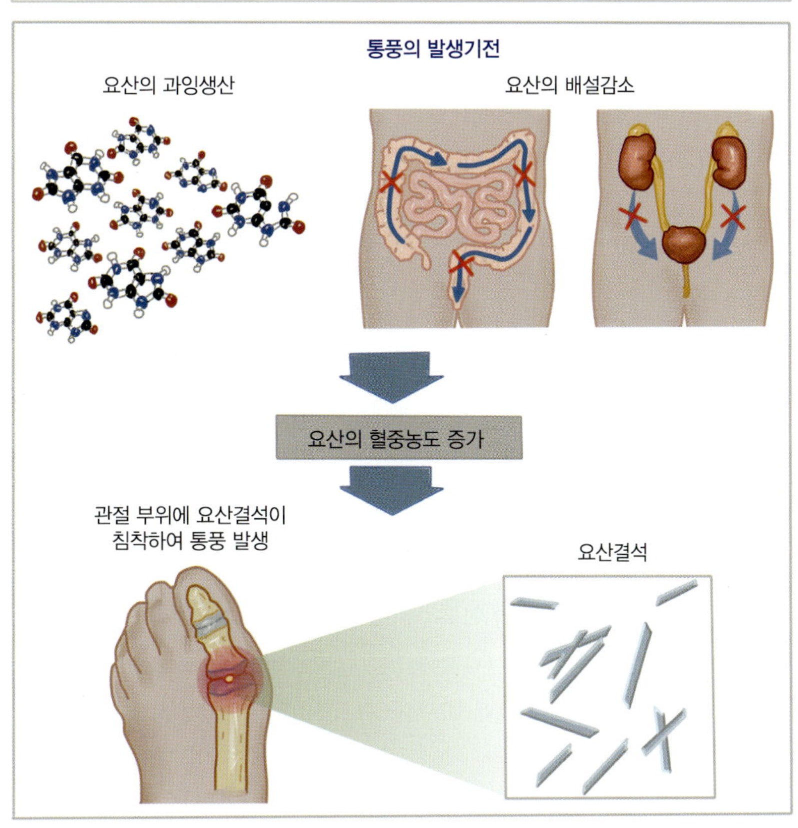

〈그림 7-40〉 **급성통풍의 발작**

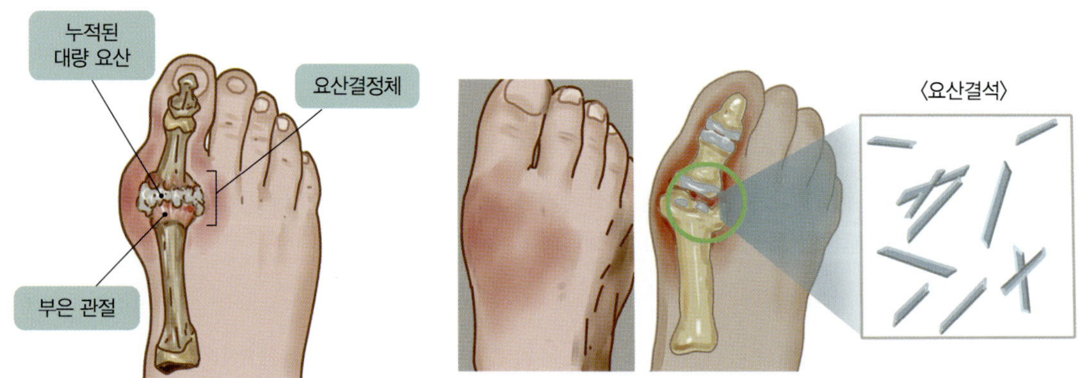

〈그림 7-41〉 **만성통풍의 결절 및 궤양**

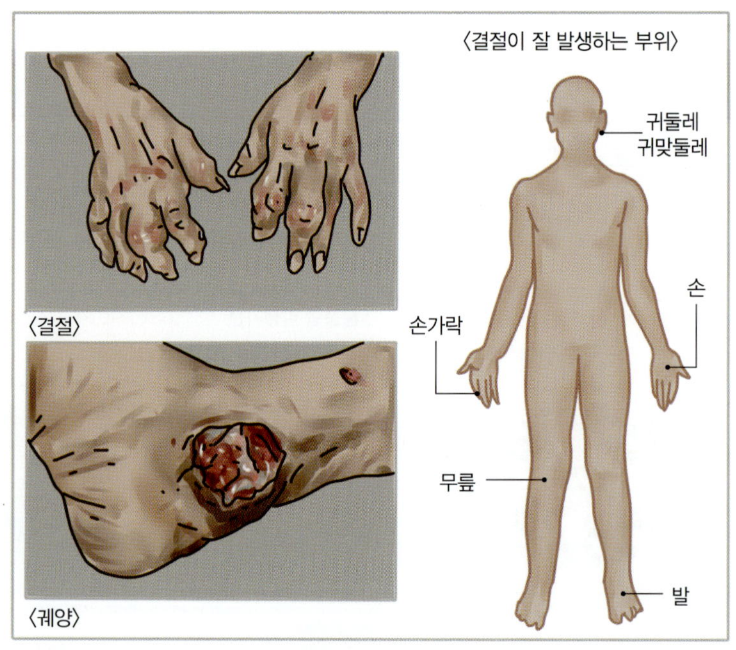

제8장
순환기 질환

학습목표

1. 심장의 구조를 이해하고 각 부위의 기능을 학습한다.
2. 순환기에서 발생하는 각 질환들의 발생기전을 학습한다.
3. 순환기의 각 질환에 대한 병리현상을 학습한다.
4. 순환기 각 질환의 병리에 맞는 치료의 형태를 알아보고 그 과정을 학습한다.

1 심장의 구조

1) 심장의 해부와 기능

(1) 심장의 해부

- 심장은 좌우의 폐 사이에 끼어 있으며 아래에는 횡격막이 있다.
- 심장(heart)은 좌심방, 좌심실, 우심방, 우심실 총 4개의 방으로 구성되어 있다.
- 좌심실은 대동맥을 통해 전신으로 혈액을 흘려보낸다.
- 우심실은 폐동맥을 통해 폐에 혈액을 흘려보낸다.
- 심장에는 4가지 판막이 있어 혈액이 역류하는 것을 막으며 효율적으로 혈액을 흘려보낸다.
- 승모판은 이첨판(bicuspid valve)이고 그 이외의 판막은 삼첨판(tricuspid valve)이다.

〈그림 8-1〉 **심장의 구조**

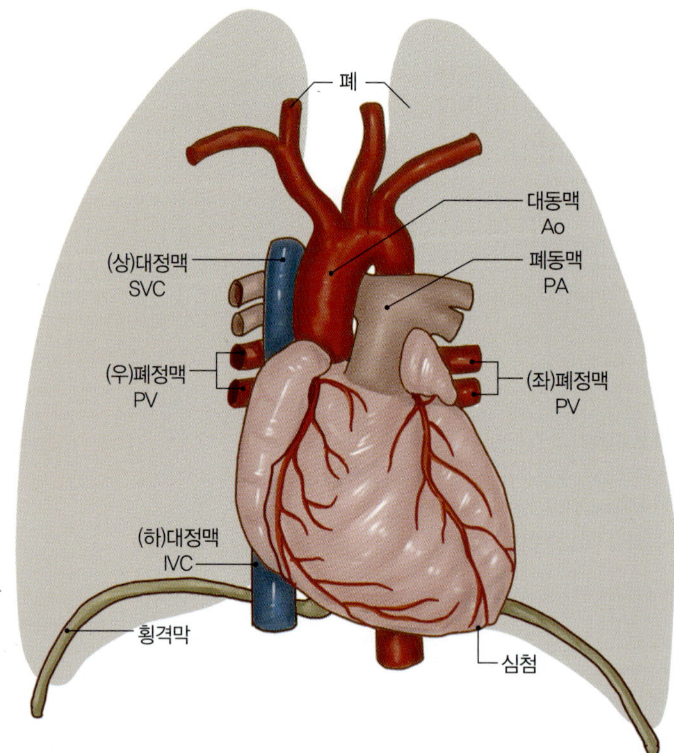

Ao: aorta
PA: pulmonary artery
PV: pulmonary vein
SVC: superior vena cava
IVC: inferior vena cava

〈그림 8-2〉 **심장의 혈액순환**

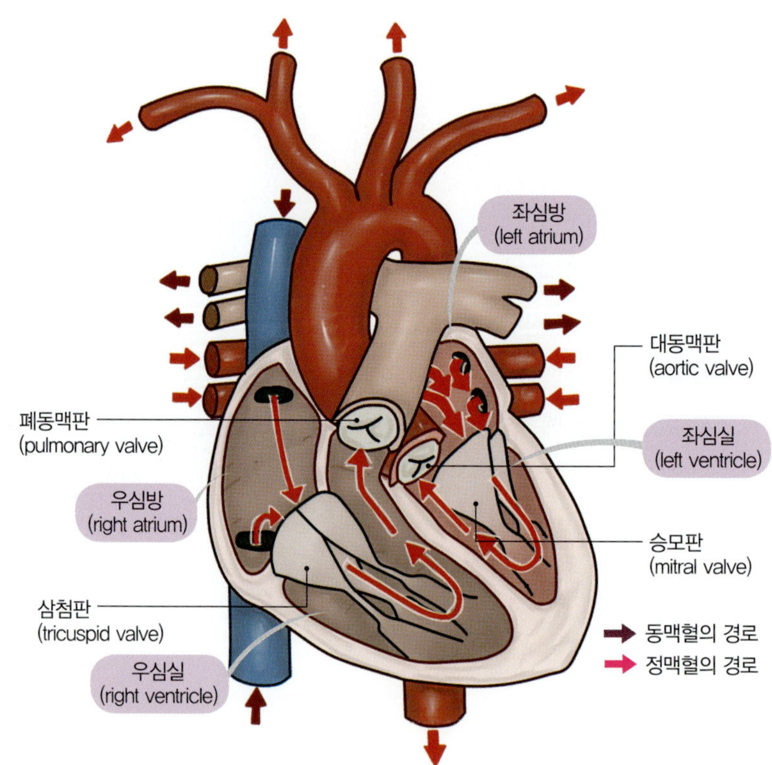

(2) 심장의 기능

- 심장은 체순환과 폐순환을 행하는 펌프이다.
- 심실이 수축해 있는 기간이 수축기이고, 확장해 있는 기간이 확장기이다.
- 수축기에는 심실이 폐와 전신으로 혈액을 흘려보내고, 확장기에는 심방이 심실로 혈액을 흘려보낸다.

〈그림 8-3〉 **심장의 기능**

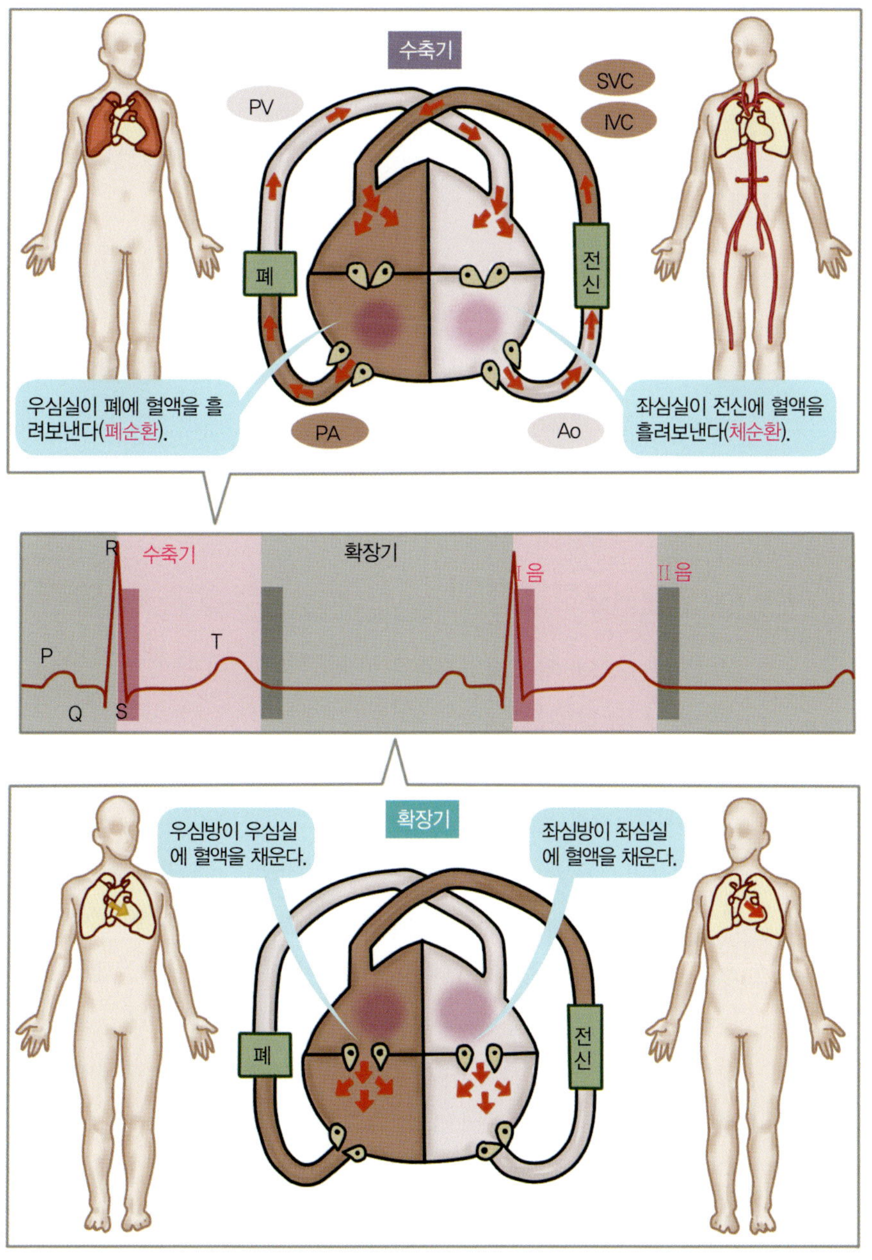

2 심부전증(heart failure)

심부전이란 심장기능이 여러 원인 등으로 인하여 심장의 순환 기능에 이상을 초래하는 것을 말한다. 모든 심 질환의 종말상이며 임상적으로도 종종 만나게 되는 병태이다.

심부전은 좌심부전(left heart failure)과 우심부전(right heart failure)으로 나누어 생각하면 이해하기 쉽다(그러나 대부분 우심부전은 좌심부전의 악화로 발생하고 있어서 이 경우를 양심부전이라고 함).

심부전에는 서서히 진행하는 만성 심부전과 급격하게 심기능이 저하하는 급성 심부전이 있다.

1) 좌심부전(left heart failure)

(1) 개요

① 좌심부전은 좌심장의 기능 감소에 의해 체순환이 감소하면 피로감과 쇠약감, 그리고 폐에 물이 차면서 발생하는 호흡곤란이 생긴다.

② 심장박출량의 감소로 제반 장기의 혈류 저하, 좌심실확장기말압(left ventricular end-diastolic pressure, LVEDP)과 좌심방압(left atrial pressure, LAP) 상승이 생기고 폐정맥 정체, 폐부종이 생긴다(폐순환계 울혈).

③ 폐울혈에서 좌심부전이 합병되는 경우도 많다(양심부전).

(2) 기본 병리현상

① 심박출량 감소에 의한 혈압저하로 빈맥과 청색증이 보이고, 소변량 감소와 혈압이 떨어지며 손발의 냉감, 의식수준 저하가 나타난다.

② 좌심방의 압력 상승으로 폐울혈이 나타나 운동 시 호흡곤란, 발작성 야간호흡곤란, 좌위호흡, 폐부종, 기침, 혈담 등이 관찰된다.

③ 청진에서 III · IV음, 폐 영역에 습성 수포음(moist rale)을 청취할 수 있다.

④ 흉부 X선 사진에서 심장의 크기와 형태 등을 알아보고 폐에 체액이 고여 있는지도 확인하며, 호흡곤란을 일으킬 수 있는 다른 폐 질환이 있는지 감별하는데 유용하다.

⑤ 혈액 검사를 통해 빈혈유무와 콩팥 질환 여부를 알 수 있다. 심방세동을 동반한 경우에는 갑상선호르몬검사를 시행하는데, 갑상선기능이 항진된 경우 심방세동을 일으킬 수 있으며 심부전을 유발할 수 있다.

⑥ 신체검사를 통하여 환자의 맥박이 규칙적인지, 얼마나 빠른지를 알아보고 혈압도 측정한다. 발목부종이나 목정맥 확장유무를 관찰한다.

⑦ 심전도 검사를 통해 정상 심전도와 소견이 다른지를 확인한다.

〈그림 8-4〉 **심부전을 유발하는 주요 질환**

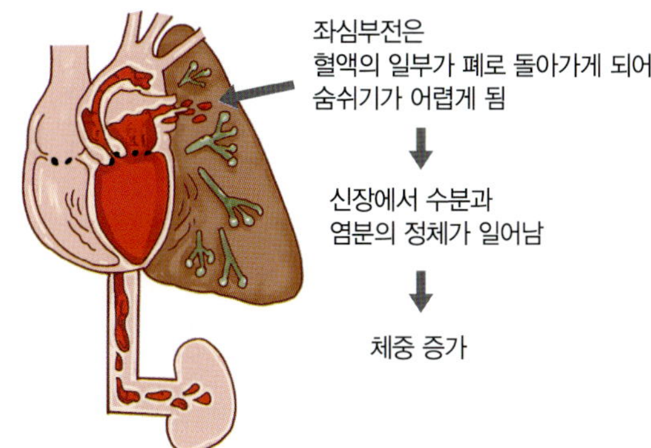

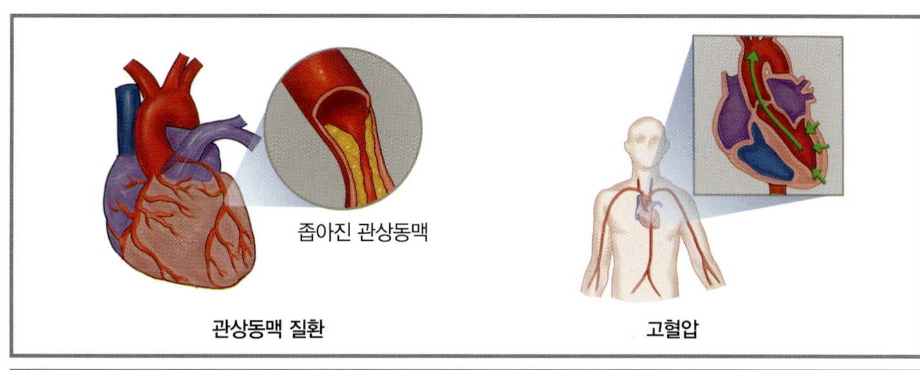

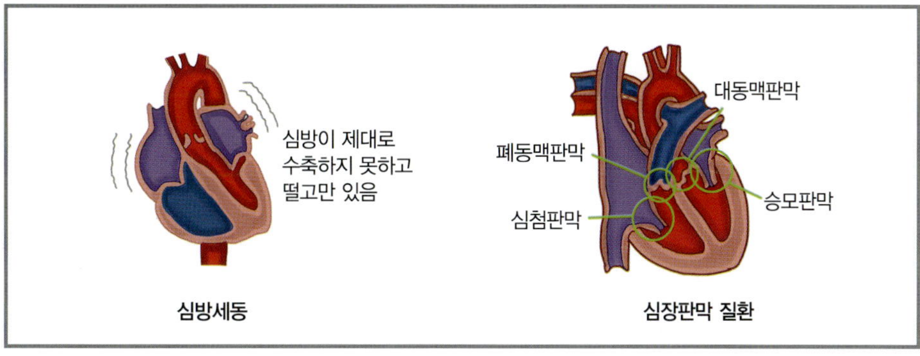

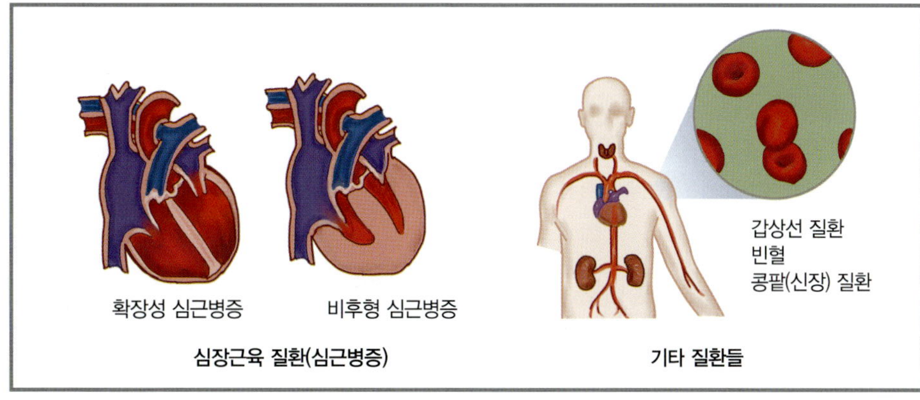

(3) 치료

① 치료의 주안점은 폐울혈을 제거하고(이뇨제) 심장박출량을 유지(카테콜아민)한다.

② 안지오텐신 전환효소억제제를 통해 심부전의 진행을 늦추거나 막아낸다.

③ 안지오텐신 II 차단제는 심장과 혈관에 대한 안지오텐신 전환효소억제제와 비슷한 작용을 나타낸다.

(4) 추가사항

① 급성심부전에서 약물요법으로 순환동태가 개선되지 않으면 대동맥내풍선펌프(intra-aortic balloon pump, IABP) 등에 의한 보조 순환이 필요해진다.

② 예를 들어 좌심부전이 되면 혈액을 잘 흘려보내지 못하기 때문에 좌심계(좌심방과 좌심실) 바로 앞(폐)에서는 혈액 정체에 따른 증상, 좌심계 끝(전신)에서는 혈압 하강에 의한 증상이 출현한다.

③ 좌심부전의 원인이 되는 질환으로 허혈성 심질환, 부정맥, 승모판 질환, 후부하 증가로 인한 고혈압, 대동맥판 질환 등이 나타나며 심근 질환으로 심근증, 심근염이 보이기도 한다.

〈그림 8-5〉 **심부전 환자의 일반적 증상**

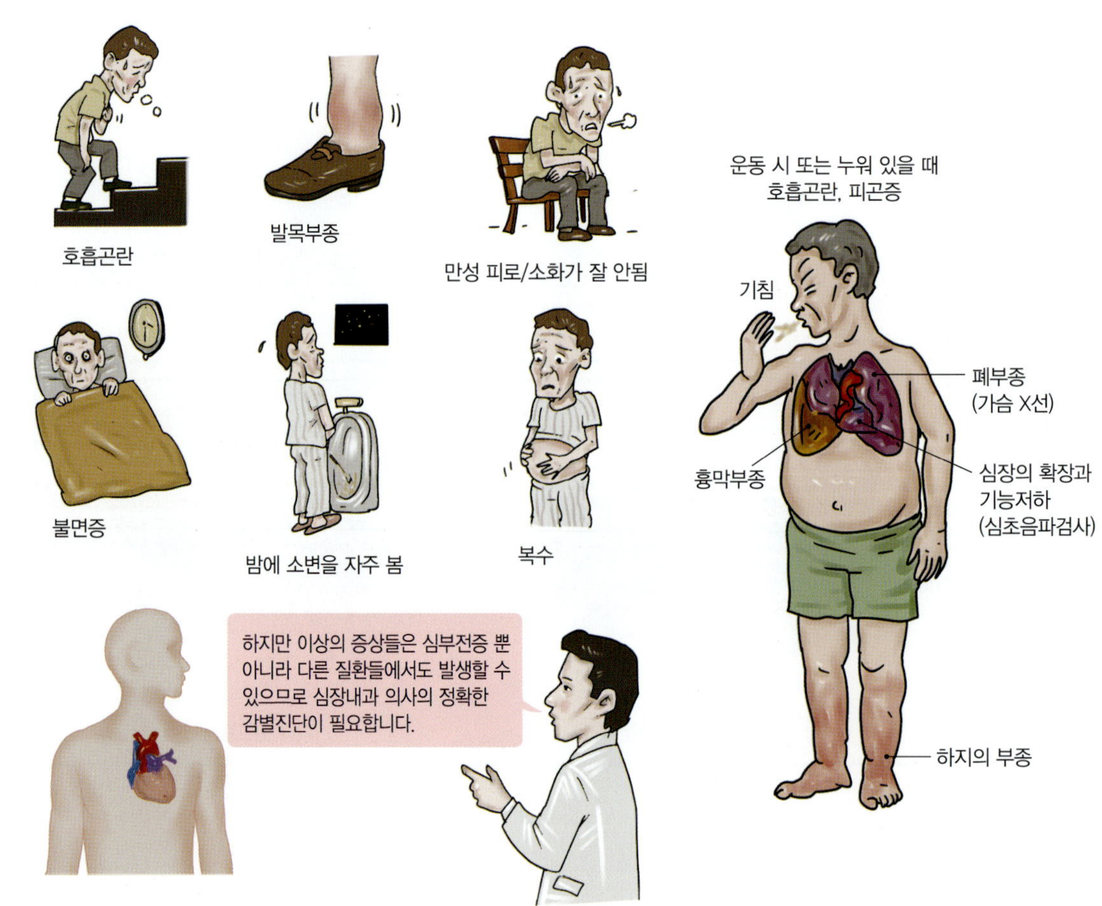

2) 우심부전(right heart failure)

(1) 개요

① 우심부전은 우심계의 기능부전으로 정맥계 울혈이 일어나 제반 장기에 부종을 일으키는 병태이다(체순환계에 울혈이 현저).

② 일반적으로 만성순환부전(慢性循環不全)과 같은 뜻으로 해석되고 있지만 심장 쇠약이라고 말할 때도 있다. 우심부전 대부분은 좌심부전에 이어서 발생한다.

③ 우심부전은 심장으로 혈액이 우심방과 우심실을 거쳐 폐로 보내는 펌프 역할을 하는 우심실의 수축력이 저하되고 혈액이 정체되면서 전신의 정맥계에 고이게 된다.

④ 실제로는 양쪽 증상을 모두 나타내는 경우(울혈성 심부전)가 많다.

(2) 기본 병리현상

① 원인으로서는 심장판막증, 고혈압증, 심낭염, 심근경색, 갑상선기능항진증, 폐경색, 만성 폐질환, 동맥경화증 등이 있다.

② 증상으로는 호흡곤란, 기좌호흡, 기침, 거품 섞인 혈담, 심계항진, 야뇨 등이 있으며, 심장확대, 폐혈관 울혈, 부정맥, 간종대, 하지의 부종, 복수, 경정맥 울혈 등이 나타난다.

③ 심장초음파 검사는 가장 핵심적인 검사 방법이다.

④ 운동부하 검사, 핵의학촬영술, 관상동맥조영술로 진단을 진행한다.

(3) 치료

① 질환 및 병태의 개선에 노력하고 심부전을 위해 이뇨제, 카테콜아민 등을 사용한다.

② 약물치료: 전환효소억제제, 안지오텐신II 차단제, 이뇨제, 베타차단제, 디곡신, 질산염제제, 와파린(쿠마딘) 등의 약물을 증상에 따라 초기에 투여한다.

③ 수술요법: 만약 심부전의 원인이 심장의 구조적인 문제, 즉 심장판막 질환 혹은 관상동맥이 막힌 경우라면 수술적 치료가 필요할 수 있다. 수술적 방법은 심장판막수술, 관상동맥우회로술, 관상동맥성형술 및 스텐트 삽입술, 심장박동조율기 삽입술, 삽입형 제세동기 삽입술을 선택적으로 적용한다. 이러한 시술이 필요한 환자들의 선정은 사전에 철저한 검사를 시행해서 결정한다.

(4) 추가사항

① 좌심부전은 좌심계 바로 앞에서 혈액이 정체하기 때문에 폐부종이 발생하지만, 우심부전에서는 우심계 바로 앞에 울혈이 생겨 흉수가 관찰된다. 그러나 흉수는 심부전 일반(양심부전)에서도 관찰된다.

② 우심부전에서는 중심정맥압(CVP)을 측정하여 심부전 상태임을 확인한다.

③ 일상의 임상에서 좌심부전만 관찰되는 것은 폐심장증(cor pulmonale), 폐색전증, 우심실경색 등 매우 한정된 질환 뿐이다.

④ 심장에 가해지는 부하를 줄이려면 먼저 안정을 유지하고, 좌위나 반좌위를 취해 산소를 흡입한다. 다음에 수분과 염분의 섭취를 제한하며, 이뇨제, 혈관확장제 등을 투여한다.

⑤ 심박출량을 유지하려면 강심제[디기탈리스(digitalis)], 카테콜아민을 투여한다.

⑥ 디기탈리스는 축적되는 작용이 있어 중독증상이 나타나기 때문에 혈중농도를 모니터하여 효과와 부작용(구역질, 구토, 설사, ECG상에서는 심실성 기외수축, 방실차단)에 대해서 관찰해야 한다.

⑦ 정맥환류를 감소시키기 위해 체위는 파울러체위나 좌위 등의 자세를 취하게 하고 산소를 흡입시켜 호흡곤란을 완화시킨다.

⑧ 부종의 유무와 정도를 관찰한다(매일 체중을 측정하는 것이 유용하다).

⑨ 우심부전의 원인 질환으로 좌심부전, 허혈성 심질환(우심실경색), 부정맥, 삼첨판, 폐동맥판 질환, 심방중격결손, 폐경색증 등이 발생한다.

〈그림 8-6〉 **심부전 환자의 내과치료(좌)와 외과수술(우)**

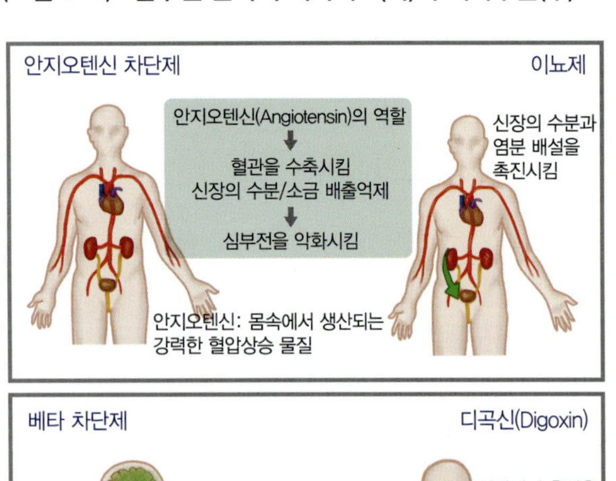

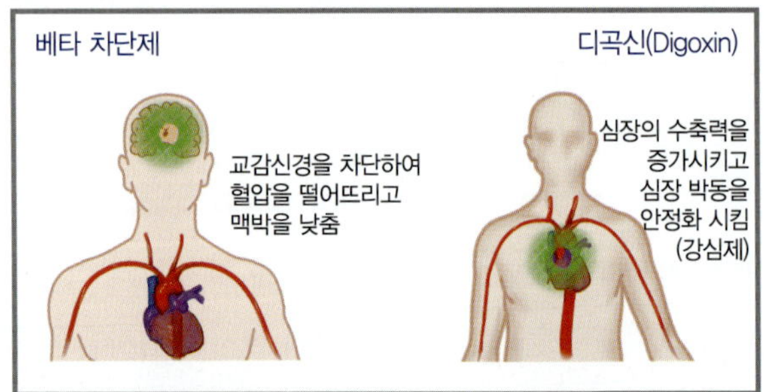

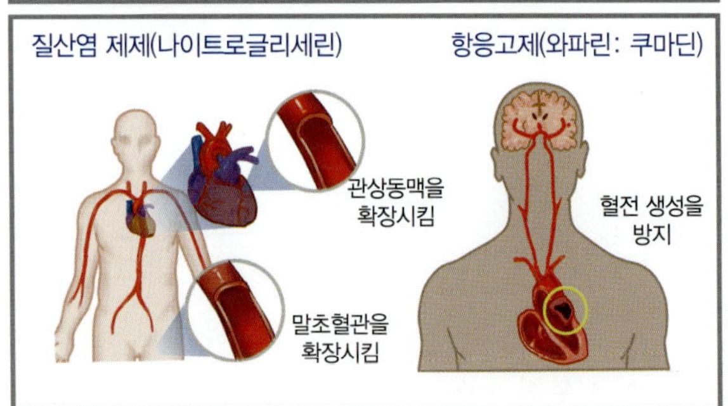

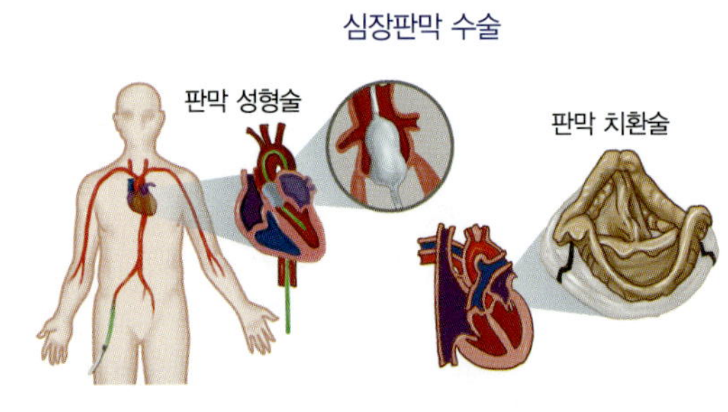

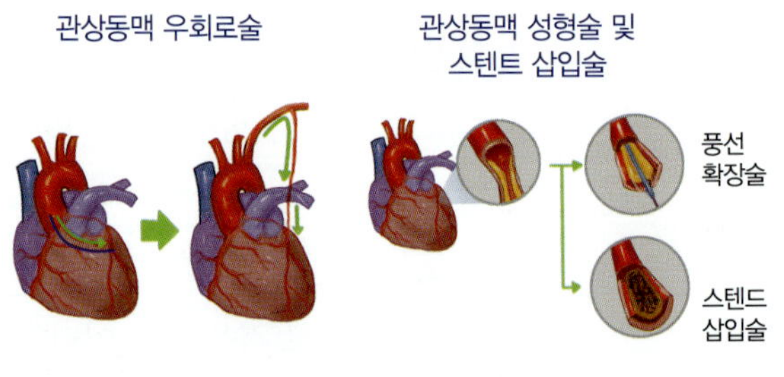

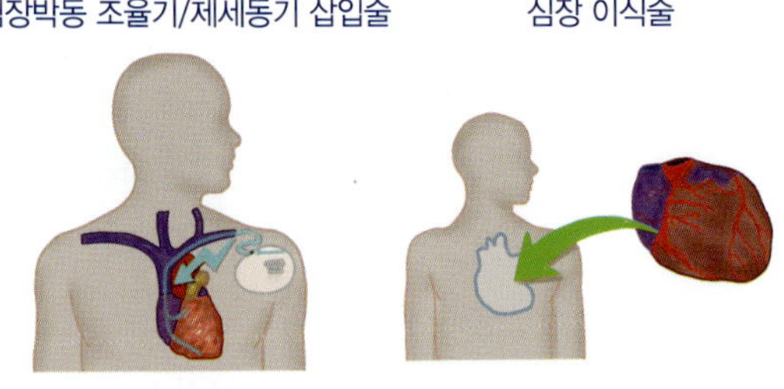

〈그림 8-7〉 **심부전 환자의 식이요법과 운동요법**

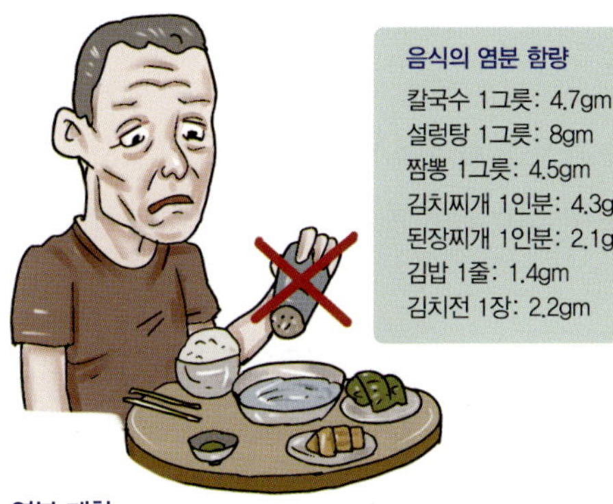

음식의 염분 함량
칼국수 1그릇: 4.7gm
설렁탕 1그릇: 8gm
짬뽕 1그릇: 4.5gm
김치찌개 1인분: 4.3gm
된장찌개 1인분: 2.1gm
김밥 1줄: 1.4gm
김치전 1장: 2.2gm

염분 제한
하루에 염분을 5mg 미만으로 제한한다.

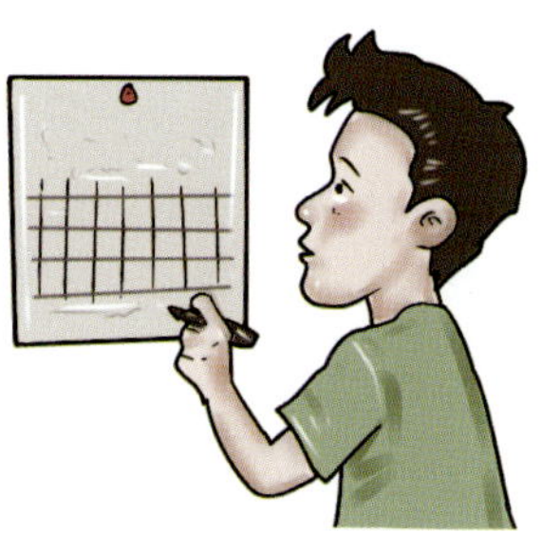

하루에 20~30분 정도, 일주일에 3~5회 정도 운동한다.

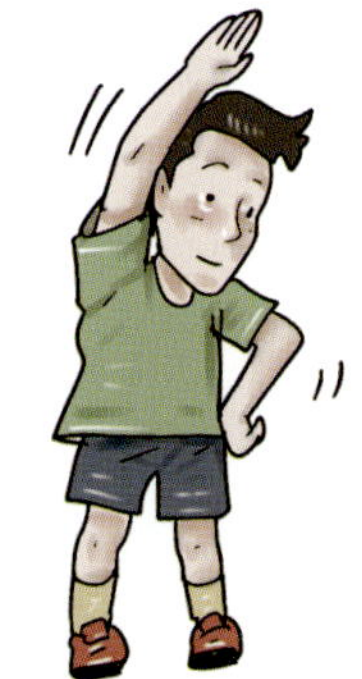

운동 시작 전에 꼭 10~15분 정도의 준비 운동을 한다.

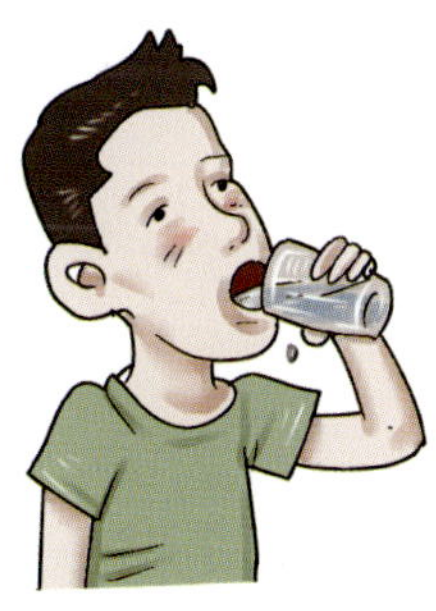

수분 제한
하루에 1.5~2리터로 수분 섭취를 제한한다.

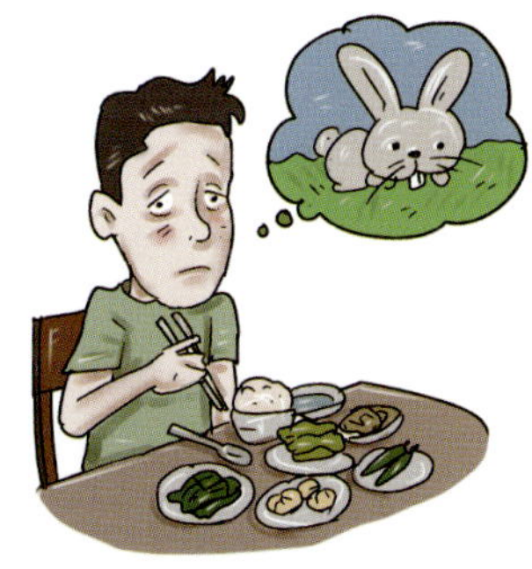

고지방, 고콜레스테롤 음식 제한
과식은 심장에 부담을 주므로 음식을 소량씩 나누어서 섭취하도록 한다.

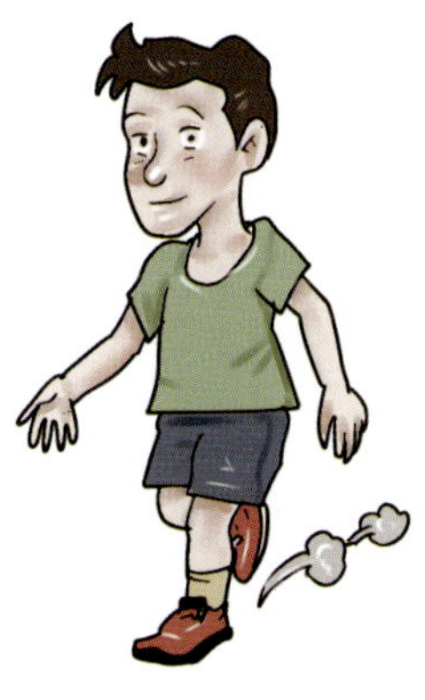

걷기, 가벼운 산책, 자전거 타기 등의 유산소 운동을 한다.

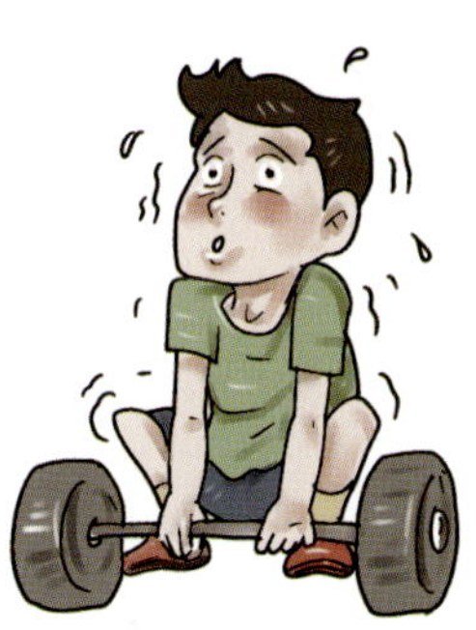

격렬한 운동은 피한다.

3 부정맥

부정맥(arrhythmia)이란 심장의 자극 생성이나 흥분전도에 이상이 생겨 맥박수가 많아지거나 적어지거나 혹은 맥박 리듬이 불규칙해지는 것을 말한다. 부정맥 진단은 심전도 소견에 의해 이루어진다. 부정맥이 생기면 곧 바로 심장 박동이나 맥박이 불규칙해지거나, 분당 60회 미만으로 느려지는 서맥증, 분당 100회 이상으로 빨라지는 빈맥증이 보인다.

부정맥이란 심장이 정상적으로 뛰지 않는 것을 말하며 종류가 매우 많다.

1) 심방세동(atrial fibrillation, AF)

(1) 개요

① 심방세동은 임상에서 접하는 지속성 부정맥 중 가장 흔하며 심방 각 부분의 무질서한 전기적 흥분으로 심방의 작은 흥분이 심실로 불규칙하게 전도되어 심실의 리듬도 불규칙해지는 상태를 말한다.

② 심방세동이 있으면 심방 내에 혈전이 형성되어 뇌 등에 색전증을 일으키기도 한다.

③ 심방세동의 심전도 소견은 매우 빠르고 불규칙적인 세동파가 분당 350~600회로 나타나며 QRS는 분당 100~160회로 매우 불규칙적(irregularly irregular)인 것이 특징이다.

(2) 기본 병리현상

① 발작성(paroxysmal) 심방세동은 특별한 심장질환 없이 정신적인 스트레스, 격심한 운동, 수술, 급성알코올중독 및 자율신경계 이상 등이 흔한 원인이다.

② 지속성(persistent)은 고혈압, 판막 질환, 심근 허혈, 심근증, 심부전, 선천성 심 질환 및 만성 폐 질환 등이 원인이 된다.

③ 심방세동의 임상 증상

- 빠른 심실 횟수로 인한 저혈압 및 폐부종에 의한 증상과 심계항진 및 이로 인한 불안
- 심방세동이 소실된 직후 나타나는 동휴지에 의한 실신 또는 어지러움증
- 뇌 색전증 등의 전신 색전증
- 심방수축의 소실로 인한 박출량의 감소와 동반된 전신 무기력감과 호흡곤란

④ 흉부 X-선, 심전도, 혈액검사, 갑상선기능검사, 심초음파, 운동부하 검사 등을 실시한다.

(3) 치료

① 빈맥이어서 혈행동태가 불안정한 경우(동조율로 회복시키는 경우) 시행방법

- 전기적 제세동(첫 회 100J, 효과가 없으면 200J) ⇨ 심각한 발작 시 좋은 치료법이다.
- 항부정맥제에 의한 제세동 ⇨ 주로 Ia군인 프로카인아미드(procainamide), 디소피라미드(disopyramide) 등이 사용된다.

② 혈행동태가 안정된 경우(심박수를 제어하는 경우) 시행방법

- Ca 길항제(베라파밀), β 차단제, 디기탈리스를 투여한다.
- 심부전을 합병했을 때의 빈맥에는 디기탈리스(digitalis)를 투여한다.

③ 항응고요법(와파린, 아스피린, 헤파린): 혈전증 예방에 필요하다.

(4) 추가사항

① 폐심장증(cor pulmonale)을 포함한 우심계 장애에 기초한 AF에는 디기탈리스는 별로 효과가

없다.

② 전기적 제세동은 심전도의 R파에 동기시켜서 시행한다.

③ 단상성 제세동기에서는 100~200J, 이상성 제세동기에서는 100~120J을 이용한다.

④ 심방세동(AF)을 잘 일으키는 요인

- 심방부하에 기인하는 것
- 갑상선항진증
- 허혈성 심 질환, 심부전
- 수축성 심막염, 확장형 심근증, 비대형 심근증
- WPW 발작 시(→ 중증화)
- 고혈압성 심 질환
- 노인

〈그림 8–8〉 **심방세동 유발 요인**

① 고령
심장근육이 노화해서 병이 잘 생긴다.
② 고혈압
좌심방이 딱딱해져 전기 신호를 잘 받지 못한다.
③ 술 · 카페인
교감신경을 자극해 심장을 빨리 뛰게 만든다.
④ 심부전
심장이 제대로 수축 · 이완되지 않는다.
⑤ 갑상선기능항진증
신진대사가 왕성해져 심박동이 빨라진다.

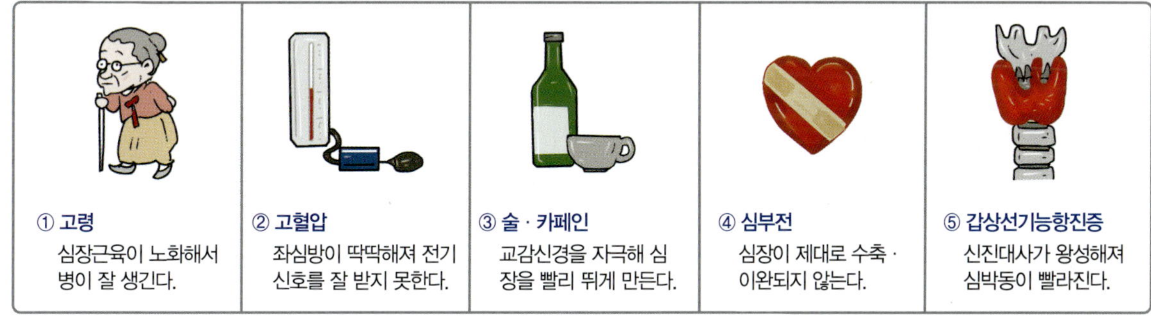

〈그림 8–9〉 **심방세동과 뇌졸중**

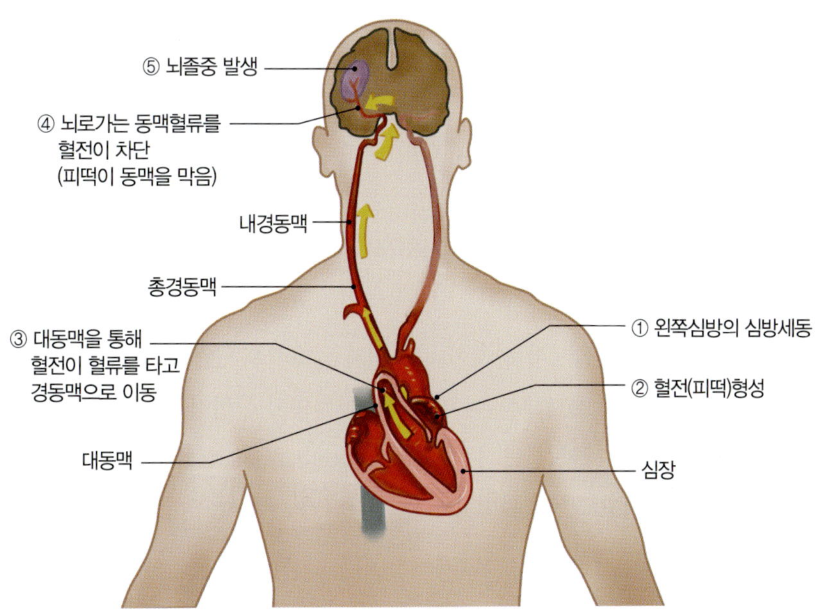

〈그림 8-10〉 **심방의 전기신호**

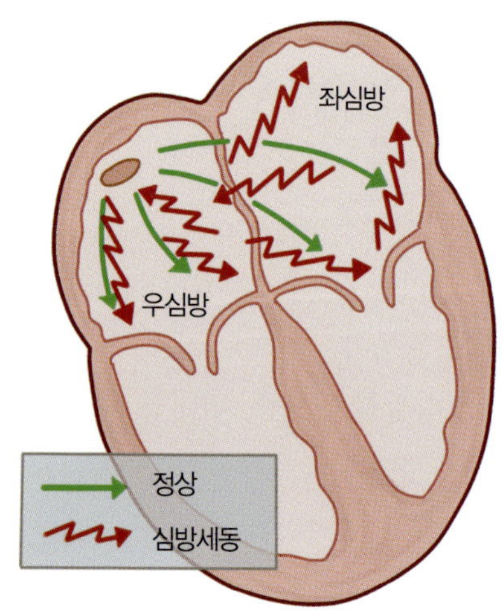

〈그림 8-11〉 **심방세동의 심전도**

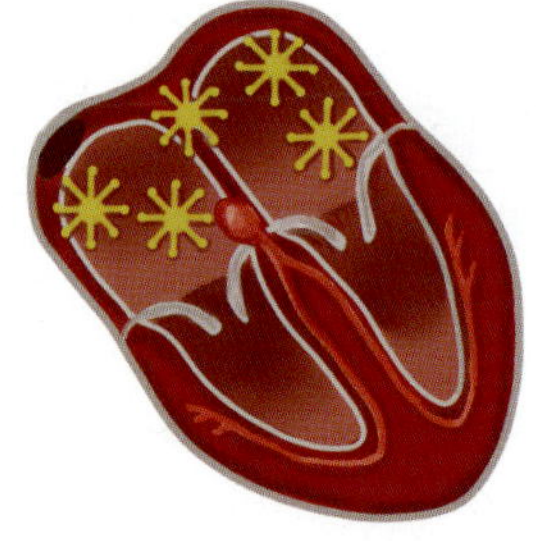

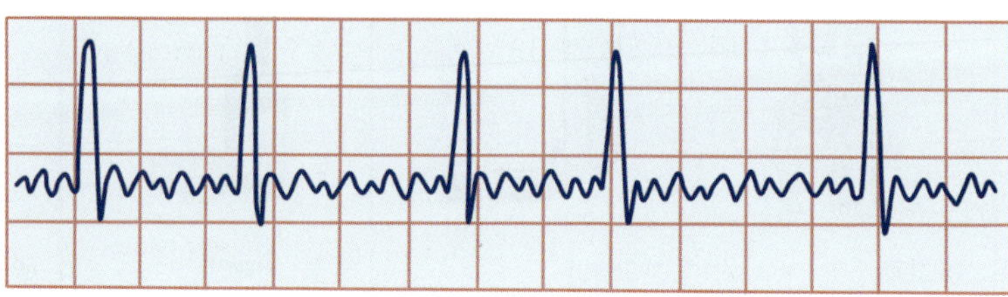

2) 심실세동(ventricular fibrillation, VF)

(1) 개요

① 심실세동은 심실이 1분에 350~600회의 박동으로 무질서하게 수축하여 심장박출량이 0이 된 상태이다.

② 심실조동에는 주기에 확실한 규칙성이 없으므로 심실에 관하여 세동과 조동 사이에는 뚜렷한 구별이 없다.

③ 심실세동일 때는 심실에서 혈액이 박출되지 않으므로 순환부전을 일으켜 사망하게 된다. 소위 말하는 심장마비의 대부분은 이러한 심실세동이 직접적인 원인이다.

④ 일차성 심실세동은 급성심근경색(acute myocardial infarction)의 초기 사망의 주된 원인으로 첫 4시간 동안 최고의 발생률(3-5%)을 보이다가 이후 현저히 감소한다.

(2) 기본 병리현상

① 급성심근경색증(AMI), 심장판막증(중증예), QT연장증후군, 저O_2혈증, 저체온 등

② 심전도 검사(EKG)에서 심장 리듬이 비정상으로 보인다.

③ 심전도에서 150~300/분의 진폭, 주파수 모두 불규칙한 파가 연속해서 관찰되면, 일단 환자를 안정시키고, 심실세동의 원인을 반드시 찾아야한다.

④ 기본적인 검사는 심장초음파로 심장의 구조를 보고, 심장 모니터를 하며 혈액 검사로 혈중 전해질과 산소수치가 정상인지를 확인한다.

⑤ 운동기구(treadmill test)나 관상동맥조영술로 심장 자체로의 혈액 공급이 충분한지를 확인해야 한다.

(3) 치료

① 치료하지 않으면 수분 안에 사망하므로 신속한 대응이 중요하다.

② 즉시 전기적 제세동 시행(단상성 제세동기는 360J, 이상성 제세동기는 120~200J 이용)

③ 위 방법이 효과가 없으면 심폐소생술(cardiopulmonary resuscitation, CPR)과 전기적 제세동을 반복 시행한다.

④ 에피네프린(epinephrine), 바소프레신(vasopressin), 아미오다론(amiodarone), 리도카인(lidocaine) 등의 약도 병행하여 사용한다.

⑤ CPR과 병행하여 저O_2혈증, 산증, 전해질 이상을 보정하여 원인이 된 상태를 시정한다.

(4) 추가사항

① 전기적 제세동은 시행이 늦어질수록 높은 에너지가 필요하고 성공률도 초 단위로 떨어지기 때문에 최우선으로 하여 최대한 신속하게 한다. 매우 조기에는 가슴압박이 효과가 있기도 하나 그 때문에 전기적 제세동을 늦추어서는 안 된다.

〈표 8-1〉 **치료의 긴급도에 따른 부정맥 분류**

	심전도	심전도의 특징	치료
심실세동		• 진폭, 주파수 모두 완전히 불규칙	위험 ⇨ 전기적 제세동과 심폐소생
심실성 빈맥		• 변형된 심실 파형(QRS파)이 규칙적으로 연속해 있다. • QRS폭이 넓다.	맥이 없다. ⇨ 전기적 제세동과 심폐소생 맥이 있다. ⇨ 긴급치료
심방세동		• P파(−) • 기저선의 동요(+) • 심박수가 불규칙	혈압저하 ⇨ 긴급치료 약물에 따른다.

② 심실세동의 원인이 될 수 있는 질환 및 병태에서는 심실세동으로 이행되는 것을 방지하는 것이 치료 상의 큰 핵심이다.

③ 심장 자체로의 혈액 공급이 부족한 경우는 수술이나 혈관성형술(좁아진 혈관에 풍선을 넣고 공기를 주입하여 부풀리면서 혈관을 열어주는 것)로 교정해주어야 한다.

④ 심장의 전기전도계에 이상이 있는 경우는, 약물 혹은 수술로 치료한다.

〈그림 8-12〉 **심장의 전기 전달체계**

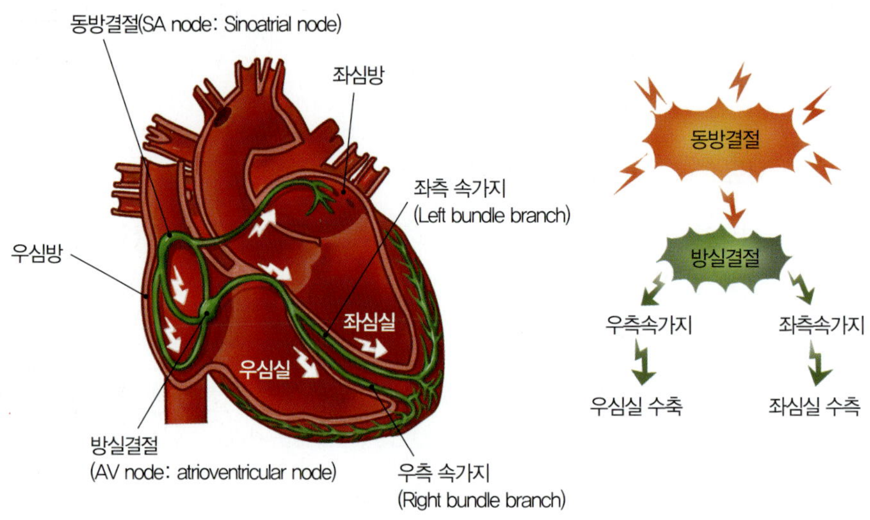

〈그림 8-13〉 **심실 빈맥의 심전도**

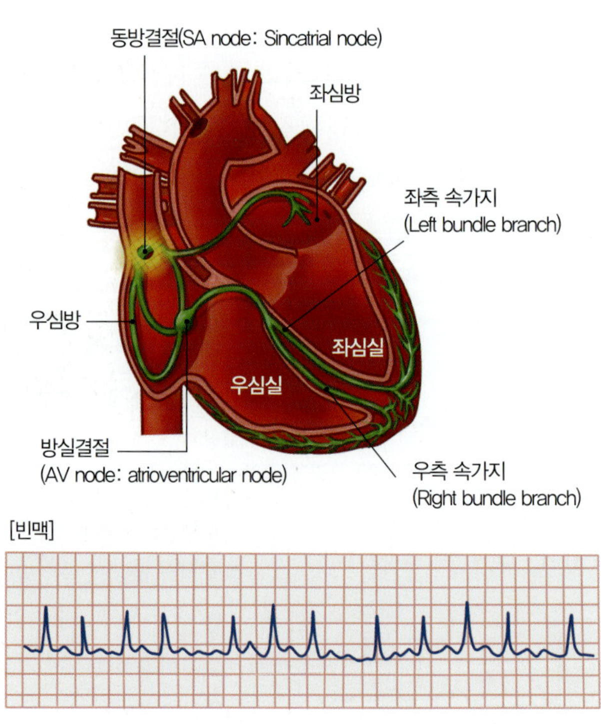

3) 방실차단(auriculoventricular block)

(1) 개요

① 방실차단은 심방에서 심실로 전달되는 흥분전도가 지연되거나 끊기는 것으로 I도, II도[벤케바흐(Wenckebach)형, 모비츠 II(Mobitz II)형], III도(완전방실차단)로 나뉜다.

② 모비츠(Mobitz) II형, III형 방실차단(완전방실차단)은 심실세동(VF) 등의 치사성 부정맥으로 이행하기 쉬우므로 인공심장박동조율기의 적용대상이 된다.

③ 방실차단의 분류

- I도: 방실차단 방실전도시간이 연장한 것
- II도: 방실차단 방실로 전달되는 흥분이 때로 탈락한 것
  - Wenckebach형 주로 방실결절에서 차단이 생긴다.
  - Mobitz II형 히스다발 아래에서 차단이 생긴다.
- III도: 방실차단(완전방실차단) 심방에서 심실로 전달되는 흥분전도가 완전히 끊긴 것

④ II도 방실차단(Mobitz II형) 가운데 방실전도비가 2:1(P2, QRS1) 이상인 경우를 고도 방실차단이라고 한다. 이 상태는 뇌 허혈을 일으키기 쉽다.

(2) 기본 병리현상

① 어지러움(dizziness), 무력감(weakness), 실신(fainting, syncope) 등이 나타날 수 있고, 심한 서맥(3도 방실차단, 동방결절 기능 부전군)에서는 경련으로 나타날 수 있다. 심한 경우에는 심정지로 급사도 가능하다.

② 실신발작(syncopal attack): 애덤스-스토크스 증후군(Adams Stokes syndrome)

③ 방실차단 시 심전도는 P파와 QRS파가 독립하여 각각 일정한 간격으로 나타나기 때문에 진단에 도움을 주며, 증상이 있을 때 검사한 심전도는 특히 진단에 도움이 된다.

④ 활동 중 심전도(홀터 기록): 서맥증상이 가끔 나타나는 환자에 대하여 일상생활을 하면서 심전도를 24시간 기록하는 검사로 진단에 도움이 되며, 특히 환자가 호소하는 증상이 서맥과 관련이 있는지 아는 데에 중요한 요소가 된다.

⑤ 심전기생리학적 검사는 방실차단과 방실차단부위도 진단할 수 있다.

(3) 치료

① 실신발작이나 현기증 등의 증상이 있으면, 우선 아트로핀(atropine), β차단제(이소프로테레놀, isoproterenol)를 사용한다.

② 이어서 I도 및 II도 방실차단(Wenckebach형)은 치료가 필요하지 않은 경우가 많은데, 원인이 되는 것이 있으면 원인을 치료해준다.

③ II도 방실차단(Mobitz II형), III도 방실차단(완전방실차단)에 대해서는 원칙적으로 일시 조율을

시행, 근치요법으로 박동조율기이식술을 고려한다.

④ 증상이 있는 서맥은 우선 사용하는 약제나 전해질 이상유무 등을 살펴보고 영향이 있는 약제는 사용을 중지하고 전해질의 이상들은 교정한다.

⑤ 서맥이 있는 경우 충분한 혈액이 신체로 공급되지 못하므로 쉽게 피로를 느끼게 되며, 또한 가벼운 두통이나 현기증을 느낄 수도 있다.

⑥ 인공심장박동기는 심장박동수를 정상적인 속도로 끌어올려 서맥을 교정한다.

(4) 추가사항

① 아트로핀은 부교감신경을 억제하여 교감신경을 우위로 만들어 서맥개선에 도움을 준다.

② 완전방실차단은 위험한 부정맥이며, 갑자기 심실성 빈맥(VT)이나 심실세동을 일으키기도 한다. 심실세동을 일으켰을 때에는 전기적 제세동을 시행한다.

〈그림 8-14〉 **방실차단**

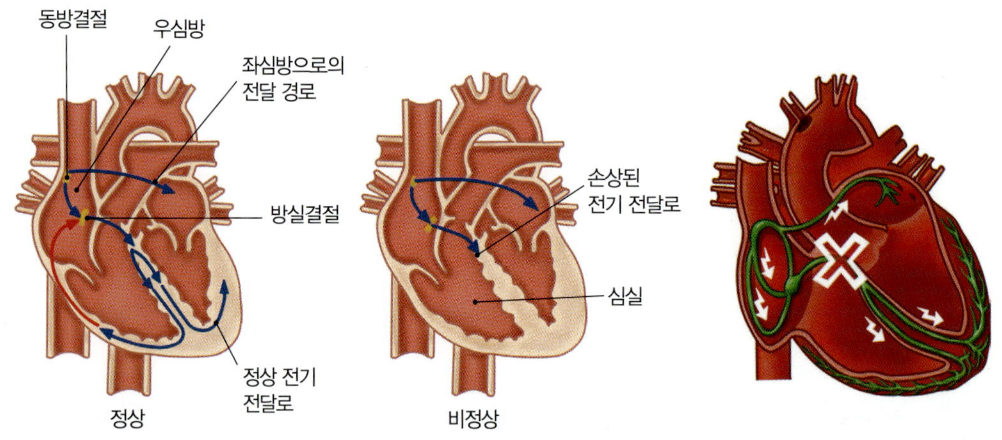

〈그림 8-15〉 **제세동기의 사용**

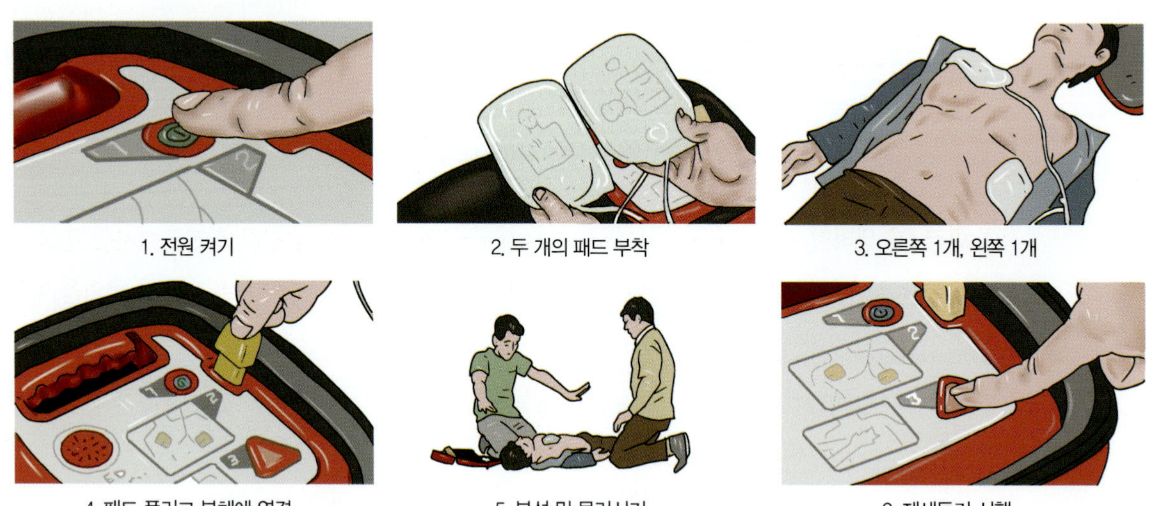

〈그림 8-16〉 인공심장박동조율기

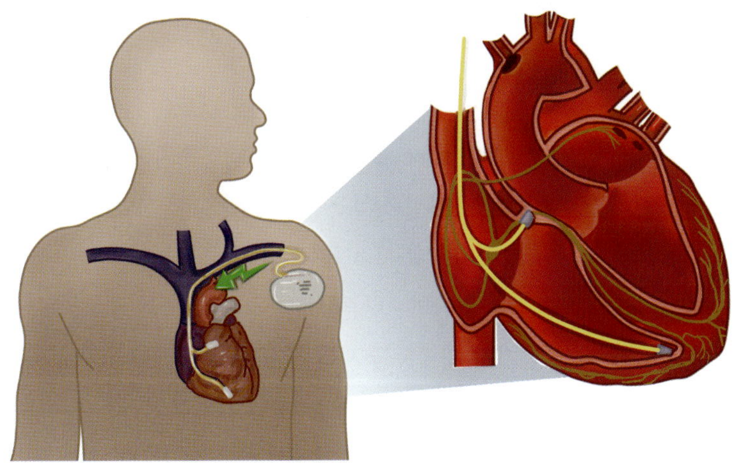

4) 심실성 빈맥(ventricular tachycardia, VT)

(1) 개요

① 심실에서 발생되는 비정상적인 자극(impulse)에 의해 정상적인 심박동보다 빠르게 나타나는 심실 수축을 심실조기박동(ventricular premature contraction)이라 한다.

② 심실조기박동은 1개만 나타날 수도 있지만 연속해서 발생하는 경우 심실빈맥이라 하고 심실의 여러 곳에서 동시 다발적으로 발생되는 경우 심실세동(심실잔떨림, ventricular fibrillation)이라 한다.

③ 심실성 빈맥은 심실조기박동이 연속해서 발생하는 현상이기 때문에 심실조기박동과 관련이 많다.

④ 심실성 빈맥의 임상적 의미는 심 돌발사의 원인이 되기 때문에 예방과 치료는 무척 중요한 의미를 갖고 있다.

(2) 기본 병리현상

① 두근거림, 헐떡임: 애덤스-스토크스증후군(Adams Stokes syndrome)

② 현기증, 실신, 의식소실

③ 심 전기 생리학 검사(Cardiac Electrophysiologic Study): 허혈성 심질환에 전극도자를 통한 심실빈맥의 절제가 늘어나고 돌발사나 원인이 확실치 않은 실신 등에서 부정맥의 원인을 파악하는데 임상적인 유용성이 크다.

④ 활동성 심전도(Ambulatory ECG monitoring: 홀터 기록): 만성 허혈성 심질환에서 홀터(Holter) 기록을 통해 심실조기박동을 확인하는 방법이며 임상적으로 비교적 간단한 검사이기 때문에 쉽게 이용할 수 있어 많이 시행되고 있다.

⑤ 시그날-에버리쥐드 심전도(Signal-averaged electrogram: SAECG): 부정맥을 유발할 수 있는 기질 중의 하나인 저전도(slow conduction)를 쉽게 측정하기 위해 개발되었다.

(3) 치료

① 응급의 경우 리도케인(lidocaine)이나 프로케인아마이드(procainamide)를 정맥 주입하며, 저혈압, 쇼크, 협심증, 울혈성 심부전증이나 뇌 순환 장애의 증세가 동반되어 있으면 직류전기충격(DC cardioversion)을 즉시 시행한다.

② 투약(항부정맥제 투여): 아미오다론(Amiodarone)

③ 쇼크상태에는 전기적 제세동을 시행한다(첫 회 200J, 효과가 없으면 300J, 360J로 증가).

④ 근치요법: 카테터절제술(catheter ablation), 이식형 제세동기(ICD)의 적용도 고려한다.

⑤ 삽입형 제세동기 치료: 삽입형 제세동기는 심실 부정맥의 발생을 사전에 예방하는 것이 아니고 발생된 심실 부정맥의 대표적인 치료법이다.

(4) 추가사항

* 발작성 심실성 빈맥을 일으키는 원인 질환

① 서맥성 부정맥　② 심근염

③ 저칼륨혈증　④ 선천성 QT연장증후군

⑤ 급성심근경색증　⑥ 약물중독(디기탈리스 등)

〈표 8-2〉 **부정맥의 발생기전**

	동결절의 이상	심근의 이상흥분	전도차단	회귀(reentry)
발생기전			• 방실결절 혹은 그 이하의 자극전도계에 이상이 있다.	• 비정상적인 전기회로가 생겨 수축을 반복한다.
주요질환	• 동성 빈맥(동결절의 작용이 항진) • 동부전증후군(동결절의 작용이 저하)	• 상실성 기외수축 • 심실성 기외수축 등	• 방실차단 • 각차단	• 심방세동(AF) • 심실성 빈맥(VT) • 심실세동(VF) • 심방조동(AFL)

〈그림 8-17〉 **심실성 빈맥의 분류**

1. 자극형성장애

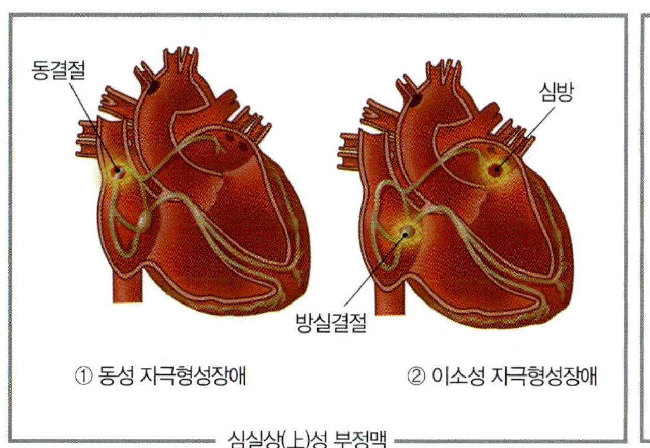

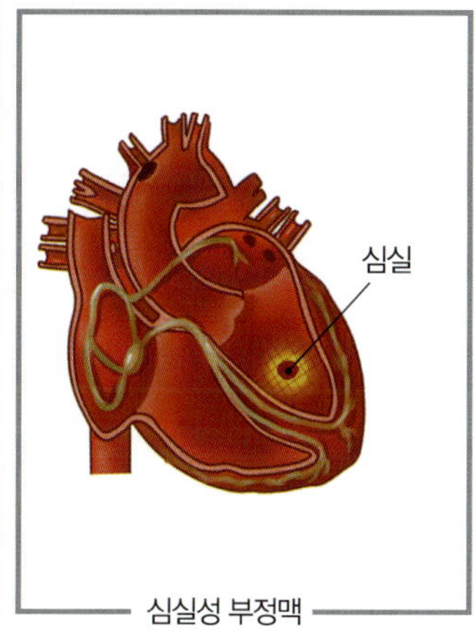

2. 자극전도장애

3. 혼합형의 장애

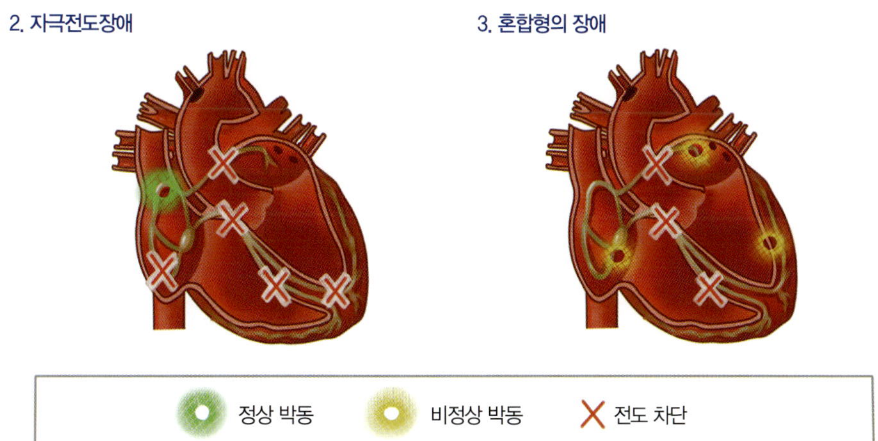

〈표 8-3〉 **부정맥의 원인**

심장이 원인인 경우		심장 외 질환이 원인인 경우
부정맥	심방조기수축 심실조기수축 심실빈맥 심실상성빈맥	갑상선 기능 항진증
		저혈당증
		불안 등 정신적 문제
		갈색세포종
심장판막질환		고열
비후성 심근증		약물

4 허혈성 심 질환(ischemic heart disease)

허혈성 심 질환이란 심근으로의 혈액 공급이 감소(심근허혈)하여 심 기능에 장애를 일으킨 병태를 말하며 협심증(angina pectoris)과 심근경색증(myocardial infarction)이 있다.

1) 협심증(angina pectoris)

(1) 개요

① 협심증은 관상동맥 질환에 의한 흉부의 통증이나 불편감을 일컫는 의학적 용어이며 심장근육의 허혈에 의해 발생하는 증상을 말한다.

② 운동협심증(effort angina)은 운동에 따른 심근의 산소요구량 증가로 일과성 심근허혈상태를 일으켜 협심통증(주로 흉골 뒤쪽)을 일으키는 질환이다.

③ 협심증은 드물긴 하지만 심장 판막 질환이나 비후성 심근병증, 조절되지 않은 고혈압의 경우에서도 발생할 수 있다.

④ 전형적인 협심증의 증상은 흉부 중앙의 불편한 압박감, 꽉 찬 느낌, 쥐어짜는 느낌이나 흉부의 통증으로 나타날 수 있으며, 이러한 통증이나 불편감이 어깨나 팔, 등, 목, 턱으로 뻗치는 형태로 느껴질 수도 있다.

(2) 기본 병리현상

① 전형적인 협심증의 증상은 흉부 중앙의 불편한 압박감, 가슴이 꽉 찬 느낌 또는 쥐어짜는 느낌이나 흉부의 통증으로 나타날 수 있다.

② 흉통은 3~5분 정도 지속되다가 안정을 하면 사라지곤 한다.

③ 운동에 의해 유발되고 초산제(니트로글리세린 등)가 효과적이다.

④ 심전도 검사: 발작 시에 심전도에서 ST 저하가 관찰된다.

⑤ 혈액 검사: WBC증가, CK(CPK)증가, AST(GOT)증가, LDH증가를 보인다.

⑥ 운동부하심전도(Master법, 트레드밀 등)에서 양성 소견이 관찰되면, 흉부 방사선 사진, 핵 영상 스캔, 전산화 단층촬영(CT), 심장 초음파 등의 검사 시행

(3) 치료

① 약물치료

- 발작 시 ⇨ 초산제(니트로글리세린 등)의 설하투여(전부하 경감)
- 비발작 시 ⇨ 아스피린 등의 항혈소판제(혈소판 응집억제)

Ca 길항제(관상동맥 확장, 후부하 경감), β 차단제(심근산소 수요억제)
니트로글리세린(초산제: 전부하 경감, 관상동맥 확장),
안지오텐신 전환효소억제제(혈류를 좀 더 원활하게 유지)
칼슘통로억제제(관상동맥을 이완시키고 경련을 예방하기 위해)

② 관상동맥조영술(coronary arteriography, CAG)에서 관상동맥의 협착부위를 확인한 후
- 경피적 관상중재술(percutaneous coronary intervention, PCI)
- 관상동맥우회술(coronary artery bypass graft, CABG) 시행

(4) 추가사항

① 안정형 협심증(stable angina)
- 개요: 가장 일반적인 형태의 협심증이며 증상은 흉부 불편감이며 예측이 가능하다.
- 증상: 운동이나 심한 감정적 스트레스를 받는 상황에서 흉부 불편감이 초래된다.
- 처치: 이러한 증상은 휴식이나 니트로글리세린 같은 약물에 의해 호전된다.

② 불안정형 협심증(unstable angina)
- 개요: 흉통이 예측할 수 없이 발생한다.
- 증상: 흉부 불편감이 전형적이나 처음보다 심하고 오래 지속되는 경우도 있다.
- 처치: 급사의 위험성이 높아 응급으로 치료해야 하는 관상동맥증후군의 하나이다.

③ 이형성 협심증(variant angina)
- 개요: 대개 휴식 중에 발생하며 전형적인 협심증의 양상과는 차이가 있다.
- 증상: 일시적인 관상동맥의 경련에 의하며 협심증의 양상이 매우 고통스럽고 대개 자정부터 아침 8시 사이에 발생한다.
- 처치: 흉통은 니트로글리세린에 매우 잘 반응하며, 신속한 진단과 치료를 받아야한다.

〈그림 8-18〉 **협심증**

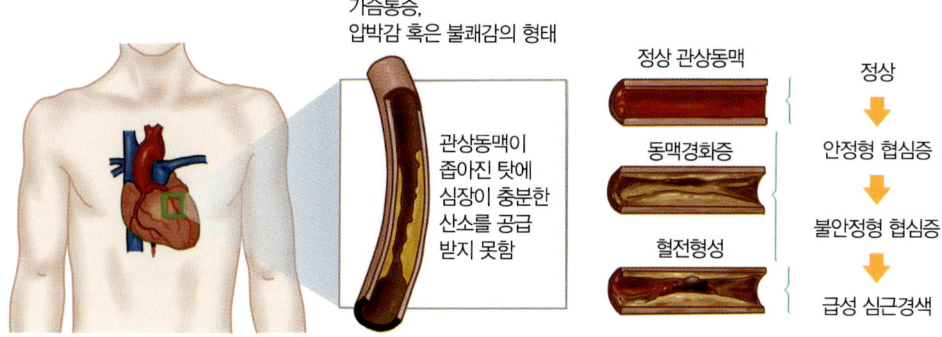

〈그림 8-19〉 **심장 질환의 개선**

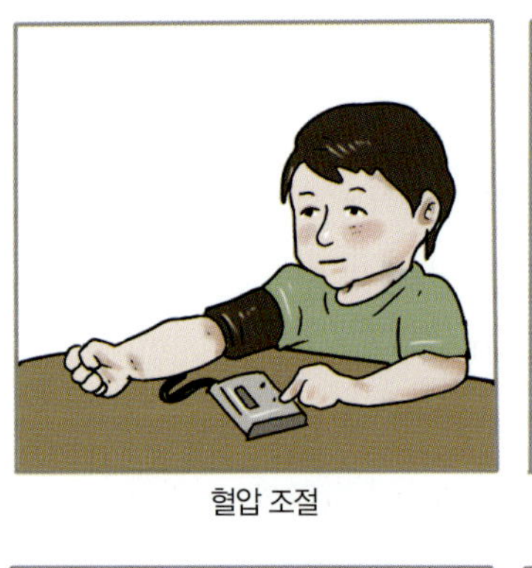

혈압 조절

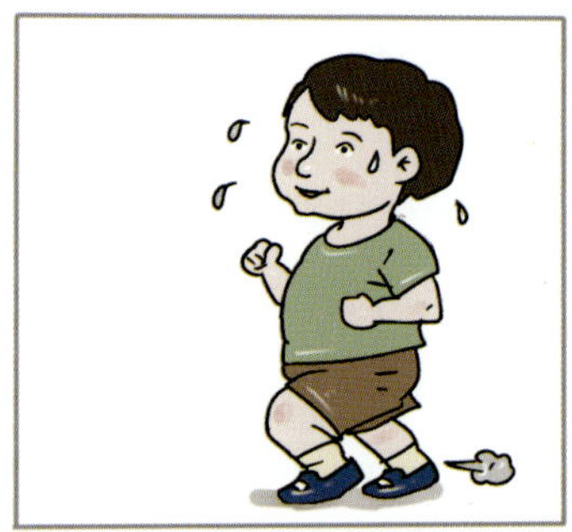

운동

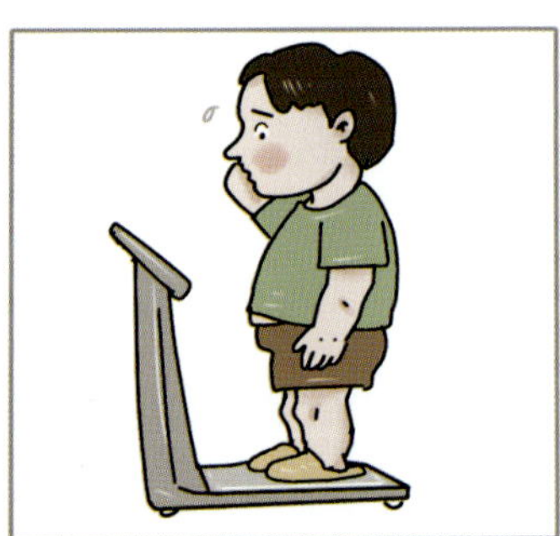

체중조절

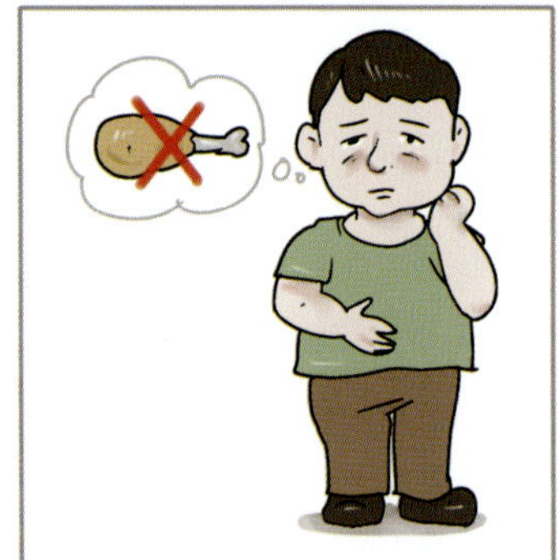

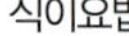

식이요법

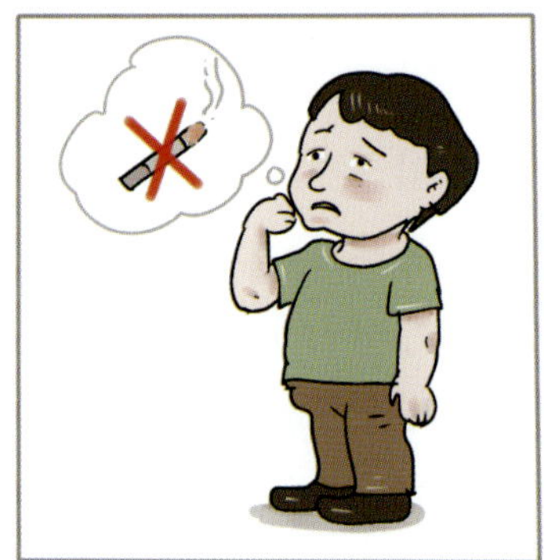

흡연중지

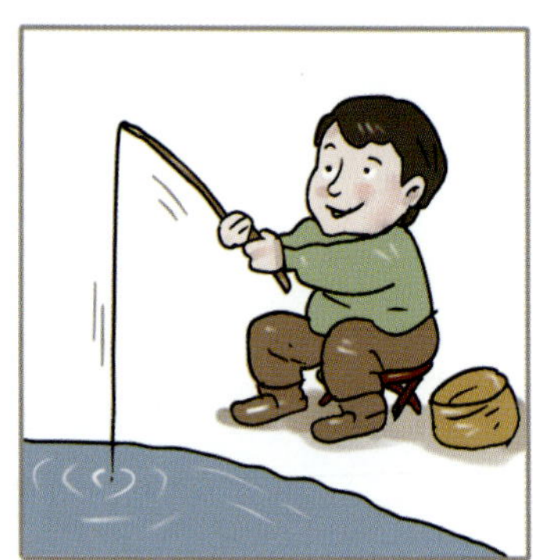

스트레스 해소

〈그림 8-20〉 **협심증과 심근경색증**

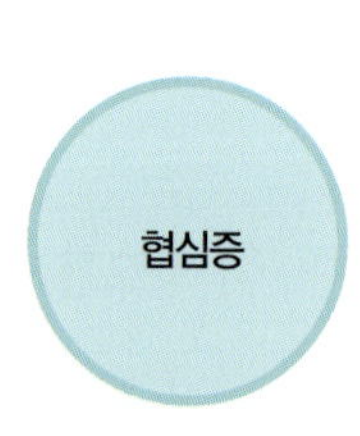

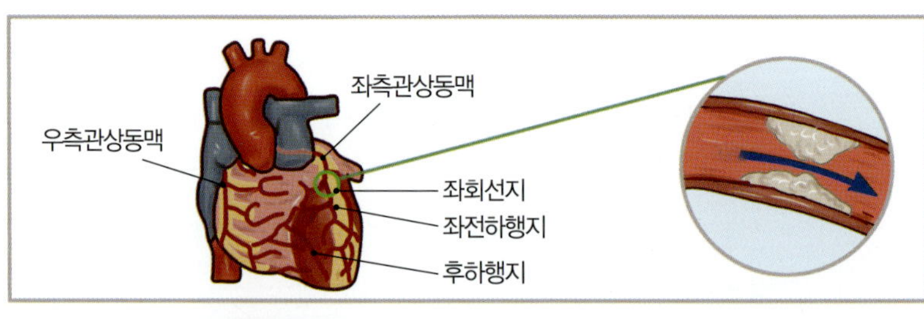

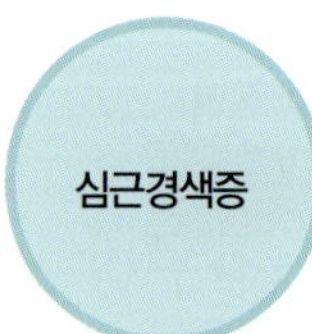

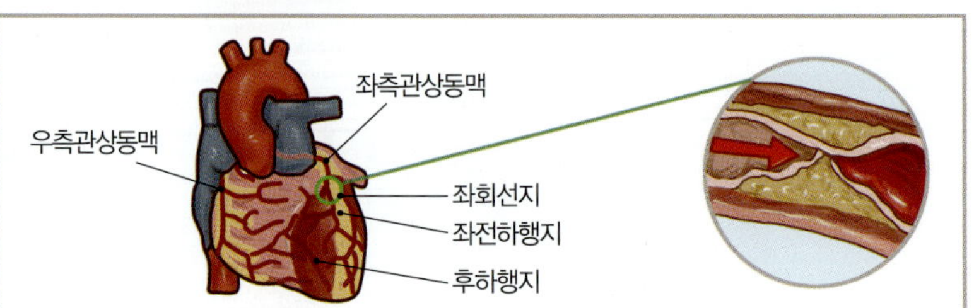

2) 심근경색증(myocardial infarction)

(1) 개요

① 심근경색증은 심장의 근육에 혈액을 공급하는 관상동맥이 여러 가지 원인에 의해 갑자기 막혀서 심근에 괴사가 일어나는 질환을 말한다.

② 선진국뿐만 아니라 우리나라에서 가장 흔한 병원입원의 원인 질환이면서 가장 흔한 사망 원인 중의 하나이다.

③ 급성심근경색증은 심근경색증의 초기 사망률 약 30%에 달하며, 사망환자의 50% 이상은 병원에 내원하기도 전에 사망한다.

(2) 기본 병리현상

① 주 증상은 가슴통증이다. 둔탁한 통증이 조이거나, 짓누르거나, 쥐어짜는 듯이 느껴지며 명치부나 가슴 한 가운데의 통증이 전형적이다.

② 통증이 가슴 이외의 부위로 퍼져나갈 수 있는데, 이러한 방사통은 주로 좌측 팔, 목, 턱 등 배꼽 위의 신체부위에 흔히 나타난다.

③ 30분 이상 계속되는 격렬한 흉통과 발한이 보인다.

④ 대개는 정상이나 심장 잡음이 들릴 수 있고, 폐에서 수포음이 청진될 수 있다.

⑤ 심전도에서 T파, ST 상승, 이상 Q파 관찰된다.

⑥ 혈액검사에서 심근효소를 측정하며, 경색의 크기를 추정할 수 있다. WBC의 상승과, CK(CPK) 상승, AST(GOT) 상승, LDH 상승, 혈침의 증가 등이 관찰된다.

⑦ 심장초음파 검사와 심장핵의학 검사를 시행한다.

(3) 치료

① 진단과 초기 치료를 병행하여 진행한다.

② 발작 시의 처치 ⇨ 우선 안정(심장집중치료실에 수용), 산소 흡입을 하게한다.

- 즉시 아스피린(aspirin) 투여
- 흉통에 대해서는 염산모르핀(morphine HCl) 투여
- 심근의 운동부하 개선에는 초산제(니트로글리세린 등) 점적 정맥주사, β 차단제
- 심실성 기외수축에는 리도카인(lidocaine) 등을 투여하여 심실성 빈맥(VT), 심실세동(VF) 등의 치사적 부정맥을 예방

③ 입원 후 급성기 ⇨ 합병증 등의 대증요법을 실시한다.

- 심근경색증 후의 심부전에 대한 치료는 포레스터(Forrester) 분류에 따라 시행한다.

④ 재관류요법

- 긴급 카테터가 가능한 시설에서는 흉통이 지속하는 경우 또는 발병 후 12시간 이내이면(6

시간 이내라면 심근괴사범위가 작아 효과가 큼) 관상동맥조영술(CAG)을 시행하여 병변부위를 확정한 후 경피적 관상중재술(PCI)과 경피적 관상동맥 혈전용해요법(PTCR)을 시행한다.

• 긴급 카테터가 불가능한 시설에서는 가능한 시설로 이송하거나 경정맥적 혈전용해술(IVCT)을 시행한다.

〈표 8-4〉 **협심증과 심근경색증**

구분	협심증	심근경색증
정의	• 관상동맥의 부분적 막힘 • 혈관 경련 • 일시적 혈액 공급 장애	• 관상동맥의 영구적 막힘 • 심장근육 괴사 • 심장의 영구적 손상
증상	• 심한 가슴의 통증 • 어깨, 팔, 목, 턱으로 통증 확대 • 짧은 시간에 발생	• 협심증의 증상과 유사 • 오랜 시간 심한 통증 • 식은 땀, 어지러움, 실신 동반

〈그림 8-21〉 **관상동맥 풍선확장 성형술 및 삽입술**

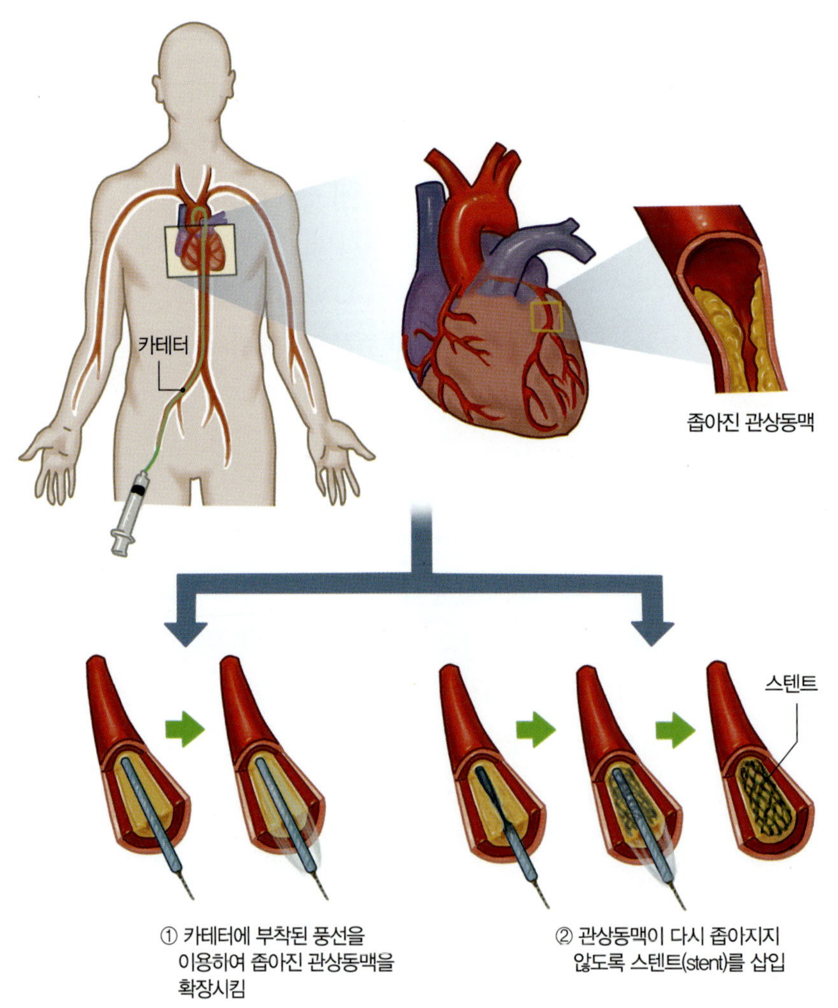

(4) 추가사항

① 심근경색증의 예후(사망률)를 예측할 수 있는 가장 좋은 지표는 좌심실의 기능이다.

② 당뇨병 환자나 노인은 심근에 허혈이 있어도 흉통을 호소하지 않는 경우가 있다. 이를 무증상성 심근허혈(silent myocardial ischaemia)이라고 한다.

③ 급성 심근경색증 환자에서는 일시적인 합병증에서부터 생명을 위협하는 위험한 합병증까지 다양한 합병증이 발생할 수 있으며, 신속한 재관류 치료 및 적극적인 약물치료를 통해 합병증의 발생을 최소화하는 것이 중요하다.

〈그림 8-22〉 **관상동맥질환(vessel disease)**

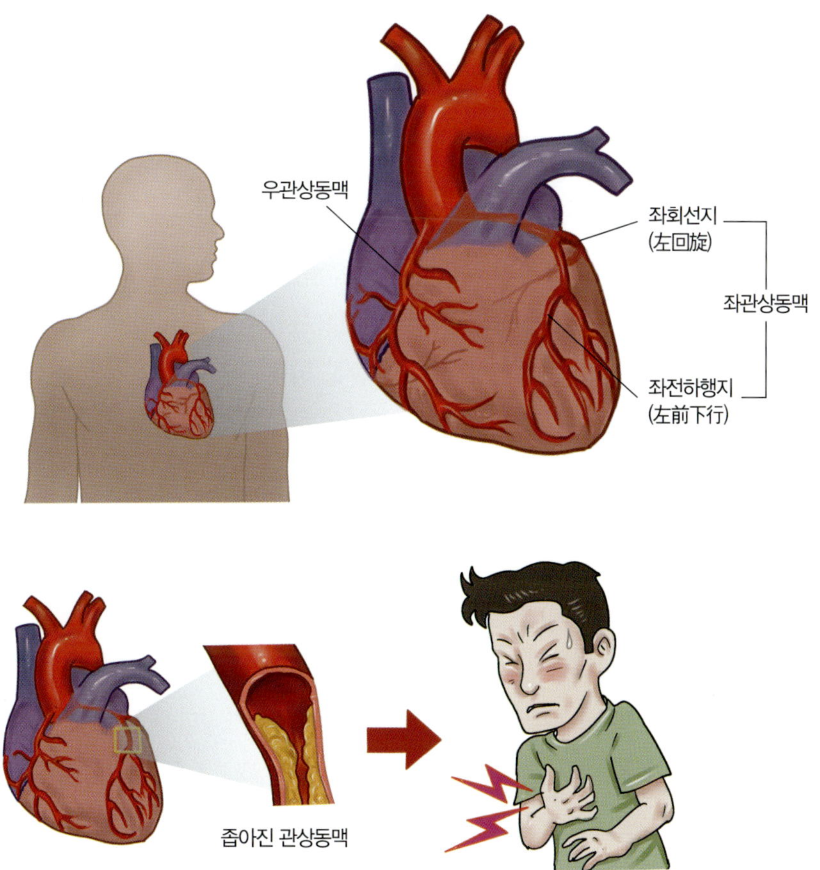

5 심근과 심막 질환

1) 심내막염(endocarditis)

(1) 개요

① 감염성 심내막염은 심장판막 또는 심내막에 생기는 감염증으로 심내막에 균이 정착하여 발병한다.

② 후천성으로는 대동맥판역류증(AR)이나 승모판역류증(MR)이며 선천성 기질로는 심실중격결손(VSD)이나 동맥관개존증(PDA) 등의 심 질환이 바탕이 되어 발병하게 된다.

③ 병태의 중심은 균혈증과 판막의 염증성 파괴에 의한 심기능부전이다. 예전에는 세균성 심내막염이라고 불렸지만, 지금은 진균 등 세균 이외에 의한 심내막염도 포함하여 넓은 의미에서 감염성 심내막염이라고 불린다.

④ 감염성 심내막염은 대개 혈류에 침입하여 심장을 감염시키는 세균이 원인이다. 세균은 입이나 피부, 창자, 호흡기 계통 그리고 요로를 통해 유래할 수 있다.

⑤ 심내막염은 시급한 의학적 치료가 필요한 심각한 병태이다. 이 감염증은 치료하지 않고 방치하면 심장판막을 손상시킬 수 있는데, 뇌졸중과 다른 장기의 손상, 심부전 그리고 사망까지도 진행될 수 있다.

(2) 기본 병리현상

① 이 질환에 노출될 고위험군은 인공 심장판막 환자, 선천성 심장병, 심장판막 질환, 심장판막 손상, 비대심근병증 그리고 심내막염 가족력이 있는 환자들이다.

② 수술을 통한 감염성이 높아지게 되는데 잇몸이 개입된 치과 시술이나 도관이나 바늘을 삽입하는 시술방법, 감염 치료를 위한 시술 발치, 카테터 처치 등이 원인이다.

③ 발열, 두통, 전신권태감, 가슴 통증, 쇠약, 혈뇨, 오한, 발한, 붉은 피부 발진, 구강이나 혀에 생기는 흰 점, 관절의 통증과 부기, 피로, 기침, 숨참 등의 증상들이 있다.

④ 청진기상 감염된 심내막이 있을 때의 잡음을 확인한다.

⑤ 비장의 확대 유무 검사를 실시한다.

⑥ 혈액검사를 통해 빈혈에 대한 전혈구(CBC) 검사와 염증의 진행으로 인한 적혈구의 감소를 확인한다.

⑦ 혈뇨, 조하선상출혈반(subungual splinter hemorrhage), 오슬러 결절(Osler's nodes), 제인웨이 반점(Janeway's spot), 비장경색, 안저의 로트반점(Roth's spots), 결막의 출혈 등을 관찰할 수 있다.

⑧ 확정 진단을 위해 다음의 검사를 시행한다.

- 혈액배양 ⇨ 항균제를 시작하기 전에 적어도 24시간 이내에 3번 시행한다.
- 단층심장초음파 · 도플러법 ⇨ 우췌(wart)의 검출, 혈행동태를 확인가능하다.

⑨ 심장초음파 검사는 심장판막에서 손상된 조직, 구멍, 또는 기타 구조적 변화를 찾아 내고 청진기로 심장을 청진하여 잡음을 확인한다.

⑩ 혈액검사를 통해 전혈구 수(CBC) 검사를 실시한다. 심내막염 시 적혈구 수는 저하된다.

⑪ 심장초음파 검사와 심전도 검사(ECG), 흉부 X선 검사, CT 스캔, MRI 등을 사용한다.

(3) 치료

① 적절한 치료를 하지 않으면 사망할 수도 있다.

② 감수성 있는 항균제를 경정맥으로 장기간 사용 ⇨ 페니실린계 항균제의 대량 투여

③ 외과적 치료 ⇨ 인공판막 치환술

(4) 추가사항

① 원인균으로서 급성이면 황색포도구균(Staphylococcus aureus)이 많고 아급성이면 녹색 연쇄구균(Streptococcus viridans)이 많다.

② 경증의 심장판막증일수록 제트류를 쉽게 일으켜 심내막염을 발병하기 쉽다.
ASD, MS는 제트류를 일으키기 어려우므로 감염성 심내막염이 잘 발병하지 않는다.

③ 본 질환의 외과적 적응은

- 색전 빈발 • 심부전 악화

〈그림 8-23〉 **심내막염**

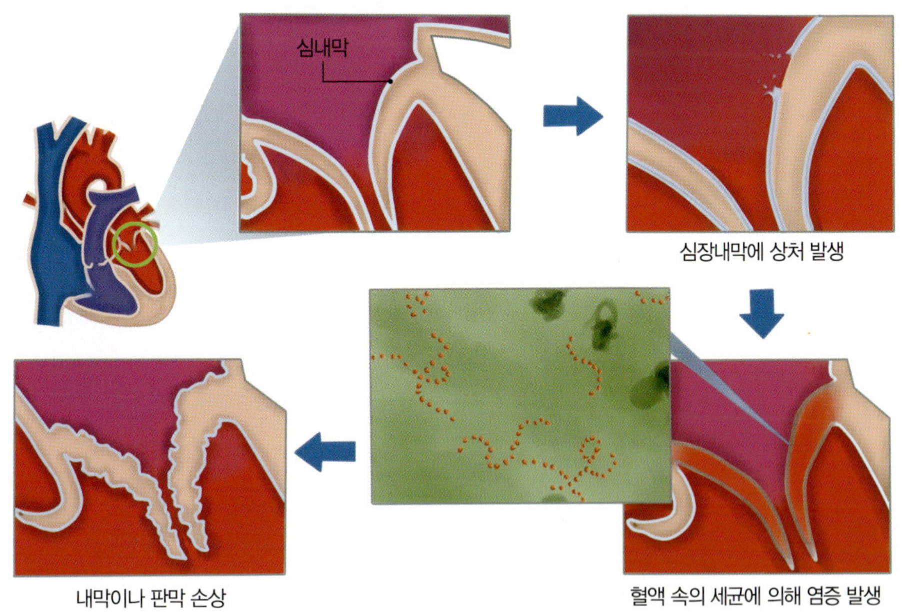

- 내과적 제어 불능상태
- 진균성 심내막염
- 공판막에 따른 심내막염
- 농양 형성 시
- 심부전 합병 시 등에는 유열기나 임신 중이라도 수술을 시행하기도 함

〈그림 8-24〉 **심내막염의 증상**

• 초기: 감기 증세와 비슷함

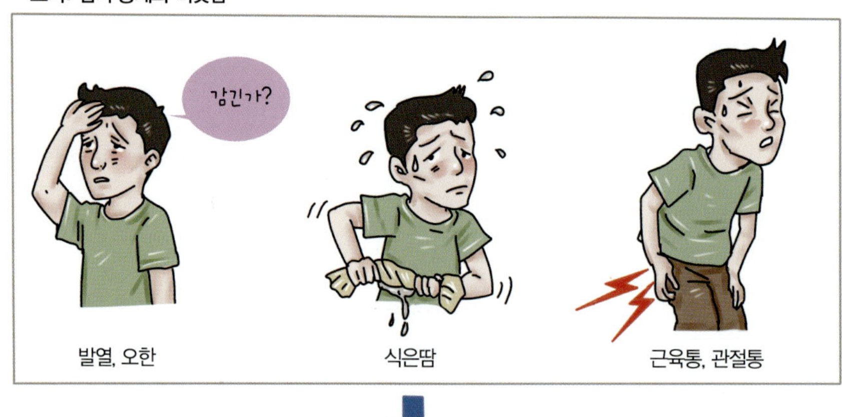

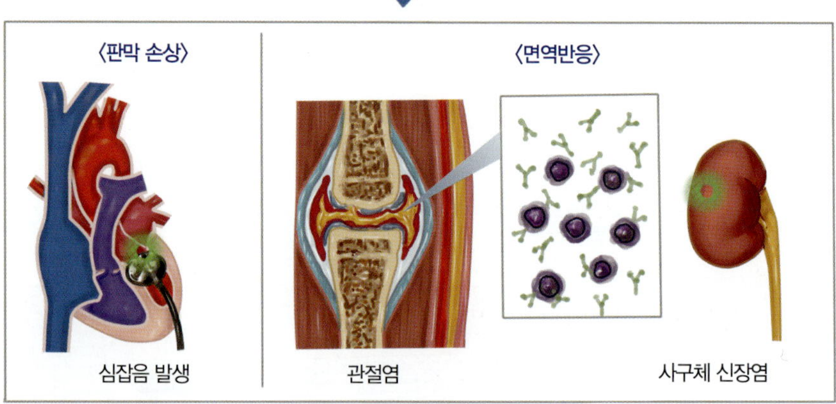

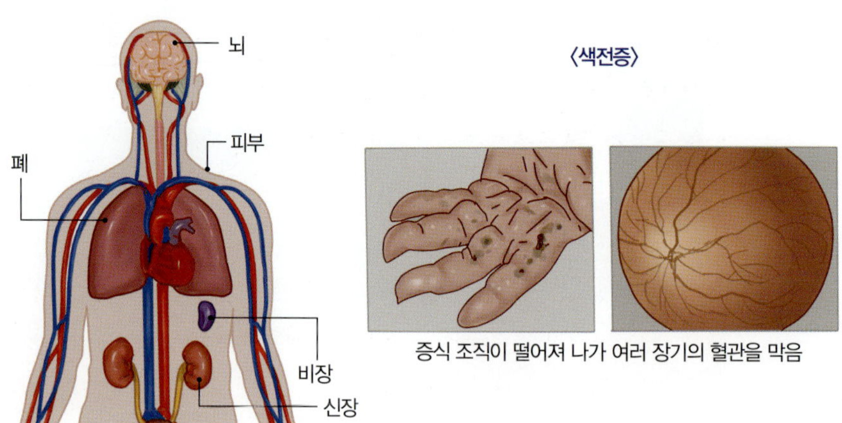

2) 심근증(cardiomyopathy)

심근병증은 심장 근육에 이상이 생겨서 심장 근육이 두꺼워지거나 늘어나는 심장병을 말한다. 심장의 근육이 늘어나서 확장되는 확장성 심근병증과 심장 근육이 두꺼워지는 비대성 심근병증으로 크게 나눌 수 있다(표 8-5).

확장성 심근병증(dilated cardiomyopathy, DCM)

(1) 개요

① 확장성 심근병증은 심장근육이 원인을 알 수 없는 이유로 확장되어 심장근육의 수축력이 감소되어 숨이 가쁘게 되고 온몸이 붓는 심부전증이 발생하거나 혈전증과 색전증이 발생하며 부정맥이 생기기도 하는 질환이다.

② 명확한 원인을 발견하지 못하는 경우가 많고 이런 경우 정상적인 심장 기능의 회복이 어려우며, 돌연사의 가장 흔한 원인이 된다.

(2) 기본 병리현상

① 활동과 관련된 호흡곤란이 특징적인데, 진행이 된 경우에는 휴식 시에도 나타난다.

② 전신 쇠약감, 전신 부종, 식욕부진, 체중감소, 기침, 객혈 등을 느낄 수 있다.

③ 과도한 음주, 임신, 갑상선 질환, 조절되지 않은 빈맥성 부정맥 등이 이러한 확장성 심근병증이 병발하는 유인이며 원인이다.

④ 심장과 폐의 청진: 청진에서 III · IV음(gallop rhythm), 수축기 역류잡음이 청취된다.

⑤ 심전도에서 좌심실 비대 패턴, 이상 Q파, ST-T 변화가 관찰된다.

⑥ 흉부 X선 사진에서 심음영 확대 여부를 관찰한다.

⑦ 확정진단을 위해 다음의 검사를 시행한다.

- 심장초음파에서 좌심확대와 심장의 모양, 심근 수축력의 정도, 심장 판막의 이상 유무들을 확인한다.
- 좌심부전 증상: 심장카테터검사에서 좌심실확장말기압(LVEDP) 증가, 좌심실용적 확대, 박출률 저하, 폐동맥쐐기압(PCWP)의 상승을 볼 수 있다.

(3) 치료

① 원인이 밝혀지지 않아서 근본적인 치료는 심장이식(heart transplantation)뿐이다.

② 약물 치료를 통한 혈압 조절과 이뇨제를 이용하여 심장이 편하게 기능하도록 한다.

③ 영구적으로 금주하는 것이 중요하며 다음으로 심장 부담을 줄이기 위해 식이요법과 생활습관 변화가 필요하다.

④ 생활지도 ⇨ 수분, 염분, 음주 제한 및 규칙적인 생활과 스트레스를 피하도록 지도한다.

⑤ 울혈심부전에 대해서는

- ACE 억제제, 앤지오텐신 II 수용체 길항제(ARB), β 차단제, 스피로놀락톤(spironolactone), 고리작용이뇨제(loop diuretic), 디기탈리스의 순으로 치료

⑥ 부정맥에 대해서는 항부정맥제(아미오다론, amiodarone), 이식형 제세동기(ICD), 박동조율기를 사용

⑦ 혈전, 색전증에 대해서는 와파린, 아스피린 사용

⑧ 고혈압을 관리하기 위해 ACE 억제제와 베타 차단제를 처방할 수도 있다.

⑨ 심장 기능을 개선시키기 위해 체내삽입형제세동기나 박동조율기를 착용한다.

⑩ 외과요법 ⇨ 심장이식, 좌심실축소술(Batista수술)

(4) 추가사항

① 심장이 이미 손상된 경우, 완전한 회복에 대한 예후는 좋지 않지만 초기에 발견하고 알코올 섭취를 중단하면 손상이 부분적으로 복구될 수 있다.

〈그림 8–25〉 **확장성 심근병증**

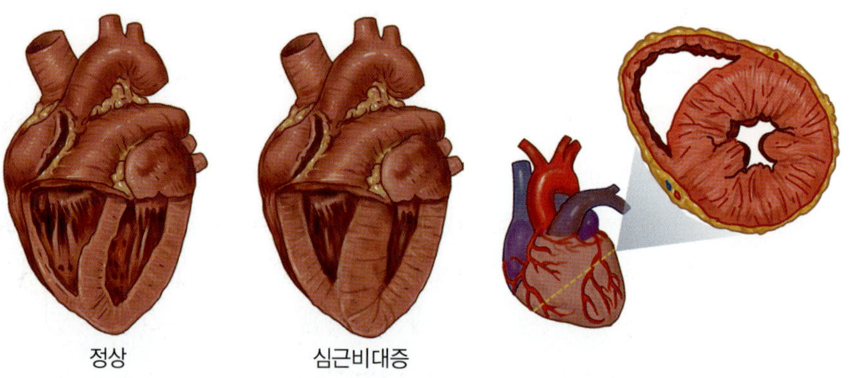

〈표 8–5〉 **확장성 심근병증과 비대성 심근병증의 비교**

	확장성 심근병증	비대성 심근병증
병태	심실 내강의 현저한 확대와 심근 수축기능의 현저한 저하로 울혈심부전을 나타낸다.	주로 좌심실의 비대를 주요 징후로 하여 심장 유출로의 협착에 의한 심장박출량 저하를 초래한다.
역학	남성에게 많다.	절반이 가족 내에서 발생(우성 유전)한다.
증상	두근거림, 호흡곤란, 다리부종, 목정맥팽대, 부정맥(→ 돌연사)	두근거림, 호흡곤란, 현기증, 실신, 협심통, 승모판역류 합병
치료	ACE 억제제, β차단제 투여, 심장이식	β차단제, Ca 길항제 투여, 고도의 승모판역류 합병예에서는 수술 시행
예후	비대성 심근병증보다 상당히 불량하여 사망예의 절반은 돌연사이다.	돌연사가 발생할 수도 있다.

② 확장성 심근병증은 증상 출현 후 심부전으로 이행하는 경우가 많다. 또 VF 등의 부정맥이 출현하여 갑자기 죽음에 이르기도 한다.

③ DCM은 HCM보다 예후가 매우 불량하며(사망예의 과반수는 돌연사), DCM의 5년 생존율은 약 50%, 10년 생존율은 약 30%이다.

3) 급성 심막염(pericarditis)

(1) 개요

① 심막염은 여러가지 원인에 의해 발생하며 심장을 둘러싸고 있는 막에 염증이 생겨 흉통, 발열, 심낭마찰음, 심전도변화를 특징으로 하는 심막의 급성 염증이다.

② 일반적으로는 여러 종류의 바이러스, 세균, 결핵균 등의 감염에 의해서 발생할 수 있고, 염증이 생기면 심낭 내에 삼출액이 고이게 된다. 젊은 여성의 경우 반드시 전신홍반루푸스(systemic lupus erythematosus, SLE)를 의심할 필요가 있다.

(2) 기본 병리현상

① 중요한 임상증상은 흉통이며 이는 흉골 후방 및 좌측 전흉부의 통증이며 등이나 어깨로 뻗치는 통증으로 나타나기도 한다.

② 발열, 복통, 구토, 호흡곤란 등을 보일 수도 있다.

③ 심막자극: 30분 이상 지속하는 흉통이나 심호흡이며 누운 자세에서 통증이 증가한다.

④ 청진상 심음의 감약 내지 심낭마찰음이 청취된다.

⑤ 심전도에서는 거의 전유도(aVR 제외)에서 오목한 형태의 ST가 상승한다.

⑥ 심장초음파에서 에코프리스페이스(echo-free space)가 있어 진단이 용이하다.

(3) 치료

① 바이러스성 콕사키바이러스(Coxsackievirus) B군에서는 안정을 취하고 경과를 관찰하며 흉통이 심해지면 진통제를 투여한다.

② 외상, 악성종양, 요독증 등에서는 기초 질환의 치료를 우선한다.

※ 심장눌림증(cardiac tamponade)이 있으면 심낭천자(반 앉은 자세에서 심와부에 시행)

③ 심낭 안에 삼출액이 많이 고이면 심낭 천자 또는 관을 심낭 속에 넣어 삼출액을 빼주어야 된다.

(4) 추가사항

① 흉통은 협심통증과 달리 30분 이상 지속하는 지속성 흉통으로, 심호흡이나 바로 누운 자세에서 통증이 증강하는 특징이 있다.

② 확정 진단에는 심낭마찰음과 심전도 변화, 에코프리스페이스(echo-free space)의 증명이 열

쇠가 된다.

③ 편평한 심막면이 염증으로 거칠어져 심장과 서로 부딪힐 때 심낭마찰음이 발생한다.

④ 에코프리스페이스(echo-free space): 초음파 상에서 초음파가 거의 보이지 않는 공간을 가리킨다. 보통 액체가 고인 것을 표현하는 말로써 이용된다.

〈그림 8-26〉 **흉곽의 내부구조**

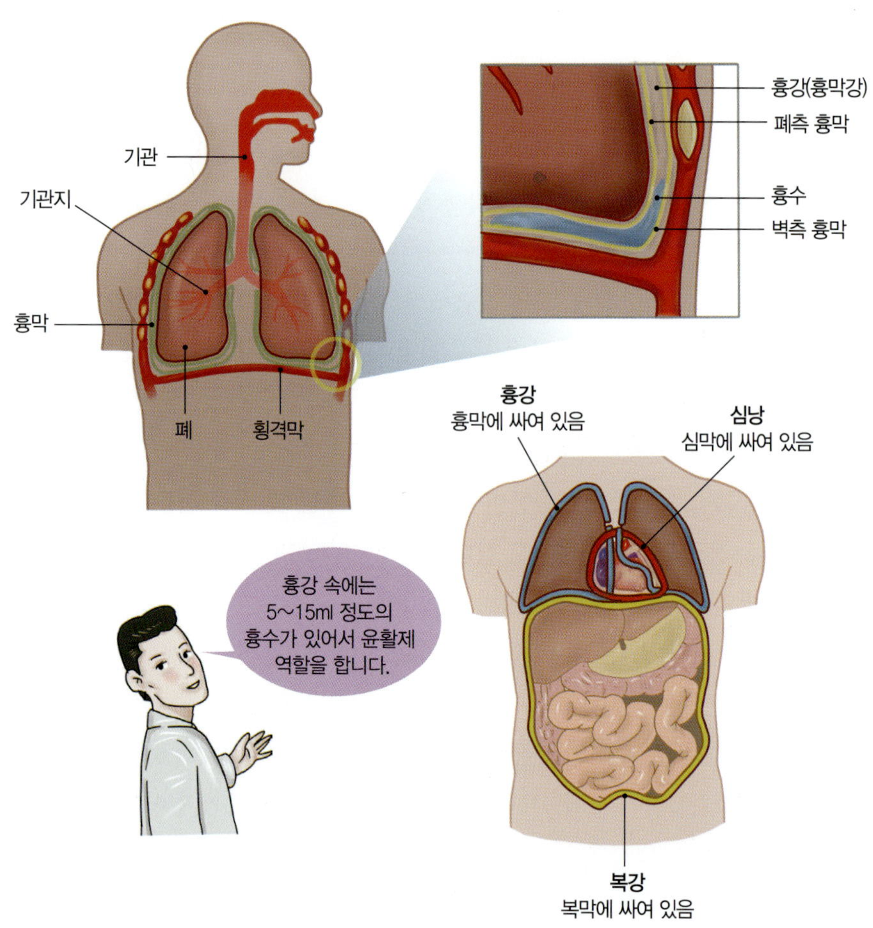

〈그림 8-27〉 **심낭에 의한 심장의 압박**

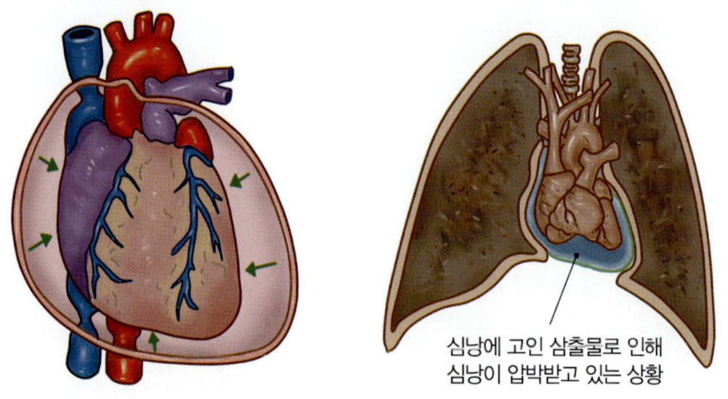

〈그림 8-28〉 **흉수의 증상**

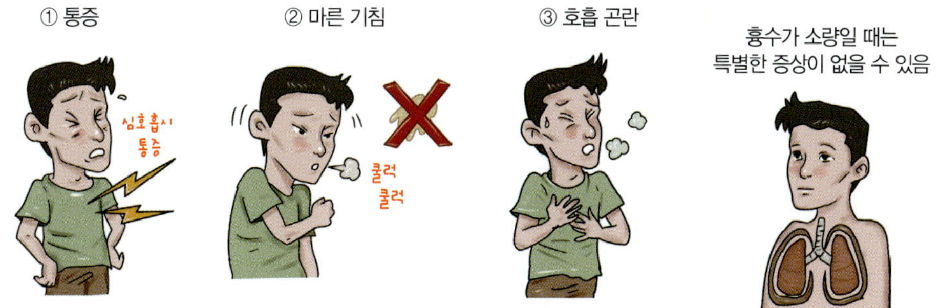

4) 심장눌림증(cardiac tamponade)

(1) 개요

① 심장눌림증은 많은 양의 심낭삼출에 의해 심장을 압박하여 심장이 충분히 이완되는 데에 장애를 일으킨다.

② 가장 흔한 원인으로는 악성 종양, 특발 심장막염, 요독증 등이 있다. 이외에도 심장 수술, 외상, 결핵, 항응고제 치료 등으로 심장막내출혈에 의해서도 생길 수 있다.

③ 생명의 위험을 동반하는 상황이며 조속한 처치가 필요하다.

(2) 기본 병리현상

① 가장 흔한 증상은 급성 호흡곤란이다. 특히 심장막 마찰음이 들리거나 경정맥압의 상승, 저혈압 등이 있는 환자에게 갑자기 호흡곤란이 발생할 경우 반드시 의심해본다.

② 심장눌림증은 전신무력감, 체중 감소, 발한 등의 증상을 동반한다.

③ 특징적인 신체검사 소견으로는 저혈압과 함께 경정맥압의 상승으로 인해 경정맥 확장과 심음이 작고 희미하게 들리는 경우가 있다.

④ 저혈압 증상과, 맥압의 감소, 맥박의 상승, 호흡곤란, 우심방압(RAP)의 상승이 보인다.

⑤ 흉부 X선 사진에서 주머니 모양의 심음영 확대가 관찰된다.

⑥ 심장초음파에서 심막강에 에코프리스페이스(echo-free space; 심장이 물에 떠있는 듯한 모습)가

〈그림 8-29〉 **심장눌림증**

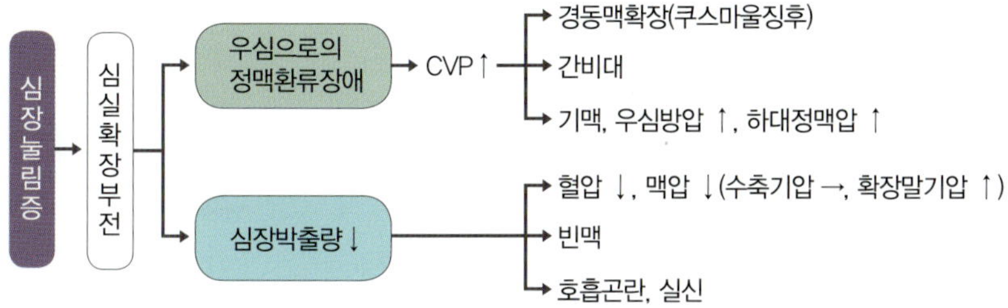

〈그림 8-30〉 **심장눌림증**

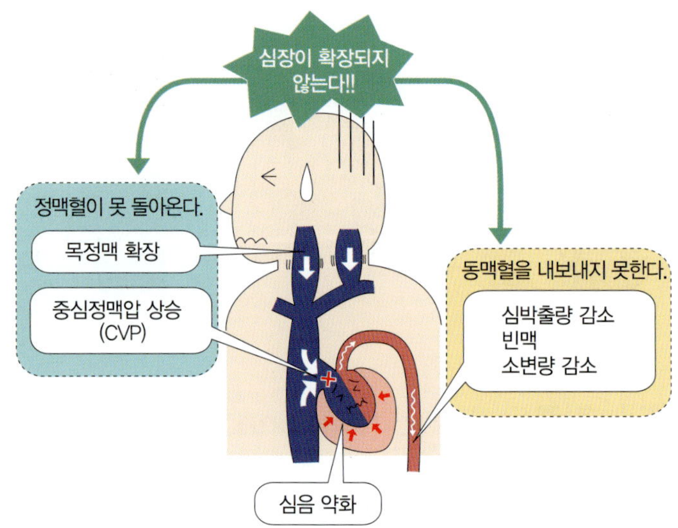

〈그림 8-31〉 **심장눌림증의 형태**

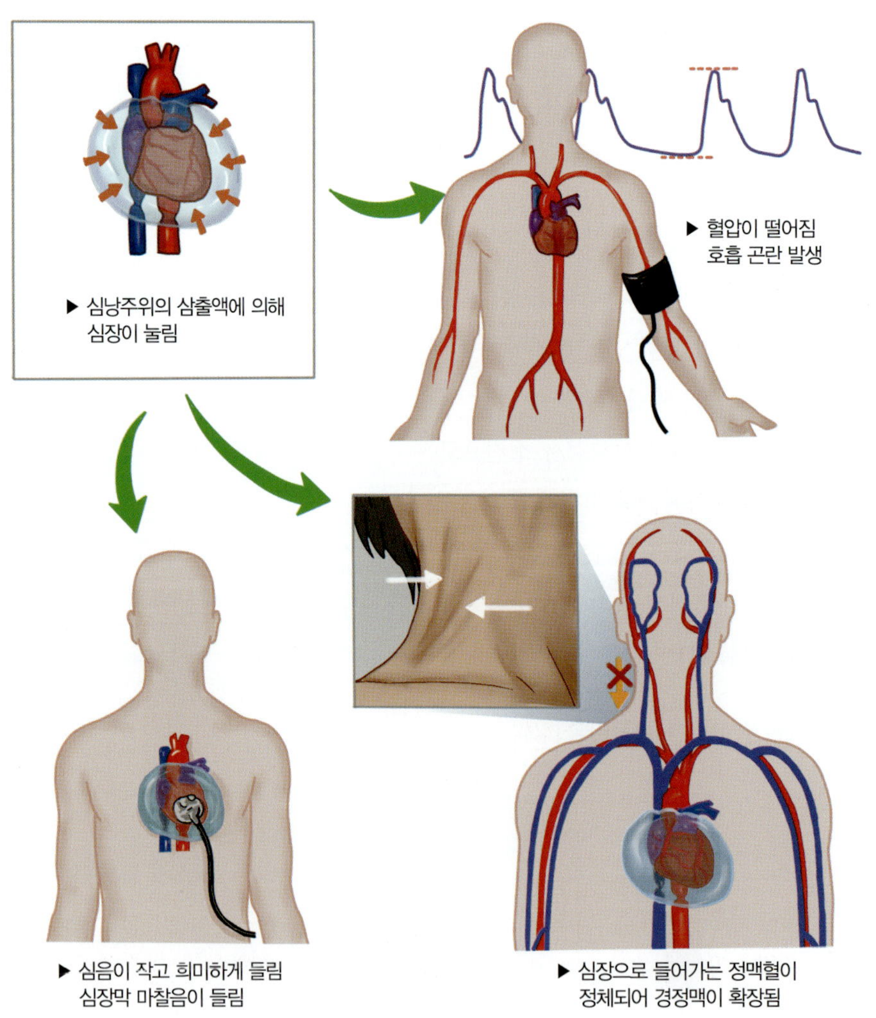

확인된다.

⑦ 심장초음파는 가장 정확하고 빠른 진단법이다. 이 밖에도 심초음파를 통해 심장의 이완 및 수축에 따른 혈역동학적인 변화를 쉽게 관찰할 수 있다.

(3) 치료

① 심낭천자(pericardiocentesis)에 의한 배액이 유일한 치료이다.

② 동시에 원인 질환을 치료하며, 쇼크 상태에 대해서는 카테콜아민류(catecholamine)를 사용한다.

(4) 추가사항

① 심장눌림증의 원인에는 악성종양의 심막전이가 가장 많다. 그 밖에 급성 심막염, 심장파열, 외상, 박리성 동맥류 등이 있다.

② 일반적으로 심낭액이 250mL를 넘으면 이학적으로도 심 확대를 파악할 수 있다. 그러나 이는 서서히 고이면 4,000mL의 심낭액이 있어도 심장눌림증을 일으키지 않는 경우가 있다.

③ 양압환기를 시행하면 흉강내압이 올라가 정맥환류량 저하, 심장박출량 저하가 조장되므로 금기이다.

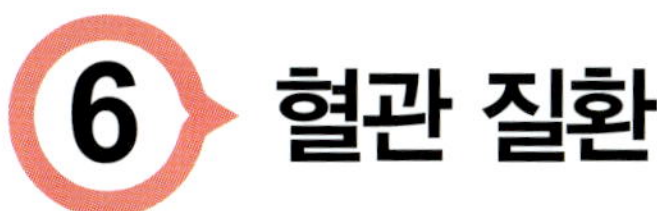

6 혈관 질환

1) 혈관의 일반적 형태

(1) 동맥과 정맥 질환의 분류

동맥 질환에서의 변성 질환은 동맥경화(arteriosclerosis)를 원인으로 하는 것이 많다.

〈표 8-6〉 혈관의 질환

동맥질환		정맥질환	
변성 질환 (동맥경화로 인한)	• 대동맥류 • 대동맥박리 • 폐쇄동맥경화 • 레리시증후군	염증성	• 정맥혈전증 • 혈전정맥염
염증성 질환	• 대동맥염증후군 • 폐쇄혈전혈관염	정맥혈의 환류장애	• 하지정맥류 • 상대정맥증후군

(2) 동맥경화의 진행

① 콜레스테롤을 주체로 하는 지질이 혈관내막 아래에 과도하게 침착함으로써 동맥경화가 진행된다.

② 동맥경화가 시작되는 계기는 다양하지만, 다음의 내용은 내막 장애로 일어나는 동맥경화를 나타낸다.

〈그림 8-32〉 **동맥경화의 진행**

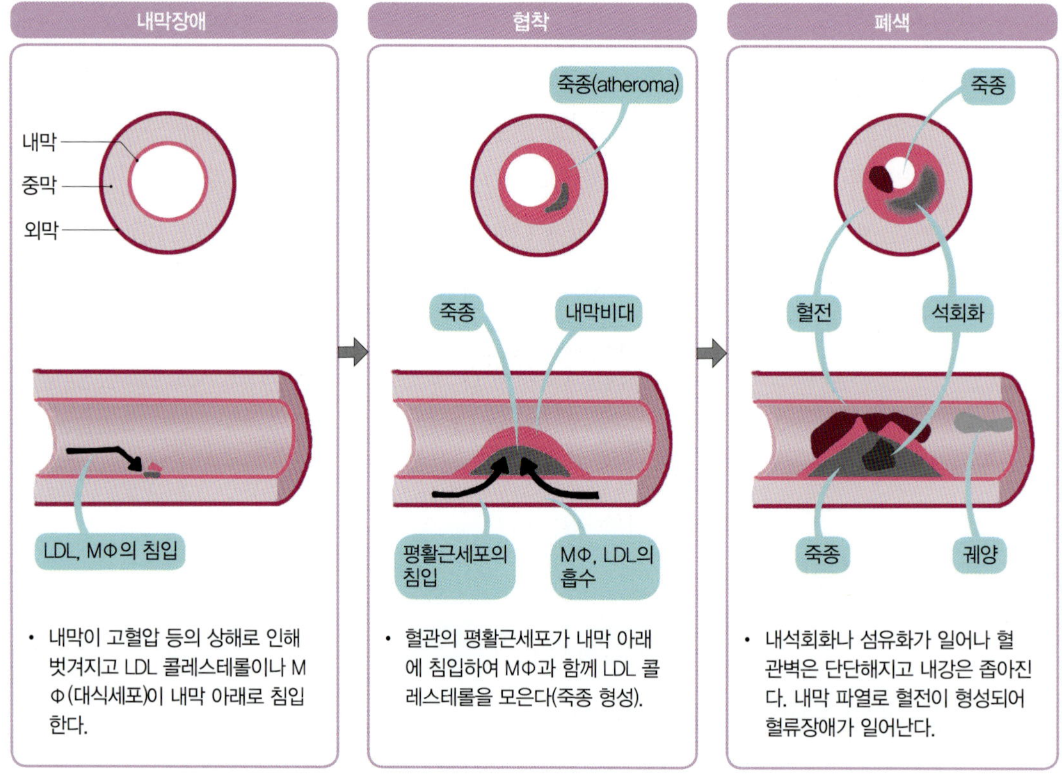

(3) 동맥경화의 발생부위와 장애

동맥경화에 의한 혈관 폐색으로 다양한 허혈증상이 나타난다.

〈그림 8-33〉 **동맥경화의 부위와 장애**

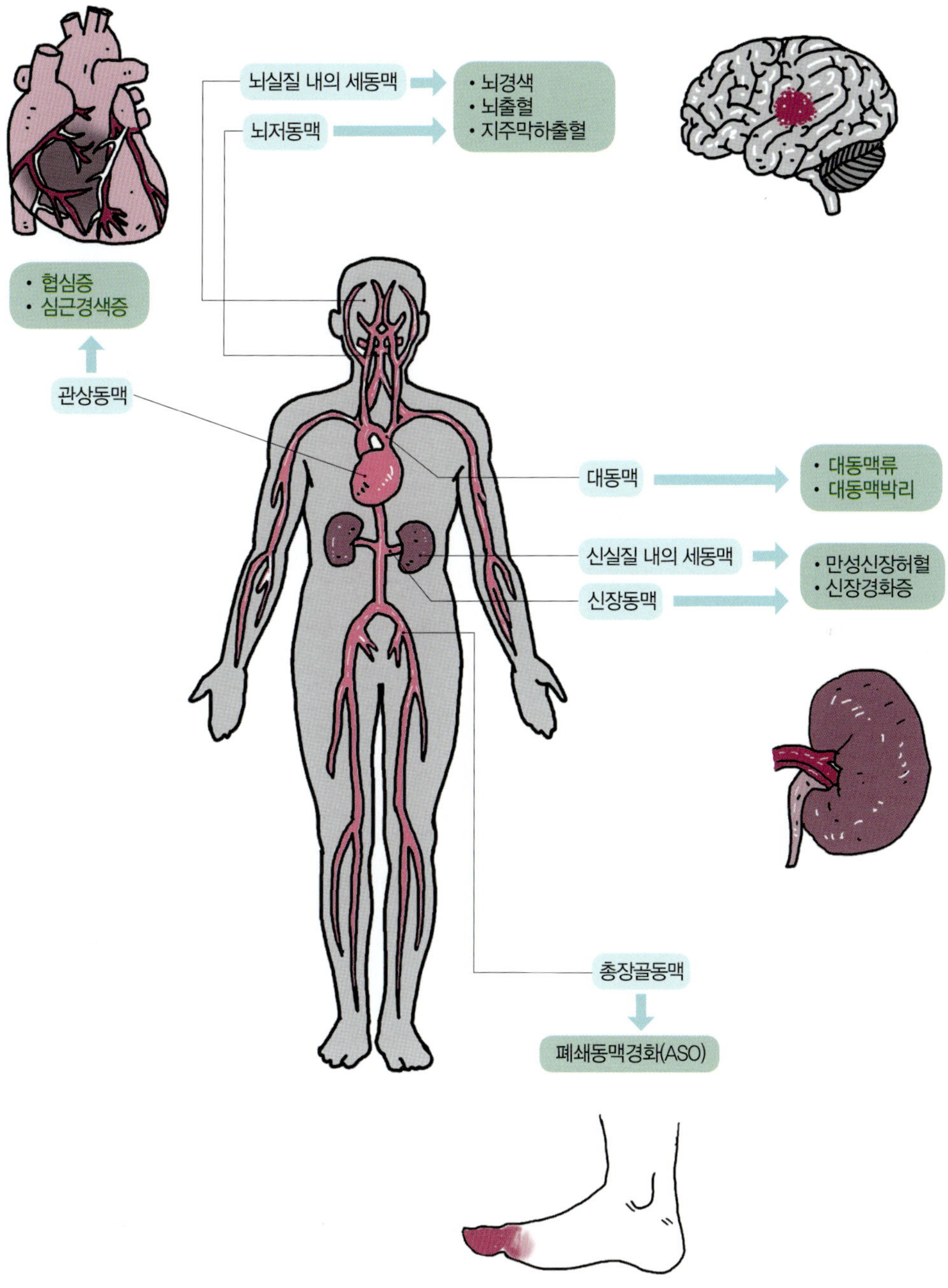

〈그림 8-34〉 동맥과 정맥의 구조

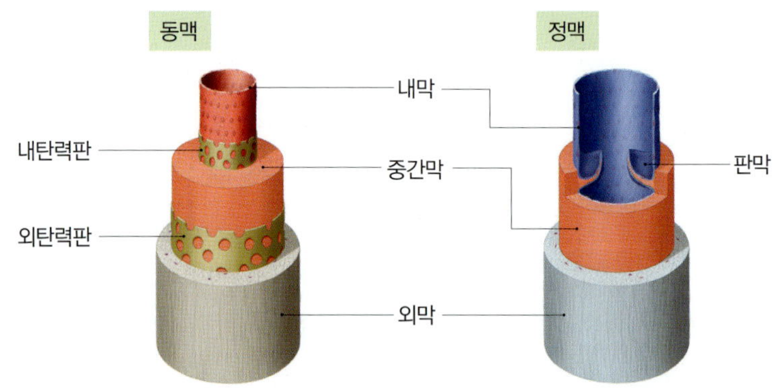

2) 대동맥류(aortic aneurysm)

(1) 개요

① 혈관벽이 부풀어 돌기나 풍선 형태로 변형되는 질병으로 이 질환은 흔히 혈관벽에 지방이 가라앉아 들러붙은 침착물이 쌓여 일어날 수 있으며, 유전, 외상(trauma), 또는 혈관벽을 약하게 하는 기타 질병에 의해 일어나기도 한다.

② 동맥류는 우리 몸에 있는 동맥 어디에나 생길 수 있으며 뇌, 심장, 하지 등에 혈액을 공급하는 동맥에 동맥류가 생기지만 동맥류가 가장 흔히 생기는 곳은 대동맥이다.

③ 일반적으로 대동맥의 어느 한 부분이 정상 지름의 1.5배보다 커지면 대동맥류라고 하며, 약 75%는 복부에 생기고 25%는 흉부의 대동맥에서 발생한다.

④ 대동맥류는 정상 대동맥(aorta) 벽의 모든 층을 포함하는 진성(true) 대동맥류와, 대동맥 외막(바깥막)과 대동맥주위 섬유조직(fibrous tissue)만으로 구성된 가성(pseudo) 대동맥류로 구분할 수 있다.

(2) 기본 병리현상

① 동맥류가 늘어나는 경우 동맥벽의 신경섬유 자극으로 통증이 발생하게 된다.

② 크기가 작은 대동맥류는 뚜렷한 증상 없이 흉부 X-선 사진에서 우연히 발견되는 반면, 크기가 큰 대동맥류의 경우에는 인접한 장기에 대한 압박 또는 폐쇄 증상을 유발한다.

③ 각종부위의 동맥류를 살펴보면

- 복부대동맥류: 허리나 배의 통증을 유발한다.
- 흉부대동맥류: 가슴과 등에 통증을 유발하며 삼킴곤란, 메스꺼움과 구토를 유발한다.
- 상행대동맥류: 상대정맥증후군(위대정맥증후군, superior vena cava syndrome)을 일으키거나, 흉골 뒤쪽을 압박하여 흉골이나 주위 늑골의 압박성 괴사를 일으킬 수 있다.

- 대동맥궁의 대동맥류: 기관을 압박할 수 있어 기침을 유발한다.
- 경동맥 압박: 뇌로 가는 혈류가 줄어들 수도 있다.
- 하행대동맥류: 좌측 미주신경 및 후두회귀신경의 손상으로 쉰 목소리를 유발할 수 있으며, 횡격막 신경의 마비로 횡격막 상승을 초래하기도 한다.

④ 복부 X선에서 대동맥 확대(좌 1궁 또는 종격 확대)가 지적된다면 확정 진단은 복부초음파, CT, 대동맥조영술(DSA도 가능)에 의해 시행 후 확진한다.

(3) 치료

① 종괴의 지름이 5cm를 넘으면 파열 위험이 증가한다.

② 지름 5cm까지는 신중하게 내과적 관리(혈압제어)를 하며,

③ 5cm를 넘는 것은 외과수술(주로 인공혈관치환술)을 시행한다.

※ 수술 후 합병증으로는 전척수동맥증후군(anterior spinal artery syndrome; 대마비)

(4) 추가사항

① 복부대동맥류의 약 95%는 신장동맥분지부위 아래에서 발생하며 동맥경화성인 것이 많다.

② 파열할 때까지 증상이 없는 경우가 많고 흉부 X선의 이상음영, 복부의 박동성 종괴로 질환을 깨닫게 되는 경우가 많다(대동맥류 진단 시에 의문을 품는 것이 중요).

③ 수술 거부 사례는 무증상의 고령 환자에게 많고 종괴 파열의 위험이 항상 있다.

④ 갑작스러운 흉 · 복부 격통, 빈혈, 쇼크가 관찰되면 대동맥류 파열을 의심한다.

〈그림 8-35〉 **대동맥류 발생과정**

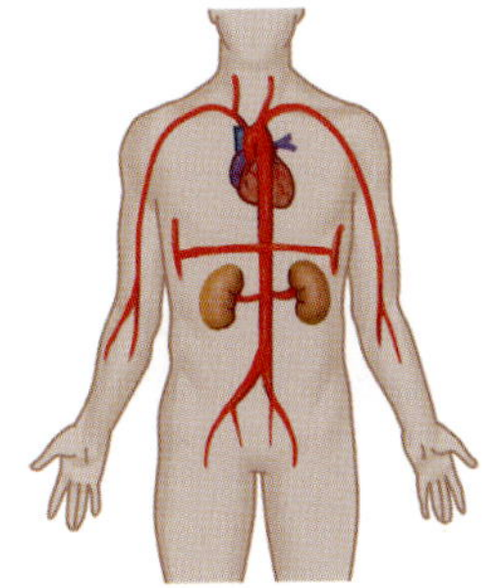

정상

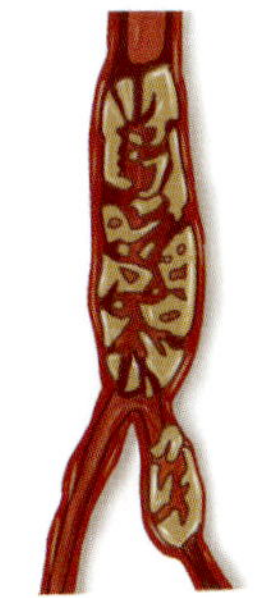

지방 침착물이 축적

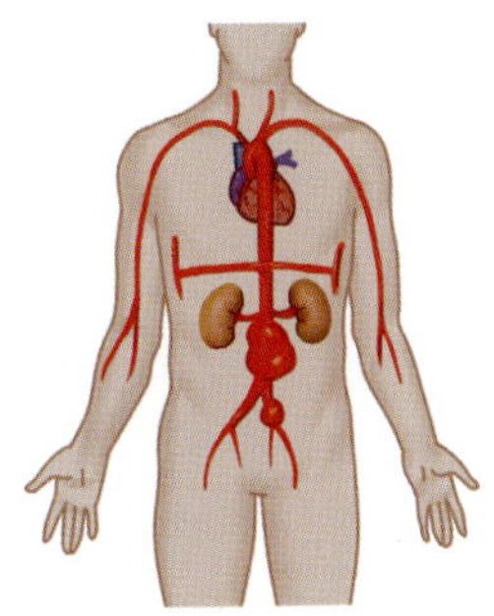

대동맥류 발생

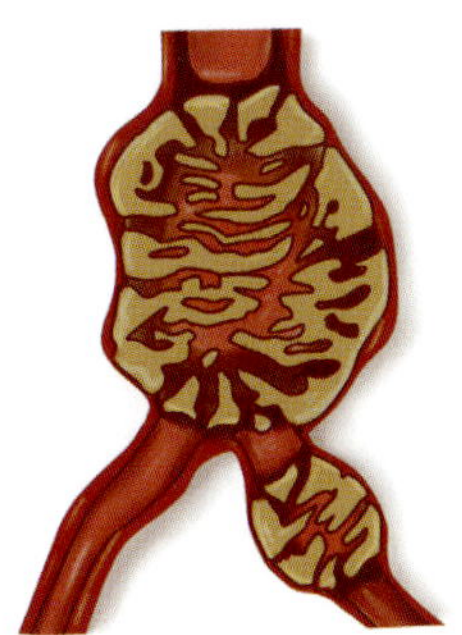

동맥이 풍선처럼 늘어남

〈그림 8-36〉 **동맥류의 파열**

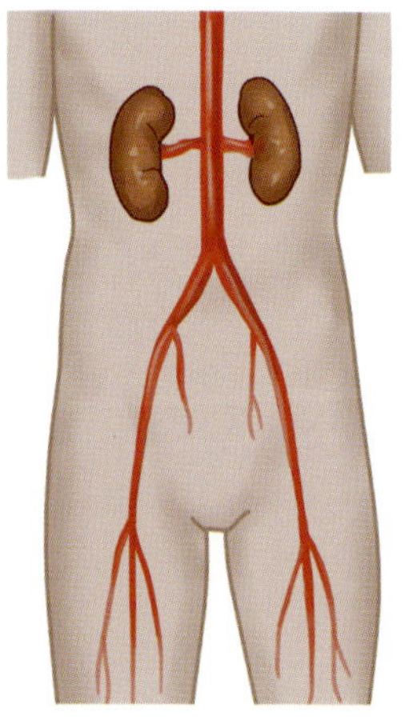

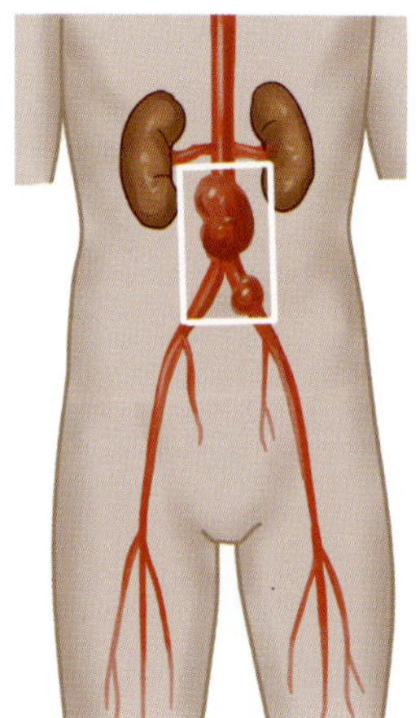

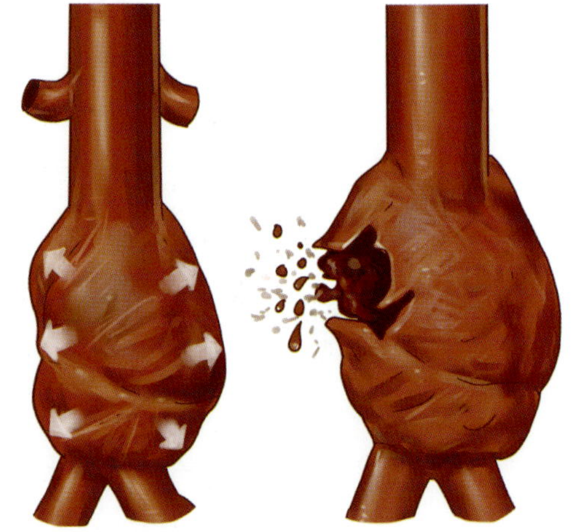

〈그림 8-37〉 **대동맥류의 처치**

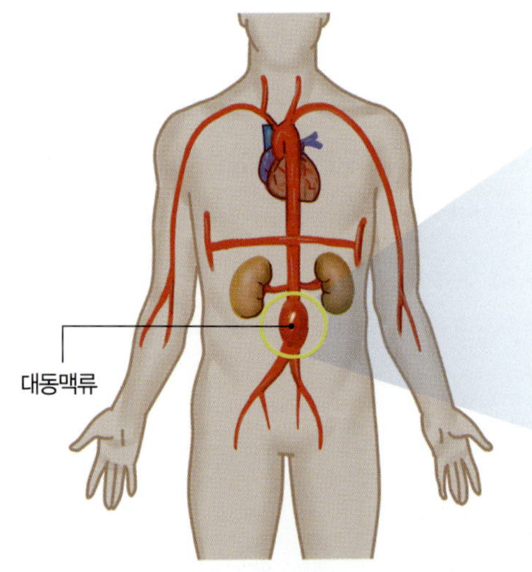

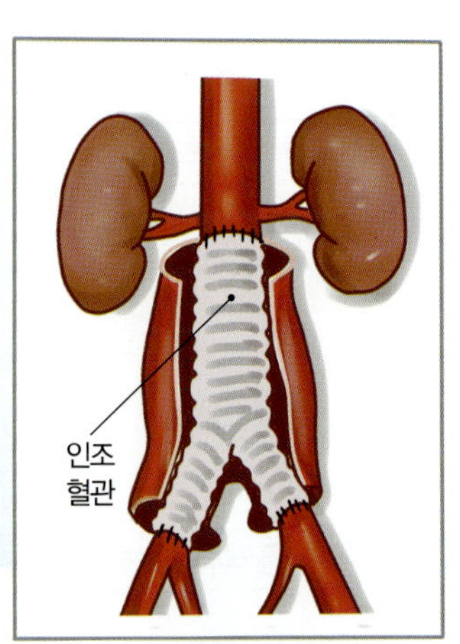

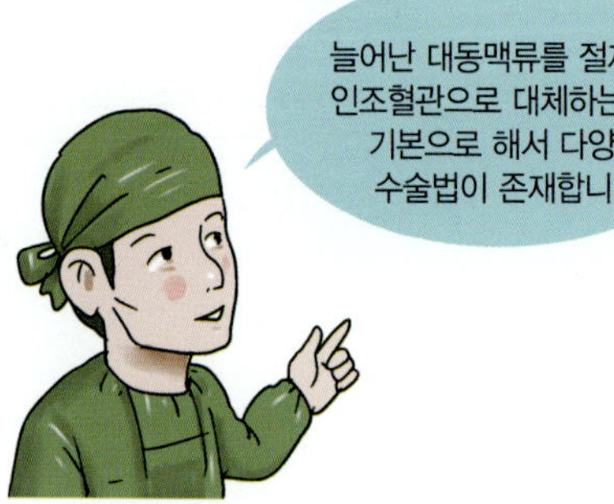

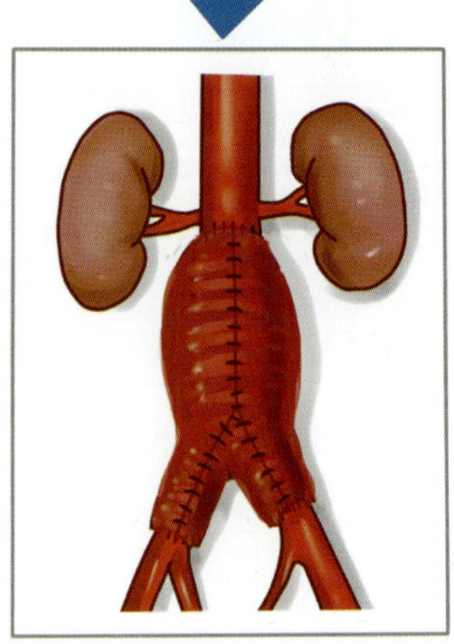

3) 대동맥박리(aortic dissection)

(1) 개요

① 대동맥 박리는 동맥벽이 약해져서 동맥벽 사이에 균열이 생겨 벌어진 상태를 말한다.

② 벌어진 부위로 동맥압이 가해진 혈액이 유입하면 급격하게 균열이 확대된다.

③ 박리하여 생긴 공간을 거짓속공간(가강, false lumen)이라고 한다.

④ 대동맥 분지동맥의 폐색(압박) 증상과 파열 증상 등이 겹쳐서 다양한 증상을 띤다.

⑤ 예후는 불량하고 긴급도가 높으며, 종종 마르팡증후군(Marfan syndrome)에 합병된다.

⑥ 고혈압, 동맥경화, 매독 등의 기저질환이 있는 경우가 많고, 발병 후 48시간이 환자의 생명을 좌우하는 가장 중요한 시간이다.

⑦ 이 질환으로 사망하는 원인 대부분은 심막강 출혈에 의한 심장눌림증(cardiac tamponade)이다.

⑧ 대동맥박리는 박리가 시작된 지 14일 이내의 상태를 급성대동맥박리라고 부르고, 14일 이상 경과된 상태를 만성대동맥박리라고 부른다.

(2) 기본 병리현상

① 50~60대에서 발병률이 가장 높고, 여자보다 남자에게서 2배 더 많이 발생한다.

② 여러가지 유발 요인 중 70~90%에서 고혈압이 동반되는 것으로 알려져 있다.

③ 대동맥박리증상으로 찢어질 듯한 가슴 통증이 갑자기 시작되고 통증 부위가 옮겨간다. 등에서 통증을 느낄 수 있고, 땀이 나기도 한다. 실신, 뇌졸중, 하반신마비, 의식 장애 등의 신경학적 증상이 나타나면 예후가 나쁘고, 수술을 필요로 하는 경우가 많다.

④ 파열증상으로 저혈압 및 저혈량성 쇼크(shock,hypovolemic)가 생길 수도 있다. 맥박이 안 만져지기도 하며, 상지와 하지의 혈압차가 심해지고 심부전, 폐부종, 장경색, 심장경색 등이 동반되며, 대동맥판막이 제 기능을 못하면서 혈액이 심장 쪽으로 역류하기도 한다.

⑤ 심전도, 혈액검사에서 심근괴사소견은 없으며, 흉부 X선 사진에서 확장하여 사행하는 대동맥(종격 확대)이 관찰되면 대동맥박리를 의심해 본다.

⑥ 확정진단에는 대동맥조영을 이용하는 조영술과 CT, 초음파, MRI도 진단에 효과적이다.

(3) 치료

① 긴급 치료가 이루어지지 않으면 치명적이다.

② 통증 제거(모르핀)와 혈압 관리(수축기압을 100~120mmHg)를 우선으로 한다.

③ 그 후 외과적 수술을 시행할지를 결정한다.

- 스탠퍼드(Stanford) A형 … 상행대동맥에 박리가 관찰됨[드베이키(DeBakey) I, II형]
  ⇨ 인공혈관치환술(필요하면 대동맥판치환술)

〈그림 8-38〉 **대동맥박리의 형태**

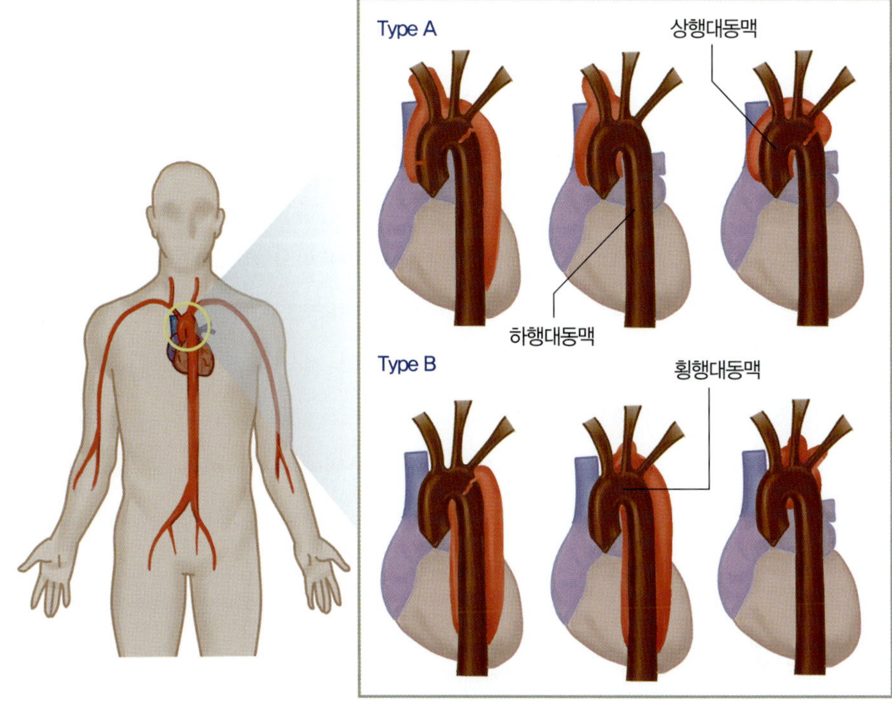

A형: 상행 대동맥을 침범한 경우
B형: 상행 대동맥 침범 없이 하행 및 횡행 대동맥을 침범

〈그림 8-39〉 **대동맥박리의 혈관**

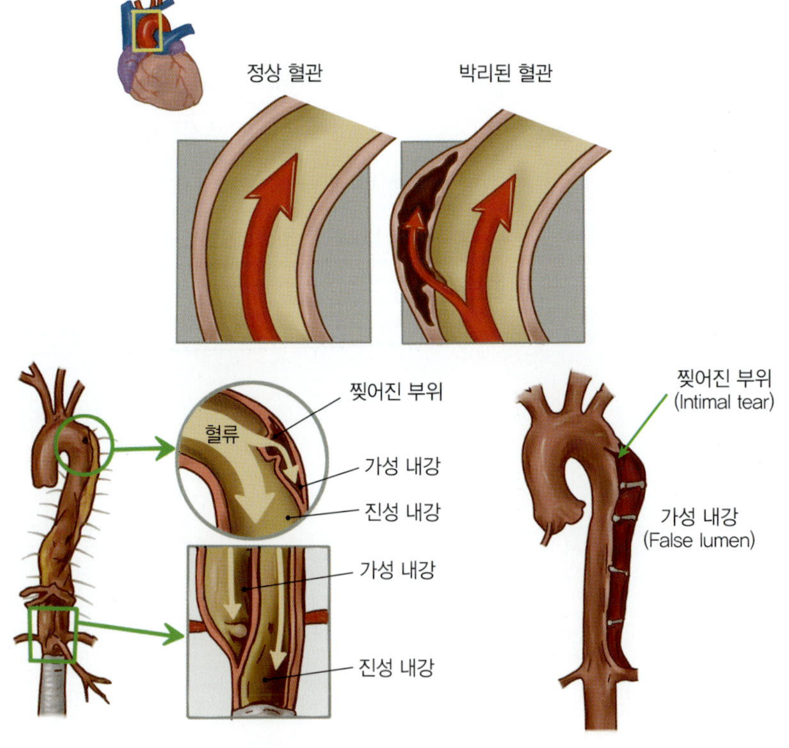

- 스탠퍼드(Stanford) B형 … 상행대동맥에 박리가 없음[드베이키(DeBakey) IIIa, IIIb형]
  ⇨ 내과적 치료(강압요법), 파열 위험이 있으면 수술을 적용

(4) 추가사항

① 본 질환의 합병증은 심장눌림증, 흉강 · 복강 내 대량출혈, AR 등이다.

② 박리가 상행대동맥에 이르렀을 때, 대동맥이 파열됐을 때, AR에 의한 심부전일 때, 중요 장기의 혈류장애가 관찰될 때에는 긴급수술을 적용한다.

〈그림 8-40〉 **대동맥박리의 외과적 수술**

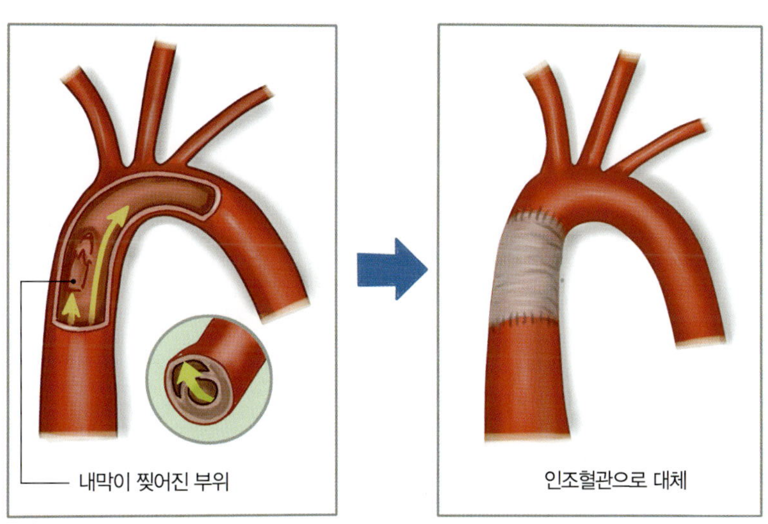

4) 폐쇄혈전혈관염(thromboangiitis obliterans, TAO: 버거병, Buerger's disease)

(1) 개요

① 폐쇄혈전혈관염은 주로 하지 또는 상지의 동맥 중에서 비교적 직경이 작은 중소 동맥에 염증이 생겨 동맥의 흐름 방해를 유발하는 질환이다.

② 버거병은 말초로 흐르는 피가 줄어드는 허혈증상이 발생하게 되는데, 초기에는 냉감, 파행증이 나타나나 병이 진행함에 따라 휴식 시 통증, 궤양 그리고, 괴사까지 유발하여 심할 경우 절단을 초래할 수도 있는 혈관질환(vascular disorder)이다.

③ 주로 흡연 중이거나 흡연의 과거력이 있는 젊은 남성에게 잘 발생하며, 대개 40세에서 45세 이전에 첫 증상이 나타난다. 서구에서는 근래 여성 흡연 인구가 늘어감에 따라 여성 환자의 비율이 높아지고 있는 추세이다.

(2) 기본 병리현상

① 40세 이하의 흡연자

② 사지의 말단 동맥 또는 정맥부터 침범하며, 초기에는 주로 손끝 또는 발끝으로의 혈액순환장애로 인한 증상, 즉 손발이 차갑거나, 발끝 또는 손끝의 파행증 및 통증을 호소하는 경우가 많다.

③ 슬와 · 상완동맥 아래의 말초동맥: 손발의 심한 허혈증상(손 · 발의 궤양, 괴저), 이어서 간헐파행이 관찰, 재발하거나 종종 정맥염 합병을 동반한다.

④ 손, 발 등 말초 조직이 추위에 노출된 경우 창백해졌다가 파랗게 되고 따뜻한 곳에 돌아올 경우 붉어지는 레이노현상(Raynaud phenomenon)이 생기기도 한다.

⑤ 피부의 정맥을 침범하는 경우 정맥 주위가 붉게 붓고, 통증 및 압통이 발생하는 표재성(표피와 진피 범위) 혈전정맥염(thrombophlebitis)을 유발할 수 있다.

⑥ 혈관조영술(angiography): 혈관조영술 상 말단부위혈관이 막혀 있는 것을 알 수 있다.

⑦ 혈관초음파 검사: 동맥의 막힌 부위를 파악할 수 있다.

⑧ CT, MRI, 기타 혈관검사실 검사

(3) 치료

① 약물요법: 프로스타글란딘, 혈관확장제, 칼슘길항제, 항생제, 비스테로이드소염제 등

② 병변의 진행을 중지 ⇨ 금연

③ 혈류를 증가 ⇨ 국소 보온, 혈관확장제, 혈소판응집억제제, 혈행재건술

④ 혈관연축을 방지 ⇨ 교감신경절절제술

⑤ 줄기세포이식술 ⇨ 혈관 신생요법

(4) 추가사항

① TAO는 손 · 발가락 끝에 작은 궤양, 궤사성 병변이 비교적 조기에 생기기 쉽고 통증이 심하므로 사회생활에 지장을 가져온다.

② 나이가 들면서 병상이 정지하는 경향이 있고 또 환부는 관상동맥이나 뇌동맥을 침투하지 않고 사지동맥에 한정되기 때문에 본 질환으로 사망하는 일은 보통 없다.

③ 금연이 가장 효과적인 치료법이며 '담배 1개비에 손가락 1개'라는 의식을 갖도록 강력하게 환자를 지도하는 방법도 있다.

④ 교감신경절절제술은 부교감신경을 우위로 하여 혈관확장을 꾀하는 수술로, 혈관연축을 방지하여 다리의 말초 혈류량을 확보하고 허혈로 인한 통증경감에도 도움이 된다.

⑤ 팔은 상흉부교감신경절절제술, 다리는 요부교감신경절절제술을 시행하는 경우가 많다.

⑥ 합병증은 피의 흐름이 저하되어 있어 궤양이 잘 치유되지 않으며, 궤양부위에 세균으로 인한 이차감염이 발생할 수 있다. 또한, 조직 괴사가 발행할 수 있어 결국 절단을 해야 한다. 이

경우 절단 후에도 피의 흐름이 원활하지 않아 수술부위가 아물지 않을 수 있다. 수술부위가 치유되기 위해서 상처에 비해 절단 범위가 훨씬 커질 수 있다.

〈그림 8-41〉 **폐쇄혈전혈관염(thromboangiitis obliterans)**

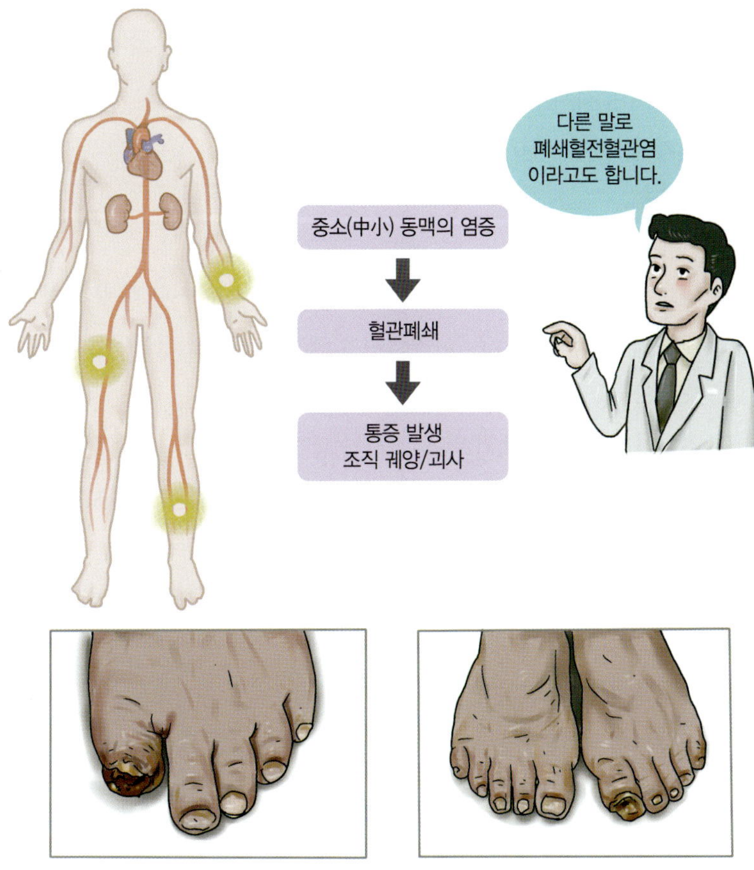

〈그림 8-42〉 **자가정맥 이식편을 이용한 동맥우회술**

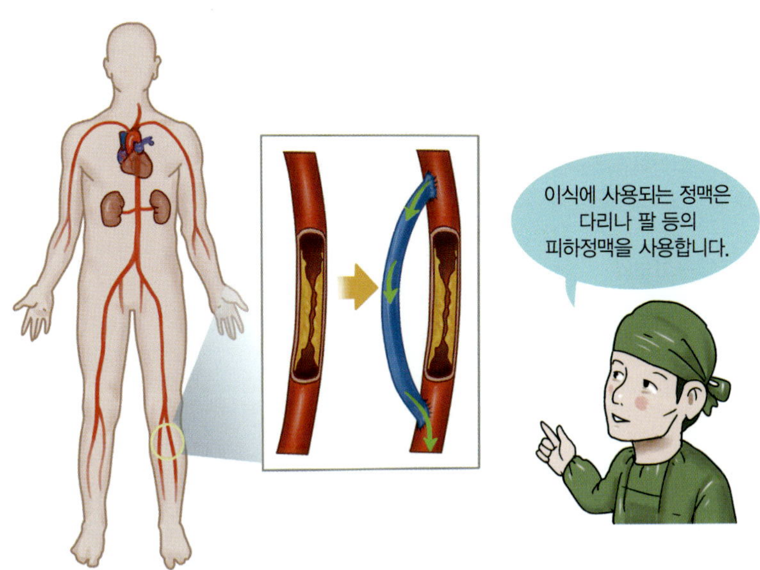

5) 폐쇄동맥경화(arteriosclerosis obliterans, ASO)

(1) 개요

폐쇄동맥경화란 만성동맥색전증의 주요 질환으로 복부대동맥 이하의 말초동맥이 동맥경화증으로 인해 좁아지거나 막힘으로써 혈류가 사지로 제대로 가지 않는 것을 말한다. 주로 50세 이후에 많이 나타나며 사타구니와 무릎 간의 동맥이 좁아지는 경우가 가장 많고 대부분 혈관이 나누어지는 부위가 좁아지게 된다.

(2) 기본 병리현상

① 막힌 이하의 부위에서 혈관의 맥박이 만져지지 않거나 다리가 차고 창백(푸르스름)하게 보이고, 발톱이 잘 자라지 않고, 다리털이 없어지고 피부가 반들반들해지는 증상 등이 생길 수 있다.

② 고혈압, 당뇨병 과거병력 보유한 경우에 호발한다.

③ 간헐파행, 하지동맥의 박동 저하가 관찰된다.

④ 동맥조영에서 중단, 벌레먹은 상이 관찰된다(팔에서의 발생은 드물다).

⑤ 혈관 초음파 검사나 3차원 입체 CT 혹은 혈관조영술 등을 통하여 진단을 한다.

(3) 치료

① 우선 동맥경화의 위험인자를 제거한다.

② 약물요법 ⇨ 항혈전제, 혈관확장제, 항혈소판제 투여

③ 혈행재건술

- 짧은 폐색(10cm 미만)에는 경피적 혈관성형술
- 긴 경색(10cm 이상)에는 인공혈관우회술, 혈전내막절제술
- 그 밖에 자가정맥이식술, 괴저 사례에는 환부절단술

〈표 8-7〉 **버거병(TAO)과 폐쇄동맥경화(ASO)의 감별**

	자주 발생하는 연령과 성별차	전신성 합병증 (기초질환)	자주 발생하는 부위	이동성 정맥염	흡연	혈관조영	측부 혈행로 형성
ASO	• 중년 남성 (50세 이상)	• 고혈압 • 당뇨병 • 고지혈증	• 하지동맥 분지부(내막)	무	• 위험인자 중 하나	• 벌레 먹은 상 • 폐색은 끝이 좁아지는 형상 • 동맥벽경화 • 석회화	불량
TAO	• 젊은 남성 (20~40세)	무	• 상하지 중소동맥(전층)	유	• 악화	• 끝이 좁아짐 • 코르크 모양 측부로 • 다발성 분절적 폐색 • 석회화는 적음	양호

(4) 추가사항

① 전신의 동맥경화, 특히 뇌혈관 장애나 허혈성 심질환의 합병이 많다.

② 본 질환의 3/5 사례에서 고혈압이, 1/4 사례에서 당뇨병 합병이 관찰된다.

③ 합병증이 많으므로 정기적으로 정신증상, 심전도, 흉부 X선, 경동맥초음파 등을 확인한다.

〈그림 8-43〉 **폐쇄동맥경화**

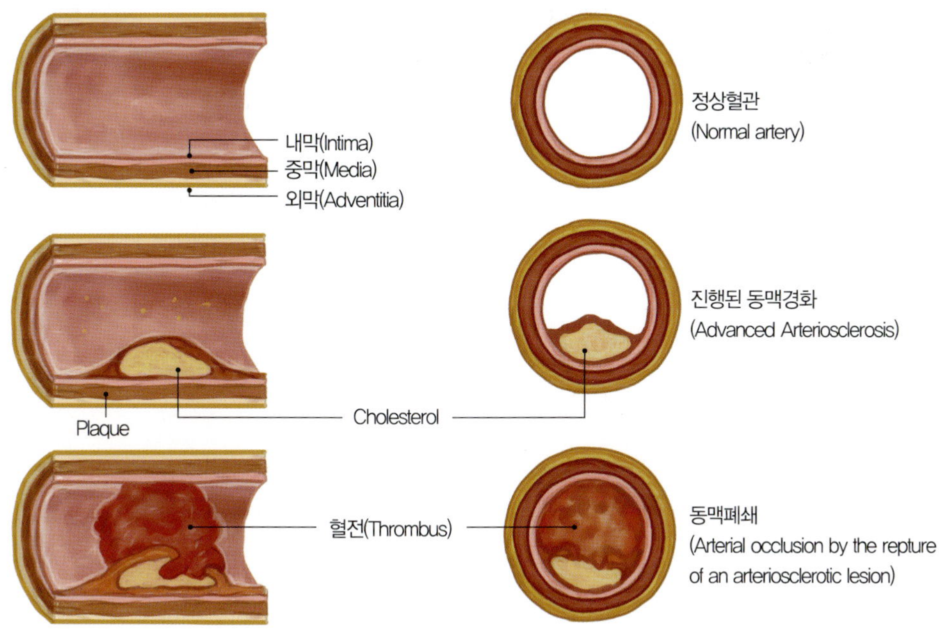

〈그림 8-44〉 **동맥경화와 고지혈증**

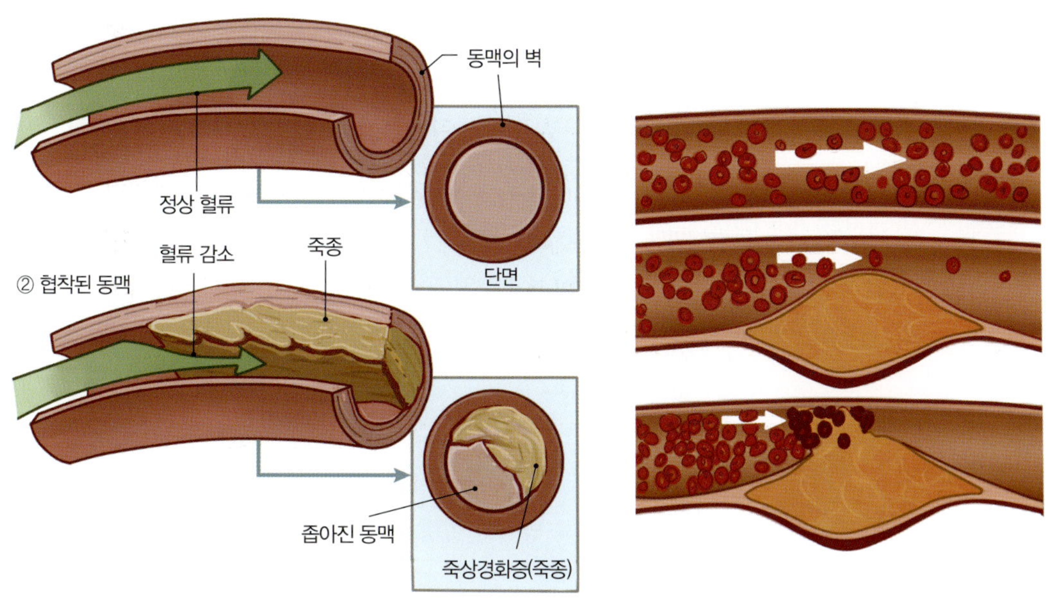

〈그림 8-45〉 **관상동맥풍선확장술**

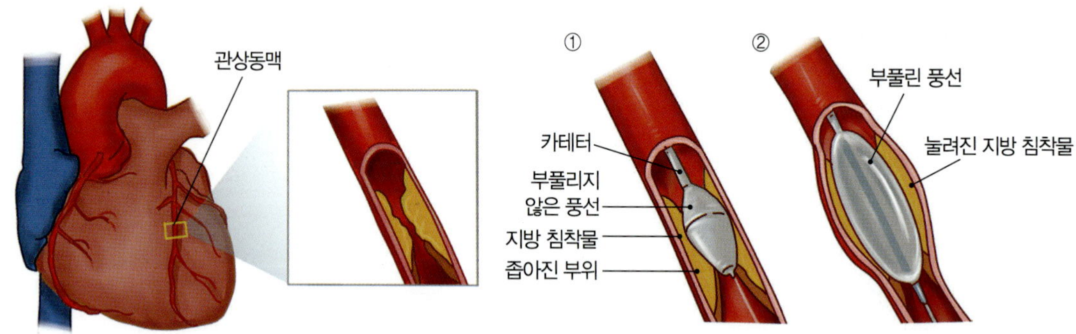

6) 고혈압

(1) 개요

① 혈압(blood pressure)이란 혈액이 혈관벽에 가하는 혈관내압을 말하며, 일반적으로 비교적 굵은 동맥의 내압을 가리킨다.

② 혈압은 심장박출량(cardiac output)과 말초혈관저항(peripheral vascular resistance)의 증감에 따라 변동한다.

③ 혈압에는 수축기 혈압과 확장기 혈압이 있으며, 고혈압(hypertension)이란 수축기 혈압이 140mmHg 이상, 확장기 혈압이 90mmHg 이상 혹은 모두에 해당하는 것을 말한다.

④ 본태성 고혈압(essential hypertension)은 원인이 명확하지 않은 고혈압, 즉 혈압 상승을 일으키는 기초 질환을 찾아낼 수 없는 고혈압을 말한다. 고혈압 환자 가운데 90~95%가 본태성 고혈압으로 판단된다.

(2) 기본 병리현상

① 혈압이 서서히 올라가므로 대부분 뚜렷한 증상이 없어 '침묵의 살인자'라고하며, 합병증이 발생해야 증상이 나타나는 경우가 많다.

② 고혈압(혈압 140/90mmHg 이상)

③ 가족 내에 고혈압 환자가 있음(본태성 고혈압)

④ 이차 고혈압(secondary hypertension)을 일으키는 기초 질환이 없으면 약물로 조절이 가능하다.

(3) 치료

① 주요 장기의 합병증이 진행되는 정도, 특히 동맥경화의 위험인자, 기타 고혈압의 원인에 대한 검사를 실시하여 적절한 치료 방침을 설정해야 한다.

② 염분 제한, 감량, 절주, 금연, 운동 장려 등 생활습관을 개선한다.

③ 효과가 충분하지 않으면 강압제(혈압강하제, hypotensor) 치료를 고려한다.

(4) 추가사항

① 대다수 환자는 전혀 자각증상을 느끼지 못한다.

② 고혈압의 일반증상으로는 어깨 결림, 두통, 이명, 저림 등 다양하다.

③ 고혈압에 따른 다양한 장기장애에는 다음과 같은 것이 있다.

- 뇌: 뇌출혈, 뇌경색, 일과성 허혈발작(transient ischemic attack, TIA), 고혈압뇌병증(hypertensive encephalopathy)
- 심장: 심부전, 심근경색증
- 신장: 신장경화증, 신부전 → 악성고혈압
- 안저: 세동맥의 지름 불규칙, 교차현상, 반사항진, 안저출혈

④ 전체 고혈압 환자의 1% 이하에 확장기혈압 상승, 진행성 장기장애(뇌, 심장, 신장, 안저)에 의해 예후가 매우 불량한 그룹이 있으며 이를 악성고혈압(malignant hypertension)이라고 한다.

⑤ 심하지 않은 고혈압 환자일지라도 치료를 받지 않고 7~10년을 지내면 생명을 위협하는 여러가지 합병증이 나타나서 고생을 하며 수명도 10~20년 짧아지게 된다.

⑥ 장기간 혈압이 높으면 우선 심장과 혈관에 손상을 주게 된다.

〈그림 8-46〉 **일차성 고혈압과 이차성 고혈압**

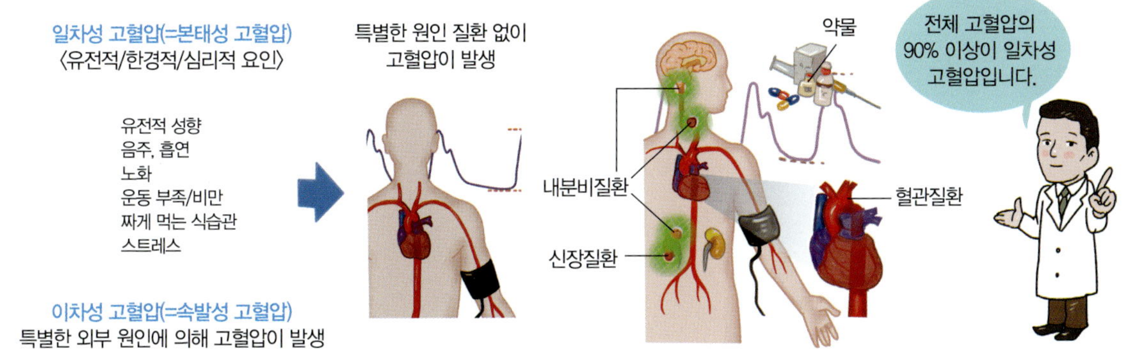

〈표 8-8〉 **정상인의 혈압**

분류	수축기 혈압(mmHg)		이완기 혈압(mmHg)
정상	< 120	및	< 80
전기고혈압	120~139	또는	80~89
고혈압 1단계 2단계	 140~159 ≥160	 또는 또는	 90~99 ≥100

〈그림 8-47〉 **고혈압의 발생요인**

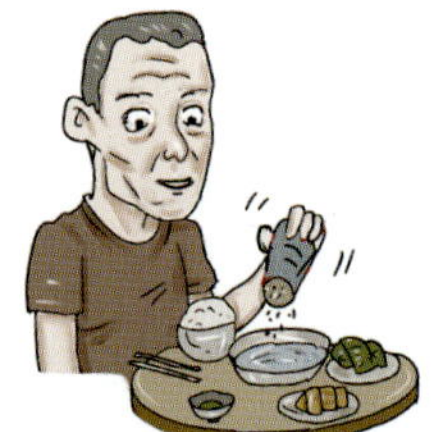

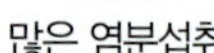

많은 염분섭취

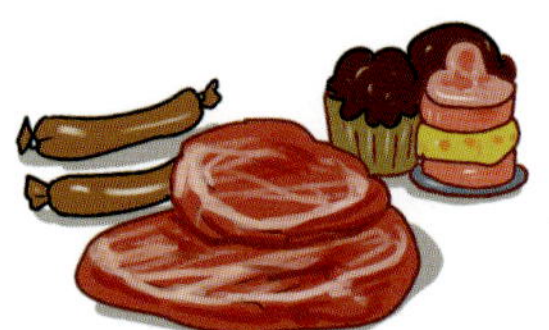

포화지방산 다량 섭취

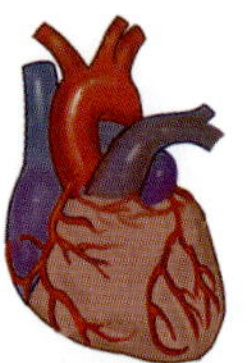

좌심실 질량 증가

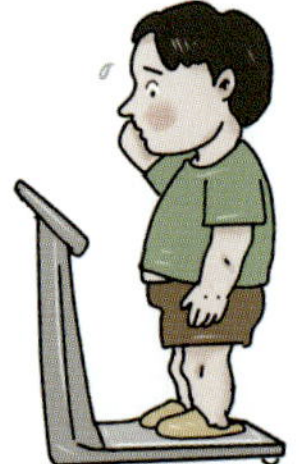

체질량지수 증가

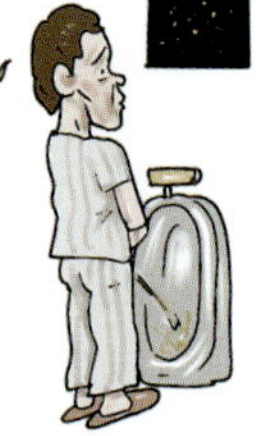

24시간 뇨중 Na/K
배설 증가(평균 3.6)

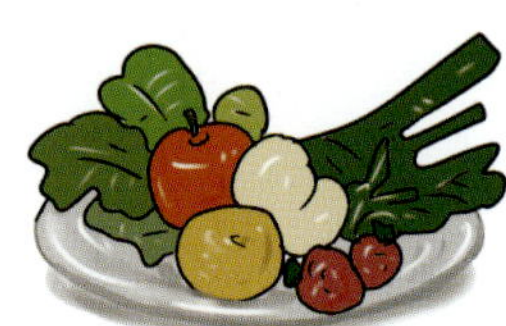

낮은 칼륨섭취

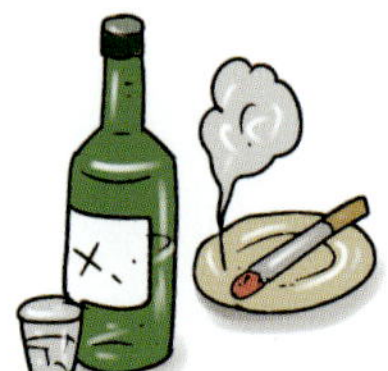

흡연/알콜 섭취

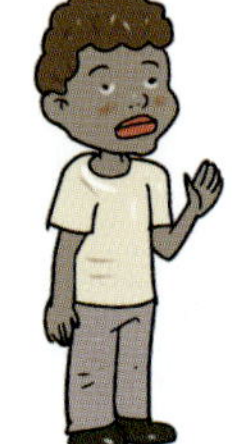

인종(흑인)

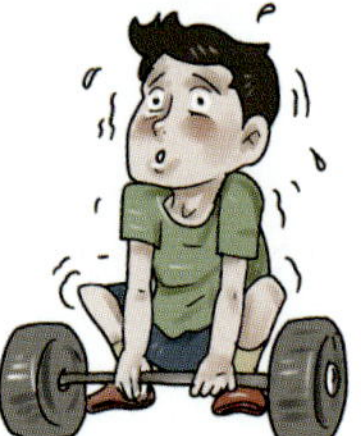

악력운동에 대한
혈압반응 증가

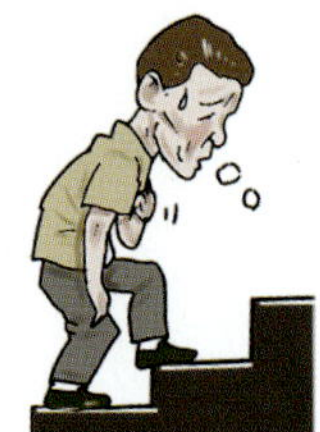

낮은 운동능력

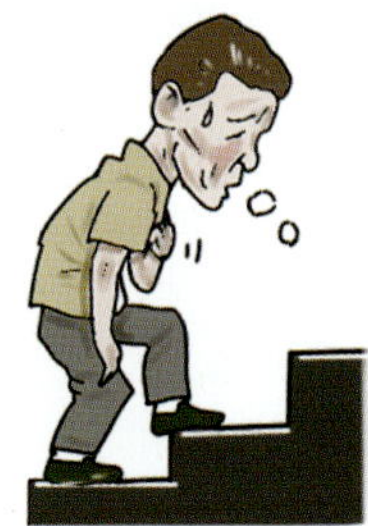

운동부족

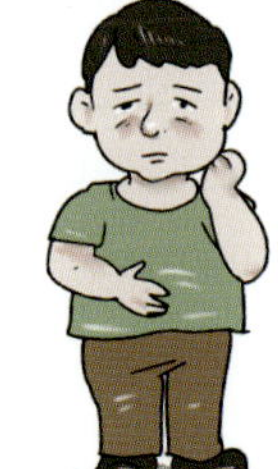

비만

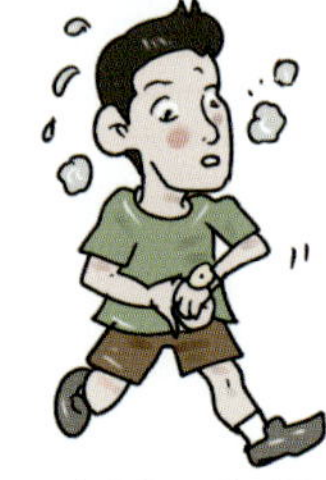

동적인 운동에 대한
혈압반응 증가

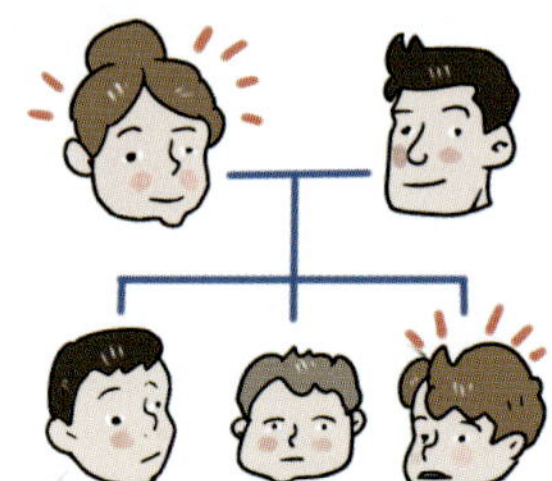

고혈압의 가족력

제9장

혈액·조혈계 질환

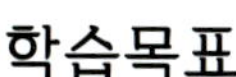

1. 혈액의 구성 성분을 이해하고 각각의 기능을 학습한다.
2. 혈액이나 조혈계에서 발생하는 각 질환들의 발생기전을 학습한다.
3. 혈액이나 조혈계에서 발생하는 질환에 대한 병리현상을 학습한다.
4. 혈액이나 조혈계에서 발생하는 질환들의 병리에 맞는 치료의 형태를 알아보고 그 과정을 학습한다.

1 적혈구계의 이상

1) 골수기능과 혈구종류

골수(bone marrow)의 주요 기능은 조혈(혈구형성, hematopoiesis)로, 골수는 적혈구, 백혈구, 혈소판을 생산한다. 조혈은 태생 초기(2주부터 2개월 무렵까지)에는 난황낭(yolk sac)에서, 40일부터 7개월 무렵까지는 간, 이자에서 이루어진다. 골수에서는 5개월 정도부터 조혈이 시작된다.

조혈줄기세포에서 각종 혈구를 생산하는데, 골수 3계통으로 과립구계, 적혈모구계, 거대핵구계가 있는데, 각각 백혈구, 적혈구, 혈소판으로 분화해간다(그림 9-1). 또한, 혈구의 특징과 기능은 표 9-1과 같다.

〈그림 9-1〉 **혈구의 분화**

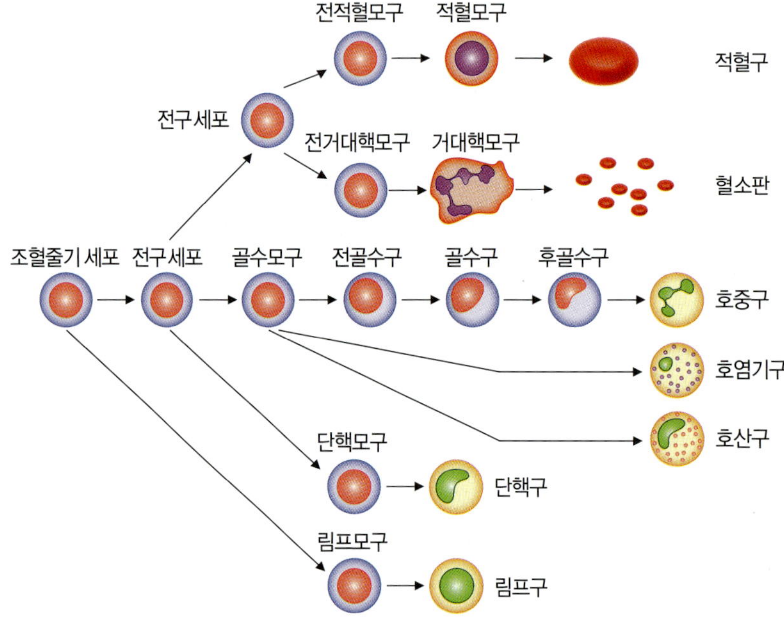

〈표 9-1〉 **혈구의 종류와 기능**

<table>
<tr><th colspan="3"></th><th>분류</th><th>정상치</th><th>작용</th><th>특징 · 결핍 시</th></tr>
<tr><td colspan="3">적혈구</td><td>핵이 없고 중앙이 움푹 들어가 있다.</td><td>♂ 410~530만/mm³
♀ 380~480만/mm³</td><td>헤모글로빈을 가지며 산소를 운반한다.</td><td>수명은 120일
빈혈</td></tr>
<tr><td rowspan="6">백혈구</td><td colspan="6">정상치 : 4,000~9,000/mm³</td></tr>
<tr><td rowspan="3">과립구</td><td>호중구</td><td></td><td>간상핵백혈구: 평균 7.5%
분절핵구: 평균 47.5%</td><td>탐식능력이 있어 균을 죽인다.</td><td rowspan="3">수명은 1~수일
감염 시 증가</td></tr>
<tr><td>호산구</td><td></td><td>1~6%</td><td>기생충을 죽인다.
과민반응을 억제한다.</td></tr>
<tr><td>호염기구</td><td></td><td>0~1%</td><td>히스타민을 방출한다.</td></tr>
<tr><td colspan="2">단핵구</td><td></td><td>2~8%</td><td>대식세포로 분화해 탐식능력을 얻는다.
T세포에 항원제시를 한다.</td><td>감염 시 증가
면역결핍</td></tr>
<tr><td colspan="2">림프구</td><td></td><td>30~40%</td><td>B세포(체액면역)
T세포(세포면역)</td><td>면역결핍</td></tr>
<tr><td colspan="3">혈소판</td><td></td><td>15~40만/mm³</td><td>혈액응고 · 지혈에 관여한다.</td><td>거대핵세포의 일부가 절단되어 혈중으로 나온 것으로 핵이 없는 세포조각이다. 출혈 경향이 있다. 수명은 7~10일</td></tr>
</table>

2) 적혈구와 빈혈

〈그림 9-2〉 **적혈구와 빈혈**

적혈구	빈혈
• 산소결합단백인 헤모글로빈(hemoglobin, Hb)을 함유하며 폐에서 산소를 전신의 조직으로 운반한다. • Hb는 철분을 함유하고 있기 때문에 적색(철분의 색)을 띤다. 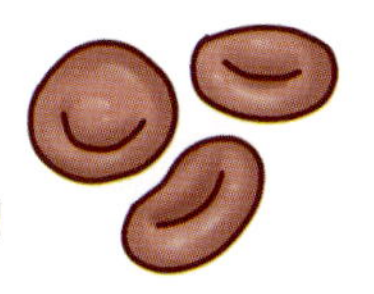	• Hb가 성인 남성 13g/dL 이하, 성인 여성 12g/dL 이하인 상태이다. • 빈혈상태에서는 두통, 현기증, 두근거림, 헐떡임, 피로감 증가, 안검결막 창백 등의 증상이 관찰된다. • 다양한 적혈구계 이상이 빈혈의 원인이 될 수 있다.

〈그림 9-3〉 **적혈구의 이해**

윈트로브(Wintrobe)의 평균적혈구지수

● 적혈구수, 헤마토크리트치, 헤모글로빈 농도에서 산출되는 수치에 의해 분류된다.

	표준치	계산식	분류	
평균적혈구용적(mean corpuscular volume, MCV) •적혈구 1개의 크기	81～100fL (fL: 10^{-15}/L)	Ht: 혈액 중 적혈구가 차지하는 체적의 비율 $\frac{Ht(\%)}{RBC(10^6/L)} \times 10$ RBC: 1mm³의 적혈구수	≦ 80	소구성
			81～100	정적혈구성
			101 ≦	대구성
평균적혈구헤모글로빈농도(mean corpuscular hemoglobin concentration, MCHC) • 단위용적 적혈구당 헤모글로빈의 농도	31～35% (35%를 넘는 경우는 없다)	Hb: 혈중 헤모글로빈 농도 $\frac{Hb(g/dL)}{Ht(\%)} \times 100$	≦ 30	저색소성
			31～35	정색소성

빈혈의 형태적 분류

	소구성 저색소성 빈혈	정적혈구성 정색소성 빈혈	대구성 정색소성 빈혈
MCV	⇩ ≦ 80	⇨ 81～100	⇧ 101 ≦
MCHC	⇩ ≦ 30	⇨ 31～35	⇨ 31～35
감별 질환	• 철결핍빈혈 • 철적혈모구빈혈(sideroblastic anemia) • 지중해빈혈(thalassemia) • 만성병빈혈(anemia of chronic disease, ACD)	• 용혈빈혈(hemolytic anemia) • 재생불량빈혈 • 출혈후빈혈(posthemorrhagic anemia) • 신성빈혈(renal anemia)	• 거대적혈모구빈혈

적혈구의 분화 과정과 빈혈

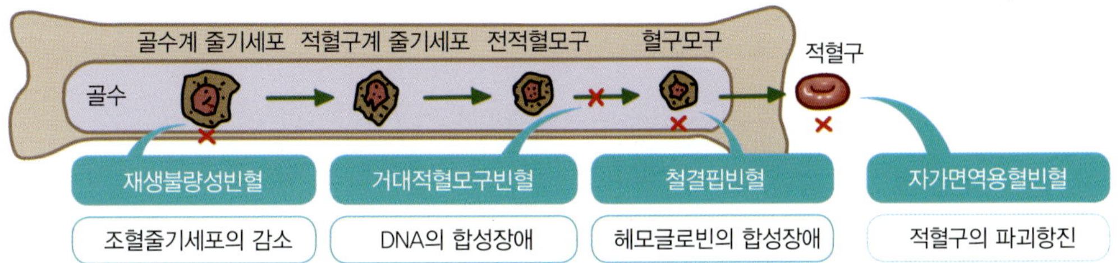

3) 철결핍빈혈

(1) 개요

① 철결핍빈혈(iron deficiency anemia)은 철분의 결핍으로 인해 골수에서 혈색소(Hb)의 합성이 장애를 받는 소구성 저색소성 빈혈이다.

② 나이, 바이러스 감염, 그리고 일부 만성 질환을 비롯하여 정상보다 낮은 혈중 적혈구 수의 원인이 될 수 있는 여러 인자들이 있다.

③ 철결핍빈혈은 몸에 미네랄 철분이 부족할 때 발생하는 가장 흔한 유형의 빈혈이며, 가임기 여성에게 가장 흔한 철결핍빈혈의 원인은 심한 월경 또는 임신이다.

④ 원칙적으로 철분제제를 경구투여한다. 오심이나 명치부위 통증 등 위장 증상의 부작용이 심할 때에는 철분제제를 정맥에 주사한다.

(2) 기본 병리현상

① 남성과 여성, 모든 연령대 및 인종 집단에서 발생할 수 있다.

② 빈혈증상: 두통, 현기증, 두근거림, 헐떡임, 피로감 증가, 안검결막 창백 등이 관찰된다.

③ 철결핍빈혈의 위험 집단: 가임기 여성, 임산부, 빈약한 식사를 하는 사람, 유아와 아동, 특히 조산아 또는 급성장기 아동, 육류를 다른 철분이 풍부한 음식으로 대체하지 않는 채식주의자 등

④ 조직철 결핍: 전신 피로, 쇠약, 스푼 모양 손톱, 창백한 피부, 숨참, 현기증, 혀의 부기 또는 동통, 차가운 손과 발, 빠르거나 불규칙적인 심박동, 손발톱취약증 등

⑤ 혈액검사로 빈혈을 진단: 전혈구(CBC)는 혈액의 모든 성분의 양을 측정
- 적혈구(RBC), 백혈구(WBC), 헤모글로빈, 적혈구 용적률, 혈소판 등

⑥ 전혈구검사는 철결핍빈혈 진단에 도움이 되는 혈액에 대한 정보를 제공
- 적혈구 용적률(적혈구로 이루어진 혈액량의 백분율), 헤모글로빈 농도, 적혈구의 크기 등
- 철결핍성 빈혈에서는 적혈구 용적률과 헤모글로빈 농도가 낮다. 적혈구는 대개 정상보다 크기가 작다.
- 전혈구검사는 환자의 전반적인 건강에 대한 좋은 지표이다.

(3) 치료

① 자궁근종 등의 원인이 있으면 그 원인을 제거하고, 만성실혈을 간과하지 말아야 한다.

② 우선 경구철제를 복용(경구투여가 원칙)한다.

③ Hb의 회복과 함께 혈청페리틴의 회복(20ng/mL 이상)도 확인한다.

④ 메스꺼움이나 명치통증 등 위장증상의 부작용이 있으면 철제를 정맥주사 한다.

(4) 추가사항

① 페리틴(ferritin)은 철을 결합하는 단백질로, 간이나 비장 등에 존재하며 체내의 철분량에 따라 만들어지고 철을 저장하는 역할을 한다(철이 감소하면 페리틴도 감소한다).

② 트랜스페린(transferrin)은 철을 결합하는 단백질로, 주로 혈중에 존재하며 철을 운반하는 역할을 한다(철이 감소하면 트랜스페린은 남아돈다).

③ 철이 결핍되면 가장 먼저 저장철(페리틴)이 감소하고 이어서 혈청철(트랜스페린과 결합한 것)이 감소하며 마지막으로 조직철이 감소하여 스푼 모양의 손톱이나 플러머-빈슨 증후군(Plummer-Vinson syndrome) 등의 증상이 관찰된다. 철제를 투여하면 혈청철이 먼저 회복되고 이어서 저장철이 회복된다.

④ 빈혈 치료가 필요한 첫 번째 이유는 심부전(heart failure; 고박출성)을 막기 위해서이다. 철제를 차(탄닌산 함유), 제산제(antacid), 테트라사이클린계(tetracycline) 항균제와 함께 복용하면 철의 흡수를 저해하므로 이를 피하는 것이 바람직하다.

〈그림 9-4〉 **빈혈 종류에 따른 말초혈액의 현미경 소견**

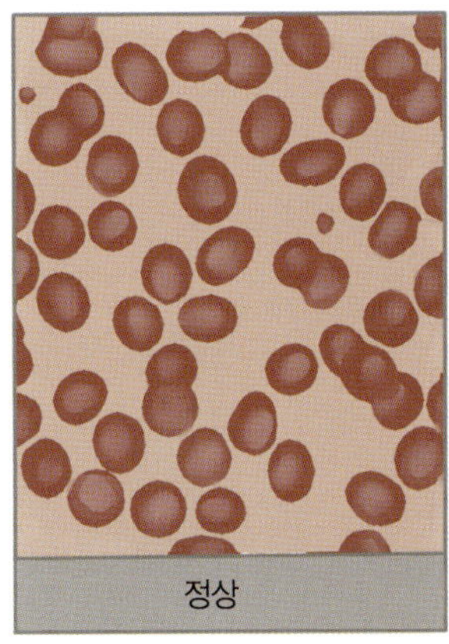

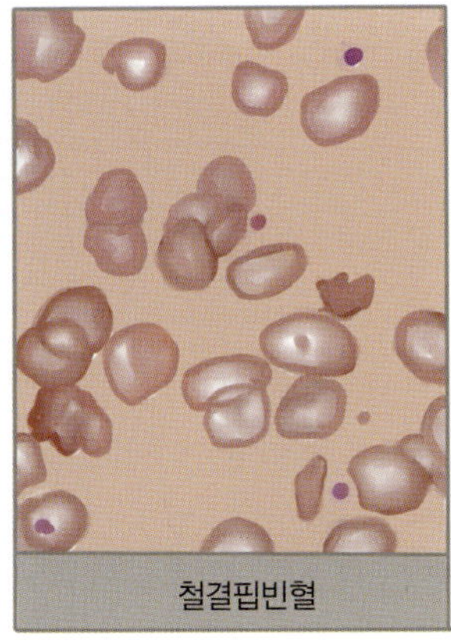

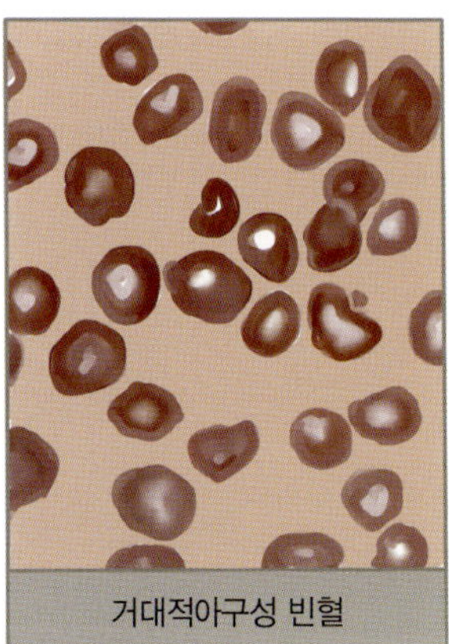

〈그림 9-5〉 **적혈구의 산소결합과정**

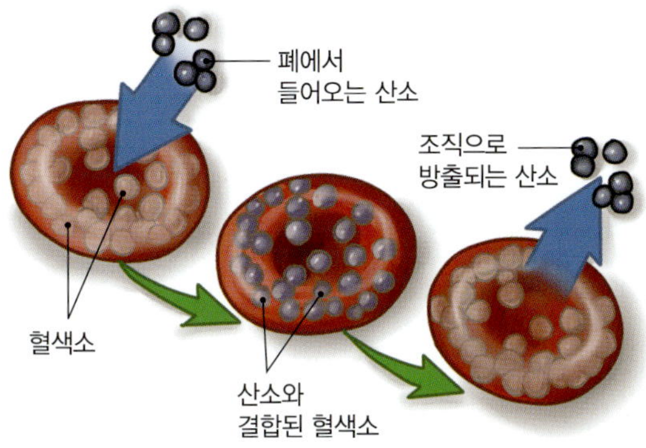

〈그림 9-6〉 **철결핍 손톱**

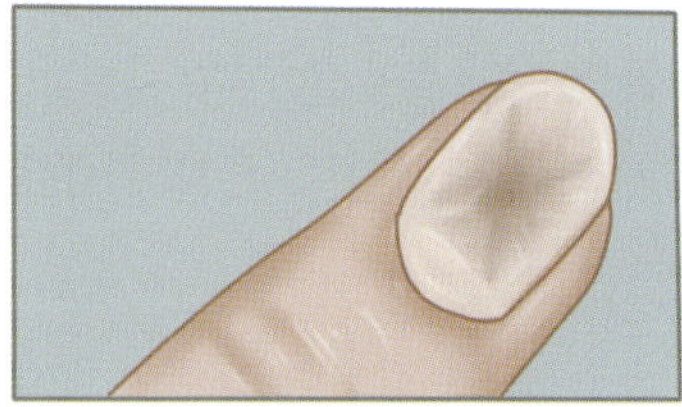
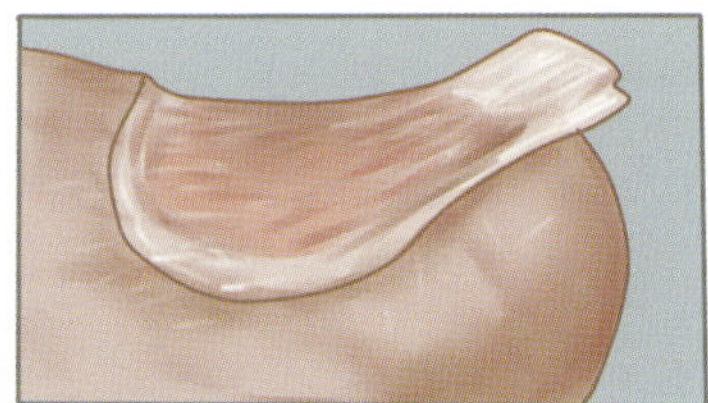

〈그림 9-7〉 **빈혈 시 증상**

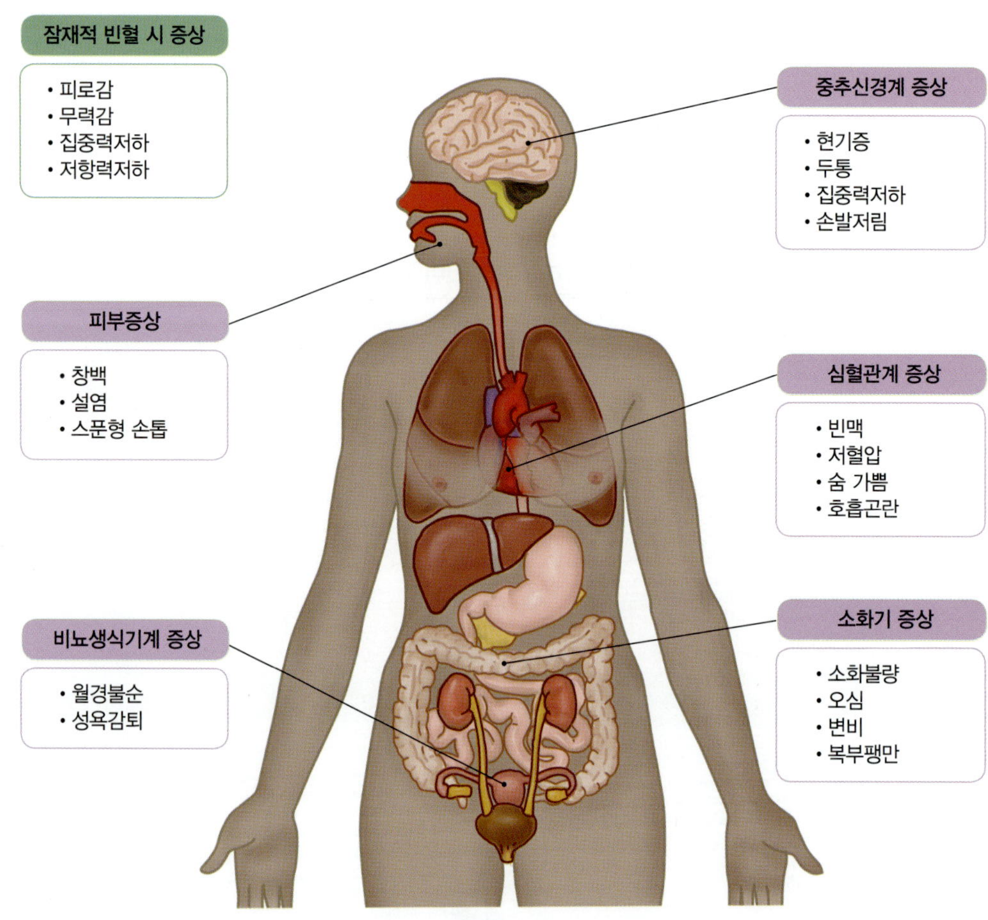

4) 악성 빈혈(pernicious anemia, PA)

(1) 개요

① 악성빈혈(PA)은 자가면역질환으로 이 빈혈에 노출되면 충분하고 건강한 적혈구(RBC)를 만들지 못하게 된다.

② 원인은 DNA 합성에 필수 성분인 비타민 B_{12} 결핍과 엽산이 결핍되어 발생한다.

③ 인체에서 적혈구의 생성은 비타민 B_{12}와 내인인자(IF)라는 단백질에 의해서 이루어진다. 비타민 B_{12}, 또는 코발라민은 특정 음식물이나 약에 있고, 내인인자는 벽세포라고 하는(점액을 분비하는) 위의 점막세포가 만드는 단백질이다. 비타민 B_{12}가 체내에 들어오면 내인인자와 결합하여 작은창자의 마지막 부분에서 흡수된다.

④ 악성빈혈이란 어떠한 원인에 의해 면역체계에서 점막세포들을 공격하여 파괴하며 벽세포가 소실된다. 그 결과 내인인자(intrinsic factor; 장관에서 비타민 B_{12} 흡수를 돕는다)가 분비하지 않게 되므로 비타민 B_{12}는 흡수되지 못하고, 거대적혈모구 빈혈을 일으키게 되는데 이 질환을 악성빈혈이라 말한다.

(2) 기본 병리현상

① 빈혈증상: 두통, 현기증, 두근거림, 체중 감소, 피로감 증가, 안검결막 창백 등이 관찰된다.

② 소화관 증상: 섭취 시 혀에 저림감이나 통증 등의 설염(glossitis), 설유두위축이 보인다.

③ 피부나 점막증상: 때로 나이에 부적합한 백발현상이 나타난다.

④ 신경증상: 불안정한 걸음, 강직(근육의 경직과 당김), 말초신경병증(팔과 다리의 신경상), 척수의 진행성 병변, 기억상실, 사지말초의 심한 저림증상(말초신경 장애) 등

⑤ 전체혈구계산(CBC), 비타민 B_{12} 결핍검사, 내인인자 결핍검사 등을 실시한다.

⑥ 벽세포, 내인자에 대한 자가항체 증가 검사

⑦ 혈청 비타민 B_{12} 농도가 낮아짐, 실링검사에서 비타민 B_{12} 흡수저해 관찰

⑧ 전체혈구계산은 다음의 양을 측정한다.

- 헤모글로빈
- 적혈구 용적률
- 비타민 B_{12} 농도
- 위벽의 손상은 생검으로 진단
- 내인인자 결핍은 혈액 검체를 통하여 검사

(3) 치료

① 비타민 B_{12} 결핍에 대해서는 비타민 B_{12} 제제의 근육주사를 사용한다.

② 장기 예후에 대한 평생 감시도 치료의 한 부분이다.

- 시간 경과에 따라 투여량이 서서히 감소되는 비타민 B_{12} 주사
- 철 결핍에 대한 혈액검사와 이후의 정기 혈액검사
- 혈청 코발라민(cobalamin)과 페리틴(ferritin) 농도를 측정하기 위한 전체혈구계산
- 대치요법을 모니터링하기 위한 혈액검사

〈그림 9-8〉 **악성빈혈**

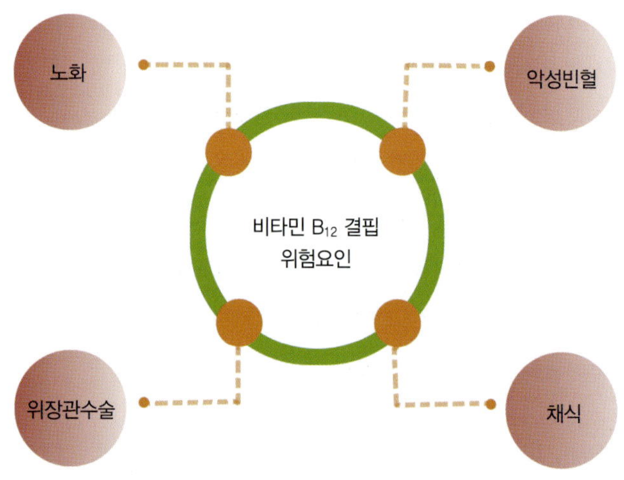

〈표 9-2〉 **WHO 빈혈의 진단기준**

	남성	여성
6개월~6세	혈색소 < 11g/dL	혈색소 < 11g/dL
6~14세	혈색소 < 12g/dL	혈색소 < 12g/dL
성인	혈색소 < 13g/dL	혈색소 < 12g/dL
임산부		혈색소 < 11g/dL

〈그림 9-9〉 **선천성 적혈구 생성 이상 빈혈**

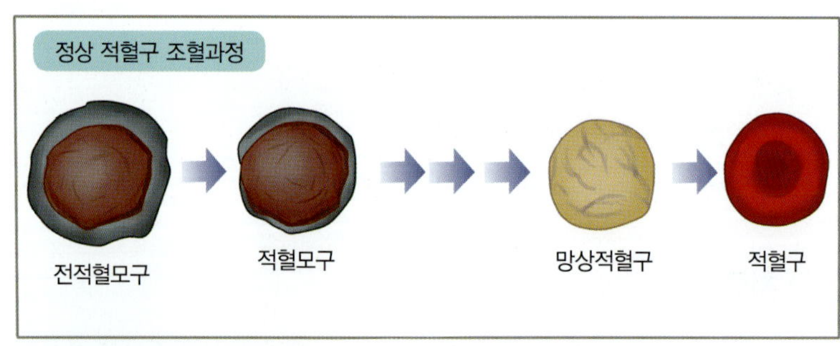

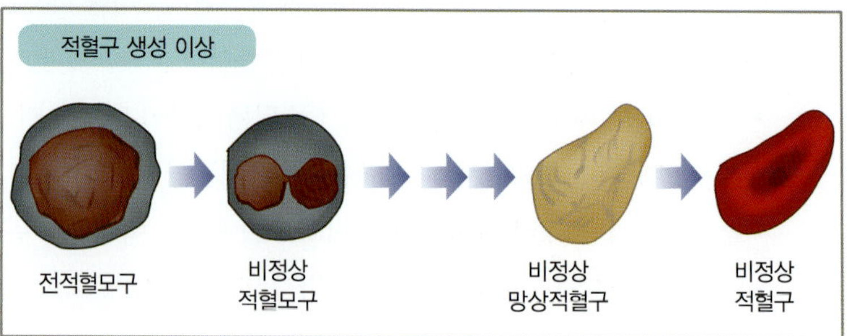

5) 재생불량성빈혈(aplastic anemia, AA)

(1) 개요

① 재생불량성빈혈은 골수 안에서 모든 세포의 모체가 되는 줄기세포를 만들지 못하여 혈액 세포가 줄어들면서 생기는 질환으로 골수의 저형성과 말초혈에서의 적혈구, 백혈구, 혈소판 등 3계통의 혈구 감소를 나타낸다.

② 면역계에 의해 생성된 항체가 자신의 줄기세포를 공격해서 파괴해버리는 자가면역기전(cytotoxic T cell), 조혈모세포의 장애에 의한 발병이 가장 잘 알려져 있는 발병 원인이다.

③ 후천성 재생불량성빈혈의 원인으로 가장 흔한 것은 항암제나 설폰아마이드같은 항생제 등의 약물, 벤젠 등 유기용매, 살충제, 염색제 등의 화학물질에 의한 경우이며, X선, 자연방사선, 방사성 동위원소 등이 있으며, 바이러스성 간염 후 발생하는 경우도 있다. 그러나 반수 이상에서는 원인을 찾을 수 없어 특발성으로 분류된다.

(2) 기본 병리현상

① 빈혈의 증상: 서서히 증상이 발현하며, 말초혈액 내에 적혈구 감소로 인한 허약감, 피로감, 운동 시 호흡곤란 등, 말초혈에서의 범혈구 감소를 보인다.

② 과립구 감소: 세균감염으로 발열, 상기도 감염, 폐렴 등을 초래한다.

③ 혈소판의 감소: 자반, 비출혈, 치은출혈, 질출혈, 위장관출혈, 망막출혈, 뇌출혈 등 출혈 현상이 보인다.

④ 골수저형성 관찰: 유핵세포(karyocyte) 감소, 지방골수화(fat marrow, 조혈능 저하)

⑤ 골수조직검사를 통해 골수의 세포충실도 즉 조혈세포의 수가 감소된 것을 확인한다.

⑥ 남아있는 조혈 기능의 정도를 파악하는 것이 치료의 형태를 결정짓는 데 중요하다.

⑦ 말초혈액 및 골수조직검사를 기준으로 경증, 중등도, 중증으로 분류하는데 중증은 골수조직의 조혈모세포가 25% 이하이면서 말초혈액의 절대과립구 수가 500/mm^3 이하, 혈소판 수가 20,000/mm^3 이하, 교정망상구 비율이 1% 이하 중 2가지에 만족해야 한다.

(3) 치료

① 경증에는 안드로겐요법(조혈자극요법)을 시행한다.

② 중등증~중증에는 면역억제요법, 골수이식, 보조요법을 시행한다.

③ 면역억제요법: 나이가 많거나 항원이 일치하며 공여자가 없는 환자에서 시행한다.

- 합성대사스테로이드(anabolic steroid) 투여
- 항흉선세포글로불린(antithymocyte globulin, ATG)
- 시클로스포린(cyclosporine)+부신피질스테로이드(adrenocortical steroid)

④ 골수이식: 50세 미만의 중증 재생불량성빈혈이면서 형제 중 조직 적합성 항원이 일치하는 골수공여자가 있을 때 시행한다.

⑤ 고도의 빈혈에 대해서는 전혈 수혈은 피하고, 충전적혈구(packed red cell) 수혈, 혈소판 감소에 따른 심각한 출혈 경향에는 혈소판수혈(platelet transfusion)을 시행한다.

(4) 추가사항

① 재생불량성빈혈에서는 간비비대(hepatolienomegaly), 림프절종대(lymphadenopathy)가 없는 것이 특징이다.

② 치료 후 가장 먼저 관찰되는 반응은 적혈구계 회복, 이어서 백혈구계, 혈소판 순이다.

③ 최근 에리트로포이에틴(erythropoietin, EPO), G-CSF 등의 시토카인요법도 시도되고 있다. 또한, 호중구감소증(neutropenia)에는 G-CSF 투여, 빈혈에는 EPO의 대량 투여가 시행된다.

〈그림 9-11〉 **혈소판 감소로 인한 자반**

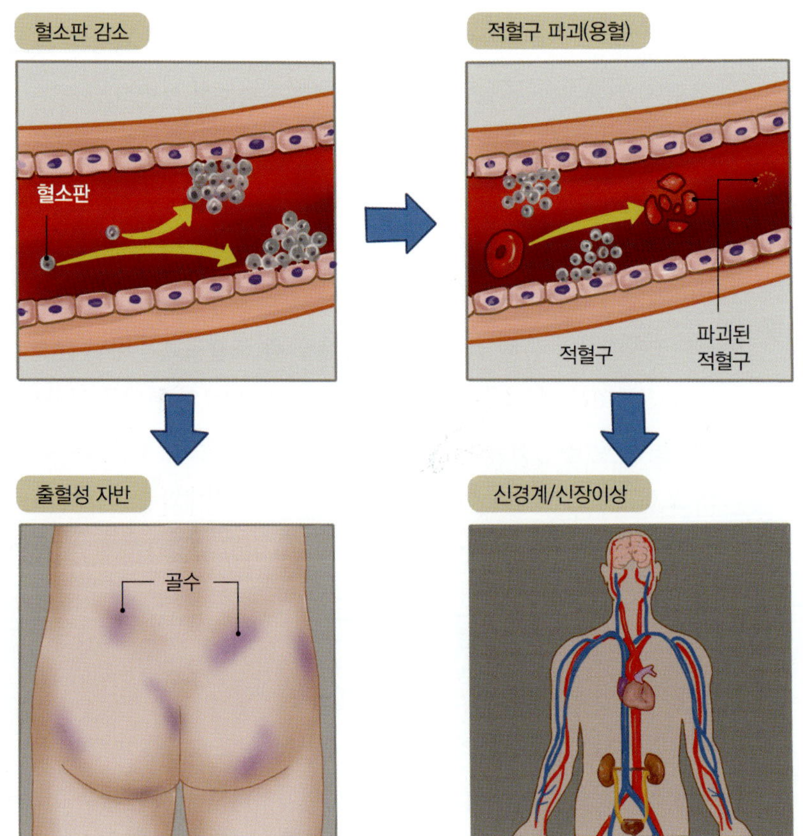

〈그림 9-10〉 **골수검사**

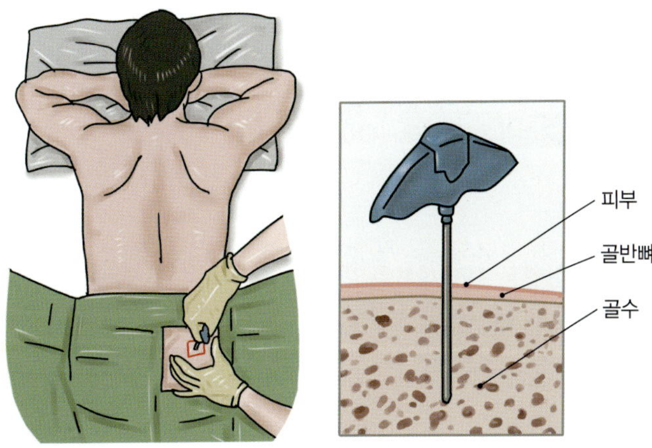

〈그림 9-12〉 **골수의 저형성 과정**

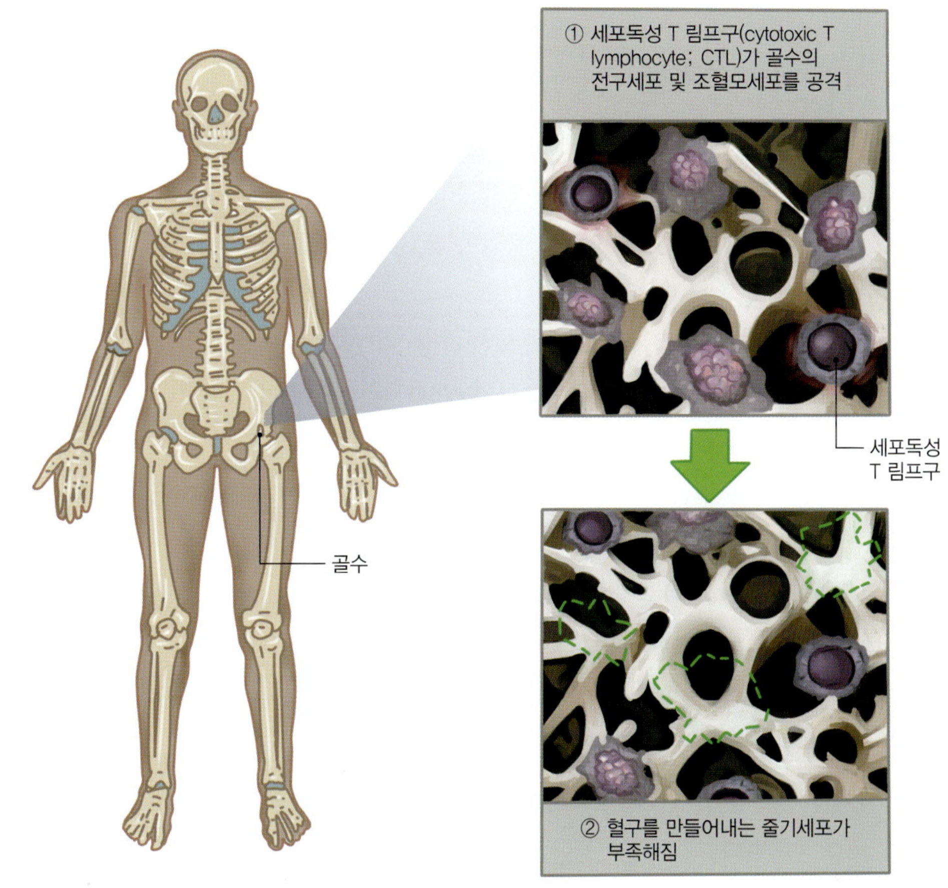

2 백혈구계의 이상

1) 급성 백혈병(acute leukemia, AL)

(1) 개요

① 급성 백혈병은 혈액세포를 만드는 조혈 기관인 골수에서 생성되는 백혈구가 어떠한 이유에 의해 암적인 변화를 일으키는 경우를 말한다.

② 결과적으로 백혈구 암세포가 무한히 증식하게 되고 정상적인 백혈구 생성이 저해되며 인체의 면역저항력을 극도로 약화시키게 된다. 대표적인 악성 혈액암(hematologic malignancy)의 일종이다.

③ 백혈병 진단 시에는 골수 전체에서 백혈병세포만 증식되는 상황이라고 이해하면 되며, 일반적으로 진단 시 1조 이상의 암세포가 체내에 존재한다.

(2) 기본 병리현상

① 백혈병세포 증가: 림프절의 부종, 간이나 비장의 확대, 뼈의 통증, 잇몸의 부종

② 골수기능장애: 어지러움, 숨찬 증세, 두통, 잦은 피로감 등의 빈혈 증세

③ 혈소판 감소: 코피, 잇몸 출혈이 잦고, 지혈이 지연되며, 쉽게 멍이 들고, 출혈반점이 나타난다.

④ 정상적인 백혈구 감소증에 의한 감염증이 문제가 된다.

⑤ 말초혈에서 미성숙 백혈구의 비정상적인 증식에 더해 백혈병세포단절(leukemic hiatus)이 동반된다.

⑥ 발열을 수반한 폐렴, 장내감염 등 각종 장기의 세균감염증(bacillosis)이 문제이며, 치료실패의 가장 주된 원인이 된다.

⑦ 혈액검사: 말초정맥에서 혈액을 채취하여 백혈구, 혈색소, 혈소판 등의 혈액세포수를 측정하여, 혈액의 이상 유무를 확인한다.

⑧ 말초혈액도말검사: 혈액 또는 모세혈을 염색하여 각 혈액세포(백혈구, 적혈구, 혈소판)의 모양과 수의 분포를 파악하여 관찰한다.

⑨ 골수검사: 혈액검사에서 악성 질환이 의심되면 골수검사(bone marrow examination)로 확진을 한다.

⑩ 면역표현형검사: 백혈병 세포표면에 존재하는 항원의 특성을 분석하고 백혈병 아형 분류에 매우 중요한 정보를 제공한다.

⑪ 세포유전학검사: 염색체의 구조와 이상을 검사한다.

(3) 치료

① 화학요법

- 관해도입요법: 혈액과 골수 내에 존재하는 백혈병 세포를 없애는 것을 목적으로 한다.
- 관해 후 치료: 완전관해 후 재발을 방지하고 완치를 위해 시행한다.

② 보조요법: 각종 부작용에 대해 시행한다.

- 빈혈에 대해 ⇨ 세정적혈구수혈이 제1선택
- 백혈구 감소에 대해 ⇨ 호중구 500/μL보다 낮으면 감염예방책 시행
  ⇨ 감염이 있으면 즉시 광역항균제를 투여
  ⇨ G-CSF를 투여하여 골수의 정상호중구 생산을 자극
- 혈소판 감소에 대해 ⇨ 혈소판수혈(>2만/μL로 유지)
- 고요산혈증에 대해 ⇨ 이뇨를 유도하여 소변을 알칼리화, 알로퓨리놀(allopurinol) 투여

③ 방사선치료: 백혈병세포가 국소 침윤하거나 또는 중추신경계를 침범했을 때 암세포를 죽이기 위해 시행한다.

④ 조혈모세포이식: 완치를 기대할 수 있는 치료법이다.

⑤ 골수이식: 젊은 층의 항종양제(항신생물제, antineoplastic) 치료에서 예후가 불량한 경우에 시행한다.

(4) 추가사항

급성 백혈병은 백혈병 전체의 약70%를 차지한다.

〈그림 9-13〉 **급성 백혈병의 위험 요인**

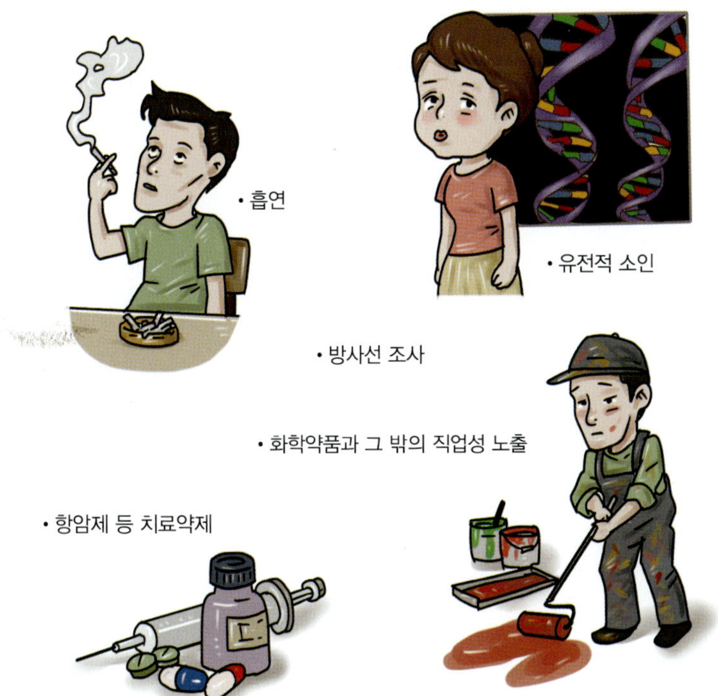

〈그림 9-14〉 **급성 백혈병의 일반적 증상**

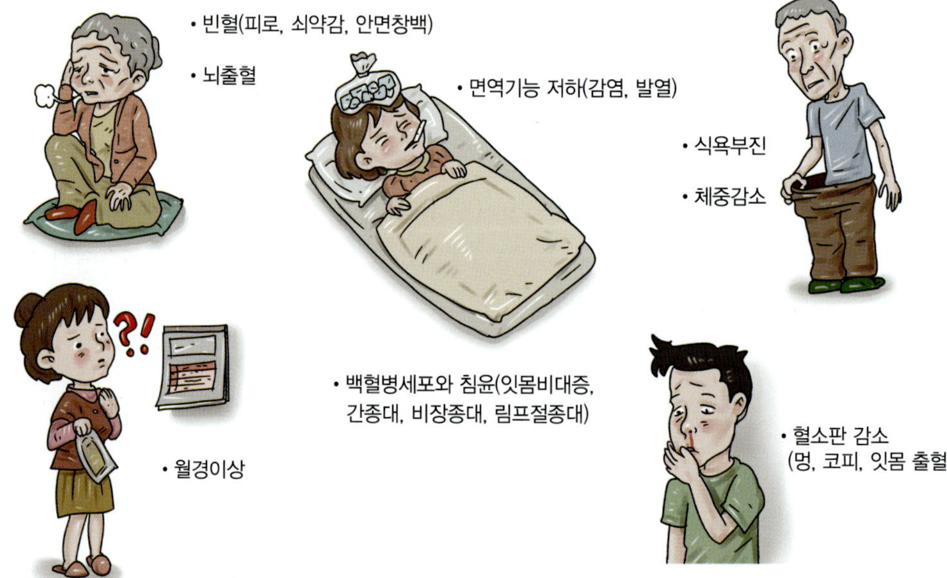

〈그림 9-15〉 **백혈병의 검사**

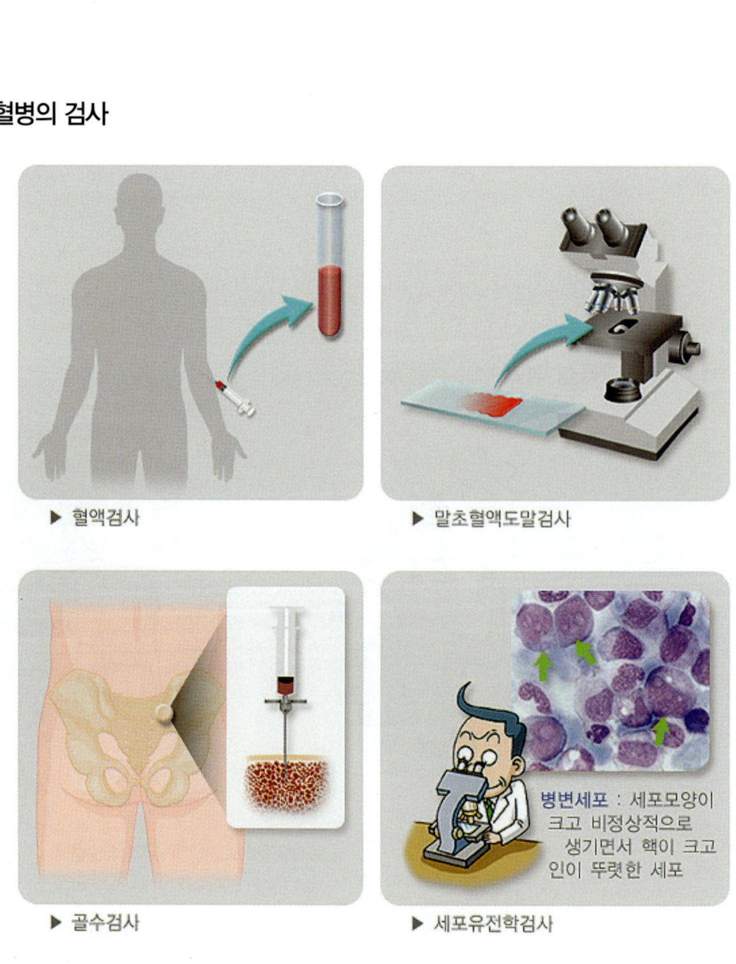

2) 만성 백혈병(chronic leukemia, CL)

(1) 개요

① 만성 백혈병은 골수구계 세포가 백혈구를 만드는 과정에서 생긴 악성혈액질환으로 환자의 90% 이상에서 특징적인 유전자의 이상(필라델피아 염색체의 출현)으로 혈액세포가 과다하게 증식하여 백혈구와 혈소판 등이 증가하는 만성적 혈액암(hematologic malignancy)이다.

② 만성적으로 진행되지만 급성 백혈병으로 진행이 되기도 하고 특징적인 필라델피아 염색체(Philadelphia chromosome) 유전자가 나타나 타이로신 키나제(tyrosine kinase)라는 효소의 활성화를 통해 암세포의 성장이 이루어지고 혈액암으로 진행이 되어간다.

③ 원인은 알려진 것이 거의 없으며 일부 고단위 방사선에 노출된 경우 발병 빈도가 증가는 것으로 알려져 있고 연령이 증가할수록 만성 백혈병의 위험도는 증가한다. 발생 빈도와 가족력 간에는 상관관계가 없으며, 예후가 불량하지만, 만성기의 동종골수이식(allogeneic marrow transplantation)을 통해 약 50%는 치유를 기대할 수 있다.

(2) 기본 병리현상

① 질환의 초기에는 증상이 뚜렷하지 않아 진단하기 어려운 질병이다.

② 일상적인 신체검사나 혈액검사에서 우연히 발견되는 경우가 대부분이다.

③ 만성기의 증상: 피로, 체중감소, 식욕부진, 복부팽만, 조기포만감, 발한, 비장비대, 간비대 등이 나타난다.

④ 가속기의 증상: 빈혈과 필라델피아 염색체 외에 부가적인 염색체 이상이 발견될 수 있고 백혈병 세포가 골수 이외의 신체조직기관에 침범할 수 있으며 비장이 더 커지는 등 급성 백혈병(leukemia)과 유사한 증상이 나타난다.

⑤ 만성기의 증상: 급성 백혈병으로 전환되는 시기이며 이 때는 가속기의 증상이 지속되는데 비장이 더욱 커지고 감염과 출혈이 빈번하며, 백혈구응혈증에 의한 폐와 뇌혈관의 혈류저하로 폐렴, 호흡곤란, 어지러움, 운동능력의 부조화 등이 나타나며 겨드랑이와 사타구니 부위에 림프선 비대가 올 수 있다.

⑥ 혈액검사: 말초혈액을 채취하여 백혈구, 혈색소, 혈소판 등의 혈액세포 수를 측정하여 혈액의 이상 유무 확인

⑦ 말초혈액도말검사: 혈액세포(백혈구, 적혈구, 혈소판)의 모양과 수의 분포를 파악

⑧ 골수검사: 기본 혈액검사에서 악성 혈액질환이 의심되면 골수검사를 받을 필요가 있고 대개는 골수검사(bone marrow examination)로 확진한다.

(3) 치료

① 동종골수이식이 근치를 기대할 수 있는 유일한 치료법

② 비장 제거술: 비장을 제거하거나, 커진 비장과 증가된 백혈구 수를 줄이기 위해 시행된다.

③ 백혈구분반술: 백혈병 세포가 수적으로 과도하게 증가하는 경우(보통 10만~20만/μι 이상), 과도하게 증가된 백혈병 세포를 제거하기 위해 시행한다.

④ 항암화학요법 인터페론, 하이드록시유레아(hydroxyurea), 부설판(busulfan)으로 과도한 사용으로 인한 부작용을 최소화 시킨다.

⑤ 인터페론: 면역 치료의 하나로 주로 혈액세포의 증식을 억제하는 성질과 기타 다양한 생체 효과를 가지고 있다.

(4) 추가사항

① 만성 백혈병(chronic leukemia)은 대부분 9번 염색체와 22번 염색체의 일부 유전자가 서로 자리바꿈을 하면서 특징적인 필라델피아 염색체 유전자의 부산물인 bcr/abl 단백이 나타난다.

〈그림 9-16〉 **급성 백혈병과 만성 백혈병의 비교**

급성 백혈병
미분화한 세포
성숙 장애를 동반하기 때문에 미성숙한 모세포가 단일 증식하는 것
만성 백혈병
어느 정도 성숙한 세포
성숙 장애를 동반하지 않고 각 성숙단계의 세포가 증식하는 것

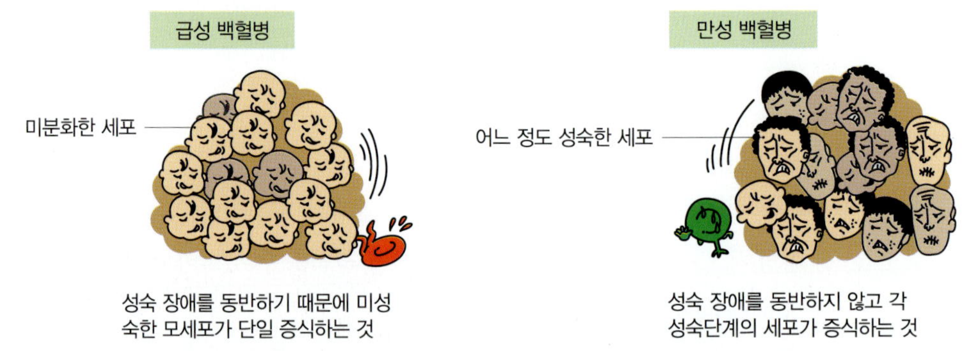

〈그림 9-17〉 **필라델피아 염색체**

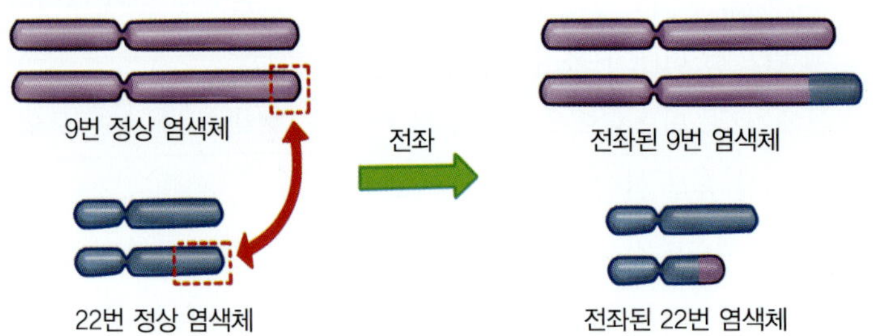

〈표 9-3〉 **백혈병의 종류와 치료**

나이	종류	분포(%)	치료법 및 치료율
15세 미만	급성 림프구	70~80	항암제로 80% 치료, 나머지는 조혈모세포이식으로 60~70% 치료
	급성 골수	10~20	항암제로 20% 치료, 조혈모세포이식으로 70% 치료
	만성 골수	5~10	치료결과가 썩 좋지 않음. 골수이식받은 경우 70% 치료
15세 이상	급성 골수	30~40	항암제로 20% 치료, 조혈모세포이식으로 70% 치료
	급성 림프구	20~30	항암제 치료율 20% 미만, 항암제 치료로 듣지 않으면 조혈모세포이식하며 70% 완치
	만성 골수	20~30	항암제가 듣지 않으며 인터페론주사로 30% 정도가 6~10년 생명 연장, 조혈모세포이식으로 70% 치료
	만성 림프구	5% 안팎	항암제를 먼저 써서 5~10년 생명 연장, 조혈모세포이식은 급성으로 진행하는 경우 선별적으로 시행하며 성공률은 50% 안팎

〈그림 9-18〉 **백혈병과 악성림프종**

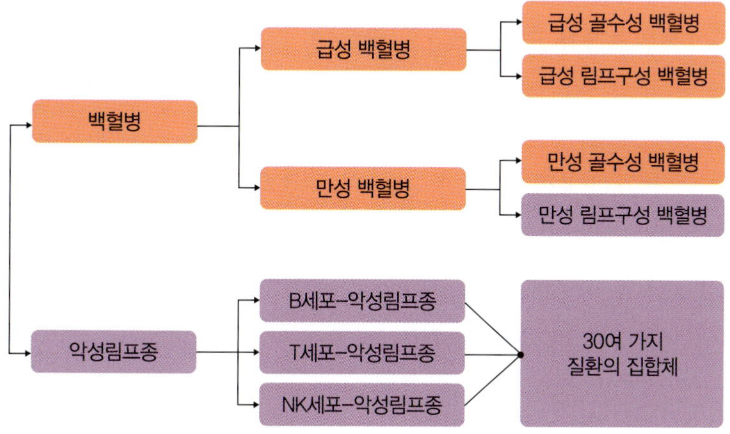

② 이마티닙(Imatinib)은 bcr/abl 유전자에 대한 분자표적제이다.

3) 악성림프종

(1) 개요

① 림프조직(림프절이나 비장)에서 발생하는 림프구계 악성종양으로, 호지킨병(Hodgkin's disease)과 비호지킨림프종(non-Hodgkin's lymphoma, NHL)이 있다.

② 위나 허파에서 발생하는 경우도 있으며 고악성도부터 저악성도까지 다양한 림프종이 있다.

③ 호지킨병(Hodgkin's disease, malignant lymphoma)은 림프조직에 원발하는 종양성증식성질환

가운데 호지킨세포(Hodgkin cell), 리드-슈테른베르크세포(Reed-Sternberg cell)가 출현하는 질환이다. 경부, 위, 종격에서 많이 발생한다.

④ 비교적 예후가 양호하고 백혈병화하는 빈도는 낮다. 5년 생존율은 70~80%로, 비호지킨림프종(NHL)의 5년 생존율 30~40%보다 높다.

(2) 기본 병리현상

① 국소 또는 다발성 림프절 종대가 목 부위나 겨드랑이나 서혜부에서 림프절이 촉지된다.

② 1종격동(종격)을 침범하여 커지게 되면 가슴이 답답하거나 통증이 유발된다.

③ 기관지를 압박하여 기침, 호흡곤란 등을 유발할 수 있다.

④ 무증상인 경우도 있지만 병이 많이 진행하였거나 종양이 큰 경우 B증상이 나타난다.

- 진단 전 6개월 동안 특별한 이유 없이 10% 이상 체중이 감소하고,
- 특별한 원인 없이 발열이 지속되며,
- 잠잘 때 옷이 흠뻑 젖을 정도로 야간에 식은땀이 나는 경우이다.

⑤ 호지킨세포 ⇨ 대형 · 단핵으로 핵소체가 나타난다.

⑥ 비호지킨세포 ⇨ 말초 림프절 종대, 피부, 위장관, 뼈 등 여러 장기를 침범한다.

⑦ 복부 초음파, CT, MRI, Ga 섬광조영 등을 시행한다.

(3) 치료

① 화학요법과 방사선요법: 호지킨, 비호지킨 모두 I · II기라도 방사선요법 시행 후 재발율을 저하시키기 위해 사용한다.

② 혈청 LDH 수치, 혈침, CRP가 활성화와 진행성의 지표가 된다.

③ 저도의 악성도를 가진 비호지킨 림프종

- 국한된 병기를 가진 1, 2기는 국소방사선치료가 적절하다.
- 3, 4기는 종양이 빠르게 커지거나 전신증상이 올 때까지 치료를 늦추는 경향이 있다.
- 치료약제는 플루다라빈(fludarabine), 클라드리빈(cladribine)과 같은 약제를 단독으로 쓰기도 하며, 복합항암요법(complex anticancer therapy)을 시행하기도 한다.

④ 고도의 악성도를 가진 비호지킨 림프종

- 병기가 낮은 경우에는 4회의 복합항암화학요법을 시행 후 국소방사선치료로 종결한다.
- 전신적으로 침범한 3, 4기 림프종은 6-8회의 복합항암화학요법으로 치료한다.
- 빈도가 제일 높은 미만성거대B세포 림프종의 경우에는 복합항암화학요법의 표준인 CHOP 요법[사이클로포스파마이드(cyclophosphamide), 아드리아마이신(adriamycin), 빈크리스틴(vincristine), 프레드니손(prednisone)요법]에 리툭시맵(rituximab)을 병합하여 치료하는 것이 장기생존율을 높일 수 있다.

⑤ 호지킨 림프종

항암화학요법으로 완치가 잘되는 암이며 1, 2기 병기는 대부분 ABVD[아드리아마이신(adria-mycin), 블레오마이신(bleomycin), 빈블라스틴(vinblastine), 다카바진(dacarbazine)] 복합항암화학치료 및 국소방사선 치료로, 3기인 경우도 항암화학요법과 방사선 치료로 완치 가능하며 4기는 항암화학요법으로 완치가 가능하다.

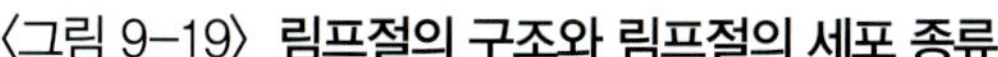

〈그림 9-19〉 **림프절의 구조와 림프절의 세포 종류**

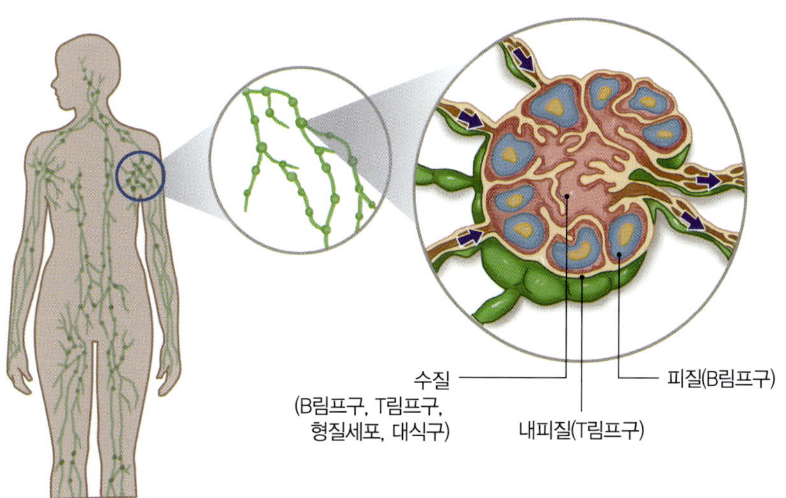

〈그림 9-20〉 **악성림프종의 일반적 증상(성인과 소아)**

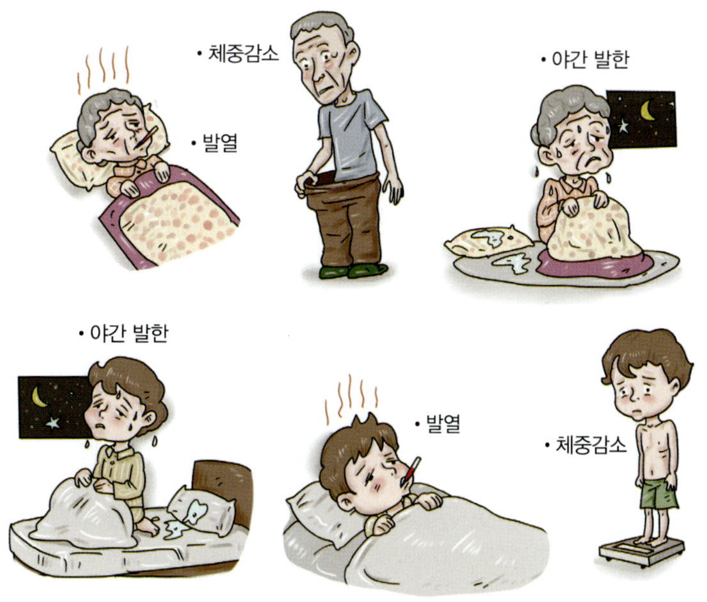

〈그림 9-21〉 **악성 림프종의 병기**

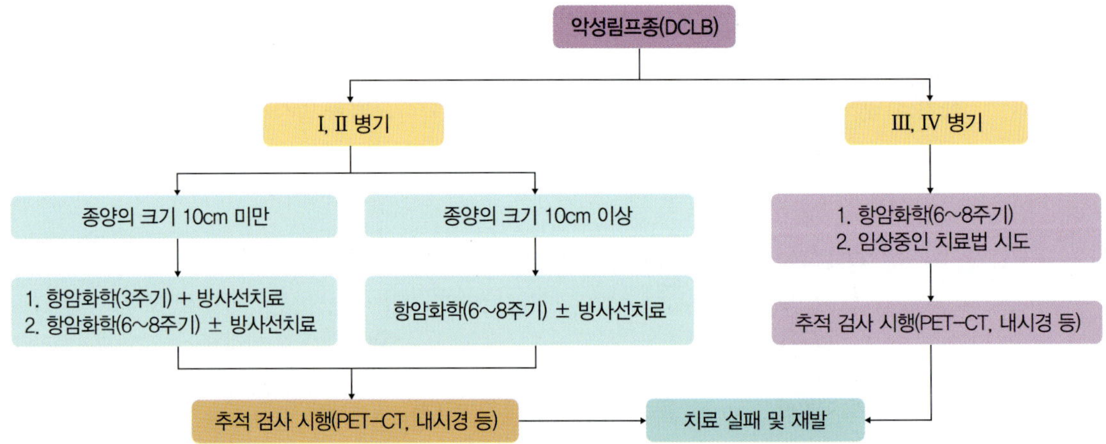

4) 다발골수종

(1) 개요

① 다발골수종(multiple myeloma, MM)은 골수 내에 있는 형질세포라는 면역글로불린을 생성하는 세포에서 발생한 혈액암이다.

② 종양화한 형질세포가 생성하는 단클론성 면역글로불린(M단백)이 비정상적으로 높은 수치를 나타내며, 노년의 연령층에서 많이 발생하며 평균진단연령이 65세에서 70세 정도이며, 혈액암 중에서는 악성림프종 다음으로 많은 빈도를 차지하고 있다.

(2) 기본 병리현상

① 골수 내 단일 형질세포의 증식에 의하여 발생하는 종양으로 단일 형질세포에서 만들어내는 비정상적인 M단백을 혈청이나 소변에서 관찰할 수 있다.

② 골병변으로 인한 통증, 병적 골절 및 고칼슘혈증이 서서히 나타난다(특히 요통).

③ M단백과 벤스-존스단백(Bence Jones protein)의 상승, 정상 면역글로불린 감소현상

④ 빈혈 및 출혈성향: 골수종세포의 골수침윤, 신부전 등이 그 원인이다.

⑤ 신장장애: 고칼슘혈증, 골수종 침윤, 요로감염, 아밀로이드신증, 비스테로이드성 소염제 등의 원인으로 신기능 장애가 발생할 수 있다.

⑥ 감염: 정상 면역글로불린이 20% 이하로 감소하고 항체반응(antibody response)도 비정상이어서 폐렴, 요로감염 등이 자주 발생할 수 있으며 질환 초기에는 가장 중요한 사망 원인일 수 있다.

⑦ 확정진단은 골수의 이형성 형질세포(골수종세포가 10% 이상)로 증명하며, 단백전기영동에서 혈중 혹은 요중 M단백을 검진한다.

⑧ 신경계 증상: 척수 및 신경근 압박에 의한 신경근 병증이 흉추 및 요추천골 부위가 가장 흔하며 통증은 기침, 재채기 등에 의해 악화될 수 있다.

(3) 치료

① 항암화학요법

- 관해 유도 항암치료를 통하여 몸 안의 암세포를 줄인 이후 자가조혈모세포를 이식한다.
- 자가조혈모세포이식을 할 수 없는 경우에는 보통 멜팔란(Melphalan)을 초기 치료부터 사용하고 탈리도마이드(Thalidomide), 레날리도마이드(lenalidomide), 벨케이드(velcade)와 같은 약제를 사용한다.
- 재발환자에는 탈리도마이드, 레날리도마이드, 벨케이드와 같은 약제를 사용한다.

② 대증요법

- 골병변의 통증 조절은 아세트아미노펜(Acetaminophen)이나 마약성 진통제(narcotic analgesic)가 흔히 사용된다.
- 신경합병증이나 과다점성증후군 등에서 혈장교환술(plasma exchange) 등의 대증요법이 필요하다.
- 파골세포를 억제하는 치료로 파미드로네이트(pamidronate), 졸렌드로네이트(zoledronate) 등이 기존의 항암치료와 병행되어 사용하고 있다.
- 혈청적혈구생성인자가 낮은 경우 재조합 적혈구생성인자도 효과적이며, 감염 시에는 적절한 항생제의 투여가 필요하다.

③ 인터페론요법 ⇨ 약 20%의 사례에서 효과가 관찰되며 골 통증에도 효과가 있다.

〈표 9-4〉 **다발골수종의 병기(Durie-Salmon)**

	I기	II기	III기
	아래의 모든 것을 만족시키는 경우 2cm	(1기와 3기의 중간) 4cm	아래의 어느 것이라도 만족시키는 경우 5cm
혈색소	> 10g/dl		< 8.5g/dl
칼슘	정상(< 12mg/dl)	5~10	> 12mg/dl
골병변	없거나 고립성 골수종만 있는 경우		진행된 골병변
M단백의 양	낮음 IgG < 5g/dl IgA < 3g/dl 24시간 소변 경쇄분비 < 4g		높음 IgG > 7g/dl IgA > 5g/dl 24시간 소변 경쇄분비 > 12g

④ 보조요법

- 고칼슘혈증(hypercalcemia)에 대해 수액+고리작용이뇨제를 사용한다.
- 신부전이 심하면 혈장교환요법(plasmapheresis)을 시행한다.

〈그림 9-22〉 **다발골수종의 일반적 증상**

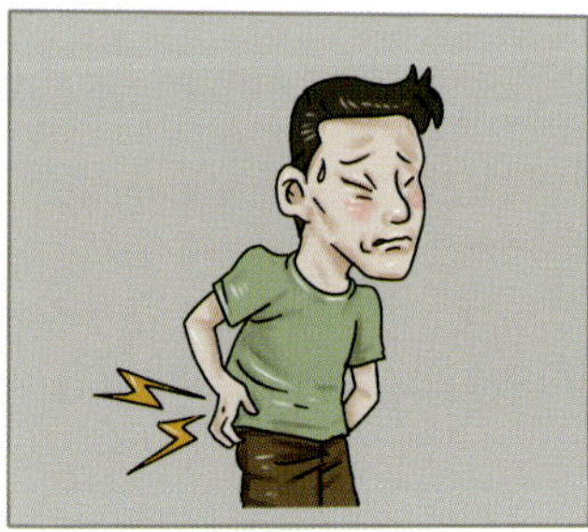

뼈의 통증과 고칼슘혈증

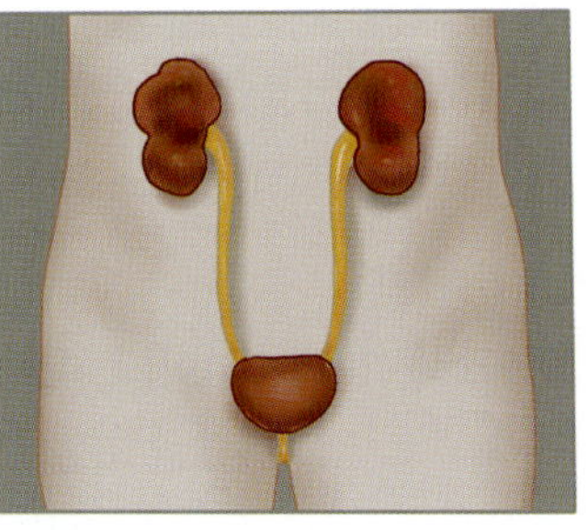

신부전

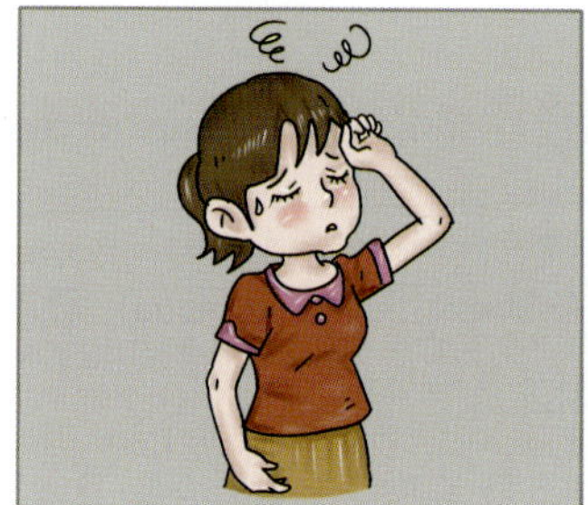

혈액계 이상증상(빈혈, 출혈성경향)

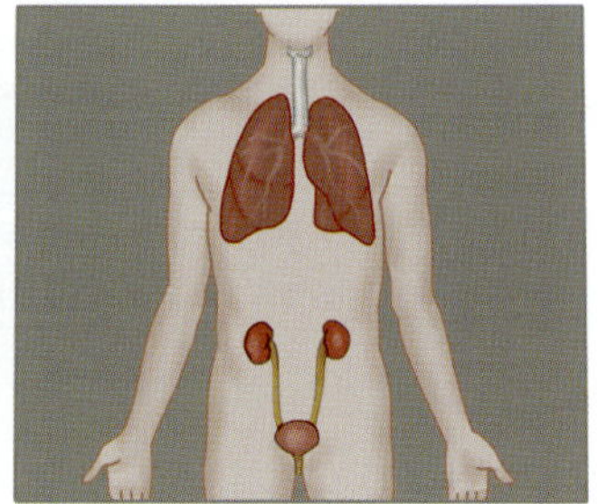

감염(폐렴, 요로감염)

〈그림 9-23〉 **다발골수종의 골수검사와 말초혈액 도말검사**

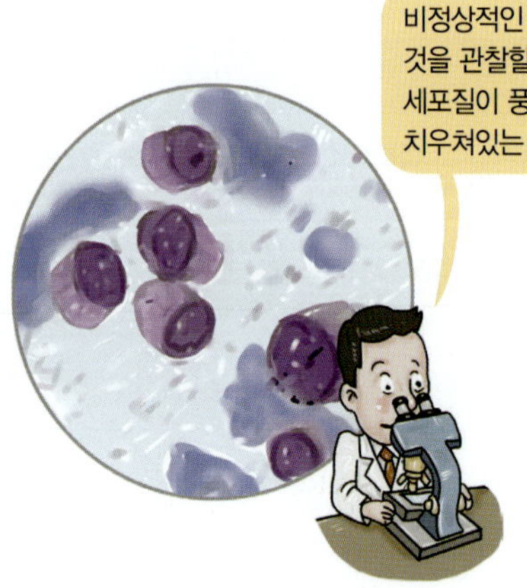

혈청에 비정상적 단백의 증가로 적혈구들이 줄지어 모인 것 같은 연전현상(Rouleaux, B)을 관찰할 수 있습니다.

정상 적혈구
연전현상
정상 백혈구

3 출혈성 질환

1) 지혈과 응고인자

(1) 지혈과 응고인자

혈관이 터져서 출혈이 일어나면 혈소판(platelet)과 응고인자(coagulation factor)에 의해 지혈(hemostasis)이 이루어진다.

① 1차 지혈

- 노출된 콜라겐에 vWF(폰빌레브란트인자, von Willebrand factor)가 달라붙어 혈소판이 GP Ib/IX라는 손으로 vWF를 붙잡아 터진 부분을 붙여 혈액을 멈추게 한다.
- 혈소판은 GP IIb/IIIa라는 종류의 다른 손으로 피브리노겐(fibrinogen)이라는 동료를 통해 다른 혈소판의 도움을 빌려 함께 혈액을 멈추게 한다.

〈그림 9-24〉 **출혈의 1차 지혈**

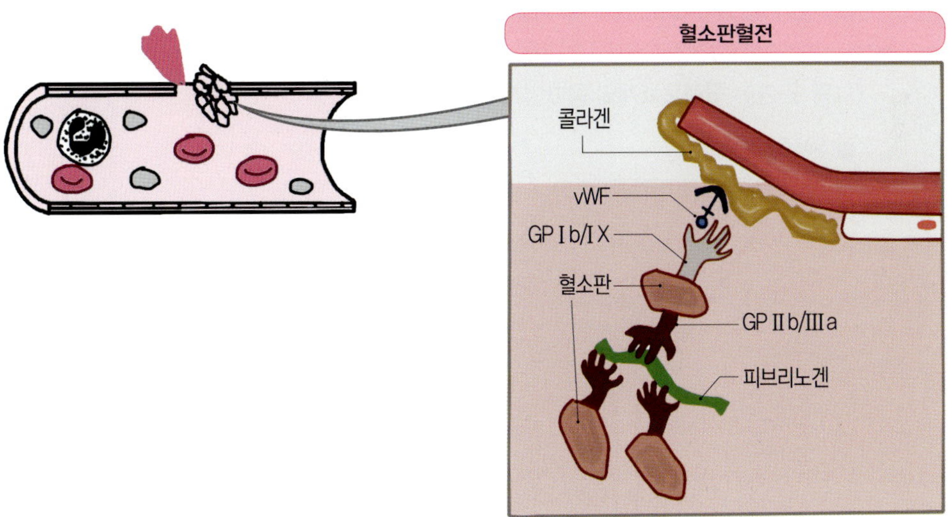

② 2차 지혈

- 응고인자의 활성화로 피브리노겐은 피브린(fibrin)이라는 그물로 바뀌어 더 많은 혈소판을 붙잡아 협력시켜서 강력하게 지혈한다.

〈그림 9-25〉 **출혈의 2차 지혈**

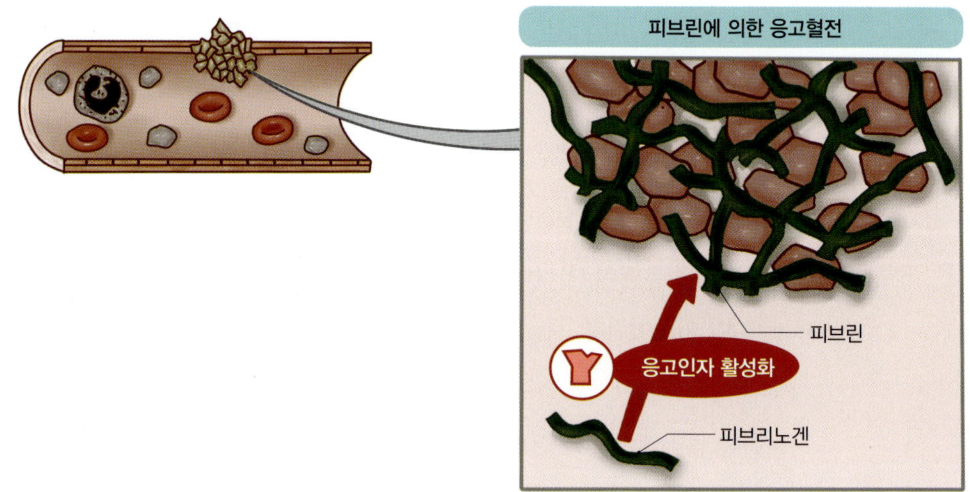

(2) 응고인자의 활성

- 혈액 중에는 여러 종류의 응고인자가 존재하며 각각 번호가 붙어있다.
- 응고인자는 계단상으로 활성화되며 최종적으로 피브리노겐(I)이 피브린(Ia)으로 바뀌어 지혈이 이루어진다.

〈그림 9-26〉 **혈액응고계와 응고인자**

■ 혈액응고계 도식

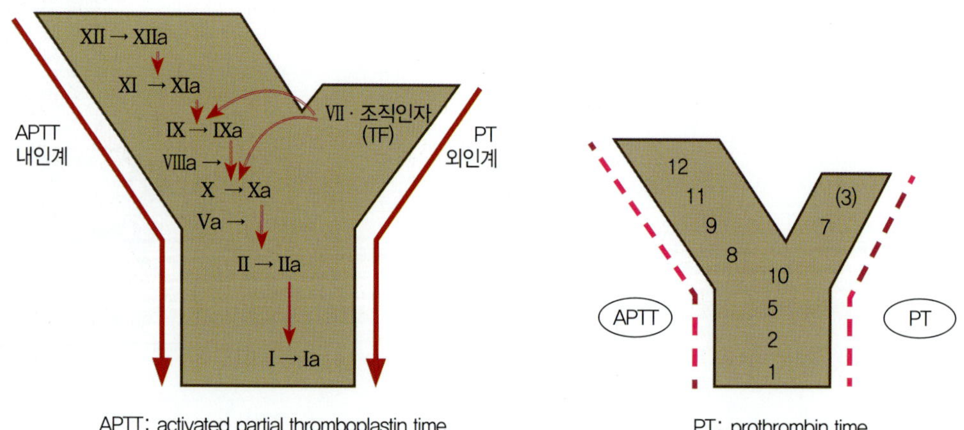

■ 응고인자의 관례명

I	피브리노겐
Ia	피브린
II	프로트롬빈

IIa	트롬빈
III	조직인자(조직트롬보플라스틴)
IV	Ca^{2+} 이온

(2) 출혈성 질환의 종류

- 비타민 K 결핍증: 비타민 K의 섭취가 부족하면 비타민 K 의존성 응고인자(II, VII, IX, X)의 활성 저하로 출혈경향을 초래한다.

〈표 9-5〉 출혈에 따른 질환의 종류

혈소판 이상	• 버나드-슐리어증후군(Bernard Soulier syndrome) • ITP: 특발저혈소판자색반병(idiopathic thrombocytopenic purpura) • TTP: 혈전저혈소판혈증자색반병(thrombotic thrombocytopenic purpura) • 글란츠만혈소판기능저하증(Glanzmann thrombasthenia)
혈소판 이상 + 응고계 이상	• vWD: 폰빌레브란트병(von Willebrand disease) • DIC: 파종혈관내응고(disseminated intravascular coagulation, DIC)
응고계 이상	• 혈우병(hemophilia) • 비타민 K 결핍증(deficiency of vitamin K)

※ 헤노흐-쇤라인자색반(Henoch-Schonlein purpura)은 혈관의 이상으로 발생하는 출혈성 질환이다.

2) 혈우병(hemophilia)

(1) 개요

① 혈우병은 선천적인 유전성 출혈질환으로 주로 남성에게 나타나며, 혈액 속에 응고인자(coagulation factor)의 응고활성도가 선천적으로 결핍되어 출혈을 초래하는 질환이다.

② 혈우병 환자가 일반인들보다 출혈이 더 심하거나 더 빠르지는 않고 다만, 더 오랫동안 출혈이 지속되며 혈우병은 유전적 질환이므로, 대다수의 혈우병 환자는 가족력을 가지는 특성이 있다.

③ 혈우병의 유형은 일반적인 혈우병 A(Ⅷ인자, 고전적인 혈우병)와 혈우병 B(Ⅸ인자, 크리스마스병)로 분류하는데 혈우병 A를 가진 사람들에게는 8번 응고인자가, 혈우병 B는 9번 응고인자가 충분하지 못하거나 없는 경우로 분류한다.

④ 유전형식은 혈우병 A · B 모두 반성 열성유전(대부분 남성)으로, 혈우병 A:B=5:1, 남녀 비는 500:1이다.

(2) 기본 병리현상

① 혈우병 A의 임상증상

- 외상, 치아 발치, 외과적 수술 이후에 나타나는 계속적인 출혈이다.
- 중증 혈우병의 경우 생후 1년 내에 진단이 가능하며, 치료받지 않은 경우에서 2~5개월 사이에 자연출혈증상이 나타나게 된다.
- 중등도(moderately severe)의 경우 자연출혈경향이 있으나 증상이 나타나는 시기가 지연되

어 작은 외상 후 출혈로 인해 5~6세 전에 진단을 받게 된다.

- 경증의 경우 자연출혈이 없으나 외과적 수술, 치아발치, 심한 손상 후에 계속적인 출혈증상이 나타나게 되며, 평생 진단을 받지 못하는 경우도 있다.
- 반성 열성유전으로 유아기부터 아동과 청소년에서 심하게 나타나며, 보인자인 여성의 경우 증상이 경하기는 하지만 10%에서 출혈의 위험이 있다.

② 혈우병 B의 임상증상

- IX인자 결핍(factor IX deficiency)으로 외상, 치아발치 또는 외과적 수술 이후 초기출혈이 멈춘 후 출혈이 계속된다.
- 중증의 경우 출혈 관절증이 빈번하게 나타난다.
- 중등도는 외상 이후에 계속적인 출혈 증상이 있으며 5~6세 전에 진단을 받게 된다.
- 경도에서는 자연출혈이 없고 외과적 수술, 치아발치, 심한 외상 후에 계속적인 출혈증상이 나타나게 된다.
- 경증인 경우 증상이 없어 평생 진단을 받지 못하는 경우도 있다.

③ 출혈경향의 진단 ⇨ 관절 내 혈종, 근육 내 혈종에 의한 통증성 종창, 심부조직으로의 출혈, 발치 후 지혈곤란 등으로 확인한다.

④ X염색체 열성 유전으로 이중 70%는 가족력이 있으며, 30%의 환자는 가족력이 없는 돌연변이로 발생한다. 응고검사와 더불어 유전자검사를 시행한다.

⑤ 일반적으로 혈소판수와, 혈소판기능 그리고 출혈시간은 모두가 정상이다. 내인계 응고인자의 이상으로 PT 정상이며 양자의 감별은 Ⅷ인자, Ⅸ인자를 개별로 측정하여 비교 검토해 본다.

(3) 치료

① 결핍 응고인자를 정맥에 주사하는 보충요법이 현재 주로 사용된다.

② 보충요법 ⇨ 일반적으로는 Ⅷ 또는 Ⅸ인자가 기본치 5%를 밑돈 상태에서 출혈했을 때에 보충하고 A는 Ⅷ인자 제제, B는 Ⅸ인자 제제를 투여한다.

③ 예방투여

(4) 추가사항

〈표 9-6〉 **혈우병 A와 혈우병 B의 감별**

	혈우병 A	혈우병 B
출혈시간, PT	정상	정상
APTT	연장	연장
응고인자 측정	제VIII인자 ↓	제IX인자 ↓
치료(보충요법)	제VIII인자 농축제제	제IX인자 농축제제

〈그림 9-27〉 **혈관내피세포의 분화 제제**

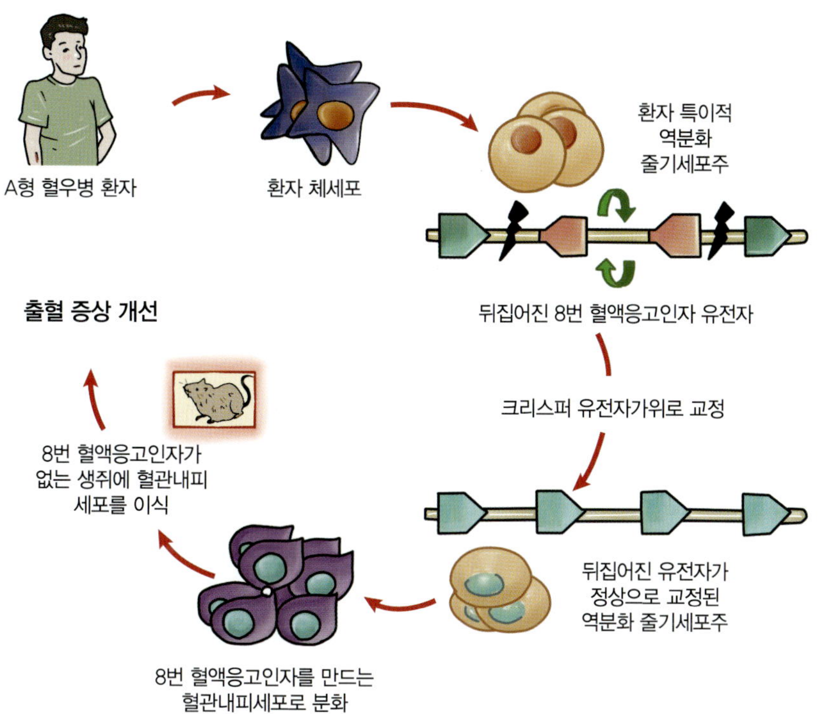

〈그림 9-28〉 **혈우병 증상 및 유전**

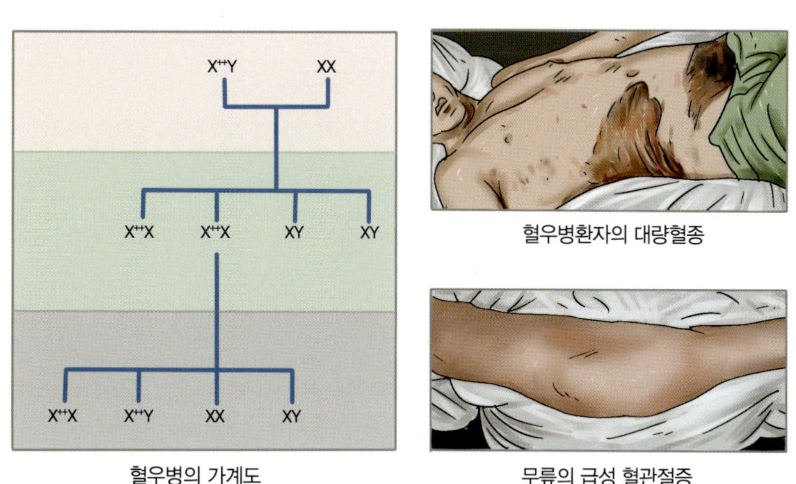

혈우병의 가계도

혈우병환자의 대량혈종

무릎의 급성 혈관절증

제10장

호흡기 질환

학습목표

1. 호흡기 질환의 구조를 이해하고 각각의 기능을 학습한다.
2. 호흡기계에서 발생하는 각 질환들의 발생기전을 학습한다.
3. 호흡기계에서 발생하는 질환에 대한 병리현상을 학습한다.
4. 호흡기계에서 발생하는 질환의 병리에 맞는 치료의 형태를 알아보고 그 과정을 학습한다.

1 호흡기 감염병

1) 감기

(1) 개요

① 감기(common cold)는 상기도, 즉 코와 목의 흔한 바이러스 감염증으로 가장 빈도가 높은 호흡기 질환을 총칭한다.

② 가벼운 코 증상이 주체인 일반 감기부터 전신증상이 심한 인플루엔자에 이르기까지 다양한 것이 포함되지만, 80~90%가 바이러스 감염에 따른 것으로, 보통은 자택요양으로 1주일 이내에 자연 치유된다.

③ 주요 감염경로는 재채기나 기침 등의 오염된 액체방울을 통해 전파되는 비말감염(droplet infection) 또는 오염된 손가락과 감염된 사람과의 접촉을 통한 접촉감염(contact infection)이 있으며 중요한 것은 예방이다.

④ 감기는 콧물, 코 막힘, 재채기, 기침, 그리고 일부는 기침과 인후염(인후두염, pharyngolaryngitis)을 유발하며, 감기는 연중 어느 때나 발생할 수 있지만 겨울에 가장 흔히 발생한다.

(2) 기본 병리현상

① 비점막 증상: 콧물, 코 막힘, 재채기

② 상기도 증상: 인두통, 인두 건조감, 쉰 소리

③ 하기도 증상: 기침, 객담

④ 전신증상: 발열(38℃ 미만이 많음), 두통, 전신권태감 등이 관찰된다.

⑤ 전신상태는 유지되고 다른 질환을 제외할 수 있으면 진단은 임상증상이나 발병한 계절, 유행 등 종합적으로 판단한다.

⑥ 유사증상으로는 급성 인두염, 급성 후두염, 독감(인플루엔자), 급성 기관지염, 급성 부비동염 등이 있으며 증상은 대부분 겹치기도 한다.

(3) 치료

① 자택요양으로 자연 치유되는 경우가 대부분이다.

② 보존요법 ⇨ 안정, 보온, 양치질, 손 씻기, 영양 등

③ 약물요법 ⇨ NSAID, 항히스타민제(antihistamine) 등을 사용하며 발열, 근육통, 인후통, 두통, 권태감에 효과가 있고 일부 기침에 사용한다.

④ 항생제는 급성인후염에 의한 급성류마티스열이 발생할 수 있어 항생제를 투여한다.

(4) 추가사항

① 감기의 원인 바이러스

- 소아 RS바이러스(respiratory syncytial virus, RSV), 파라인플루엔자바이러스(parainfluenza virus)
- 성인 리노바이러스(rhinovirus), 코로나바이러스(coronavirus), 아데노바이러스(adenovirus)
- 여름감기: 아데노바이러스, 콕사키바이러스(coxsachievirus), 에코바이러스(echovirus)

② 감기에서는 때로 식욕부진, 메스꺼움, 구토, 복통, 설사 등의 소화관 증상이 출현하는 경우도 있다.

③ 성인에게서 코 증상을 나타내는 것은 대부분 RS바이러스나 리노바이러스에 의한 감염으로, 보통은 1~3일에 콧물이 멈추고 자연적으로 호전된다.

〈그림 10-1〉 **감기의 일반적 증상**

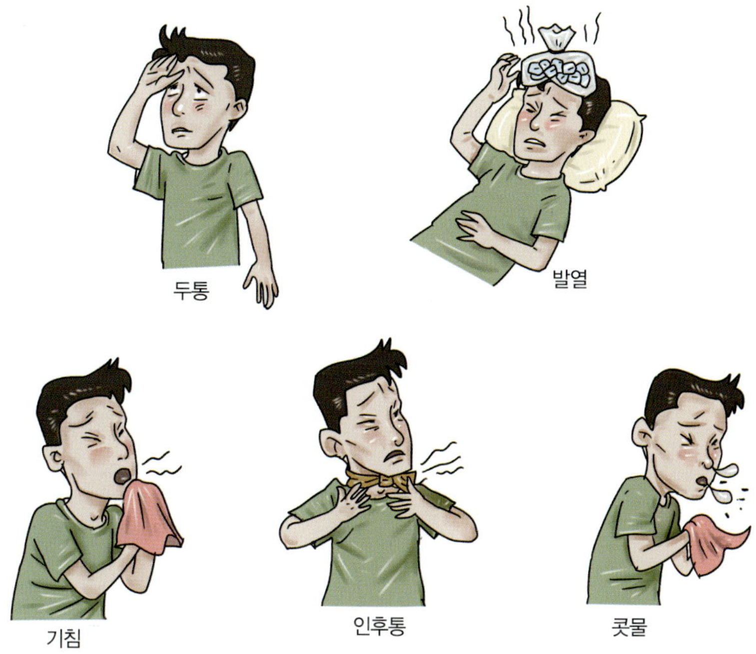

〈그림 10-2〉 **감기의 합병증**

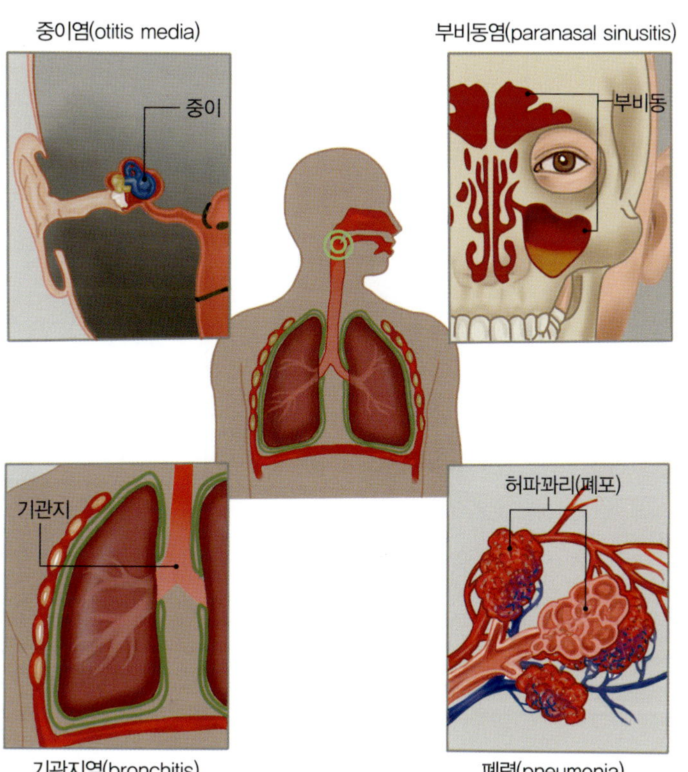

〈그림 10-3〉 **인플루엔자에 의한 폐렴**

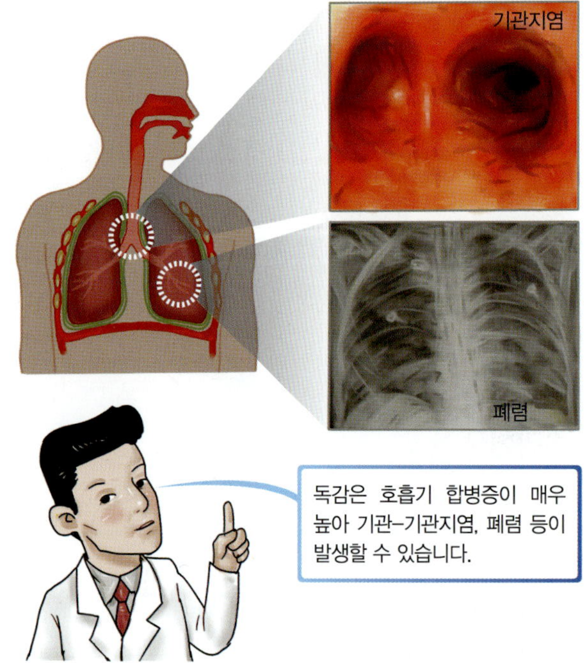

〈그림 10-4〉 **인플루엔자에 의한 증상**

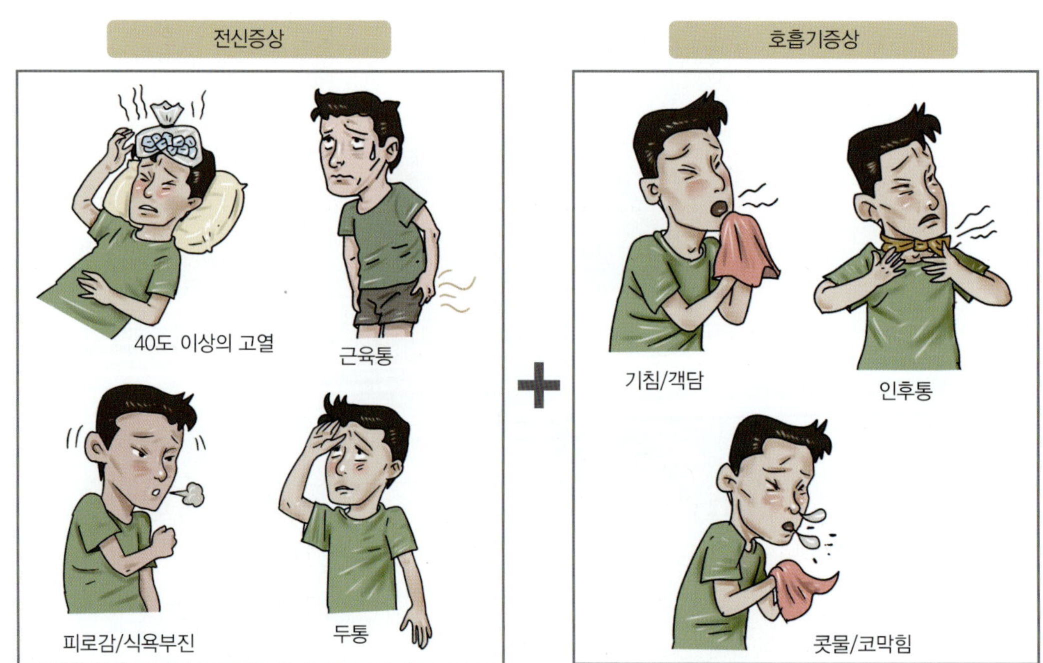

2) 폐렴(pneumonia)

(1) 개요

① 폐렴은 병을 일으키는 세균에 의해 숨을 쉬는 경로 중 호흡세기관지 이하 부위의 폐조직에 염증반응과 경화를 일으키는 질환으로 심한 기침과 함께 객담(sputum)이 동반되기도 한다.

② 일반적으로 기침, 가래, 발열이 동반되면서 흉부사진에서 폐렴과 유사한 소견이 있으면 폐렴이란 진단을 내리고, 더불어 치료를 시작하는 것이 보통이다.

③ 비감염성 질환과의 감별을 위해서는 폐에서 원인이 되는 병원균(pathogenic organism)을 검출하거나 합당한 병리소견을 증명하는 것이 확실한 진단법이다.

(2) 기본 병리현상

① 호흡기증상: 발열, 기침, 객담, 오한, 흉부통증, 호흡곤란이 동반되기도 한다.

② 전신증상: 두통, 오심, 구토, 복통, 설사, 근육통 및 관절통 등과 고열, 전신 권태감, 식욕부진이 나타난다.

③ 객담은 흔히 누런색이나 녹색을 띠지만 암적색 또는 객혈(hemoptysis) 등으로 다양하게 나타나며 비정형폐렴은 객담의 배출이 별로 없는 편이다.

④ 진단은 열이 나면서, 기침과 누런 색깔의 가래가 나오고 흉부사진에 폐렴에 합당한 소견이 나오는지 확인한다.

⑤ 염증소견: 혈액검사에서 백혈구 수의 증가 혹은 감소가 있으면 폐렴의 가능성이 매우 높다.

⑥ 확진소견

- 체온 38.3도 이상
- 흉부 X-선상 새로운 폐 침윤
- 화농성 기관 및 기관지 분비물
- 항균제 사용 후 임상적 호전
- 청진에서 폐포호흡음의 감약과 수포음(coarse crackle) 등이 청취되면 확진한다.

⑦ 흉부 X-선상에서 공기기관지조영상(air bronchogram)을 동반하는 폐포성 음영이 확인된다.

⑧ 객담검사(그람염색, 배양)를 통해 원인균을 검출한다.

(3) 치료

① 항균제를 이용한 화학요법이 주체

- 화학요법 ⇨ 항생제는 페니실린(penicillin), 세팔로스포린(cephalosporin) 등의 베타락탐(beta-lactam) 단독 또는 베타락탐과 클라리스로마이신(Clarithromycin), 아지스로마이신(Azithromycin) 등을 병용하거나, 호흡기 퀴놀론계항생제 등의 원인균에 감수성이 있는 항균제를 투여한다.
- 증상완화치료 ⇨ 완치되기까지 증상의 완화를 위해 진해제, 거담제, 기관지확장제 등을 같이 투여하고 경우에 따라서는 진통제를 사용하여 통증을 완화시킨다.

- 보조요법 ⇨ 스테로이드, 면역글로불린 등을 투여한다.
- 원인이 되는 미생물, 환자 상태, 항생제의 종류, 치료에 대한 반응, 동반 질환 및 폐렴 합병증 유무 등에 따라 적절한 치료가 이루어져야 한다.

(4) 추가사항

① 객담의 그람염색의 원인균 판정률은 50~60% 정도로, 원인균의 조기 추정에 유용하다.

② 폐는 감각신경이 없어 통증이 없지만, 감염병의 염증이 흉막에 미치면 흉통(가슴통증, chest pain)이 생긴다.

〈그림 10–5〉 **폐렴의 진단 기준**

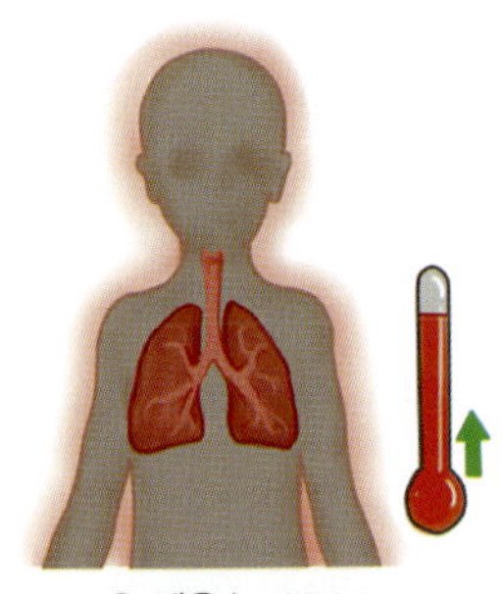

① 체온 > 38.3도

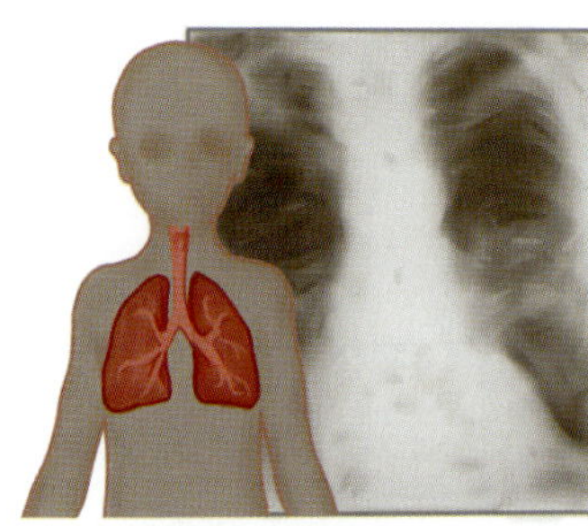

② 흉부X–선상 새로운 폐침윤

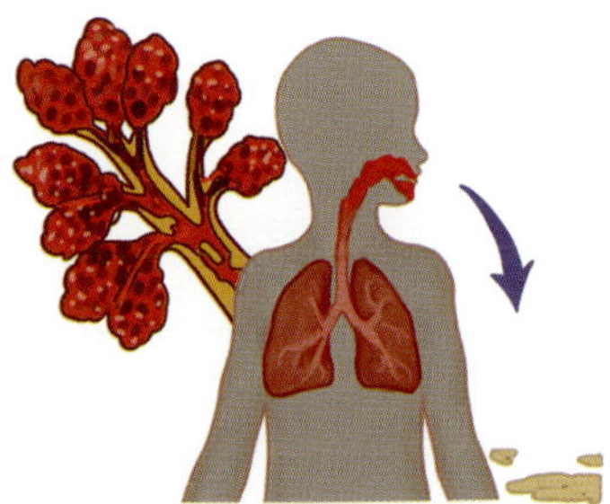

③ 화농성 기관 및 기관지 분비물

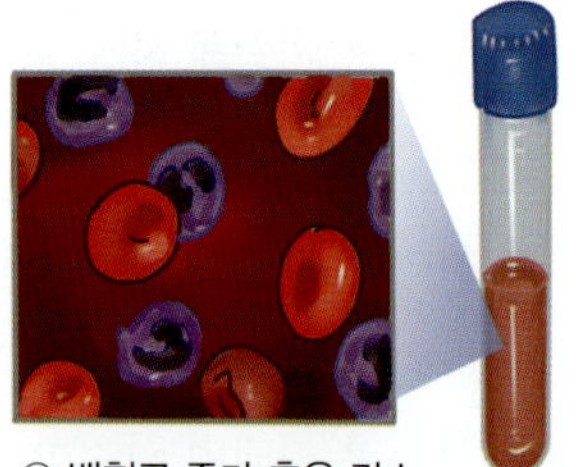

④ 백혈구 증가 혹은 감소 (< 4000, >11000/mm³)

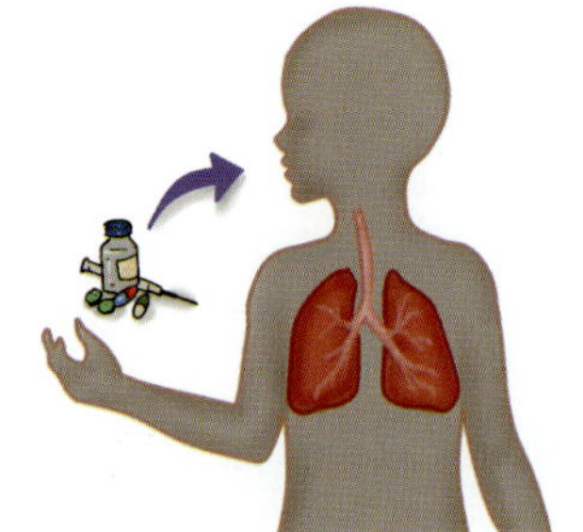

⑤ 항균제 사용 후 임상적 호전

폐렴은 감염균에 의해 호흡세기관지 이하 부위의 폐조직에 염증반응과 경화를 일으키는 질환입니다.

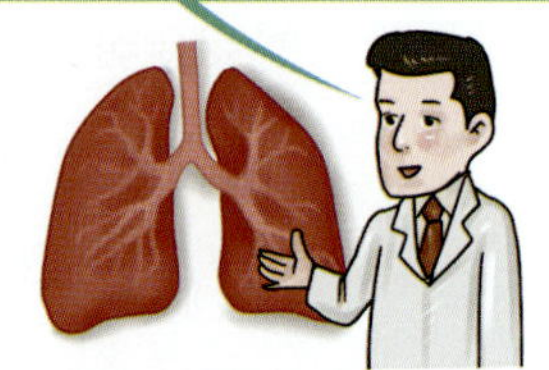

(출처: 보건복지부/대한의학회)

〈그림 10–6〉 **염증에 의한 폐포의 변화**

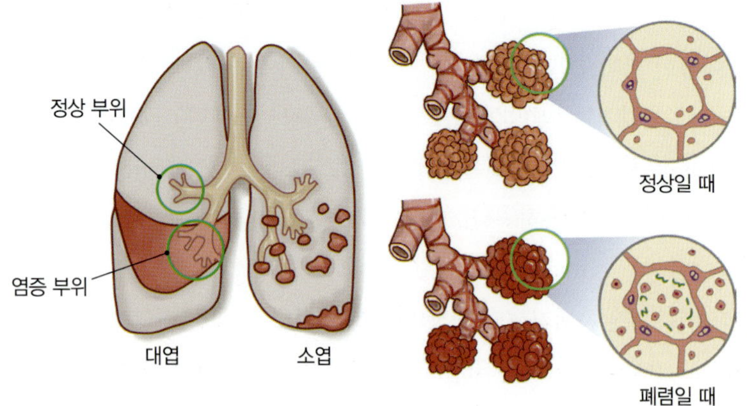

세균이나 박테리아가 침입하면 염증 반응이 일어나고 폐포 내에 백혈구가 쌓여 산소 교환이 이루어지지 못한다.

〈표 10-1〉 폐렴의 분류

	세균성 폐렴	바이러스성 폐렴
원인균	폐렴구균 포도상구균 연쇄상구균 폐렴간균(클레브시엘라) 녹농균	라이노바이러스 인플루엔자바이러스 파라인플루엔자바이러스 아데노바이러스 에코바이러스
증세	고열, 떨림, 객담을 수반한 기침, 탈진, 입술이나 손가락 등의 푸른빛	열, 떨림, 근육통, 두통 기침, 숨이 참, 흉통
치료법	항생제, 기침, 가래 등의 증상완화를 위한 대증요법	신체의 바이러스 감염으로부터의 회복, 특정 바이러스에 대한 항바이러스제, 기침, 가래 등의 증상완화를 위한 대증요법
예방법	폐렴구균 백신 접종	인플루엔자 백신 접종

3) 폐결핵(pulmonary tuberculosis)

(1) 개요

① 폐결핵은 결핵균에 의한 호흡기 감염병으로, 만성 소모성 질환으로 사망에까지 이를 수 있으며 전체 결핵의 약 80%를 차지한다.

② 첫 감염 후 비교적 조기에 발병하는 1차 결핵과 첫 감염 후 장기간이 지난 후 발병하는 2차 결핵이 있다. 대부분은 2차 결핵이며 성인에서 나타난다.

③ 폐결핵의 경우 균이 사라져도 후유증을 남겨 만성적인 호흡곤란을 일으키기도 한다.

④ 결핵균은 우리 몸 어디에나 염증을 일으킬 수 있는데, 공기를 통해 전염되는 폐결핵이 가장 흔하며, 임파선염, 늑막염, 뇌막염, 척추염, 복막염 등을 유발할 수 있다.

(2) 기본 병리현상

① 주로 사람을 통해 공기로 전파되며, 2주 이상 지속하는 기침 등을 호소한다.

② 결핵균은 활동성 폐결핵환자의 미세한 침방울에 결핵균이 섞여 나온 후 공기 중에 떠다니다가 주위에 있는 사람이 숨을 들이쉴 때 폐 속으로 들어가 감염을 일으킨다.

③ 결핵균에 감염이 되어도 실제로는 약 10%에서만 결핵이 발병하게 되는데, 당뇨, 영양실조, 알코올중독 등 면역기능이 저하된 경우에는 발병의 위험이 더 높다.

④ 기관지증상으로 폐결핵 환자에서만 볼 수 있는 특징적인 증상은 없으나 흉부 X-선상에서 폐문림프절종창이나 폐 영역 결절음영, 동공병변 등이 확인된다.

⑤ 호흡기증상은 기침이 흔하고 가래가 동반되며, 피가 섞인 가래나 객혈이 나타날 수 있다. 폐 손상이 심해지면 호흡곤란이 생기고 흉막이나 심막을 침범하면 흉통이 발생할 수도 있다.

⑥ 전신증상으로는 미열과 식은 땀, 피로, 쇠약감, 식욕부진 및 체중감소 등이 보인다.

⑦ 흉부 CT에서 호흡세기관지나 폐포영역에서의 입상음영과 세기관지종대가 확인된다.

⑧ 객담도말검사(칠-넬센염색, Ziehl-Neelsen stain)에서 적색 간균이 확인된다.

(3) 치료

① 결핵의 치료는 항결핵제를 이용한 내과적 치료가 기본이다.

② 결핵의 표준치료는 3~4가지의 1차 항결핵제들을 6개월 이상 복용한다.

③ 약제내성결핵이나 치료실패의 경우에는 2차 항결핵제를 투여한다.

④ 사용약물: 이소니아지드(isoniazid), 리팜피신(rifampicin), 피라진아미드(pyrazinamide), 스트렙토마이신(streptomycin), 에탐부톨(ethambutol) 등의 다제병용요법이 사용된다.

(4) 추가사항

① 신규 등록 결핵환자 수와 발병률 및 사망률이 전체 OECD 국가 가운데 가장 높다.

② 최근에는 HIV 감염자를 비롯한 면역결핍 환자의 합병증으로서도 주목받고 있다.

③ 객담도말검사에서 양성으로 감염성이 높은 환자나 그 의심 환자에게는 비산방지를 위해 외과용 마스크를 착용하게 하고, 의료종사자는 감염 예방을 위해 더 기밀성이 높은 N95 마스크를 착용한다.

④ 결핵감염가능성이 있는 경우의 조기진단법으로서 예전부터 투베르쿨린반응(tuberculin reaction)이 이용되고 있으나 이 검사법은 BCG에 반응하기 때문에 판정이 어려운 경우가 있다. 최근 BCG에 반응하지 않고 결핵균에만 반응하는 검사로서 퀀티페론검사(QuantiFERON-TB, QFT)가 개발되어 임상에서 이용되고 있다.

〈그림 10-7〉 **비말핵을 통한 결핵의 감염**

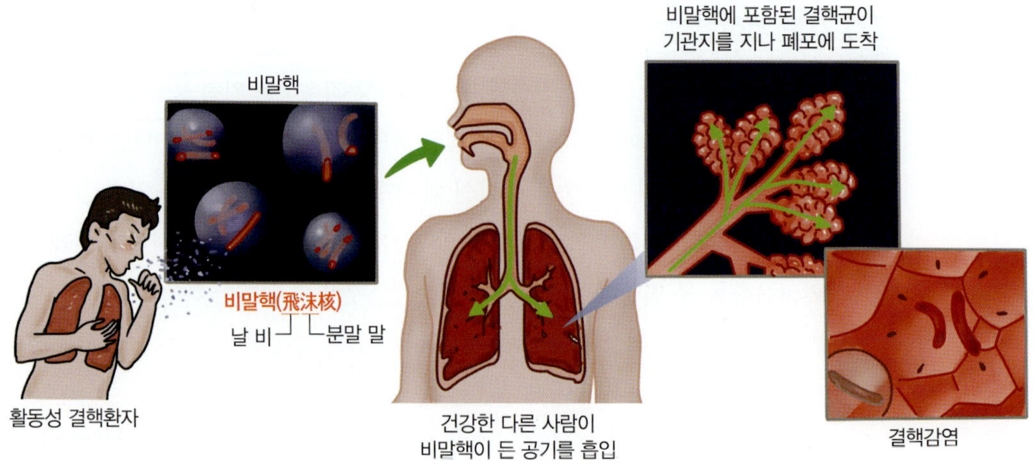

〈그림 10-8〉 **투베르쿨린 피부 반응검사**

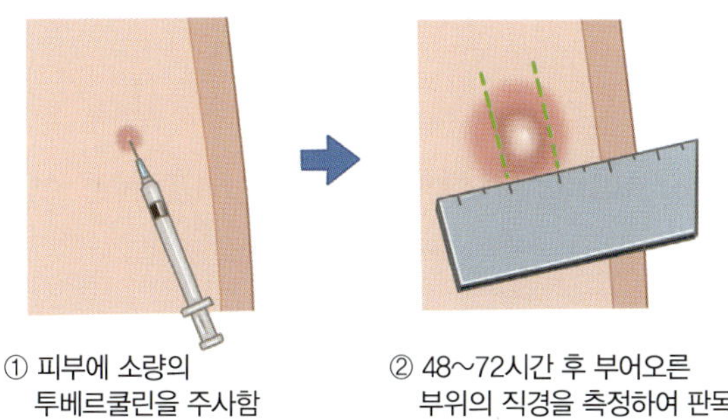

〈그림 10-9〉 **인체의 다양한 결핵**

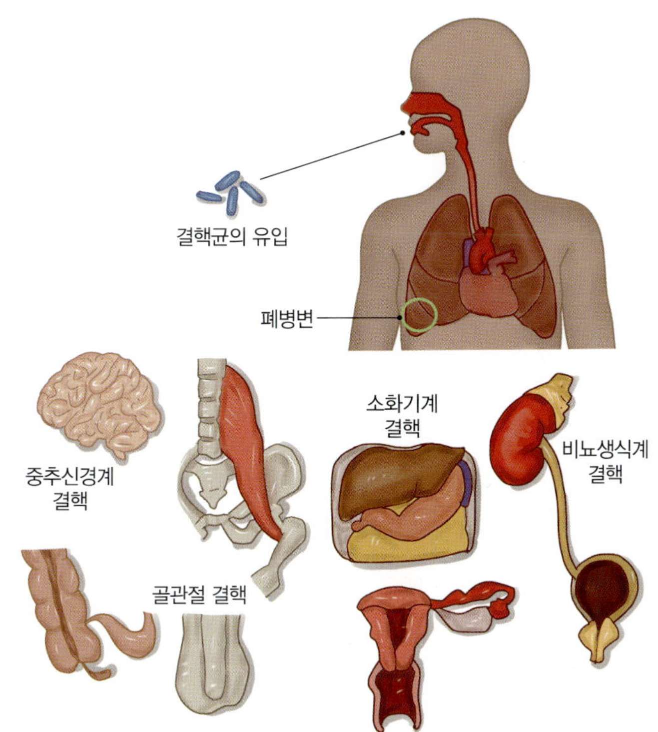

〈그림 10-10〉 **폐결핵의 증상**

2주 이상 기침?
→ 결핵 검사!
기침
혈담
각혈
미열
흉부통증
피로
식욕부진
체중감소

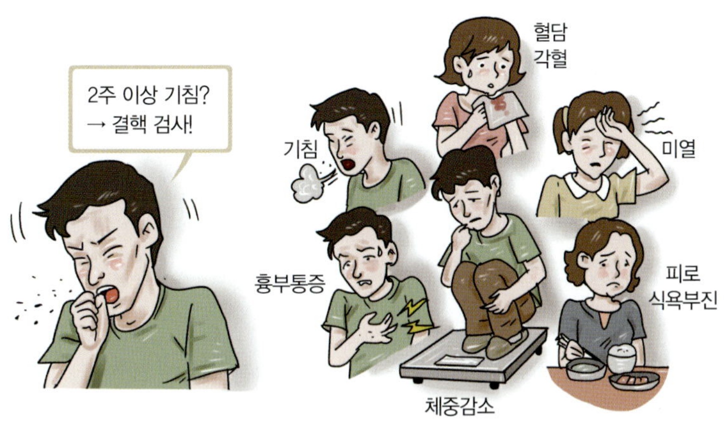

2 폐환기장애

1) 만성 폐쇄성 폐질환(chronic obstructive pulmonary disease, COPD)

(1) 개요

① 만성 폐쇄성 폐질환은 유독한 입자나 가스 흡입으로 생긴 폐의 염증반응에 의해 진행성 기류 제한을 나타내는 질환이다.

② 만성 폐쇄성 폐질환은 나이가 들면서 생기며, 오랜 기간 동안 담배를 피운 사람한테 잘 발생하는 질병이다.

③ 만성 폐쇄성 폐질환은 서서히 진행하며 가벼운 호흡곤란과 기침으로 시작하여 병이 진행하면서 호흡곤란이 심해지며 말기에는 심장기능도 떨어진다.

(2) 기본 병리현상

① 만성적인 기침, 가래, 호흡곤란 등의 특징이 있으며, 특히 폐렴 등의 호흡기 질환 시 평소 느끼지 못했던 증상이 나타나기도 한다.

② 경미한 만성 폐쇄성 폐질환

- 일하거나 빨리 걸을 때 조금 숨이 차는 것을 느낀다.
- 기침을 많이 하게 되고 기침할 때에 가래가 나오기도 한다.

③ 중등도 만성 폐쇄성 폐질환

- 일하거나 빨리 걸을 때 종종 숨이 차는 것을 느낀다.
- 기침이 좀 더 심해지면서 가래도 나온다.
- 간단한 집안일도 힘들 수 있다.

④ 중증의 만성 폐쇄성 폐질환

- 기침을 훨씬 더 많이 하고 가래도 많이 나온다.
- 하루 종일 어느 때고 숨이 차게 된다.
- 감기나 폐렴 등에서 평소보다 회복이 늦어지고 시간이 더 걸리게 된다.
- 직장이나 사회활동이 어렵고 집안일을 하기 힘들어진다.
- 계단을 오르거나 걷는 것도 힘들고 쉽게 피곤해진다.

⑤ 증상, 진찰, 방사선 사진, 폐 기능검사 등을 종합하여 진단한다.

⑥ 진찰소견 상 술통형 흉곽이 특징이며 호흡수가 빠르고 얕으며 호기 시간이 길어지고 보조호흡근을 사용한 호흡을 한다.

⑦ 방사선 사진은 아주 심한 경우를 제외하면 정상에 가깝다.

⑧ 폐 기능검사는 폐활량측정을 기본으로 하나는 폐용적, 폐확산능을 측정한다.

(3) 치료

① 약물 요법: 증상이 나빠졌을 때나 운동하기 전에 사용하는 벤토린(Ventolin), 아트로벤트(Atrovent)와 지속적으로 사용하는 약은 스피리바(Spiriva), 심비코트(Symbicort), 세레타이드(Seretide) 등이 있다.

② 금연

③ 호흡재활훈련(입술 오므리고 숨쉬기, pursed-lip breathing), 운동요법, 체위배액법 등을 시행한다.

④ 가정산소요법(home oxygen therapy, HOT)으로 저산소증을 해결한다.

⑤ 내과적 치료로 개선되지 않는 중증예의 경우 폐용량감소술(lung volume reductiion surgery, LVRS)도 시행한다.

(4) 추가사항

① 만성 기관지염과 폐기종이 합병된 기관지 천식(bronchial asthma)도 COPD로서 함께 취급된다.

② 사례에 따라서는 기관지확장제 흡입 후 폐색성 환기장애가 개선되는 가역성이 관찰되지만, 천식과는 달리 정상수치까지 회복되지 않는다.

〈그림 10-11〉 COPD의 분류

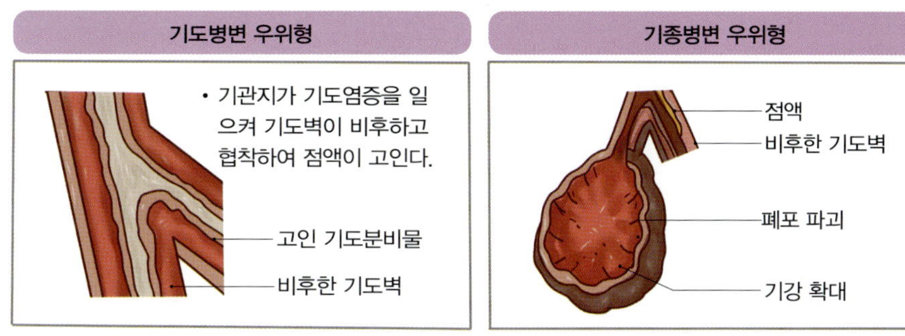

〈그림 10-12〉 COPD의 원인

우리나라에서 만성 폐쇄성 폐질환은 70세 이상 고령자에서 네 번째로 흔한 사망 원인입니다.

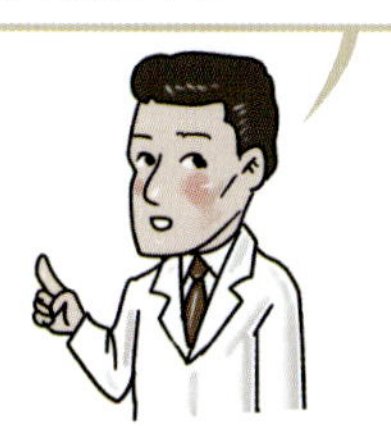

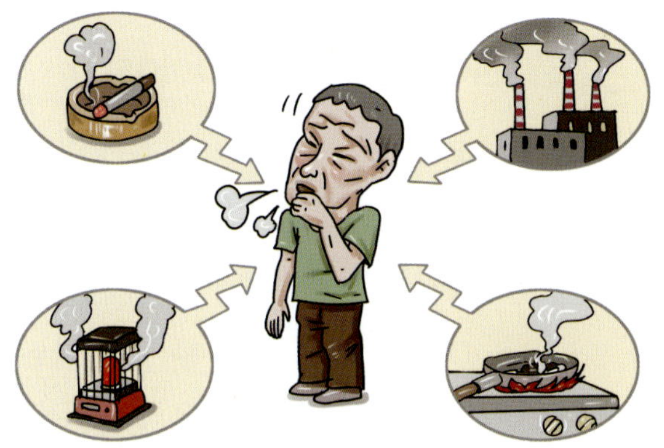

〈그림 10-13〉 COPD 환자의 운동 악순환

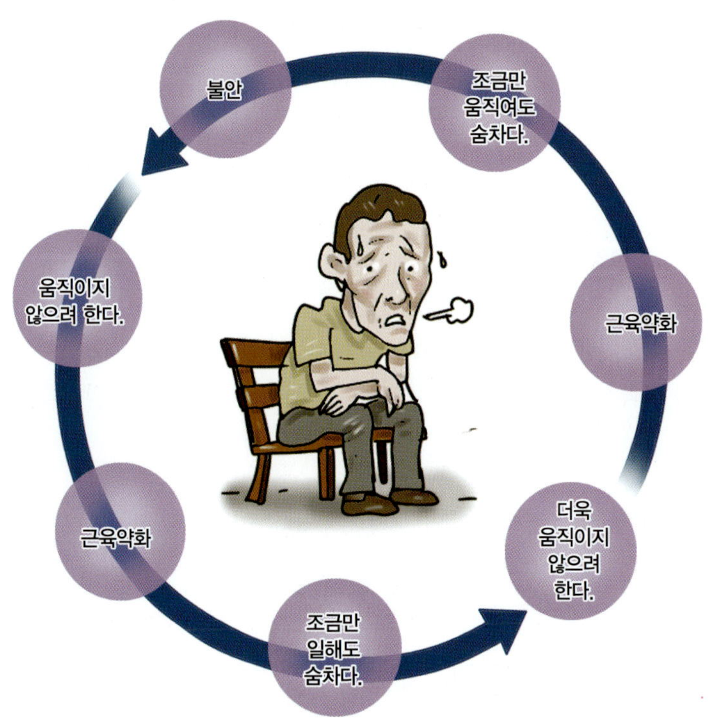

〈표 10-2〉 COPD와 천식의 비교

구분	COPD	천식
기침	이른 아침에 심함	밤에 심함
호흡곤란	항상	천식 일어날 때만
객혈	가끔씩 있음	없음(마른 기침)
천명(색색하는 소리)	항상	증상 나타날 때만
객담	화농성 녹색	비화농성으로 회색
기도 폐쇄	항상	천식 일어날 때만

2) 진폐증(pneumoconiosis)

(1) 개요

① 진폐증은 진폐증을 유발하는 먼지를 흡입하여 폐 내에 축적이 되어 발생하는 폐의 조직반응이다.

② 먼지가 호흡기를 통해 흡수되면 대부분의 먼지는 기관지의 섬모운동으로 밖으로 배출되지만, 일부 먼지는 지속적으로 노출되는 경우 밖으로 빠져나가지 못하고 폐 내에 축적되어 염

증 반응을 일으킨다.

③ 지속적인 염증 반응에 의해 섬유화(fibrosis)가 나타나며, 이런 상태에 이르면 진폐증 소견이 흉부 방사선 사진에서 확인이 된다.

④ 분진의 양, 종류, 흡입 기간에 따라 증상이 달라지며, 분진에 의한 장애는 구속성 환기장애, 확산장애뿐만 아니라 폐색성 환기장애를 포함하는 혼합성 환기장애를 야기하는 경우가 있다.

⑤ 호흡기장애는 수 년~수십 년에 걸쳐 발생하며 최종적으로 폐섬유증(섬유모양허파, fibroid lung)에 이른다. 특히 석면폐증(asbestosis pulmonum)은 호흡곤란과 흉통이 더 심하다고 알려져 있다.

(2) 기본 병리현상

① 장기간에 걸친 분진 흡입(직업력, 생활력)이 원인이다.

② 건성기침, 호흡곤란, 기침, 객담 및 흉통 등이 발생한다.

③ 청진에서 염발음(fine crackle)을 청취할 수 있다.

④ 호흡기능검사에서 폐확산능(DLCO) ↓, %폐활량(%VC) ↓ 관찰

⑤ 흉부 X-선상에서 입상음영, 부정형음영 등이 관찰되면 진폐증의 조기 변화 여부를 진단하는데 고해상도 전산화단층촬영(computed tomography, CT)이 도움이 된다.

(3) 치료

① 대부분의 진폐증은 완치가 되지는 않기에 완치를 목적으로 하지 않고 증상을 완화시켜주기 위한 치료를 주로 하게 된다.

② 정기적인 건강진단과 분진을 흡입하지 않기 위한 예방이 중요하다.

③ 호흡곤란을 완화시켜주거나 기침과 객담을 조절해주는 치료와 폐렴과 같은 합병증이 발생하는 것을 예방할 수 있는 치료를 병행하게 된다(대증요법 등).

④ 진해제, 거담제의 투여와 잔존 폐 기능 유지를 위한 금연과 호흡재활훈련을 실시한다.

(4) 추가사항

① 분진 중에서 입자가 큰 것은 주로 기관이나 기관지 등의 굵은 기도에 침착하기 때문에 체외로 배출되기 쉽지만, 2~5μm의 작은 입자는 세기관지나 폐포 등의 말초 기도에 침착하기 쉽다. 흡입한 후 시간이 지나 발병하는 경우도 있다.

② 석면증(asbestosis)에서는 흉부 X-선상 및 CT상에서 관찰되는 흉막 플라크나 병리상에서 관찰되는 석면소체가 석면 노출을 가리키는 증거가 되어 진단의 보조가 된다.

③ 석면노출 이력이 있는 사람에게서 악성중피종(malignant mesothelioma), 폐암(lung cancer) 등의 합병증이 높은 비율로 발생하고 있기에 주목을 받고 있다.

〈표 10-3〉 **진폐증의 분류**

	규폐증(silicosis)	석면증(asbestosis)	베릴륨중독증(berylliosis)
원인	• 규산(광산, 석공, 유리 공장 등) • 5μm 이하의 분진 흡입	• 석면(건설업, 석면제품 공장 등) • 5~100μm 석면분진 흡입	• 베릴륨(Be)
부위	• 주로 상폐영역	• 주로 하폐영역	• 주로 폐영역 말초
주요 병변	• 폐간질의 섬유화	• 흉막 변화(석회화)	• 폐간질의 섬유화
음영	• 입상 음영(때로 대음영) • 동심원상의 결절(규폐결절)	• 하폐영역 중심의 부정형 면상 음영 • 결절(−)	• 입상, 선상 음영
소견	• 계란껍질석회화 (egg shell calcification)	• 객담 중 석면소체	• Be 패치테스트(+) • Be에 의한 림프구 자극테스트(+)
속발증	• 결핵	• 악성 중피종, 폐암	• 호흡부전, 심부전에서 예후 불량

〈그림 10-14〉 **진폐증의 원인 및 증상**

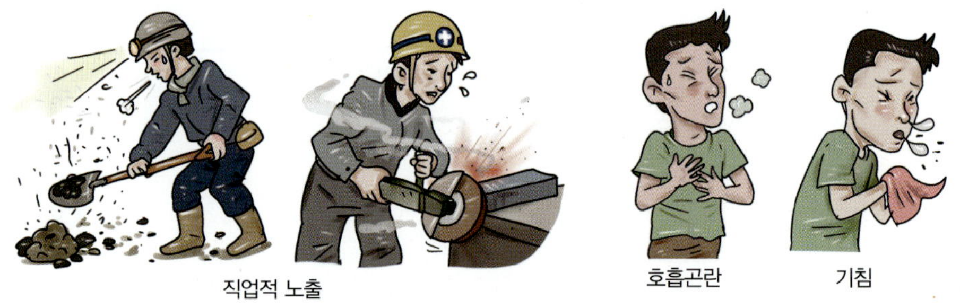

〈그림 10-15〉 **진폐로 인한 폐 섬유화증**

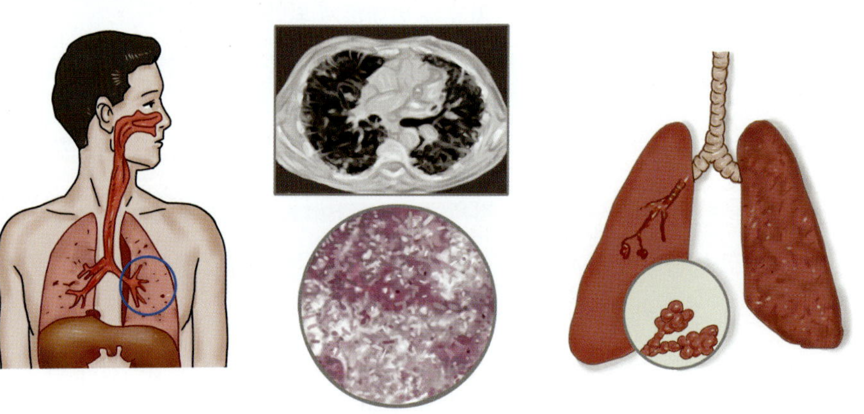

3 폐종양

폐암(lung cancer)은 폐에 생기는 악성 종양(암)을 말하며, 폐를 구성하는 조직에서 종양이 일차적으로 발생한 원발성 폐암과 폐가 아닌 다른 장기에서 종양이 발생하여 혈관이나 림프관을 타고 폐로 이동해 증식하는 전이성 폐암으로 나눌 수 있다.

폐암은 조직학적 모양에 따라 소세포폐암(20%)과 비소세포폐암(80%)으로 분류하며, 비소세포폐암은 다시 선암(40%), 편평상피세포암(30%), 대세포암(15%) 등으로 구분한다.

1) 편평세포암종(squamous cell carcinoma, SCC)

(1) 개요

① 편평상피세포암이 생기는 부위는 폐문부의 비교적 굵은 기관지에서 많이 발생하는데, 폐암 중 흔하게 발생하는 암으로 흡연과 밀접한 관계가 있으며 특히 남성에게 많다.

② 기관지에 혹이 생기면서 기관지 내 세포막이나 혹은 기관지 내부가 손상되어 기침을 하면서 피가 나오는데 그 이유는, 기관지를 좁아지게 하거나 자극하기 때문이다.

(2) 기본 병리현상

① 흡연력이 있는 40세 이상의 남성이 75%이며, 초기 증상은 잦은 기침을 호소한다.

② 초기증상으로 피 섞인 가래와 객혈, 호흡곤란 등도 나타난다.

③ 흉부의 통증: 흉막과 흉벽을 침범하여 생기는 통증과 진행되면서 둔중한 통증이 지속되기도 한다. 갈비뼈로 전이되는 통증, 흉막으로 암이 전이되어 악성 흉막삼출증(pleural effusion)을 만들어 지속적인 통증을 유발하기도 한다.

④ 뇌로 전이되면 두통, 오심, 구토 등이 동반된다.

⑤ 전신증상으로 체중감소 및 식욕부진, 오심, 구토, 악액질, 쉰 목소리, 신체소견으로는 곤봉손가락 등의 증상이 있다.

⑥ 객담검사, 경피적 미세침 흡인검사, 기관지 내시경, 흉강경 등으로 진단한다.

⑦ X선상에서 폐문부 또는 그 주변에 종괴 음영을 관찰하고, CT, Brain MRI, PET/CT 흉부촬영을 통한 확진을 한다.

(3) 치료

① 외과적 절제: 암이 한쪽 가슴 속에만 있고 다른 장기로 전이되지 않아 암을 물리적으로 다 떼어낼 수 있는 정도라고 판단될 때 수술을 시행한다.

② 방사선치료: 3기 이상의 진행성 폐암은 수술 대신 방사선치료가 선택된다.

③ 항암치료: 근치적 절제술 후 재발의 위험을 줄일 목적과 수술을 전제로 하여 종양크기를 줄이기 위하여 시행하는 경우이다.

(4) 추가사항

① 고칼슘혈증을 일으켜 구갈이나 다뇨, 환각, 의식장애를 일으켜 사망하는 경우도 있다.

② 종양이 폐문부에 있으면 기도를 막아 폐쇄성 무기폐나 폐쇄성 폐렴을 일으키기도 하고, 종양이 폐첨부에 있으면 팬코스트증후군(pancoast syndrome)이 관찰되기도 한다.

③ 병기에 따른 치료방법

- 1기~2기: 먼저 수술 시행이 원칙이며, 수술로 한쪽 폐를 모두 절제하는 방법과 한쪽 엽을 절제하는 수술(예: 좌상엽절제술, 우하엽절제술) 등이 있다.
- 수술이 가능한 3기초(IIIA): 3가지로 분류해보면, 수술 후 보조항암치료를 시행하는 방법, 항암치료를 2~3회 시행 후 수술하는 방법, 세 번째는 동시항암방사선치료를 시행 후 수술하는 방법 등이 있다.
- 수술이 불가능한 3기는 동시항암방사선치료가 표준치료로 시행되고 있다.

〈그림 10-16〉 **편평세포암종의 위험요인**

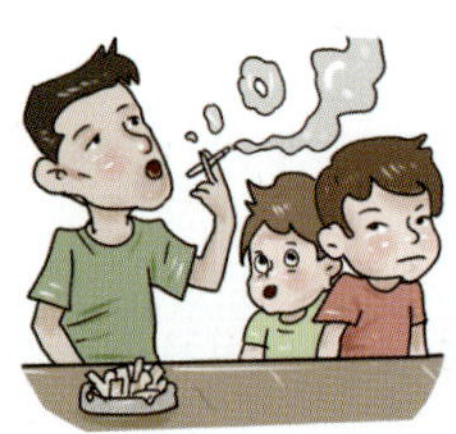
흡연/간접 흡연

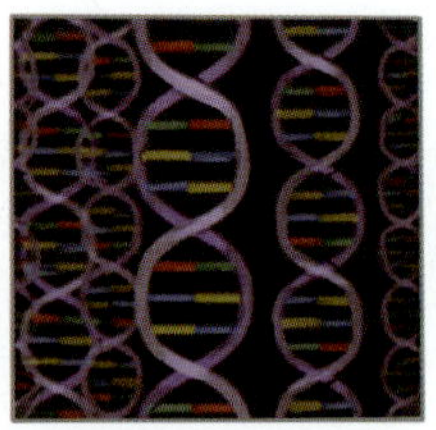

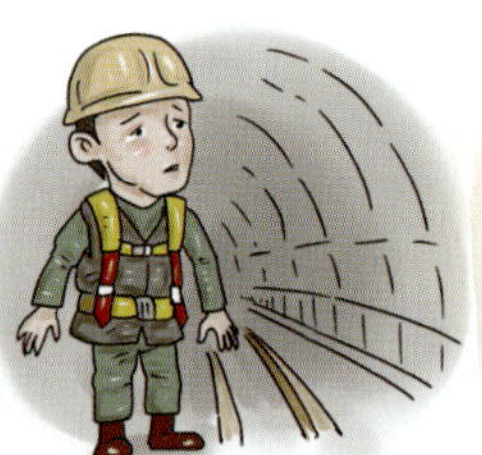
직업적 노출(석면)

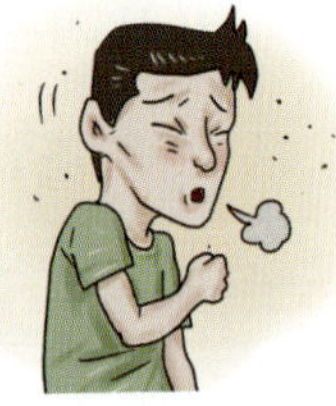
환경적 요인

〈그림 10-17〉 **편평세포암종의 일반적인 증상**

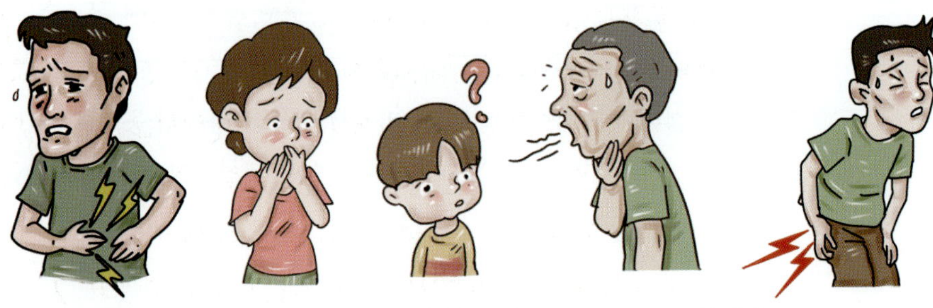

- 기침
- 흉부의 통증
- 뼈의 통증과 골절

- 피 섞인 가래 혹은 객혈
- 쉰 목소리
- 두통, 오심, 구토

- 호흡 곤란
- 상대정맥증후군

〈그림 10-18〉 **편평세포암종(squamous cell carcinoma)의 치료방법**

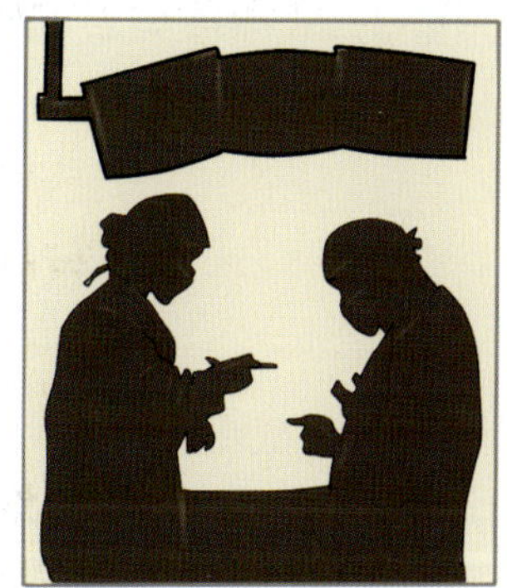
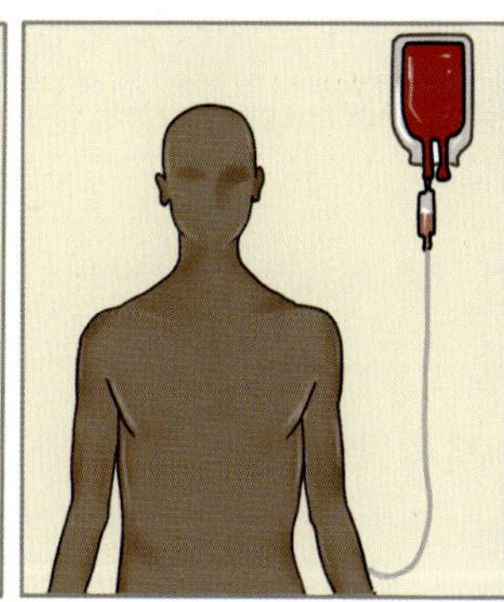
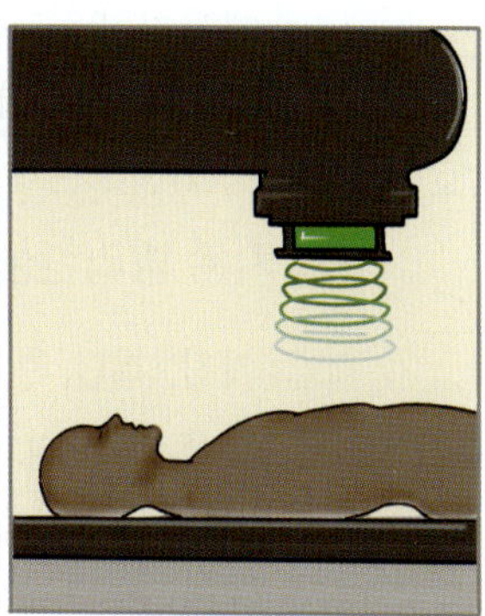

2) 선암종(adenocarcinoma)

(1) 개요

① 선암종은 폐의 선(腺)세포에서 생겨 선암이라고 하며, 선관(duct of gland)으로의 분화 혹은 점액생산이 관찰되는 악성 상피성 종양이다.

② 선암은 주로 기관지의 말단부에서 생겨 흉부 X-선 사진에서 조그마한 폐 결절이나 폐렴과 같은 폐경화 소견(음영)을 보이기도 한다.

③ 편평세포암종과 같이 비소세포암이며 원발성 폐암으로 발생부위에 따라 붙인 이름으로 원인

〈표 10-4〉 **조직형에 따른 폐암의 종류와 특징**

조직형	소세포암	비소세포암	
		편평상피암	샘암
호발부위	폐문부	폐문부	주변부
빈도	15%	35%	45%(여성에서 가장 많은 형태)
흡연과의 관계	깊음		있음
증상	조기부터 기침, 가래, 혈담		초기증상은 없음
진단	객담세포검사 및 기관지폐생검(TBLB)		CT 가이드 하의 침생검
치료	• 화학요법 • 한정되어있으면 방사선 병용	• 한쪽 폐, 종격에 한정되는 경우: 수술요법이 기본 • 반대쪽으로 전이되거나 원격전이가 관찰되는 경우: 화학요법, 방사선요법	

이나 진단, 치료 등이 유사하게 진행되고 있다.

④ 폐영역(말초)에 호발하며 발육은 늦지만, 혈행성으로 뼈나 뇌로 쉽게 전이된다. 방사선(radiation)과 항암제(anticancer drug)의 감수성은 낮다.

(2) 기본 병리현상

① 기침, 객담, 혈담, 흉통

② 흉부 X-선에서 폐 영역에 옅은 종괴 음영을 관찰할 수 있다.

〈그림 10-19〉 **선암의 병기에 따른 분류**

■ 1기 암은 단지 폐에만 존재하며, 림프절로는 전이되지 않은 상태

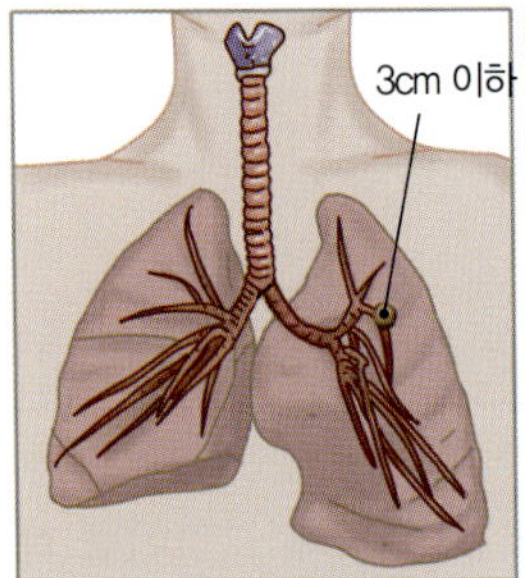

1A기: 종양 크기 직경 3cm 이하

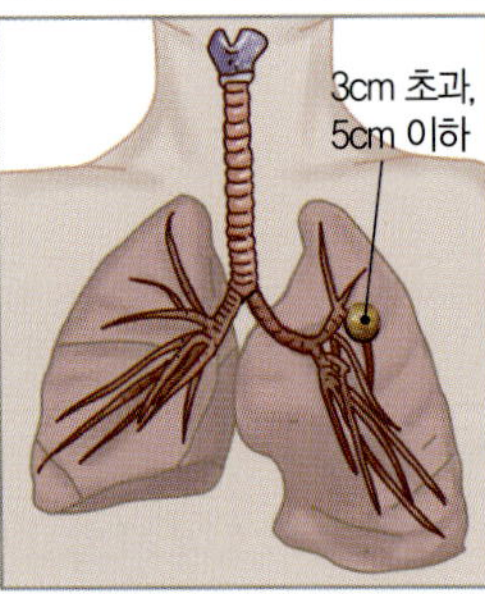

1B기: 종양 크기 직경 3cm 초과, 5cm이하

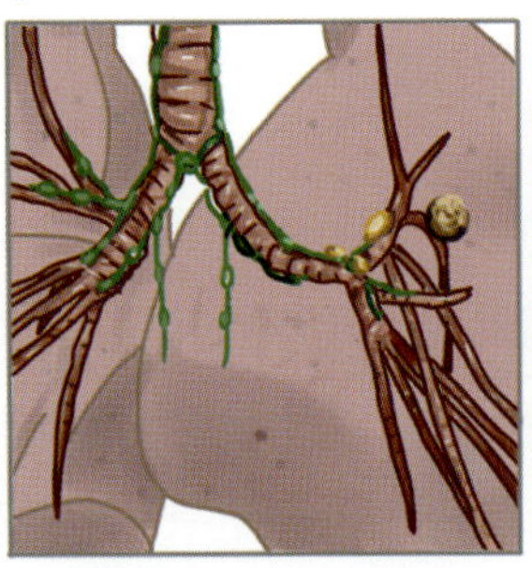

2A기: 종양이 직경 5cm 이하이며 림프절 전이가 있는 경우

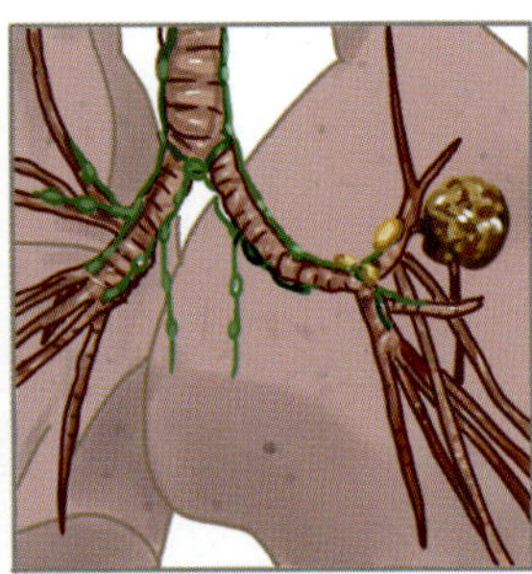

2B기: 종양이 직경 5cm 초과, 7cm 이내 림프절 전이가 있는 경우

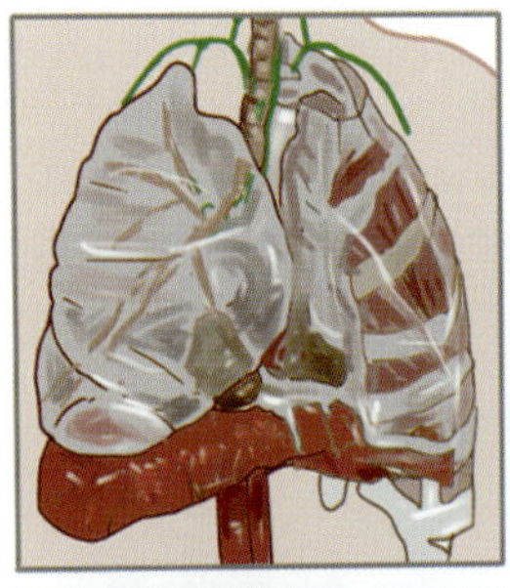

2B기: 종양의 직경이 7cm 초과이면서 림프절 전이가 없는 경우 다른 결절이 같은 엽에 있으면서 림프절 전이가 없는 경우

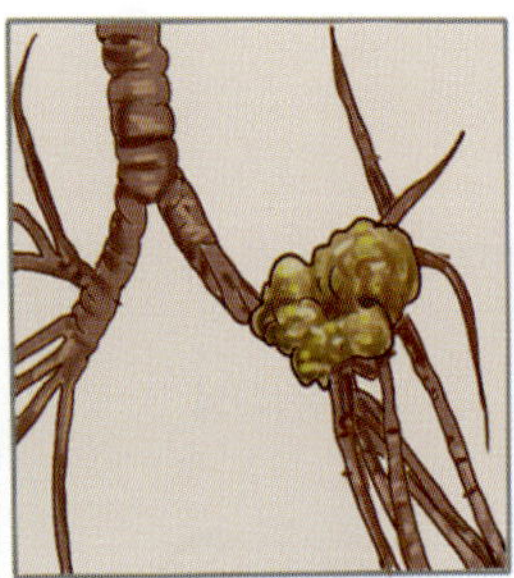

2B기: 주기관지 내부로 많이 자라 왔으나 기관 분지부위는 침범하지 않은 경우

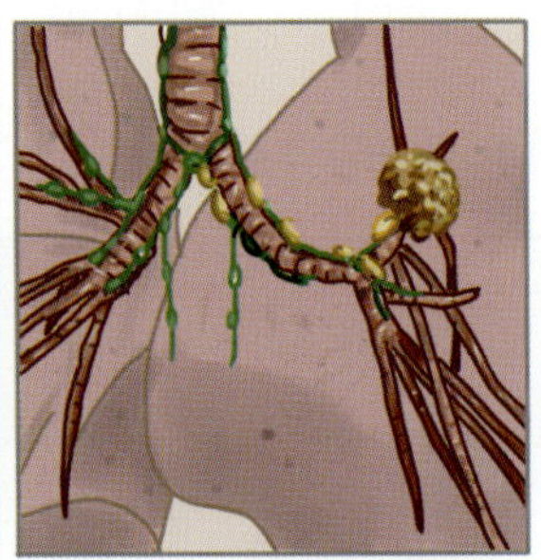

3A기: 같은 쪽 세로칸 림프절까지 전이가 있는 경우

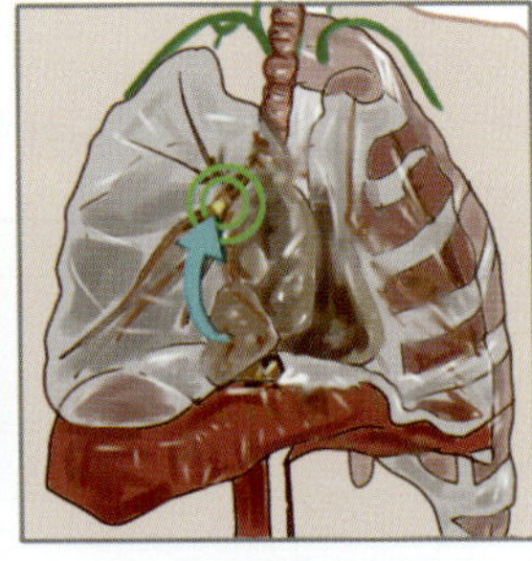

3A기: 근처 림프절에만 전이가 있으나 흉벽, 횡격막, 세로칸 가슴막, 심낭막 등에 침범한 경우

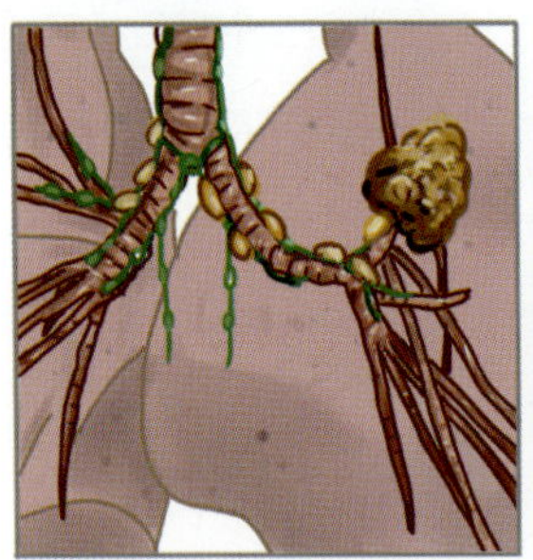

3B기: 반대쪽 세로칸 림프절까지 전이된 경우

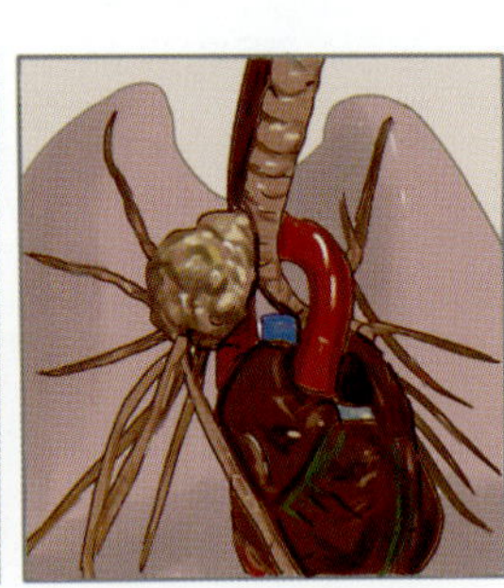

3B기: 큰 혈관이나 기관, 식도를 침범한 경우

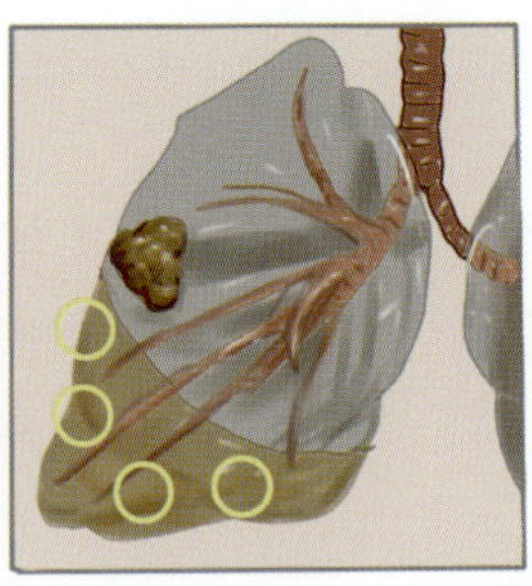

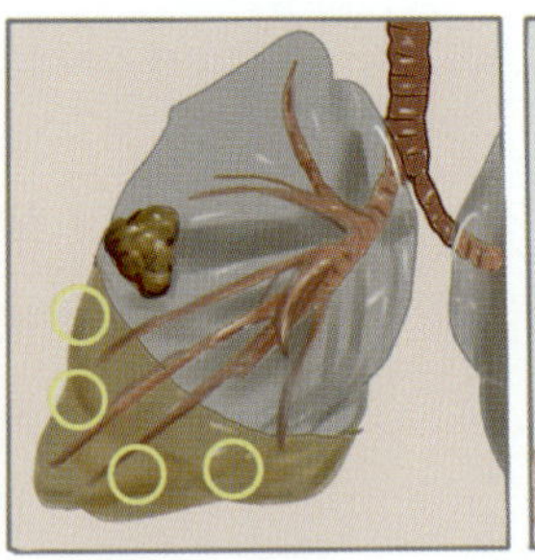

■ 4기 악성 가슴막염이 있거나 폐의 다른 엽에 전이되었거나 다른 장기로 전이된 상태(뇌, 뼈, 간, 부신, 골수 등)

③ 흉부 CT에서 바늘모양 음영(spicula), 흉막 함입상, 혈관 수속상이 관찰되면 선암종을 의심해 본다.

④ 확정진단은 객담검사, 세포진찰 등을 시행한다.

(3) 치료

① 임상 병기에 준해 치료, 수술요법이 기본이 된다.

② 수술요법: 폐엽 절제 + 폐문 · 종격림프절 제거

③ 근치적 – 방사선요법 + 화학요법

④ 전신 – 화학요법 원격전이가 있는 사례

(4) 보충사항

〈그림 10-20〉 **소세포암과 선암의 발생부위**

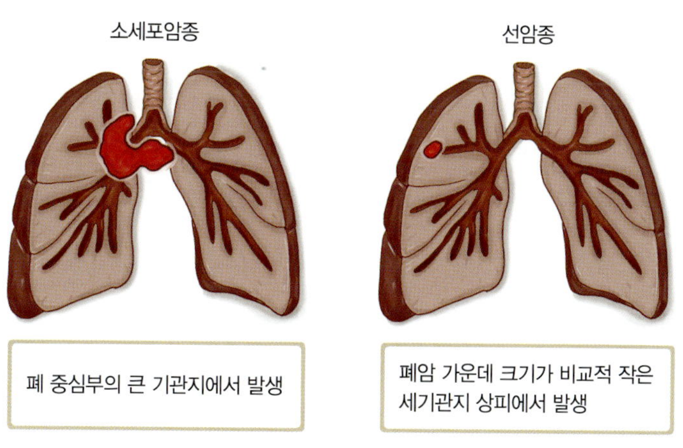

3) 소세포암종(small cell carcinoma)

(1) 개요

① 소세포암종은 소형의 종양세포가 미만성으로 배열된 악성 상피성 종양으로, 소세포폐암은 급속히 성장하고, 대체적으로 종괴가 크며 회백색을 띠고 기관지벽을 따라 증식하는 경우가 많다. 전이되는 장기로는 뇌, 간, 전신 뼈, 같은 쪽 폐 또는 다른 쪽 폐, 부신, 신장 등이다.

② 흡연양이 많은 사람이 소세포폐암 환자의 대부분을 차지하며 폐암 환자의 약 15~25% 에서 발생한다. 전반적으로 악성도가 강하여 발견 당시 림프관이나 혈액 순환을 통하여 다른 장기나 반대편 폐, 종격동으로 전이되어 발견되는 경우가 많고 주로 기도(기관지나 세기관지)에서 처음 발병한다.

③ 폐암 중에서 가장 예후가 불량하나 항암제에 대한 반응은 좋다. 간접흡연을 포함한 모든 흡연은 폐암의 가장 중요한 발병 요인이며 남성에게 많다.

④ 폐암은 흡연을 비롯한 생활 요인과 석면, 비소, 크롬 등의 위험 요인에 노출된 직업적 요인, 공기 중 발암 물질인 벤조피린(benzopyran), 방사선 물질(radioactive substance) 등의 환경적 요인 및 폐암 가족력이 있는 유전적 요인 등 여러 요인이 복합적으로 관여하여 발생한다.

(2) 기본 병리현상

① 흡연력이 있는 중년 이후의 남성, 기침, 객담, 흉통, 쉰 목소리 등이 특징이다.

② 폐문형: 흉부 X-선에서 중추측 종괴 음영과 폐문 · 종격의 림프절종대가 관찰된다.

③ 객담 세포진에서 림프구와 유사하게 세포질이 없는 소형 이형 세포가 관찰된다.

④ 흉부 X-선 검사, 객담세포진 검사. CT촬영, 기관지 내시경 등이 사용된다.

⑤ 확정진단은 객담 세포진, 기관지 내시경검사, 찰과 세포진 등을 시행한다.

(3) 치료

① 소세포폐암은 매우 빨리 자라고 전신으로 퍼져 나가는 암으로 대개의 경우 수술이 불가능하며, 항암화학요법 및 방사선 치료에 반응이 매우 좋다.

② I기 ⇨ 수술요법 + 수술 후 화학요법으로 암세포의 확산을 억제한다.

③ 제한성 병기(I기 제외) ⇨ 방사선요법 + 화학요법을 시행한다.

④ 확장성 병기 ⇨ 항암화학요법이며, 에토포사이드(Etoposide), 아드리아마이신(Adriamycin), 빈크리스틴(Vincristine), 싸이톡산(Cyclophosphamide), 아이포스파마이드(Ifosphamide)을 포함한 다제병용요법이 시행된다.

⑤ 예방적 뇌 방사선치료: 항암화학요법 및 방사선치료로 폐암이 소실된 경우에 재발 방지를 위해 시행된다.

(4) 추가사항

① 종양이나 전이 림프절이 상대정맥을 누름으로써 상대정맥증후군(superior vena cava syndrome)을 나타내며 상반신의 부종 등을 일으키는 경우가 있다.

② 종양표지자로서 NSE(neuron-specific enolase)나 pro-GRP(pro-gastrin-releasing peptide)가 이용된다.

③ 종종 람버트-이튼증후군(Lambert-Eaton syndrome)을 합병한다.

④ 소세포암종의 임상병기분류에는 제한형(LD), 확장형(ED)의 분류가 있다.

⑤ 소세포암종은 폐암 중에서 가장 증식력이 강한 암으로, I기의 매우 초기를 제외하고 기본적으로 수술은 적용하지 않는다.

⑥ 소세포암종은 진행이 빠른 반면 방사선, 항암제에 대한 감수성이 폐암 중에서 가장 높기 때

문에 신속하게 치료를 시작해야 한다.

⑦ 소세포암종은 폐문형 폐암으로, 림프관 · 혈관이 풍부한 폐간질, 즉 혈관벽, 기관지벽에 따라 진행하기 쉽다.

〈그림 10-21〉 **소세포폐암의 병기**

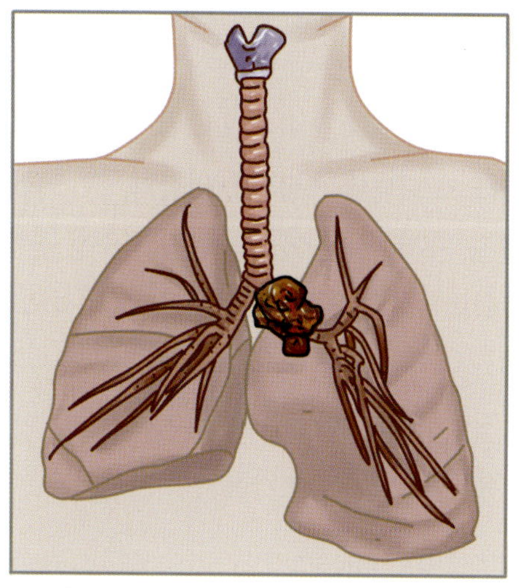

▶ 제한성 병기
암이 종격동을 포함해서 폐의 한쪽에만 국한된 경우

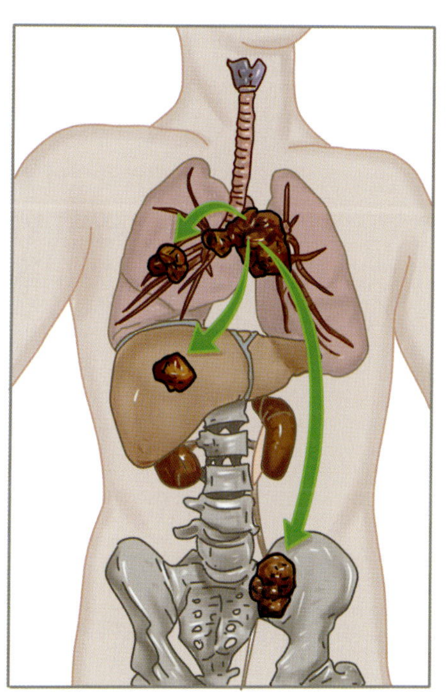

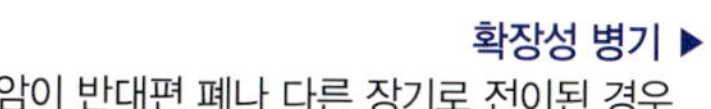

확장성 병기 ▶
암이 반대편 폐나 다른 장기로 전이된 경우

〈그림 10-22〉 **폐의 절제수술**

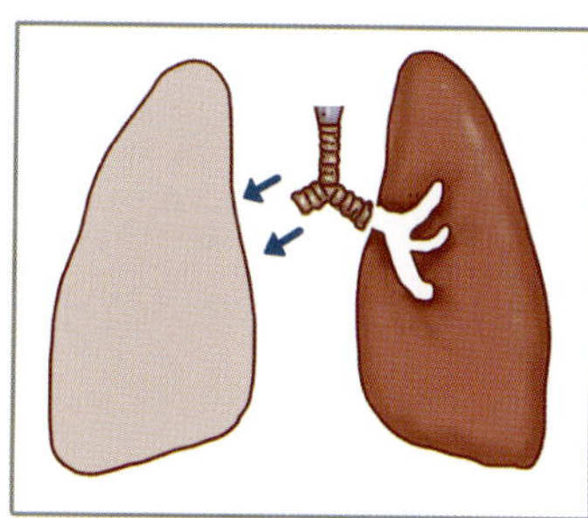

전폐절제술

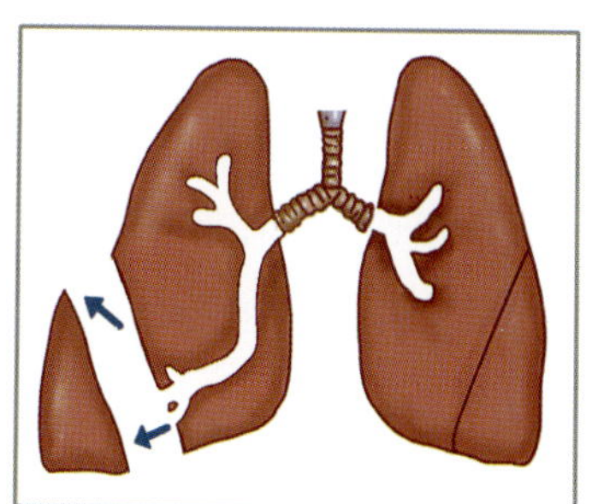

폐엽절제술

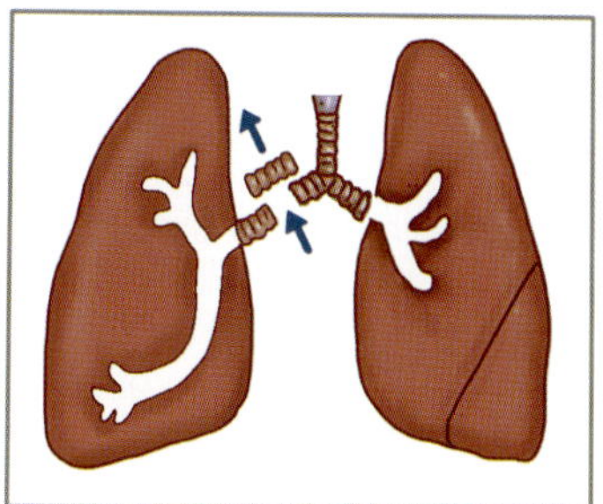

소매절제술

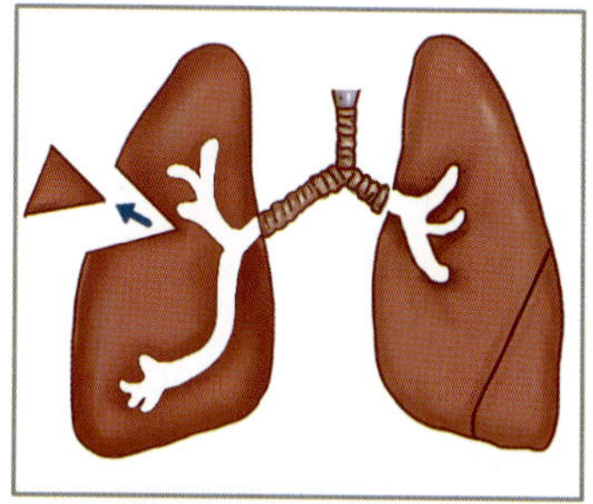

쐐기절제술

4 기타 호흡기 질환

1) 기관지 천식(asthma)

(1) 개요

① 기관지 천식이란 기관지가 어떤 원인에 의해 좁아지면서 숨이 차고, 기침을 하고, 목에서 거친 숨소리(천명)의 증상이 반복적으로 나타나는 질환을 말한다.

② 기관지 천식은 호산구의 침윤을 중심으로 하는 기도의 만성 염증성 질환이다. 기도의 과민성이 항진되는 특징을 나타내며, 광범위한 가역성 기도협착이 반복적으로 나타나 호흡곤란이 되풀이된다.

③ 원인에는 알레르기항원(진드기, 집먼지 등의 흡입, 음식물), 기도감염(바이러스), NSAID나 강압제 등의 약물, 흡연, 자극성 물질의 흡입, 식품첨가물이나 방부제, 냉기, 스트레스, 운동 등이 있다.

(2) 기본 병리현상

① 이른 아침이나 특히 야간에 기침으로 고생한다.

② 발작성 호흡곤란이나 기침이 반복적으로 관찰되며 기침은 기질적으로 나타난다.

③ 반복적으로 쌕쌕거리는 소리(천명)나 운동이 끝난 후에 천명이 심하게 보인다.

④ 대기오염이나 특정 환경에 노출 시 천명이나 기침이 심해진다.

⑤ 감기가 낫지 않고 10일 이상 지속적으로 보이며, 청진에서 피리음(wheezes)이 확인된다.

⑥ 천식여부를 확인 검사: 폐 기능 검사, 기관지 유발시험 등

⑦ 천식의 원인을 위한 검사: 알레르기 피부반응검사, 항원 유발검사 등

⑧ 기타 호흡기 질환 여부 검사: 흉부 방사선 촬영, 객담(가래)검사, 기관지내시경검사

⑨ 폐 기능검사

- 최대호기유속(PEFR): 기관지가 좁아지면서 숨을 내쉬는 것이 크게 감소한다.
- 1초간 노력성 호기량(FEV1): 1초간 내쉬는 공기의 양(호기량)이 크게 감소한다.

⑩ 알레르기피부 단자 시험: 알레르기를 유발하는 원인 항원을 찾기 위한 검사

⑪ 캡사이신(capsaicin)을 이용한 만성 기침 검사: 외부자극에 대한 기침 감수성을 측정하는 방법

(3) 치료

① 증상완화제: 속효성 β_2 항진제, 항콜린제, 경구 및 주사용 스테로이드 제제 등

② 질병조절제: 흡입용 스테로이드, 류코트리엔조절제, 지속성 흡입 β_2 항진제 등

③ 발작 시의 대응: 기본으로 스테로이드(steroid) 전신투여+아미노필린 점적투여하고 심각한 발작은 O_2 흡입, 에피네프린(epinephrine) 투여, 기관삽관, 인공호흡을 한다.

④ 비발작 시의 대응(장기간 관리): 스테로이드 흡입을 기본으로, 테오필린(theophylline)서방제, 항류코트리엔수용체제, 장기간 작용성 β_2 자극제 등을 사용한다.

〈그림 10-23〉 **기관지 천식**

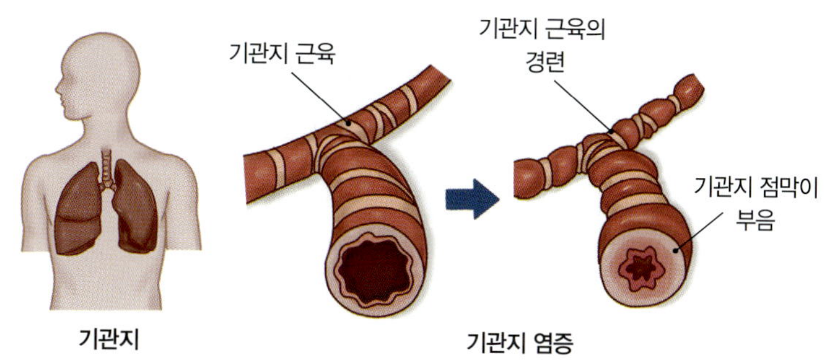

〈그림 10-24〉 **천식의 원인과 악화요인**

털 가진 동물
담배 연기
연기
침대 · 베개 · 소파 먼지
청소때 나는 먼지
강한 냄새 · 스프레이
꽃가루
기후변화
감기
심한 운동 · 힘든 일

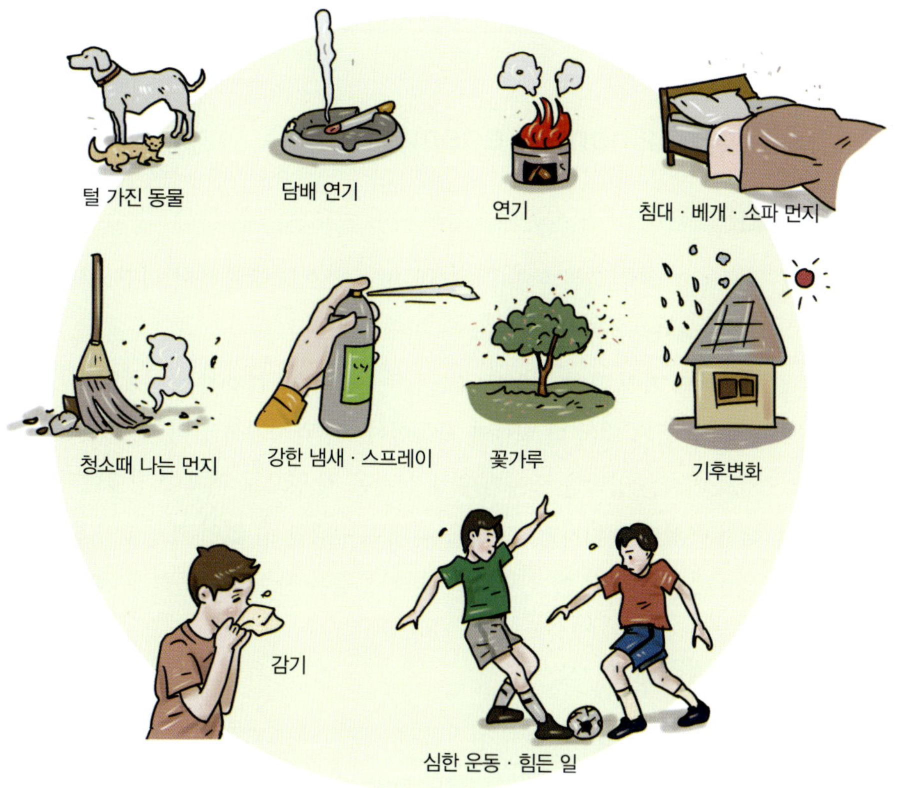

(4) 추가사항

① 기도 가역성을 나타내는 소견으로 FEV1.0% 수치 외에도 β_2 자극제 흡입 후 등의 최대호기 유량(peak expiratory flow, PEF)이 20% 이상 개선되는 것을 들 수 있다.

② 이전에는 비발작 시의 관리에도 β_2 자극제, 테오필린을 사용했지만, 흡입 스테로이드제의 유효성 및 안전성이 확립되어 현재는 흡입 스테로이드의 사용이 기본이 되었다.

〈표 10-5〉 **천식과 세 기관지염의 차이**

감별전	천식	세기관지염
직접 원인	알레르겐, 바이러스, 운동 등	바이러스
발병 나이	2세까지: 50%(첫 돌 전: 30%) 5세까지: 80%	2세 미만(대부분 2~7개월)
재발여부	특징적으로 있음	2회 이하: 70% 3회 이상: 천식으로 이행
천명 발생	갑자기	서서히
감기 증상	있는 경우도 있음	있음
알레르기 가족력	흔함	흔하지 않음

2) 폐부종(pulmonary edema)

(1) 개요

① 폐부종은 폐 모세혈관에서 수분이 혈관 밖으로 누출하여 비정상적으로 고여 있는 상태를 말하며, 저산소혈증(hypoxemia)을 일으킨다.

② 폐부종의 가장 흔한 원인은 울혈심부전증이다. 심부전은 심장이 몸 전체로 혈액을 적절히 공급할 수 없게 되어 더 힘들게 작동한다. 이 과정에서 늘어난 압력이 폐의 작은 혈관들에 가해지고 커지는 압박을 줄이기 위해 혈관은 폐 안으로 액체를 방출한다.

③ 폐가 액체로 채워지면, 그 일을 제대로 수행할 수 없어 폐부종이 발생하며, 폐는 산소를 혈류 안으로 공급할 수 없고, 몸의 여타 부분들은 산소가 부족하게 된다.

(2) 기본 병리현상

① 일반적 증상: 숨참(호흡을 할 수 없을 정도), 호흡곤란(등을 대고 누우면 더 심해짐), 기침, 천명, 객혈, 다한증, 각성도 감소, 다리 부종, 비정상적 심장박동 등

② 심각한 증상: 쇼크, 호흡부전, 산소 부족으로 인한 장기 사망 등이 보인다.

③ 진단검사

- 비정상적인 심장 활동을 확인하기 위한 심초음파 검사를 시행한다.
- 액체를 보기 위한 흉부 X-선 검사: 심음영 확대, butterfly shadow
- 산소 농도를 확인하기 위한 혈액검사: PaO_2의 하강은 저산소증을, $PaCO_2$의 하강은 호흡알카리증을 보여주는 신호이다.
- 심장박동 문제 또는 심장마비 징후를 확인하기 위한 심전도(ECG) 검사를 시행한다.

(3) 치료

① 산소요법(저산소혈증 개선): 동맥혈 산소포화도가 최소한 90% 이상 유지시킨다.

② 약물요법

- 혈관 또는 심장근육수축제: 심장 박출량을 증가시킨다.
- 이뇨제: 체내의 체액이 감소로 좌심실 압력을 떨어뜨린다.
- 혈관확장제: 모세혈관 내 정수압이 감소하여 폐부종이 개선된다.
- 모르핀: 혈관 확장으로 폐부종이 감소하며 중추신경계 작용으로 호흡곤란을 개선한다.

③ 혈액 투석: 혈액 투석을 통해 수분을 몸 밖으로 배출하는 방법이다.

④ 인공호흡기 치료: 약물에도 호흡곤란이 지속되고 혈중 산소포화도가 비정상일 때

(4) 추가사항

① 경~중등도에서는 Ⅰ형 호흡부전을 나타내지만, 중증예에서는 $PaCO_2$는 상승하고 Ⅱ형 호흡

〈그림 10-25〉 **폐부종 양상**

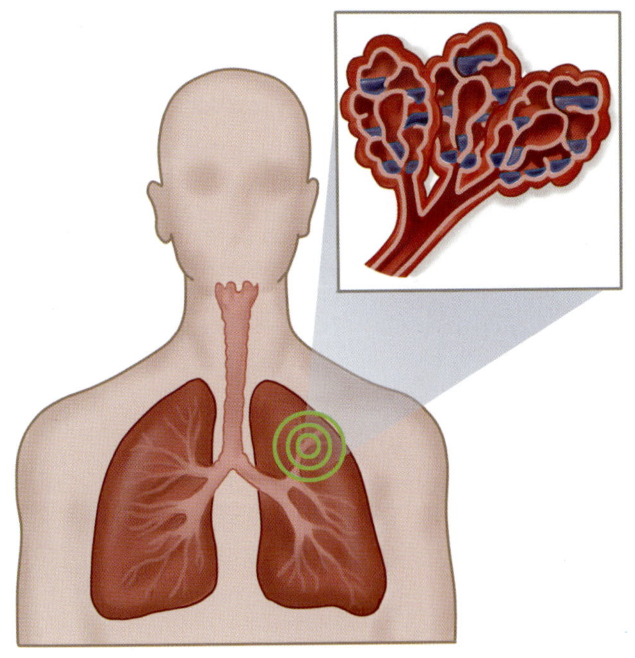

부전을 나타낸다.

② 비심장성 폐부종의 원인으로 급성호흡곤란증후군(acute respiratory distress syndrome, ARDS), 신증후군(nephrotic syndrome), 간경화(hepatic cirrhosis), 외상, 쇼크 등이 있다.

〈그림 10-26〉 **폐부종의 치료**

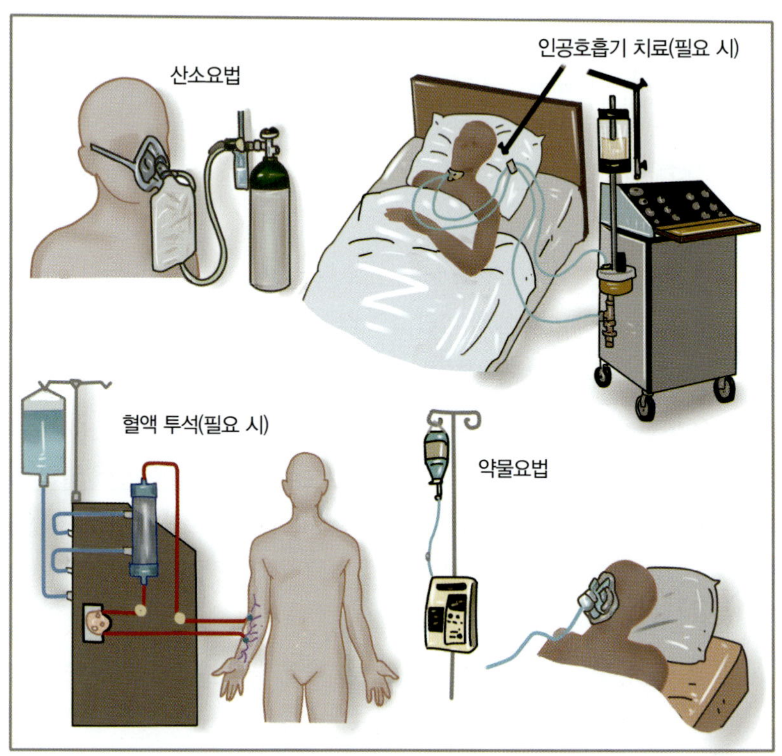

〈그림 10-27〉 **과호흡의 현상과 임상적 치료**

임상양상
• 가슴 답답함에 이은 호흡수 증가
• 흥분
• 실수
연관되는 조건
• 불안장애
• 전환장애

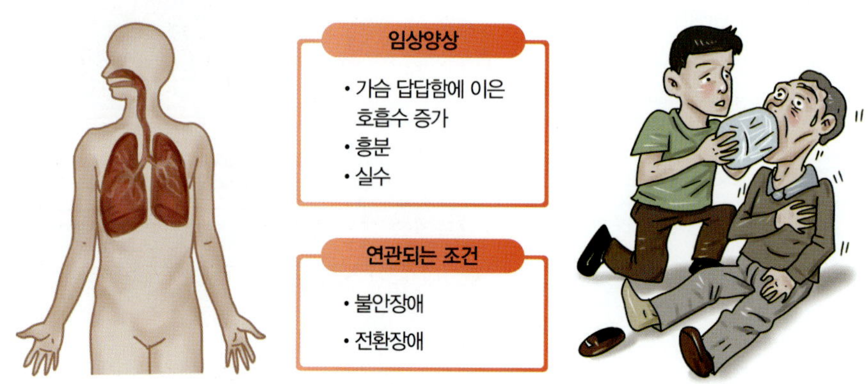

3) 기흉(pneumothorax)

(1) 개요

① 기흉은 흉강 내에 공기가 저류되는 질환으로 폐실질에 기포가 있거나 이들 기포가 파열되어 흉강 내에 공기가 저류되어 호흡곤란 및 흉부동통이 나타나는 질환을 말한다. 원인에 따라 크게 자발기흉, 외상성 기흉의 2가지로 분류된다.

② 자발기흉(spontaneous pneumothorax)은 폐흉막 천공 또는 파열로 공기가 흉막강 내에 고인 상태를 말하며, 원발성 기흉과 속발성 기흉으로 분류한다.

③ 외상성 기흉은 외부로부터의 상해에 의해 발생한 기흉을 의미하며, 외상성 기흉의 가장 흔한 원인은 외상에 의해 갈비뼈(늑골)가 골절되면서 인접해있는 폐를 찔러 손상시키는 것이며, 병원에서 시술이나 처치 과정에서 기흉이 발생하는 경우도 있다.

(2) 기본 병리현상

① 자연기흉의 발생요인: 흉막하 소(小)기포가 터지는 경우와 폐결핵이 원인인 경우, 천식이나 폐렴, 폐농양, 백일해 등 폐 질환이 있는 경우에 기흉이 발생하는 경우가 있다.

② 외상성 기흉의 발생요인: 쇄골하정맥 카테터 삽입을 하는 과정이나, 흉강천자를 하는 경우, 인공호흡기/심폐소생술을 시행하는 과정에서 발생한다.

③ 갑작스러운 호흡곤란과 기침, 흉통 등이 관찰된다.

④ 타진에서 환부 측 공명음(tympany)이 확인된다.

⑤ 촉진에서 목소리 진동음(vocal fremitus)의 감소가 보인다.

⑥ 청진에서 폐포 호흡음이 감소되는 것을 확인할 수 있다.

⑦ 흉부 X-선상에서 폐혈관 음영이 관찰되지 않고 투과되는 소견이 나타난다.

⑧ 흉부 CT 촬영 등으로 확진한다.

(3) 치료

① 안정을 취하고 산소를 투여한다(무증상 ⇨ 안정, 중등도 이상 ⇨ 흉강배액).

② 흉관삽입술을 시행하여 공기를 뽑아내고 폐를 펴주는 치료를 시행한다.

③ 화학적 흉막유착술: 공기유출을 근원적으로 막고 기흉의 재발을 방지하기 위해 흉막 내부로 화학약품을 투여한다.

④ 수술적 처치: 공기누설이 지속되는 기흉, 재발기흉, 긴장기흉, 혈기흉, 양측기흉인 경우 개흉수술이 필요한 경우도 있다.

(4) 추가사항

◆ **외상성 기흉(좁은 의미)의 분류**

① 폐쇄성 기흉: 폐좌상 등으로 흉강 내에 공기가 침입한 후에 손상부가 폐쇄된 것

② 개방성 기흉: 손상부를 통해 흉강이 직접 혹은 간접적으로 외부와 교통하고 있는 것

- 외개방성 기흉: 흉벽 손상부를 통해 공기가 외부와 흉강 안을 자유롭게 교통하는 상태
- 내개방성 기흉: 폐 또는 기관지의 손상부를 통해 흉강이 외부와 교통하고 있는 상태

③ 긴장기흉

〈그림 10-28〉 **기흉의 분류**

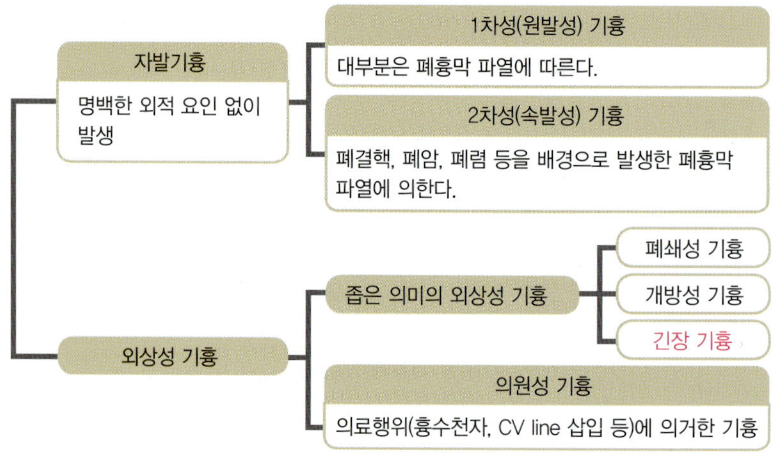

CV: central venous(중심정맥)

〈그림 10-29〉 **정상호흡과 기흉의 호흡**

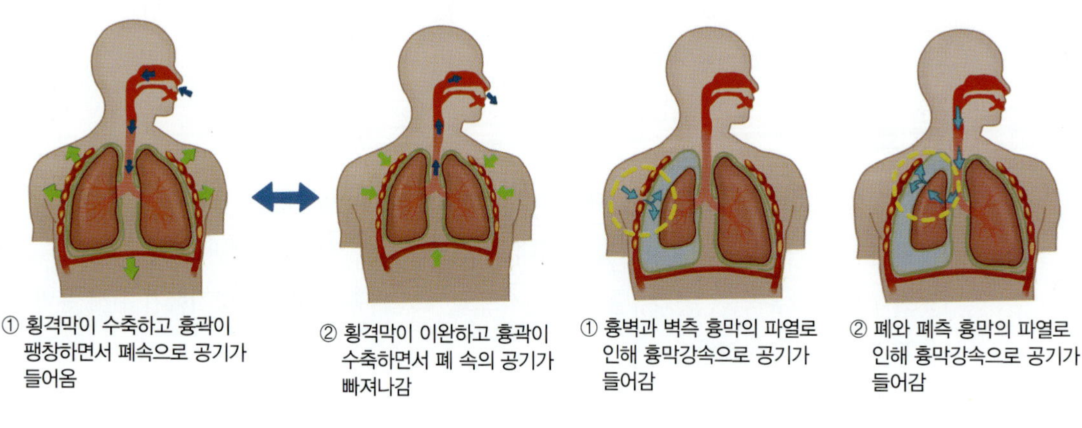

〈그림 10-30〉 **긴장성 기흉의 양상**

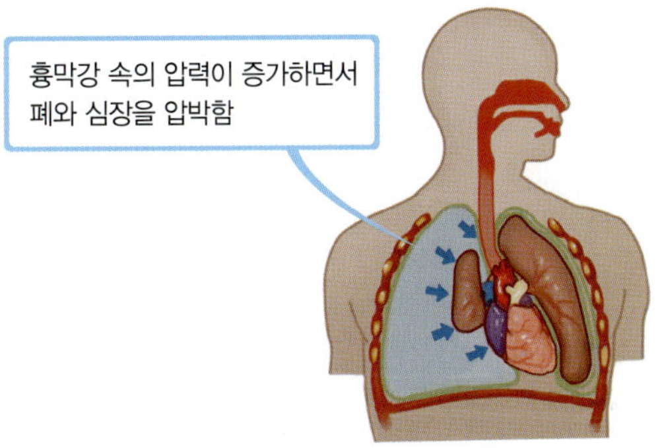

〈그림 10-31〉 **흉관삽입을 이용한 기흉치료**

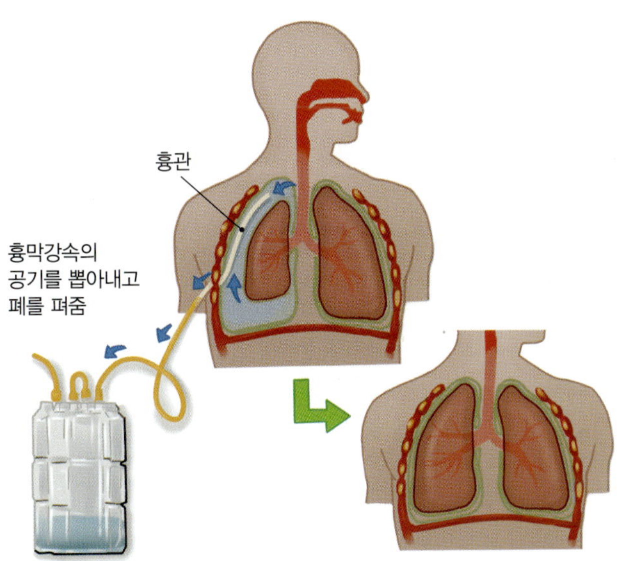

제11장

신장 · 비뇨기 질환

학습목표

1. 비뇨기계의 각 구조를 이해하고 각각의 기능을 학습한다.
2. 비뇨기계에서 발생하는 각 질환들의 발생기전을 학습한다.
3. 비뇨기계에서 발생하는 질환에 대한 병리현상을 학습한다.
4. 비뇨기계에서 발생하는 질환들의 병리에 맞는 치료의 형태를 알아보고 그 과정을 학습한다.

1 신부전증(renal failure)

신부전이란 신장 기능이 저하하여 체액의 항상성을 유지할 수 없게 된 상태를 말한다. 신부전은 급격하게 발병해서 회복 가능성이 있는 급성 신부전, 그리고 기본적으로 비가역성의 만성 신부전으로 나뉜다.

1) 급성 신부전(acute renal failure)

(1) 개요

① 각종 원인 때문에 신장 기능이 수 시간 또는 수일 만에 급격하게 신기능이 저하되어 체액의 항상성(homeostasis: 체내의 수분과 염분 등의 조성을 일정하게 유지하는 기능)을 지속할 수 없게 된 상태를 말한다.

② 이로 인해 몸 안에 불필요한 노폐물을 소변으로 배설하는 신장의 능력이 저하되기 때문에 크레아티닌, 요소질소, 그 밖의 몸의 노폐물(질소화합물) 등이 체내에 남아서 체액의 항상성을 유지하지 못하고 곧, 생명이 위험해진다.

③ 급성 신부전증의 발생 빈도는 매우 낮지만 일단 일어나면 매우 위중하며, 특히 핍뇨성의 급성 신부전은 증세가 나타나면서부터 수일 내에 고질소혈증(azotemia)에 빠져 투석을 하지 않으면 생명이 위험할 수도 있다.

④ 원인에 따라 신전성, 신성, 신후성으로 크게 나뉜다. 가장 많은 것은 신성이며, 급성요세관괴사(acute tubular necrosis)에 의한 것이 많다(약 60~70%, 급성신부전).

(2) 기본 병리현상

① 급성 요세관괴사 등이 대표적인 원인이며 소변량이 급격히 감소한다.

② 전해질의 불균형과 감염에 대해 면역력이 약화된다.

③ 식욕부진, 오심, 구토, 설사 혹은 변비와 같은 위장관 합병증이 발생한다.

④ 빈혈이나 혈소판 기능, 부전신기능에 장애가 발견된다.

⑤ 감정이 둔해지고 경련과 혼수를 야기하는 요독성 뇌 질환 등이 발생한다.

⑥ 검사방법

- 혈액 및 소변검사
- 복부 초음파검사
- 필요에 따라 방사성 동위원소 촬영법, 역행성 신우조영술, 하행성 신우조영술 등과 같은 방사선학적 검사 시행
- 원인 질환이 불확실한 경우 신장조직검사 시행

〈그림 11-1〉 **급성 신부전의 분류**

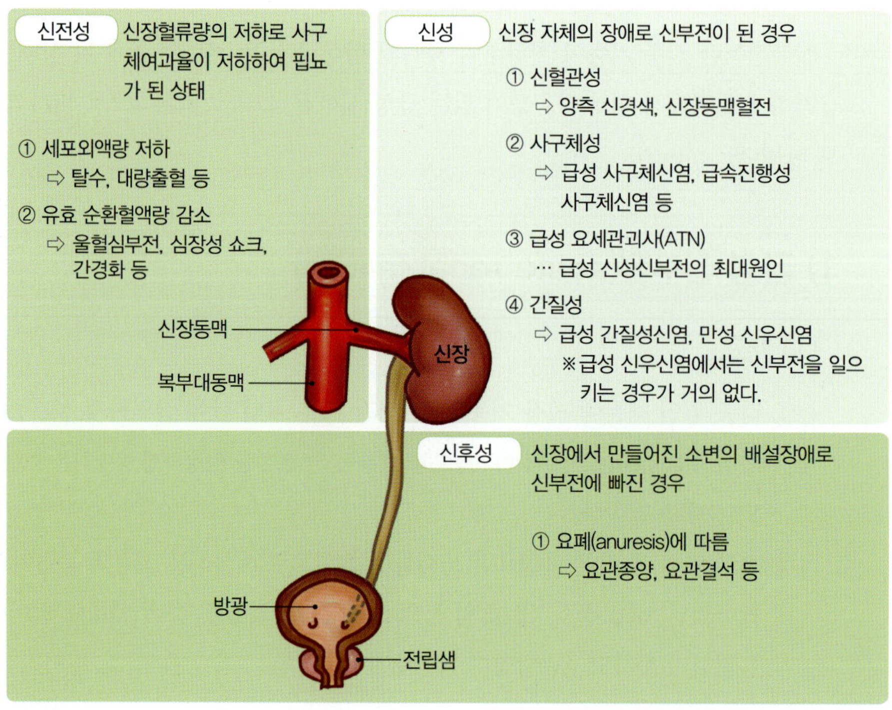

(3) 치료

① 식사요법: 저단백 · 고열량 식사(경구섭취가 불가능하면 고열량수액)를 제공한다.

② 약물요법(수분 · 전해질 관리를 중심으로)

- 수분, Na: 핍뇨기 시 흡수를 제한시키나, 이뇨기에는 제한 · 완화를 조정한다.
- 대사산증 보정 ⇨ 수액요법을 통해 조정한다.
- K 제한 ⇨ 고칼륨혈증(7~8mEq/L)이 관찰되면 글루콘산칼슘, 중탄산나트륨, 양이온교환 수지 등을 통해 조절한다.

③ 위험률이 높은 경우 투석요법(진단이 확정되면 조기에 고려)을 시행한다.

④ 급성 신부전 환자의 사망 원인 중 가장 중요한 것은 패혈증이기에 예방이 무엇보다 중요하다.

〈그림 11-2〉 **급성 신부전의 원인**

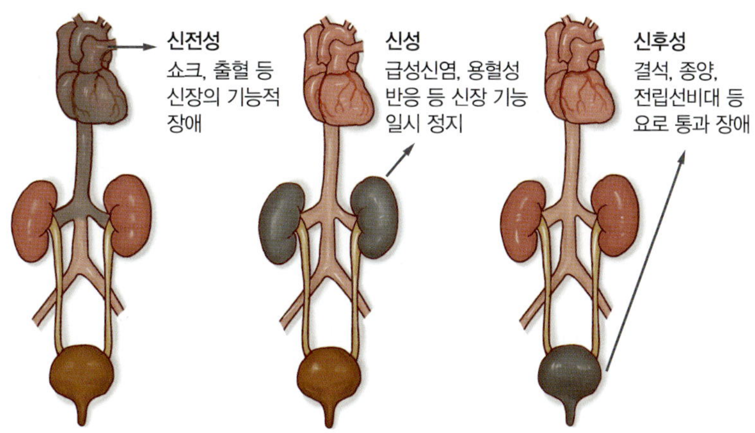

〈그림 11-3〉 **신부전의 진행**

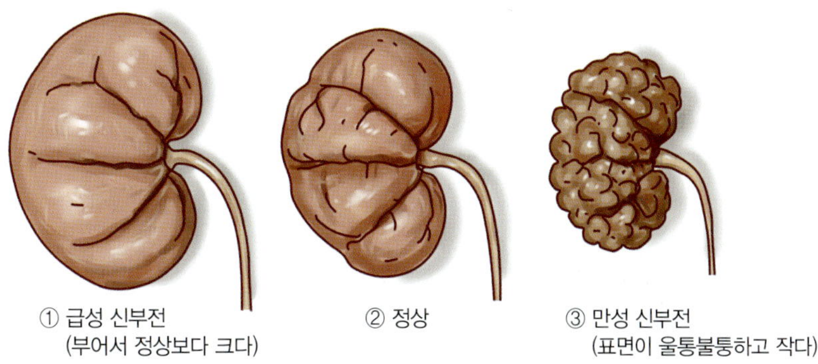

2) 만성 신부전(chronic renal failure, CRF)

(1) 개요

① 신장의 사구체 여과기능이 영구적으로 감소되어 신장의 기능 회복이 불가능한 상태를 말하며, 신장의 기능저하가 6개월 이상 지속되고 여러가지 증상이 나타나는 임상증후군으로 요독증(uremia)이라고도 한다.

② 만성 신부전의 3대 주요원인으로는 당뇨병, 고혈압, 사구체신염이 있고 그 외에도 만성 신우신염, 다낭성 신장병, 신결핵 등이 있다.

③ 일반적으로 만성 신부전이란 사구체여과율(GFR)이 30mL/분 이하의 장애가 지속적으로 있는 것을 말하며 혈청 크레아티닌 2mg/dL 이상이 지속된다.

④ 당뇨병의 경우 당뇨조절의 실패로 인한 합병증으로 모세혈관에 변화가 생겨 단백뇨가 심해지고, 사구체 여과율이 감소되며, 부종과 고혈압이 발생한다.

⑤ 고혈압은 합병증으로 단백뇨, 신부전 등이 생길 수 있다. 만성 사구체신염은 오랜 기간 지내면서 신손상이 진행되어 만성 신부전에 이르게 된다.

(2) 기본 병리현상

① 사구체 기저막의 투과성 항진: 수년 전부터 단백뇨, 혈뇨 등을 보인다.

② 고혈압, 부종, 빈혈을 동반한다.

③ 자각증세로는 다뇨(특히 밤에 화장실 가는 횟수의 증가), 눈 주위와 하지의 부종, 몸이 나른해진다.

④ 쉽게 피로해지고, 식욕이 없으며, 피부의 소양증, 구취(암모니아 냄새) 등의 현상을 보인다.

⑤ 어린이는 발육이 늦어지고 안색이 나빠져 만성 신부전이 발견되기도 한다.

(3) 치료

① 보존요법

- 수분 및 전해질의 불균형은 식이요법 ⇨ 염분은 하루 3g, 수분은 요량에 500ml를 더한 분량, 칼륨섭취의 제한 및 이뇨제 사용으로 조절하고 고열량식을 제공한다.
- 약물요법: 스테로이드(steroid), 에리트로포에틴(erythropoietin) 등을 사용

② 고혈압에는 강압제 사용 ⇨ ACE 억제제, Ca 길항제, 히드랄라진(hydralazine), 메틸도파(methyldopa) 등

③ 소양감은 단백질과 인 섭취제한, 인 결합제, 항히스타민제, 자외선 등으로 치료한다.

④ 고칼륨혈증에는 이온교환수지, 포도당+인슐린 등을 사용한다.

⑤ 식이요법은 신부전의 진행을 지연시키고, 영양상태를 유지하며, 신부전의 대사이상이나 요독증상을 완화, 개선하는 것이다.

⑥ 잔여 신기능이 정상의 5~10%가 될 때 혹은 혈중 크리아티닌치가 10mg/dl 이상이 되면 치환요법(auxotherapy)이 필요하다.

⑦ 투석요법 ⇨ 임상증상(요독증 증상), 신장 기능(혈청 Cr), 일상생활, 연령을 고려한다.

(4) 추가사항

① 혈청 Cr≧mg/dL에서는 고칼륨혈증(hyperkalemia)이 확인되기 때문이다. 강압제는 Ca 길항제를 이용하는 경우가 많다.

② 만성 신부전에 가장 유효한 치료법은 투석요법 혹은 신장이식(콩팥이식, renal transplantation)이다.

〈그림 11-4〉 **만성 신부전의 의심 증상**

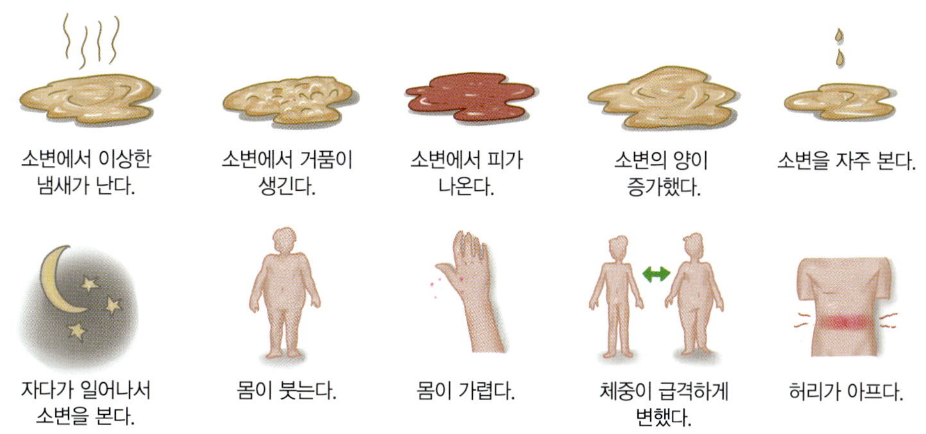

〈그림 11-5〉 **혈액투석과 복막투석**

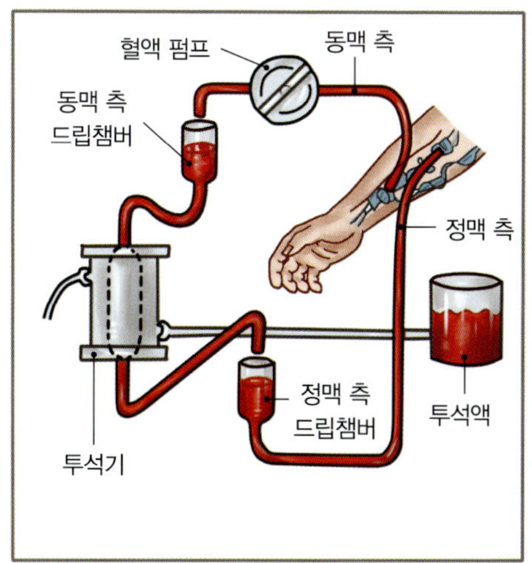

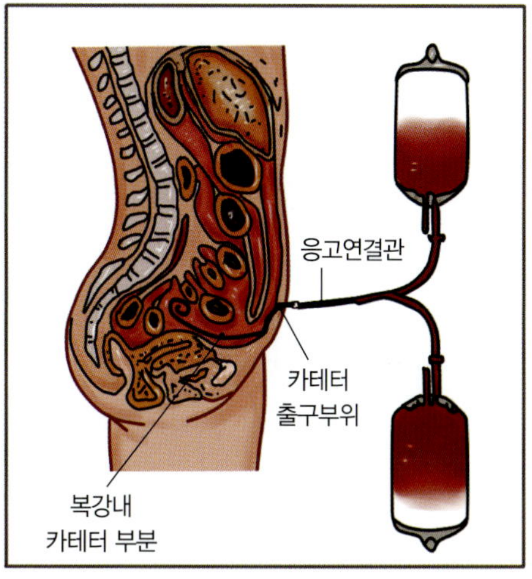

〈그림 11-6〉 신부전증의 원인 및 분류

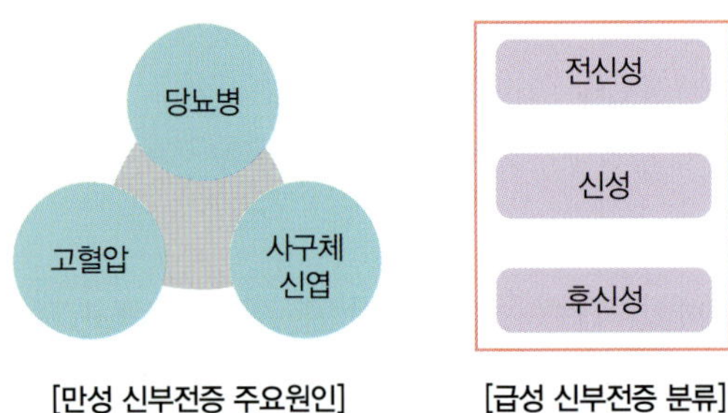

〈그림 11-7〉 신부전증의 증상

만성 신부전증	급성 신부전증
오심과 구토	무증상
눈 주위와 하지의 부종	핍뇨와 무뇨
나른함/피로감/불면증	오심과 구토
식욕부진/변비	식욕부진
구취	경련
피부 가려움증	혼수

비뇨기 질환(nephropyelitis)

1) 신우신염

(1) 개요

① 신우신염(깔때기콩팥염, pyelonephritis)이란 일반세균에 의한 콩팥실질, 콩팥깔때기(신우), 콩팥잔(신배) 계통의 감염병으로, 원인균은 대장균이 가장 많다.

② 병변의 주체는 콩팥깔때기, 요세관을 포함한 사이질이며 사구체까지 병변이 미치는 경우는 없다. 감염 경로는 상행성 감염으로 방광염(cystitis)에 이어서 많이 발생한다.

③ 해부학적으로 요도가 짧은 여성에게서 발생하기 쉽고, 요류 정체, 당뇨병 등의 기저질환이 있으면 반복하여 재발된다.

④ 신우신염은 급성과 만성, 단순 및 복합성 신우신염으로 분류할 수 있으며, 급성 신우신염은 급성 염증의 결과로 나타나는 반면에 만성 신우신염은 점진적인 신장의 손상을 주는 급성 신우신염의 반복적 결과로 나타난다.

(2) 기본 병리현상

① 위험인자로는 결석, 종양과 같은 비뇨기계의 이상, 선천적 기형, 방광기능 이상, 당뇨, 만성 방광염, 요로 통과장애 환자, 요도 카테터 유치 환자, 임신부 등에서 보인다.

② 60세 이상의 전립선비대로 인해 소변역류가 발생하는 남성이나 초등학생 정도의 어린아이들에게서도 발생하기도 한다.

③ 증상은 감기와 비슷하여 고열, 오한, 전율, 요통 등이 나타난다.

④ 백혈구 증가, 세균뇨, 농뇨 등을 보이며 빈뇨 및 배뇨 장애의 증상을 나타낸다.

⑤ 만성 신우신염(chronic pyelonephritis)만 있을 경우 무증상이지만, 방광자극 증상, 만성피로, 양쪽 신장 부위의 경한 통증 등이 보이며, 차츰 고혈압 및 신장위축 등이 유발된다.

⑥ 신우신염을 진단하기 위해서는 아침 첫 소변으로 염증세포나 세균검사를 해본다.

(3) 치료

① 소변 배양 검사에 따라 원인균에 적합한 신독성(nephrotoxicity)이 낮은 항생제를 선택하여 사용한다.

- 첫 감염 ⇨ 페니실린
- 재발 ⇨ 제2 · 3세대 세펨계, 뉴퀴놀론계

② 방광 경련을 완화하기 위하여 항경련제를 사용하며, 안정, 영양, 적절한 수분섭취 등을 장려하여 빠른 회복을 도모하고 폐쇄증상은 수술로 교정해야 한다.

③ 신우신염이 반복적으로 재발할 시에는 핵의학 검사 및 비뇨기 검사 등을 통해 요로 역류 등의 원인에 의한 손상을 방지한다.

④ 항고혈압제제도 투여하며 만성 신우신염으로 인해 신부전이 발생하면 혈액투석이나 신장이식술을 해야 한다.

(4) 추가사항

① 급성 신우신염과 만성 신우신염의 감별

② 급성 신우신염의 원인균으로는 그람음성간균(gram negative bacillia)이 많은데, 구체적으로는 대장균[(Escherichia coli) 최다], 프로테우스(proteus), 클레브시엘라(Klebsiella) 등이다.

③ 방광염을 일으키면 방광 점막 자극으로 배뇨통, 빈뇨, 야간빈뇨가 관찰된다. 신우신염을 일으키면 신우 점막을 자극하여 메스꺼움, 구토나 식은땀 등 내장반사(visceral reflex)에 기초한 증상을 나타낸다.

〈표 11-1〉 **급성 신우신염과 만성 신우신염**

	급성	만성
역학	학령기~장년기, 여성에게 많음	아동에서는 적음
증상	고열, 오한, 방광염 증상 늑골척추각 압통(CVA tenderness) ※고혈압은 드뭄	※ 일반적으로 자각증세가 적음 식욕부진, 전신권태감, 고혈압, 요농축력 장애(비교적 조기부터), 요산성화능 저하
IVP, 초음파	정상	신장 윤곽 부정, 반흔 위축, 신배 확장
요침전물	담염세포(pale cell)	휘세포(glitter cell)
예후	급성신부전은 일으키지 않음	때로 급성신부전을 일으킴

〈그림 11-8〉 **급성 신우신염의 연령별 증상**

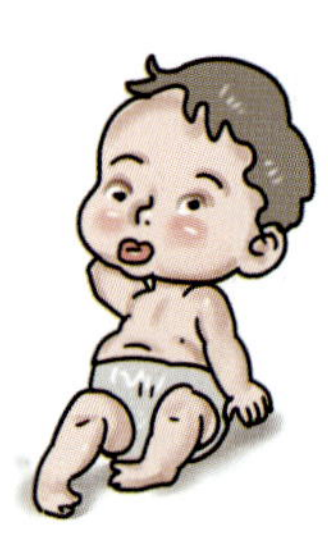

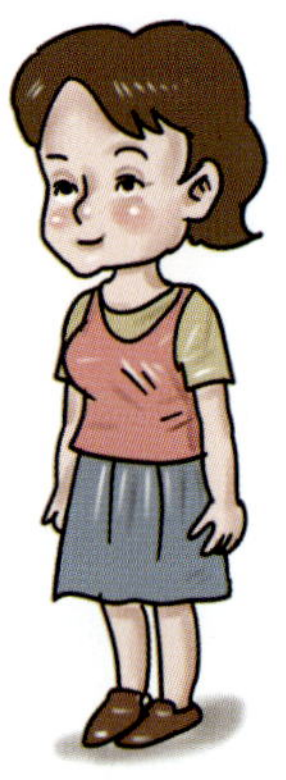

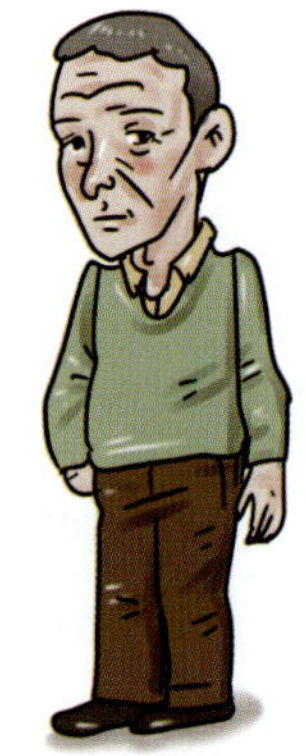

[어린이]
발열, 보행, 식욕부진
구토, 경련

[어른]
전신권태, 한기, 고열
탁뇨, 빈뇨, 혈뇨

[노인]
탈수, 비전형적 증상

〈그림 11-9〉 **만성 신우신염**

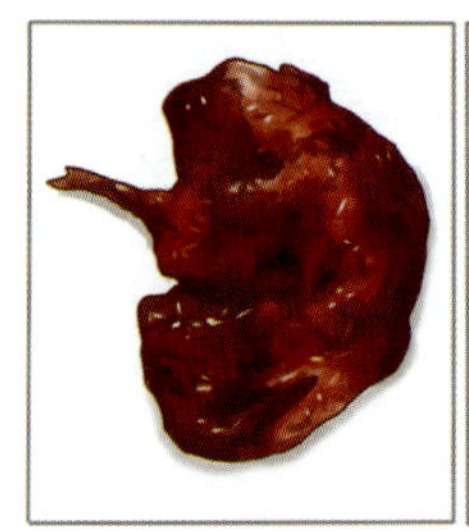

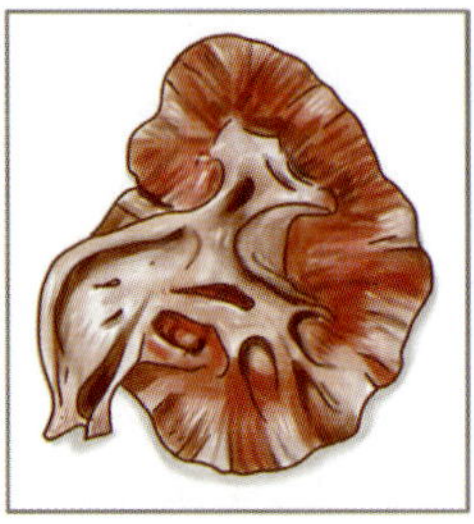

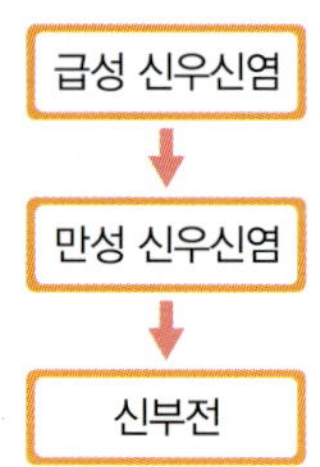

〈그림 11-10〉 **방광, 요관의 역류**

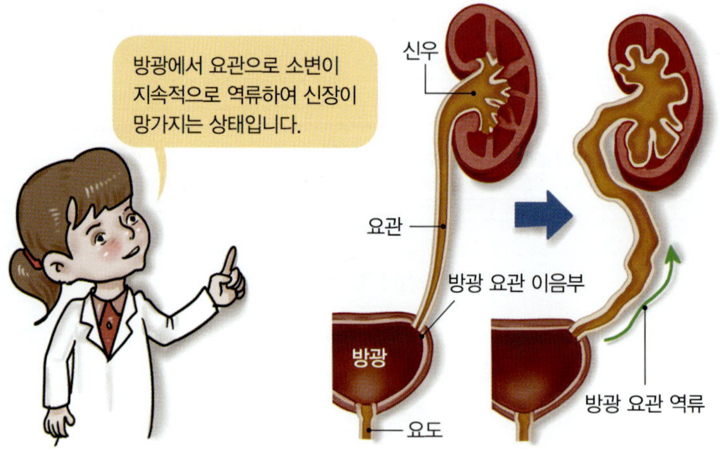

2) 방광염(urocystitis)

(1) 개요

① 방광염이란 주로 요도에서의 상행성 경로에 의한 세균감염(주로 대장균)으로 발생하는 방광점막의 염증으로 대부분 세균이 요도를 통해 방광으로 들어가 생기게 된다. 특히 여성은 신체구조상 요도가 짧아 방광까지의 거리가 가까워서 남성보다 방광염에 더 쉽게 걸린다.

② 요로질환 가운데 가장 발생 빈도가 높다.

③ 급성 방광염의 경우 단순성인 경우가 많고, 여성에게서 많이 발생한다.

④ 만성 방광염은 1년에 3회 이상 방광염이 발생한 경우를 말하며, 완치되지 않는 또는 지속적으로 방광이 감염된 상태를 말하며, 기저질환을 갖는 복잡성으로 노인에게 많고 남성에게 더 많이 발생한다.

⑤ 급성 방광염은 대부분 기저질환 없이 염증이 방광에만 국한된 경우로 적절한 항균화학요법과 이뇨 촉진(수분 섭취)을 통해 수월하게 치유되고, 만성인 경우에는 기저질환을 치료해야 한다.

(2) 기본 병리현상

① 3대 징후: 빈뇨, 배뇨통, 소변혼탁이 관찰(발열은 없음)된다.

② 자주 급하게 요의를 느끼며 밤에 잠을 자다가도 여러 번 깨기도 하고 소변에 피가 섞이고 냄새가 심하거나 허리나 아랫배가 심하게 쑤시거나 아프다.

③ 요침전물에서 WBC와 세균이 관찰되며, 흔한 원인균은 대장균이다.

④ 소변 세균검사에서 세균이(중간뇨에서 105/mL이상) 배양된다.

⑤ 성생활, 요도자극, 임신 등으로 항문 및 질 주위에 상주하는 세균이 방광에 침습하여 염증을 일으킨다.

(3) 치료

① 항생제 투여와 이뇨 촉진제를 사용한다.

② 온수좌욕, 항콜린제 및 요로진정제가 도움이 된다.

(4) 보충설명

〈그림 11-11〉 **요로감염 경로**

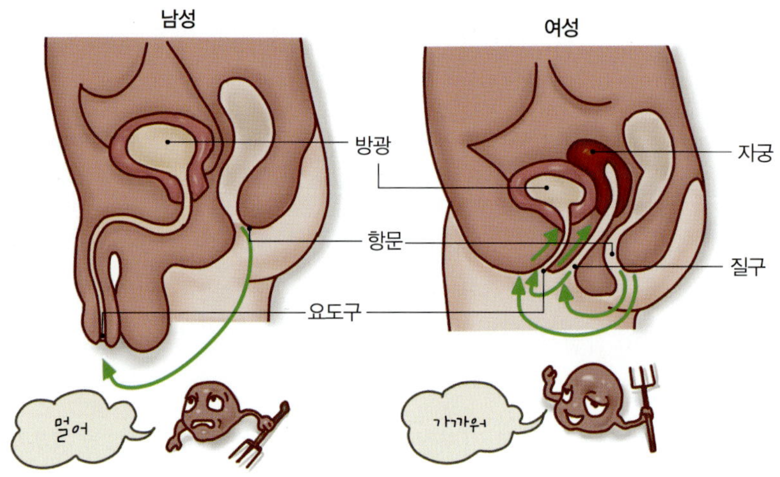

※ 여성의 요도구는 남성보다 항문에 가깝기 때문에 세균이 요로에 들어가기 쉽다. 나아가 요도의 길이는 남성 약 20cm에 반해 여성은 약 4cm로 짧아 세균은 방광에도 도달하기 쉽다.

〈그림 11-12〉 **방광의 위치와 구조**

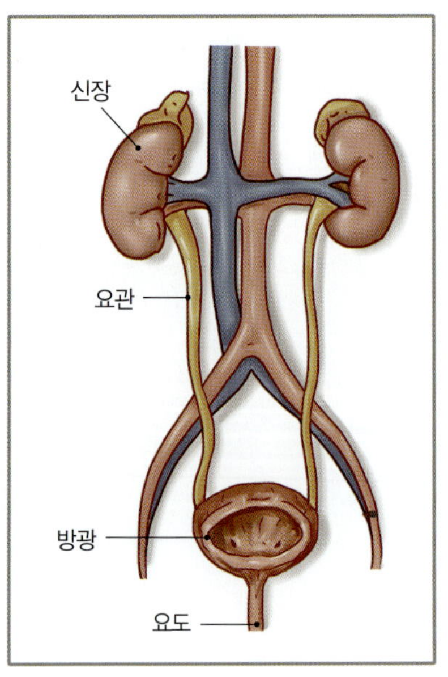

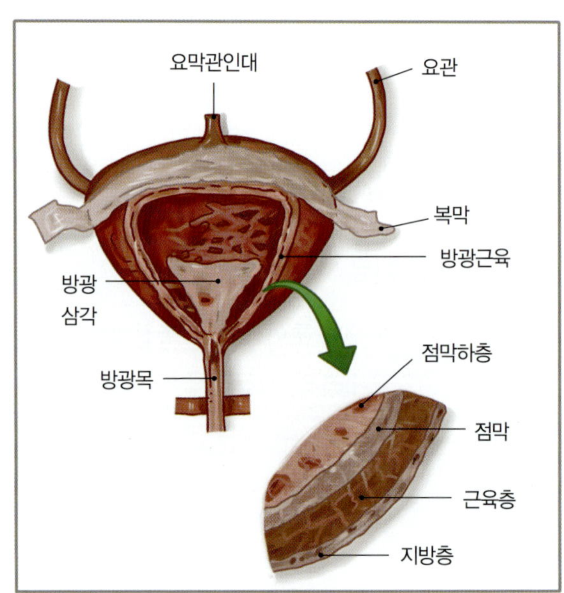

〈그림 11-13〉 **방광염**

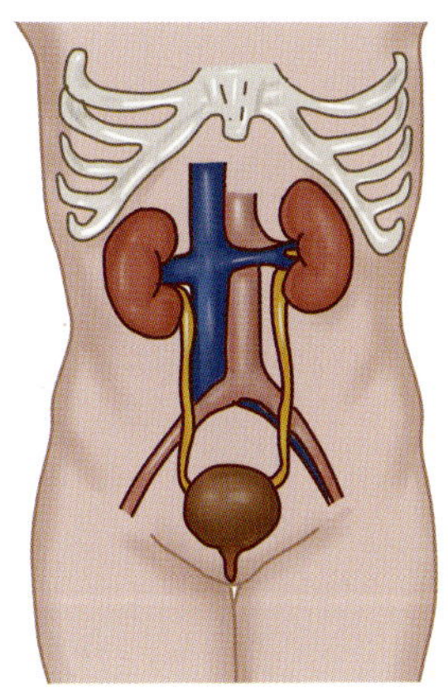

〈그림 11-14〉 **혈뇨에 의한 원인 질환**

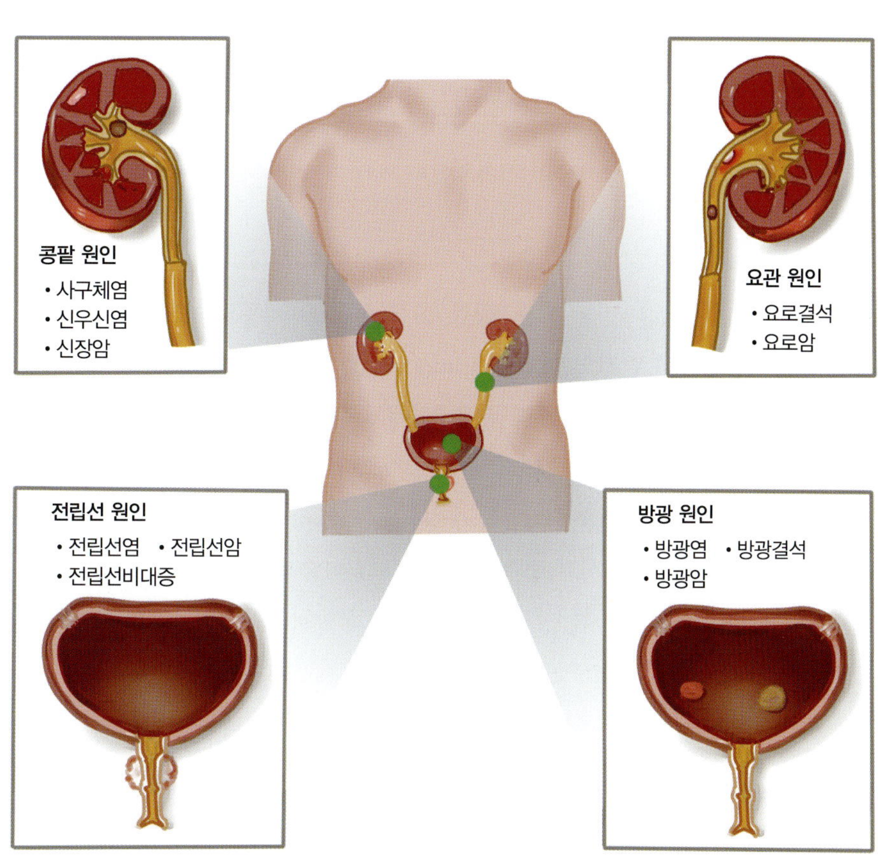

〈그림 11-15〉 **방광염의 증상**

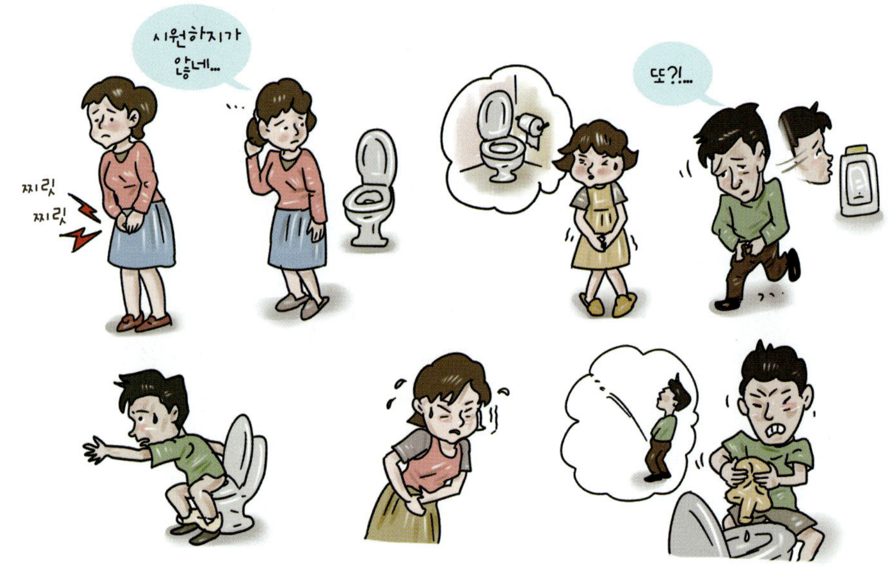

3) 요로결석증(urolithiasis)

(1) 개요

① 요로결석은 신장, 요관, 방광, 요도 등 요로 계통의 어느 부분에 돌이 생겨 이차적으로 요류 장애와 요로 감염(infection, urinary tract)을 일으키는 질환이다.

② 일생을 사는 동안 10명 중 1.2명에서 적어도 한 번 이상 발병할 수 있는 흔한 질환으로 주로 사회 활동이 많은 20~40세에, 여자보다 남자에서 2배 정도 흔히 발생한다.

③ 요로결석은 신장에서 만들어지나 활동 정도에 따라 신장, 요관, 방광, 요도에서 발견되며, 대부분은 한쪽에서만 생기고 상부 요로결석증(신장, 요관)이 95%를 차지한다.

④ 결석을 이루는 성분은 정상 소변에도 포함되어 있는데, 이들 성분이 여러 가지 이유로 농축되어 작은 결정을 이루고 이들이 합치고 또한 소변의 무기 성분이 계속 붙으면서 결석이 생성된다.

(2) 기본 병리현상

① 결석이 신우나 요관인 경우: 심한 통증이 한쪽 옆구리에서 시작하며 요관을 따라 뻗치고, 고환, 질, 하복부까지 방사된다.

② 통증은 몇 분간 또는 몇 시간 지속되다가 자연히 멈추고, 다시 반복되며 구역질과 구토를 일으키기도 한다.

③ 방광이나 요도결석은 소변을 볼 때 심한 통증과 배뇨 곤란을 일으키기도 한다.

④ 대개는 열이 나지 않으나 세균 감염이 동반되면 고열이 나기도 한다.

⑤ 복부 초음파, 복부 단순 X-선에서 요로 계통에 작은 석회화상이 확인되며 배설요로조영술(excretory urography; IVP)에서 동일 부위에 통과 장애가 관찰된다.

(3) 치료

① 우선 신요관의 급통증에 대해 통증 완화를 시행한다.

② 보존적 요법

- 통증: 진경제, 진통제 등을 투여한다.
- 크기가 5mm 이하인 경우 자연배설을 촉진(1일 3L 이상 수분 섭취)시킨다.

③ 결석용해요법: 소변이 산성이면 알칼리화 시도, 결석에 따라 약물을 사용한다.

- 요산결석 알로퓨리놀(allopurinol, 요산합성억제제)
- 시스틴결석 D-페니실라민(penicillamine, 시스틴과 반응하여 용해)

  Ca 결석 티아지드(Ca 배설을 감소): 상부 요로결석증의 약 80%는 칼슘 함유 결석

④ 결석의 크기가 크거나 심한 요폐, 요로 감염 등의 합병증이 있으면 수술요법을 시행한다.

- 경피적신쇄석술: 내시경하에서 결석을 분쇄, 제거하는 방법
- 요관경하배석술: 요관경을 요도와 방광을 통해 요관에 삽입하여 결석을 직접 보면서 분쇄, 제거하는 방법으로 중부 및 하부 요관결석(ureterolith) 치료에 매우 효과적
- 체외충격파쇄석술: 신장이나 요관에 생긴 결석을 외부에서 쇄석기를 통한 충격파만으로 분쇄하여 소변으로 배출시키는 방법으로 거의 통증이 없어 마취 없이 시술이 가능

(4) 추가사항

① 요로결석증을 일으키기 쉬운 질환으로 고칼슘혈증(hypercalcemia)을 초래하는 원발성 부갑상선 항진증(primary hyperparathyroidism), 쿠싱증후군(Cushing's syndrome)이나 고요산혈증을 일으키는 통풍(gout) 등이 있다.

② 소변 pH와의 관계

- 알카리뇨 ⇨ 인산결석, 옥살산결석
- 산성뇨 ⇨ 인산결석, 시스틴결석
- 고칼슘뇨 ⇨ 옥살산결석

③ 수술 적용

- 감염 반복
- 고도 폐색
- 결석 지름이 10mm 이상

※ 대부분이 옥살산칼슘(Calcium oxalate)과 그 혼합 결석이다.

〈그림 11-16〉 **비뇨기계의 다양한 위치에 발생한 결석**

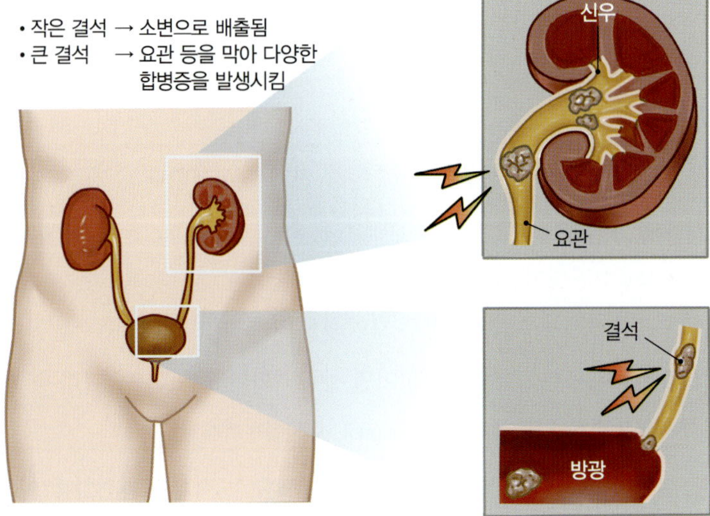

〈그림 11-17〉 **요로결석의 증상**

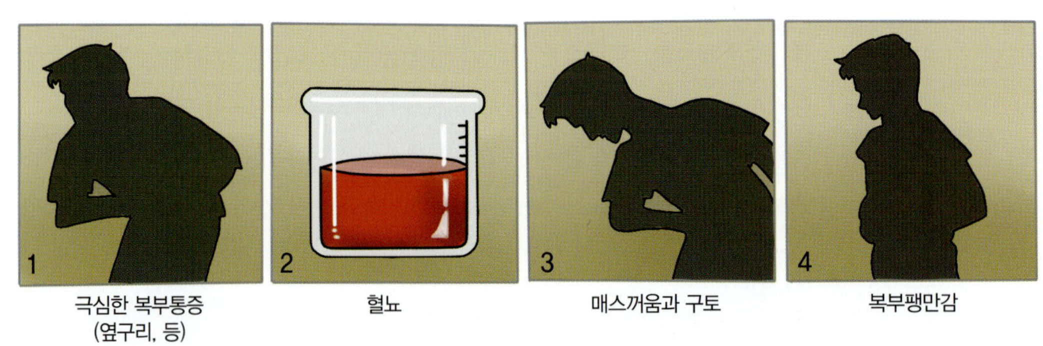

〈그림 11-18〉 **체외충격파쇄석술**

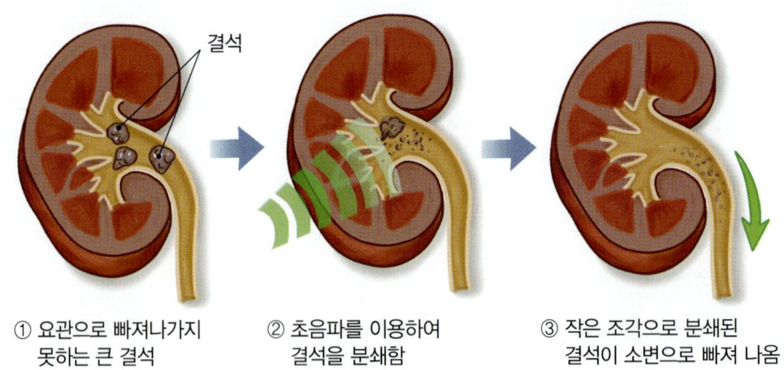

〈그림 11-19〉 **경피적결석제거술(percutaneous stone removal)**

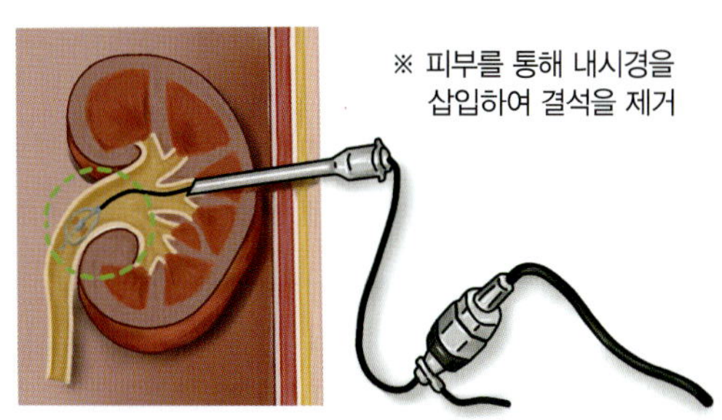

4) 전립선비대증(prostatomegaly)

(1) 개요

① 전립선비대란 나이가 들면 요도 주위샘(전립선 내부샘)이 샘종 모양으로 과형성되어 배뇨장애를 일으키는 질환이다.

② 발생 원인에는 성호르몬이 관여한다. 초기에는 방광자극증상으로 빈뇨(특히 야간), 배뇨 시작의 어려움, 배뇨시간 지연, 요도 불쾌감이 나타난다. 이어서 배뇨곤란, 잔뇨가 발생하며 방치하면 콩팥기능장애나 요독증에 이른다.

③ 전립선비대는 원래의 전립선에서 발생하는 것이 아니고, 요도나 방광의 경부, 방광삼각부 등의 점액분비선이나 방뇨도선 등이 커진 것을 의미한다.

(2) 기본 병리현상

① 50세 이상의 장년층 남자에게서 호발한다.

② 일반적 증상

- 제1기(자극기): 야간 빈뇨가 많이 나타나고,
- 제2기(잔뇨 발생기): 선종(腺腫)이 커지면서 요도가 좁아지고 소변이 잘 안 나오며, 배뇨시간이 길어지고, 방광이 비지 않고 언제나 오줌이 남게 된다(잔뇨).
- 제3기(기이성 요실금시기): 배뇨가 불가능해지며, 가득 찬 방광 때문에 내압도 상승하고 무의식중에 오줌이 흘러나오고 신장기능장애가 나타난다. 방치하면 요독증으로 인해 사망할 수 있는 시기이다.

③ 직장수지검사: 직장 내에 손가락을 넣어서 촉진한다.

④ 요도의 X-선 검사(요도방광조영상) 등으로 진단한다.

⑤ 초음파검사로 전립선의 크기와 상태를 검사한다.

⑥ 전립선특이항원(Prostate Specific Antigen: PSA): 전립선암의 감별을 위한 검사

⑦ 합병증: 요도감염(방광염, 신우신염, 부고환염), 결석형성(방광결석), 출혈, 방광게실도 볼 수 있게 된다.

(3) 치료

① 가장 우선하는 것은 소변 흐름장애를 해소하는 것이다.

② 보존요법(약물치료: 제 1기에 시행): 항남성호르몬(항안드로겐제)제 투여

③ 수술적 방법: 중증 배뇨장애 또는 약물요법이 무효한 경우

- 경요도 전립선절제술(transurethral resction of prostate, TUR–P): 가느다란 관을 요도에 집어넣고 수술하는 방법인데 전립선의 절제나 동결수술 때 사용한다.
- 개방성 수술: 비대했던 전립선 조직을 거의 완전히 절제하는 수술방법이다.
- 레이저소작술 등

(4) 추가사항

〈표 11–2〉 **전립선 질환 촉진소견에서의 감별**

	정상적인 전립선	급성 전립선염	만성 전립선염	전립선비대	전립선암
촉진소견	탄성 호두 크기	탄성을 띠며 종대 압통 현저	다소 단단하고 표면 부정연	균등하게 탄성을 띠며 종대, 표면 정연	돌과 같은 단단함 표면 부정연

〈그림 11–20〉 **전립선비대와 전립선암의 비교**

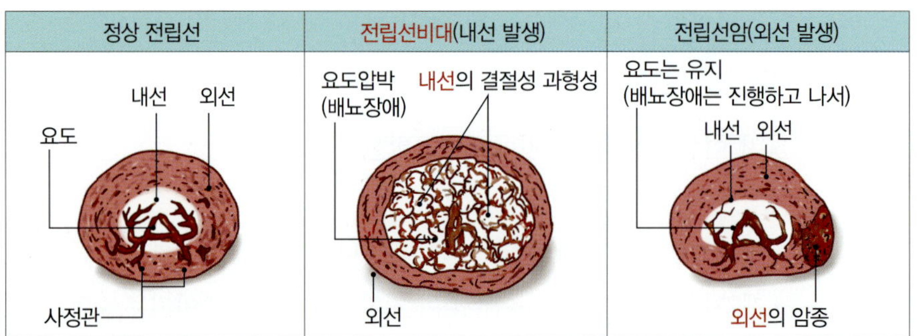

〈그림 11–21〉 **전립선비대증**

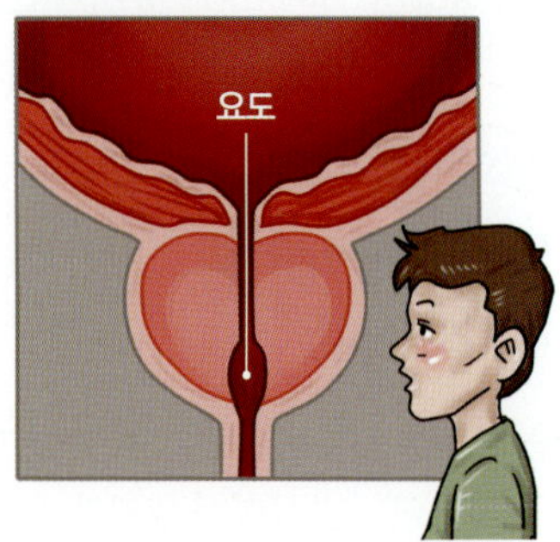

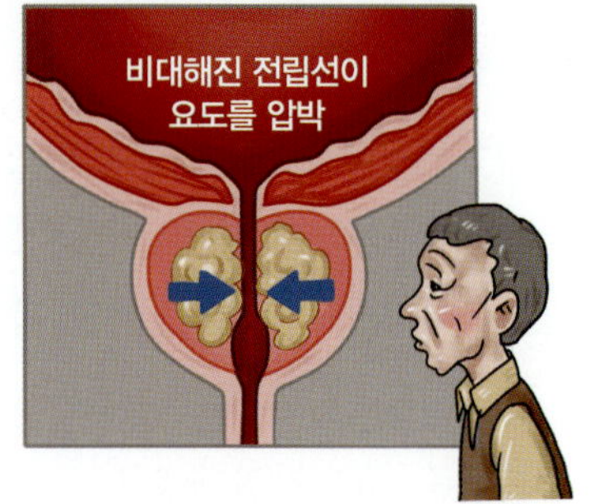

〈그림 11-22〉 **전립선비대증의 주요 증상**

소변줄기가
가늘어짐
소변을 보고 나서도
시원하지 않음
힘을 주어야
소변이 나옴
소변이 자주 마렵거나
참기 힘듦
자다가 일어나서
소변을 봐야함

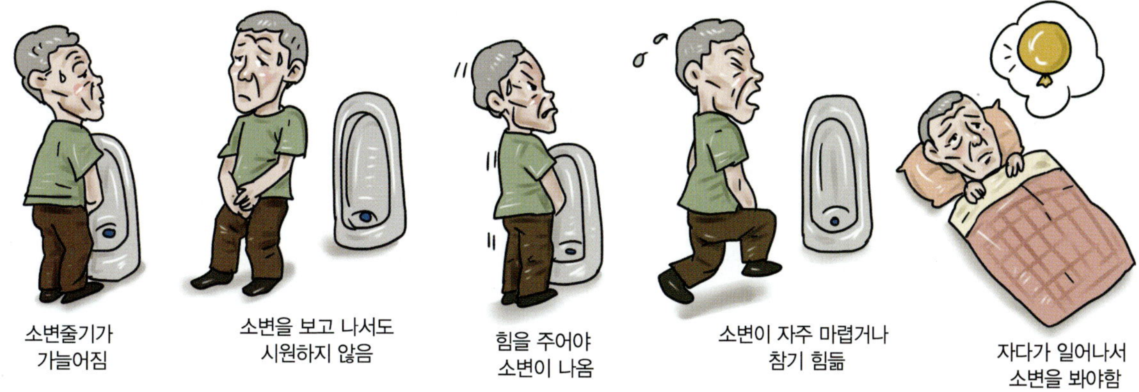

〈그림 11-23〉 **경요도 전립선절제술**

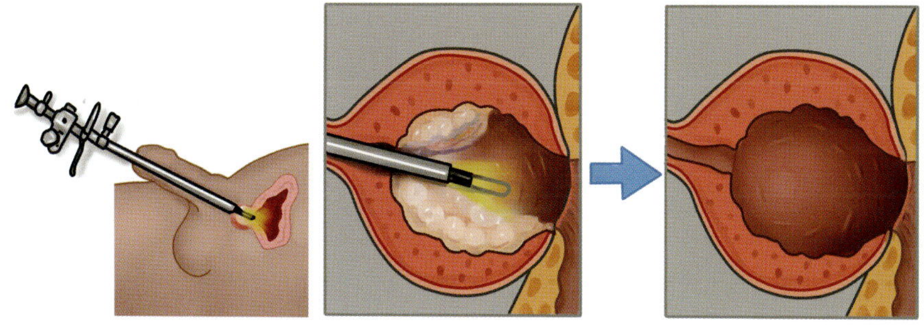

〈그림 11-24〉 **전립선레이저치료술**

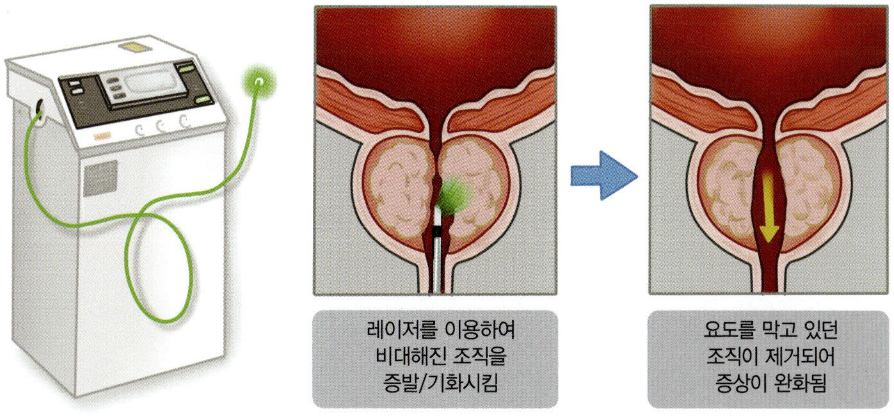

5) 전립선암(prostate cancer)

(1) 개요

① 전립선암은 전립선 세포에서 발생하는 상피성 악성종양으로 95% 이상이 샘암종이다.

② 전립선암의 여러 분류법 중에 예후를 잘 예측하는 것으로 알려진 글리슨(Gleason)분류법이 널리 쓰이고 있으며, 이 방법은 선의 형태를 분화도에 따라 분화가 제일 좋은 1등급에서부터 가장 나쁜 5등급까지 나눈다.

③ 초기에는 자각증상이 없고 진행하지 않으면 요로증상(혈뇨, 배뇨장애)은 나타나지 않는다. 또한 전립선암의 위험요인은 고령(50세 이상에서 급증), 인종, 남성호르몬, 당뇨병, 가족력, 비만, 동물성 지방 섭취의 증가와 같은 서구화된 식생활이 주요원인이다.

④ 전이에는 림프전이와 혈행전이가 있으며 골전이(bone metastasis)가 많이 일어난다.

⑤ 전립샘 암세포는 남성호르몬(안드로겐)에 의해 증식되므로 안드로겐(androgen)을 저하시키는 호르몬요법이 시행되는 경우가 있다. 그 밖에 수술이나 방사선요법이 시행된다.

(2) 기본 병리현상

① 초기에는 증상이 없으나 어느 정도 진행되면 여러가지 배뇨증상과 전이에 의한 증상이 발생하게 된다.

② 전립선 조직이 암세포에 의해 증식하면 요도를 압박하여 소변이 잘 나오지 않고 소변줄기도 가늘어지며, 소변을 본 후에도 소변이 남아있는 듯한 잔뇨감이 나타난다.

③ 소변이 급하거나 참지 못해 지리는 증상이 나타나며, 낮과 밤의 구분 없이 소변을 자주 보게 되고, 경우에 따라 소변이 전혀 나오지 않는 급성 요폐쇄를 일으키기도 한다.

④ 간혹 정액에 피가 섞여 나오거나 육안적 혈뇨를 동반하기도 한다.

⑤ 직장진을 통해 전립선 가장자리 부위에서 단단하고 부자연한 경결 · 결절이 촉지된다.

⑥ 골전이: 골반 림프절과 골반뼈 및 척추뼈로 원격 전이가 되며 골반통이나 요통(요통이나 좌골신경통)을 호소할 수 있다.

⑦ 직장수지검사, 혈청 전립선특이 PSA(prostate specific antigen), PAP(전립선성 산성포스파타아제), 경직장초음파검사가 유용하게 적용된다.

⑧ 전립선암이 의심되면 전립선 생검을 통해 암 조직의 조직학적 분화도 평가를 실시한다.

(3) 치료

① 내분비요법이 중심이나 병기와 종양의 분화도, 환자의 나이와 건강 상태가 중요하다.

② 호르몬 치료(항안드로겐, 에스트로겐) 등을 적용한다.

③ 방사선은 정상조직에 방사선 노출을 피하기 위해, 여러 방향에서 방사선을 조사한다.

④ 수술요법(병소가 전립선 내에 국한해 있는 것)

- 근치적전립선절제술(radical prostatectomy): 전체 전립선과 정낭, 정관과 같은 주변 조직과 골반 림프절을 함께 제거하는 방법
- 로봇 근치적 전립선 절제술: 정밀한 수술이 가능한 로봇을 이용한 수술 방법

(4) 추가사항

① 전립선암은 다른 암에 비해 일반적으로 예후가 양호한 편이다.

② 전립선 침생검은 초음파유도하에 시행되는데 종양 자체는 저에코상태이다.

〈표 11-3〉 **글리슨의 전립선암 분류**

등급	선의 형태
1등급	밀집하여 뭉쳐진, 하나로 분리된, 둥근, 단일 형태의 선들: 잘 구분되는 종양의 경계
2등급	하나로 분리된, 둥근, 비교적 단일 형태의 선들로 한 개의 선 크기에 이르는 기질충에 분리됨: 비교적 구분되는 종양의 경계
3등급	하나로 분리된, 여러 가지 크기의 불규칙적인 선들: 체모양 또는 유두상모양의 종양으로 경계가 불분명함
4등급	침습적인 코드를 가지며 융합된 선들을 가진 종양, 유두상, 체모양 또는 고형의 작은 선들로 구성: 세포는 작고 검거나 투명하다.
5등급	면포 모양의 종양배경에 선들이 거의 없으며 기질충을 침습하는 종양세포의 코드형 또는 판형으로 구성

※ 글리슨(Gleason) 점수 = 주된 형태 + 보조적 형태

〈그림 11-25〉 **전립선암의 증상**

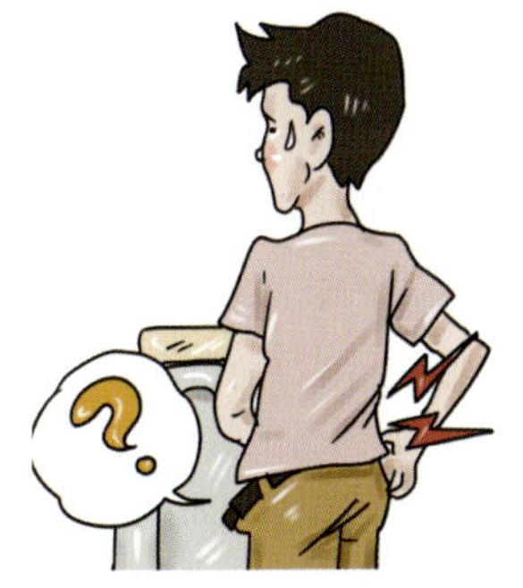
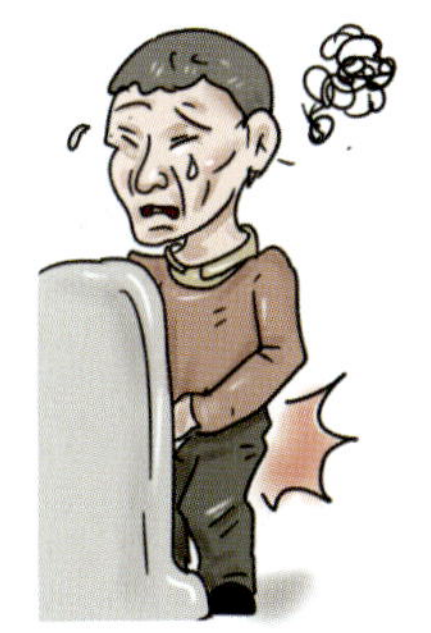
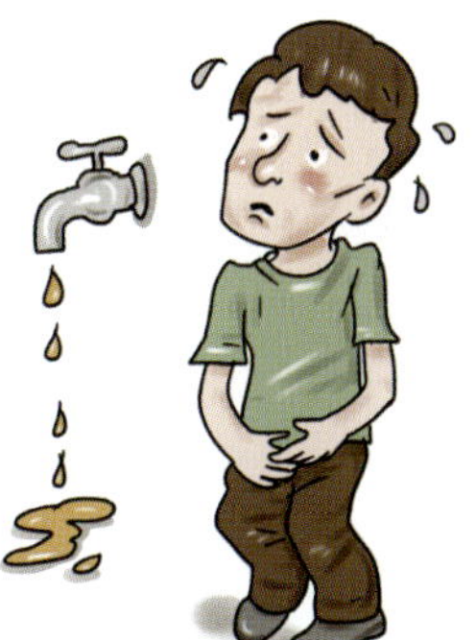
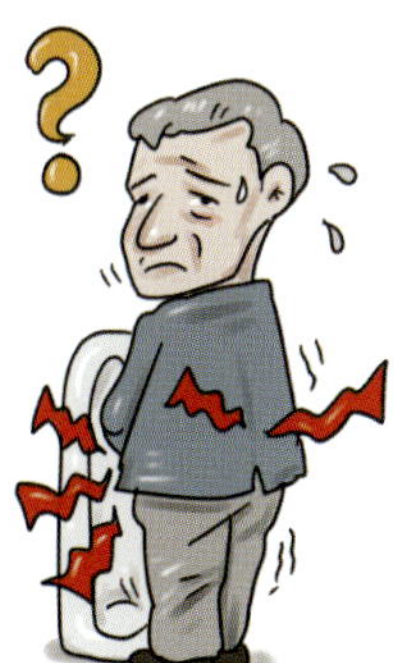

〈그림 11-26〉 **전립선암의 예방**

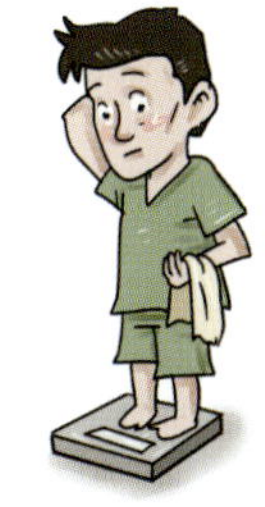
적정 체중 유지

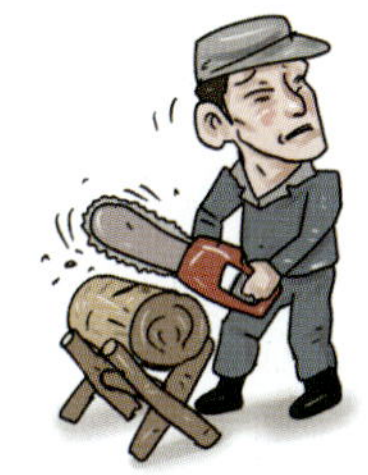
직업성 유해물질 노출 예방

음식을 통한 예방

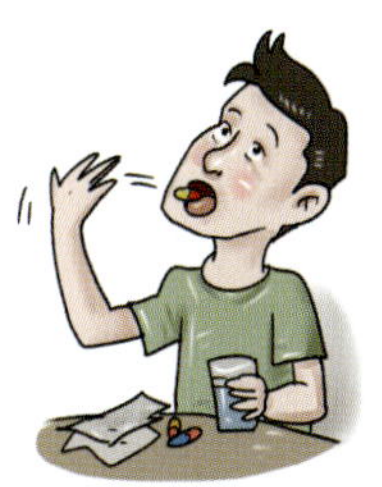
호르몬 조절에 의한 예방

〈그림 11-27〉 **전립선암**

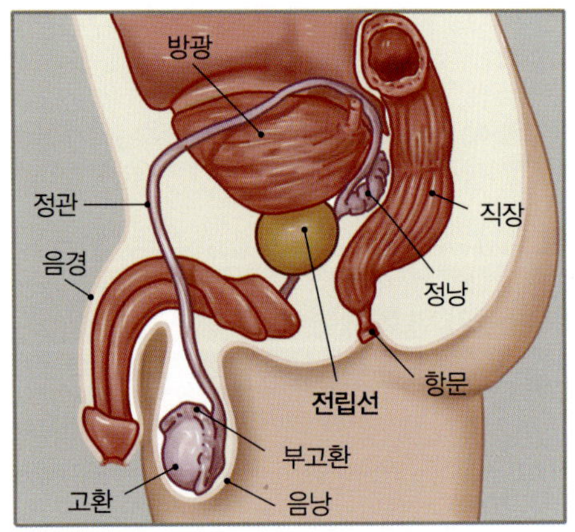

전립선의 해부학 그림

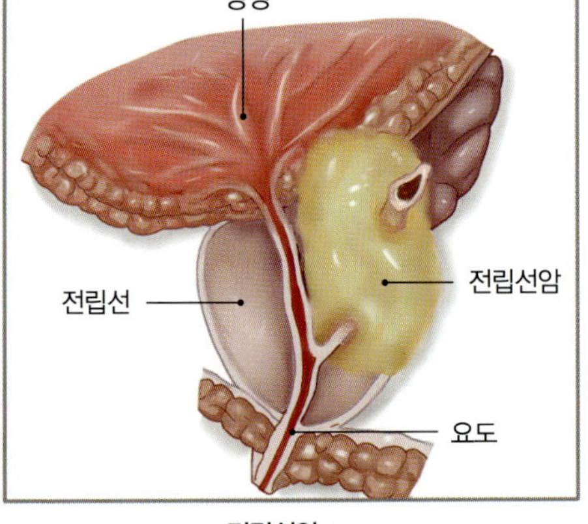

전립선암

제12장

뇌·신경계 질환

학습목표

1. 뇌와 신경계의 구조를 이해하고 각각의 기능을 학습한다.
2. 뇌와 신경계에서 발생하는 각 질환들의 발생기전을 학습한다.
3. 뇌와 신경계에서 발생하는 질환에 대한 병리현상을 학습한다.
4. 뇌와 신경계에서 발생하는 질환들의 병리에 맞는 치료의 형태를 알아보고 그 과정을 학습한다.

1 뇌혈관 질환

1) 뇌의 해부와 구역별 기능

〈그림 12-1〉 **뇌의 일반적 해부도**

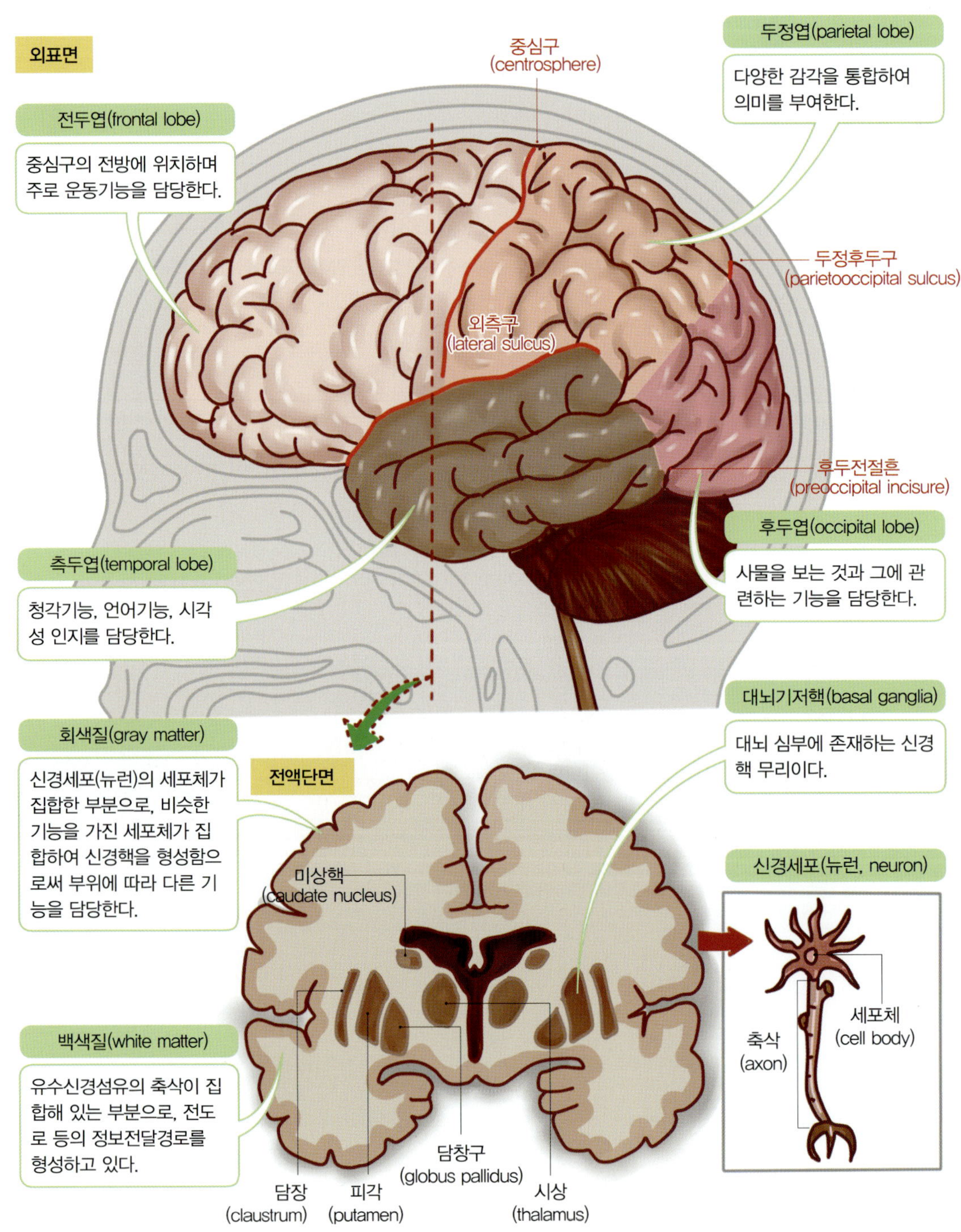

2) 뇌혈관장애의 병태

〈표 12-1〉 **뇌혈관장애**

부위	병태	TIA의 전구	발병기간	두통 · 구토	고혈압 합병	뇌척수액의 특징
뇌경색	뇌동맥이 폐색하여 그 관류영역에 허혈이 일어나 조직이 괴사 · 융해하고 동공화한다.	(+)	휴식 시	(−)~(+)	(+)~(−)	clear (출혈성 경색에서는 혈성을 띨 수 있다)
지주막하출혈	뇌졸중의 10%를 차지하며 지주막하강에 출혈이 생기고 뇌척수액에 혈액이 혼입한 상태이다. 원인은 뇌동맥류파열이 약 80%를 차지하며 이어서 두부 외상이 많다.	(−)	활동 시 휴식 시	(++)	(+) > (−)	혈성
뇌출혈	뇌실질 내에서 뇌동맥(뇌저, 뇌표면에서 뇌실질 내로 진입, 분지한 후의 동맥) 혹은 뇌동정맥 기형이 파열되어 일어나는 출혈이다.	(−)	활동 시	(+)	(++)	원칙은 clear (뇌실 · 뇌조로 뚫려 있으면 혈성)

※ TIA: Transient ischemic attack(일과성 허혈 발작)

〈그림 12-2〉 **뇌출혈 부위**

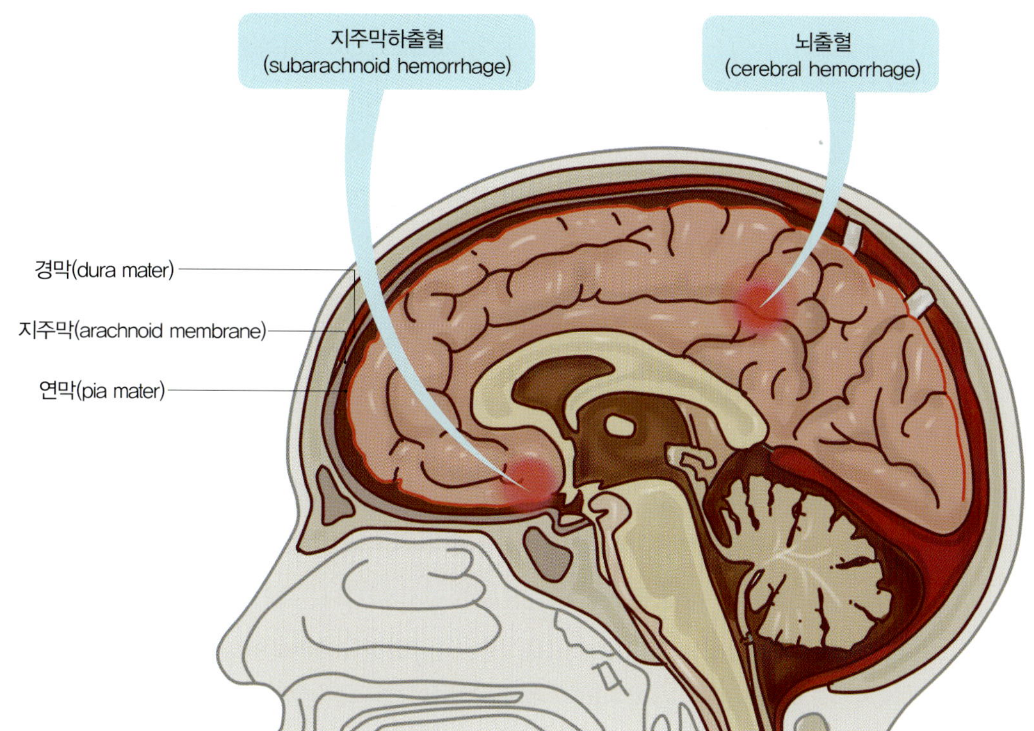

3) 모야모야병(moyamoya disease)

(1) 개요

① 모야모야병은 머리의 내경동맥(internal carotid artery)의 끝부분과 앞대뇌동맥(anterior cerebral artery)과 중대뇌동맥(middle cerebral artery)의 시작부분에 걸쳐 다발성 폐쇄가 점차적으로 진행되어 뇌 혈류 감소를 일으키는 질환이다.

② 좁아진 동맥부분과 인접한 뇌기저부에서 가느다란 비정상적 혈관들이 자라나와 모여 있는 혈관망을 형성하는데, 양측에서 나타날 때는 모야모야병으로 진단하고, 한쪽에서만 나타나는 경우는 가능성이 있는 모야모야병으로 부른다.

(2) 기본 병리현상

① 소아에서 발병율이 높으며, 특히 4-6세 경에 많이 발생한다.

② 일시적인 손 저림, 운동기능 마비, 발음부전, 시력 저하 등의 증상이 유발될 수 있다.

③ 심해지면 뜨거운 것을 먹을 때나 풍선, 악기를 부는 경우, 심한 운동 후 탈수가 유발되며, 한쪽 팔다리에 마비증상, 저린감 등이 생기는 경우도 있다.

④ 대개 갑작스레 울고 난 후 몸에 힘이 빠지면서 몸 한쪽에 마비가 오거나 반신불수(편마비, hemiplegia)를 일으키나 곧 회복되는 등의 뇌허혈 증상이 반복되다가 뇌경색으로 나타나기도 한다.

⑤ 이런 현상은 뇌의 주요 혈관인 내경동맥이 막혀 뇌에 충분한 혈류가 가지 못하는 상태에서 과호흡으로 혈중 산소량이 증가하면서 혈관이 좁아지는 뇌허혈에서 비롯된다.

⑥ 30~40대의 성인에서는 간질, 지주막하출혈 증상이 나타난다.

⑦ CT, MRI, 혈관조영술, MR을 이용한 혈관조영술, SPECT 등이 이용되는데 진단과 더불어 수술의 필요성, 수술 시기, 병의 진행 양상을 이해하기 위해 필요하다.

(3) 치료

① 약물치료: 아직까지는 특별한 효과가 입증되지 않았지만 이차적으로 나타나는 두통 혹은 간질발작에 대해 소염진통제나 항경련제를 투약하는 경우가 있다.

② 외과수술: 두개강 내의 동맥들이 점점 막히면서 나타나는 뇌혈류량을 보충하기 위한 방법으로 직접우회로형성술, 간접우회로형성술, 직간접병합우회로형성술 등이 적용된다.

- 직접우회로형성술: 즉시 뇌혈류를 증가시켜 주는 데는 가장 이상적인 방법이다.
- 간접우회로형성술: 뇌 표면에 외경동맥을 간접적으로 접촉시키는 방법이다.
- 직간접병합우회로형성술: 위 두 방법의 장단점을 서로 보완하고 활용하기 위해 사용하며, 많은 경우에 병합적혈관연결술이 이용되고 있다.

〈그림 12-3〉 **모야모야병의 증상의 발현**

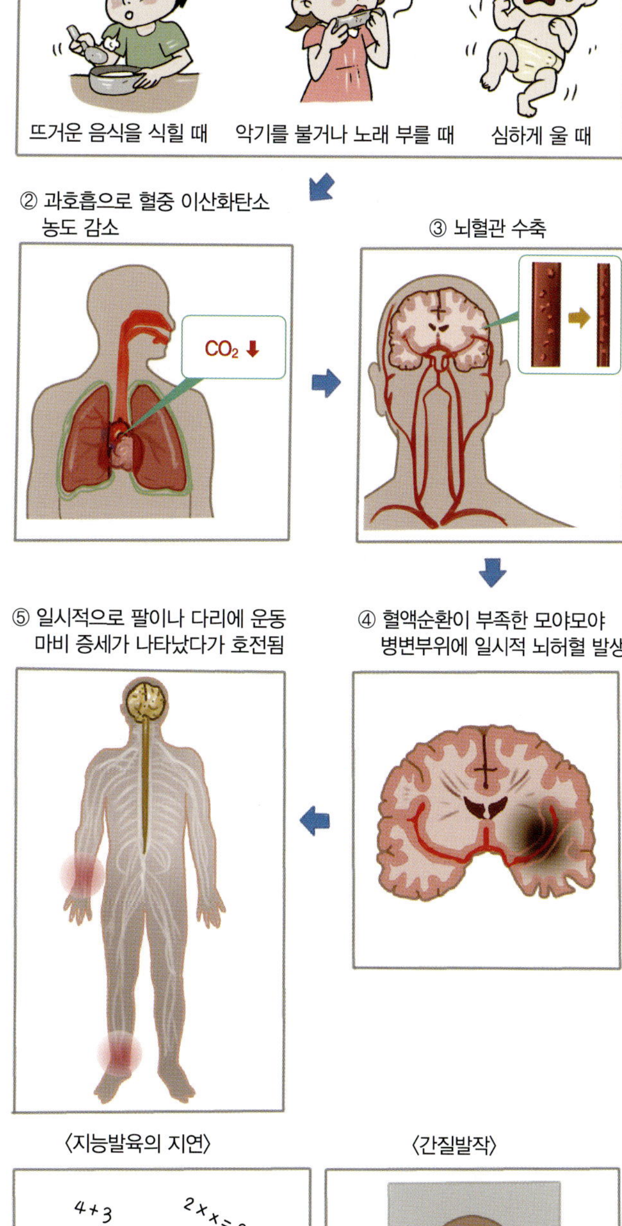

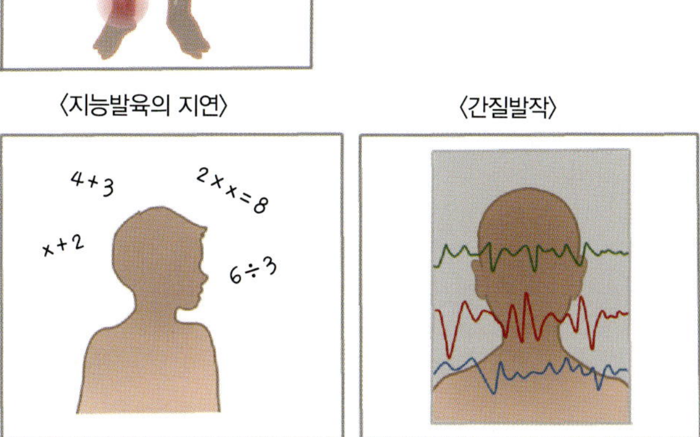

(4) 추가사항

① 진단에는 뇌자기공명영상촬영과 뇌혈류검사 다이아목스(diamox)를 통한 뇌혈관 조영을 이용한다. 협착 · 폐색이 있거나 흐릿한 혈관이 확실하게 보이면 진단할 수 있다.

② 일과성 뇌허혈, 뇌경색 등이 유발된 직후에는 약물치료로 먼저 증상을 완화시키고 뇌를 보호하는 치료를 한다.

③ 뇌허혈이 반복해 나타나면 혈관문합술(angiostomy)을 고려한다. 성인은 주로 직접혈관문합술을 시행하고 어린이는 간접혈관문합술이 경과가 좋다.

④ 모야모야병은 발병 후 회복이 어렵고 병의 원인을 제거할 수 없는 난치병이다. 그러나 조기에 발견하여 치료하면 환자가 일상생활을 하는 데 지장이 없다.

〈그림 12-4〉 **간접우회로형성술**

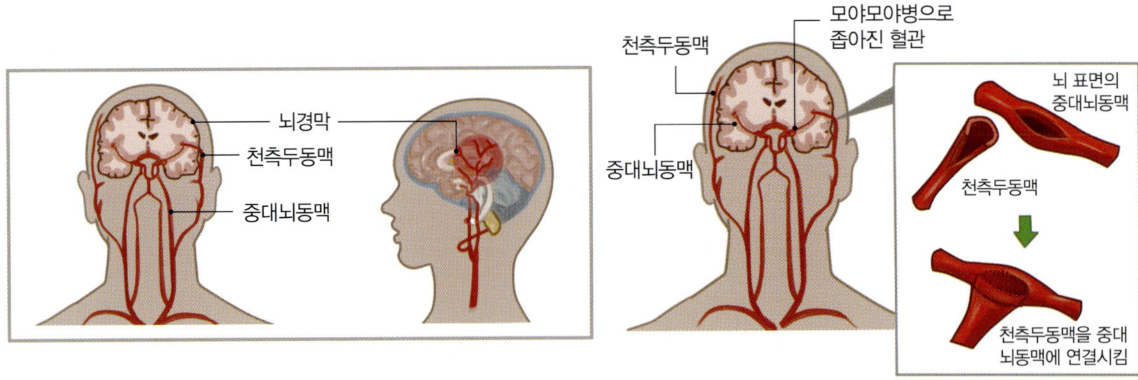

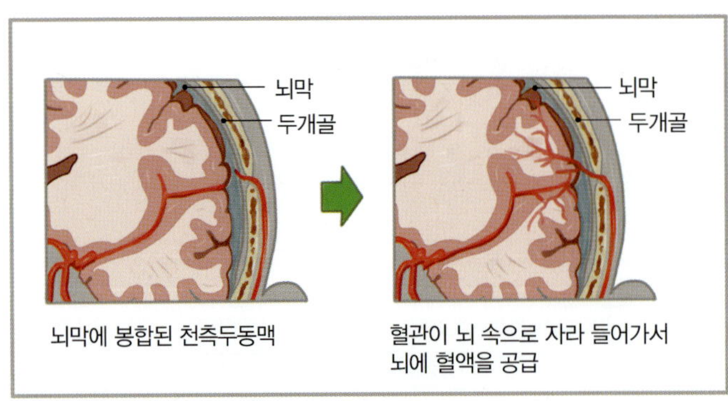

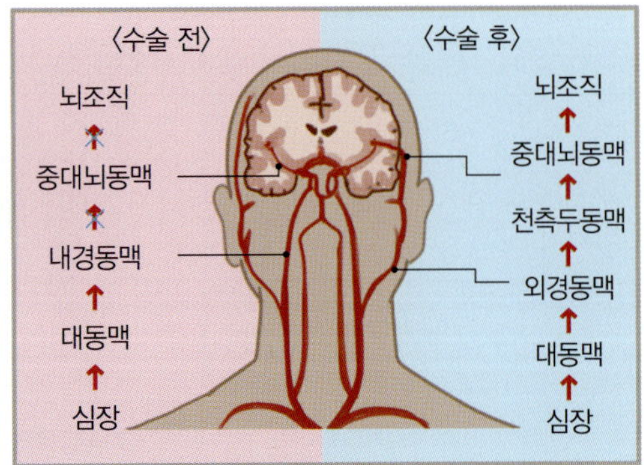

4) 뇌출혈(cerebral hemorrhage)

(1) 개요

① 뇌출혈이란 뇌실질 내의 출혈을 말하며 뇌내혈종(intracerebral hematoma)에 의한 압박 증상

및 두개내압 항진증상이 나타나 뇌세포가 기능을 상실하게 되는 질환이다.

② 혈종부위(피각출혈, 시상출혈, 교뇌출혈, 소뇌출혈, 피질하출혈) 및 크기에 따라 다양한 정도의 두통, 의식장애, 뇌 국소증상이 관찰된다.

③ 장기간 고혈압(hypertension)에 노출되면 혈관에 변화가 생긴다. 특히 당뇨(glycosuria)가 있거나 고지혈증(hyperlipidemia)이 있는 환자들에게는 더 쉽게 발생할 수 있다. 이럴 때 약간 혈압이 상승해도 혈관이 견디지 못하고 파열을 일으킨다.

(2) 기본 병리현상

① 원인으로는 고혈압이 대부분을 차지한다.

② 혈종에 따른 압박증상 및 두개내압 항진증상

- 갑작스럽게 두통, 현기증, 구토증상 그리고 의식장애가 발생한다(중추신경증상).
- 공동편위(conjugate deviation), 편마비(hemiplegia) 등이 수 시간에 완성된다.

③ 혼수상태(trance)가 깊어지면 꼬집거나 때려도 반응이 없고, 호흡이 요란하고 거칠어지며 빨라진다.

④ 뇌 내 출혈부위에 따라 다음과 같은 특징이 보인다.

- 피부뿔(피각)출혈: 반신 운동마비, 혼수
- 시상출혈: 반신 감각마비, 혼수
- 소뇌출혈: 두통, 구토, 어지럼증, 보행장애, 차츰 심해지는 혼수
- 뇌교출혈: 급격한 혼수, 양측성 마비, 뇌신경 장애
- 대뇌반구출혈: 부위에 따라 다양한 증상 또는 아무런 증상이 없을 수 있다.

⑤ 두부 CT에서 뇌 내에 혈종이 고밀도영역(high density area)으로서 확인된다.

⑥ 급성기는 우선 CT로 진단하는 것이 제1선택이며 만성기에는 저밀도영역이 되어 뇌경색과 감별이 어려울 때 MRI로 감별한다.

⑦ 뇌거미막밑출혈이 발생한 때는 뇌혈관조영검사를 행하여 동맥류를 진단한다.

(3) 치료

① 보존적 치료

- 항고혈압제 투여, 두개강내압 상승과 뇌관류압의 조절, 전해질과 영양분 투여, 배설 기능의 유지, 합병증 예방 등의 약물을 투여한다.
- 고혈압성 뇌출혈 환자는 폐렴, 위장관 출혈, 심부정맥 혈전증, 전해질 이상, 욕창 등이 발생할 수 있으며, 이러한 합병증을 예방하는 여러 약물치료를 시행한다.

② 외과적 치료(뇌정위적혈종흡인술)

- 혈종(hematoma)이 커서 두개강내압이 항진되는 경우 혈종을 제거하여 구명하거나 혈종부위의 부종을 조기에 개선하여 신경학적 결손을 최소화 하는 데 목적이 있다.

- 부위에 따라서 다르지만, 뇌내혈종의 양이 30cc가 넘는 경우는 수술적 치료를 고려하며 80cc이상의 많은 양의 혈종은 수술에도 불구하고 예후가 나쁘다.
- 피각이나 소뇌 그리고 피질하출혈에서는 수술 대상이 된다.
- 시상, 교뇌출혈 등의 뇌간부 출혈에서는 수술은 일반적으로 금기이다.

(4) 추가사항

① 출혈이 일어나기 쉬운 부위는 대뇌반구의 시상, 피각, 피질하, 교뇌, 소뇌이다.

② 일정량 이상의 출혈이 있으면 중증이 되며, 혈종이나 그에 따른 뇌부종이 뇌간 부위를 압박해서 사망하는 경우도 있다.

③ 공동편위(conjugate deviation)란 두 눈이 수평 혹은 한쪽 방향으로 지속적으로 편위해 있는 상태로, 대뇌에 병변이 있을 때 발생한다.

〈그림 12-5〉 **뇌출혈의 형태와 CT소견**

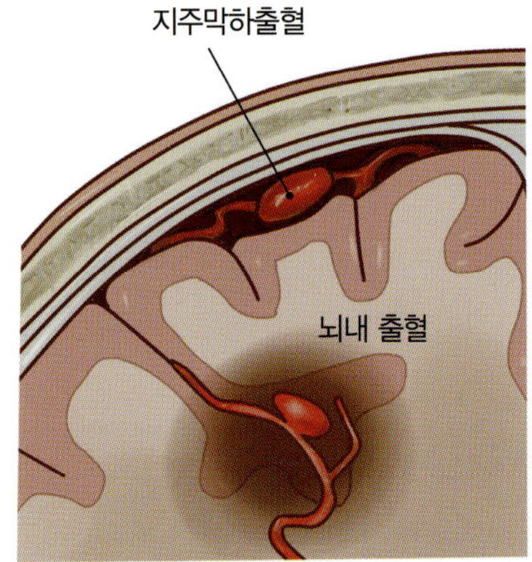

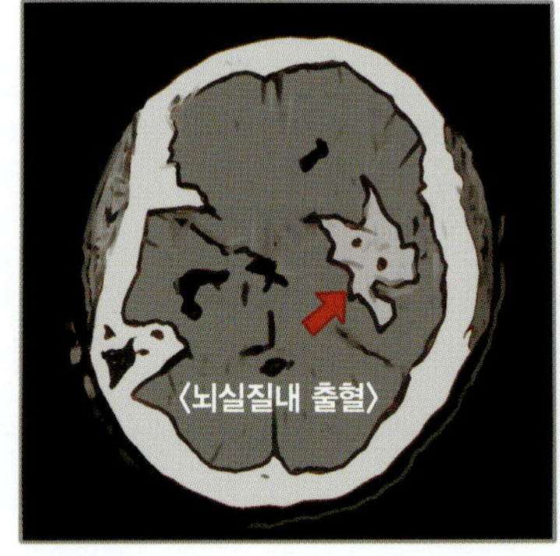

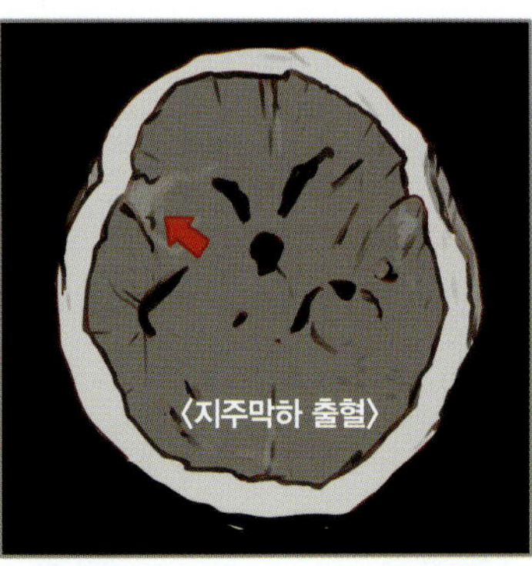

〈그림 12-6〉 **뇌동맥의 파열과 동맥류에 의한 출혈**

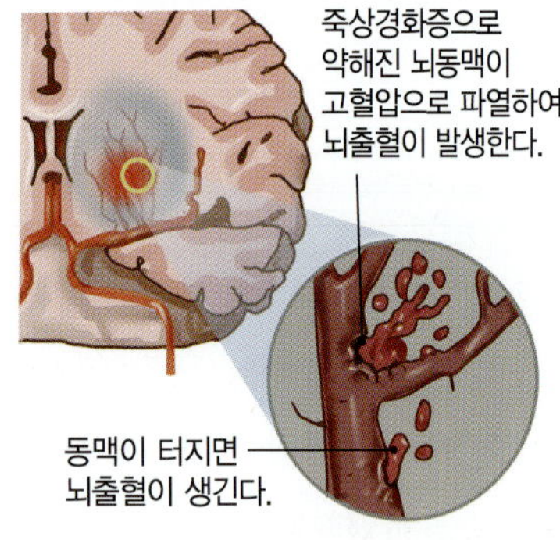

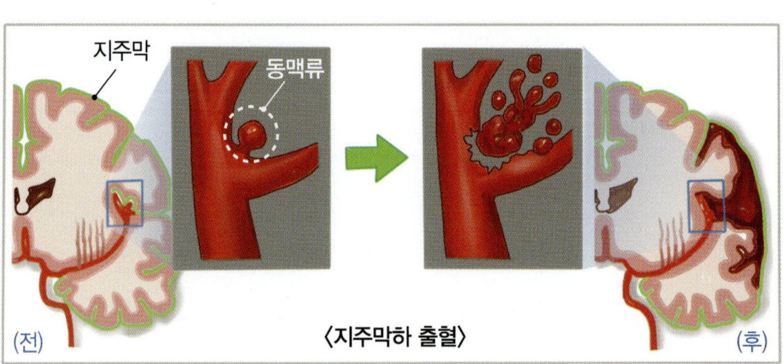

〈그림 12-7〉 **동맥류 경부결찰술**

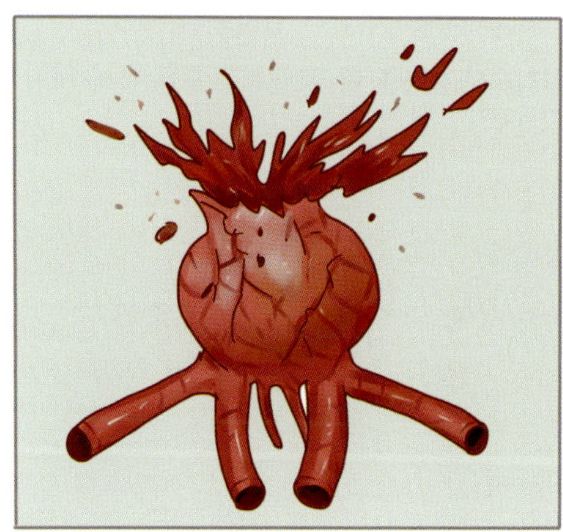
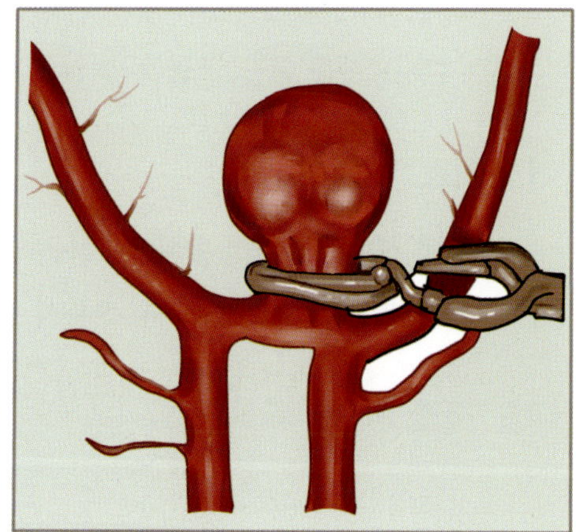

5) 지주막하출혈(subarachnoid hemorrhage, SAH)

(1) 개요

① 뇌 실질을 감싸고 있는 지주막(거미막)은 뇌의 혈액을 공급하는 대부분의 큰 혈관이 지나다니는 통로인 동시에 뇌척수액이 교통하는 공간이 있는데, 뇌혈관에서 출혈이 생기면 가장 먼저 지주막하 공간에 스며들게 되는데, 이렇게 어떤 원인에 의해 지주막하 공간에 출혈이 일어나는 질환을 뇌 지주막하출혈이라 한다.

② 뇌혈관의 기형이나 외상 등에 의해서 지주막하 공간에 출혈이 발생하는 경우를 말하며 출혈에 의한 삼출액 및 세포의 증가는 뇌압 항진 및 척수신경근 자극을 일으킨다.

③ 뇌동맥류 파열이 지주막하 출혈의 80%로서 가장 많다. 뇌동맥류의 원인은 아직 확실하지 않지만 원인으로는 선천성 뇌혈관벽의 이상, 동맥경화, 고혈압, 심방의 점액종(양성종양)에 의해 혈관이 막히는 색전, 균사체에 의한 혈관염, 외상 등이 있으며, 대개 나이 든 환자의 경우는 동맥경화나 고혈압과 같은 원인에 의한 것이 많다.

(2) 기본 병리현상

① 수막자극 증상

- 갑작스러운 심한 두통, 구역질과 구토, 의식이 있는 경우와 실신이나 의식이 소실되는 경우까지 그 증상이 다양하다. 이 외 특징적인 증상은 극심한 두통이다.
- 동안신경의 마비에 의한 안검하수 및 복시, 광선공포증(phengophobia, 햇빛공포증)이나 경부경직(stiff neck) 등

② 경련과 같은 발작이 보이고 때로는 의식장애가 심하며, 혼수상태에서 깨어나지 못하는 경우도 있다. 대체적으로 파열 후 3분의 1은 즉사하고, 그 외 3분의 1은 이송 도중 또는 병원에서

사망하게 되며, 나머지 환자만이 치료를 받는 것으로 알려져 있다.

③ 뇌 전산화단층촬영(CT)이나 뇌 자기공명영상(MRI)과 같은 검사를 실시한다.

④ CT로 진단을 내릴 수 없는 경우에는 뇌척수액검사를 통해 뇌척수액을 검사한다.

(3) 치료

① 원인 질환을 확정하여 치료방침을 결정한다.

② 혈압 제어(중요) ⇨ 진정제, 진통제, 항뇌부종제

〈그림 12-8〉 **지주막하출혈**

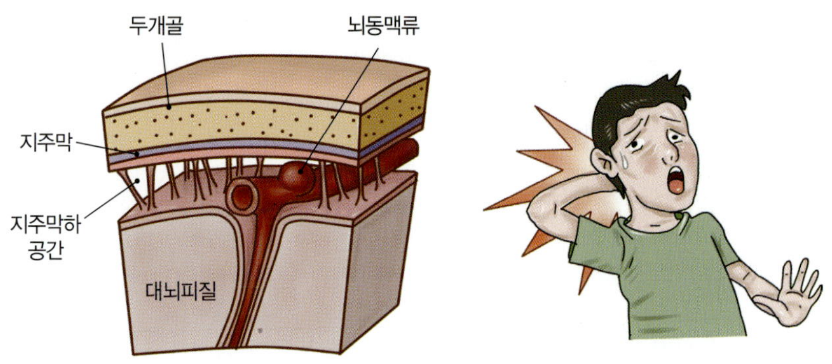

〈그림 12-9〉 **두개강 내압의 상승에 의한 증상**

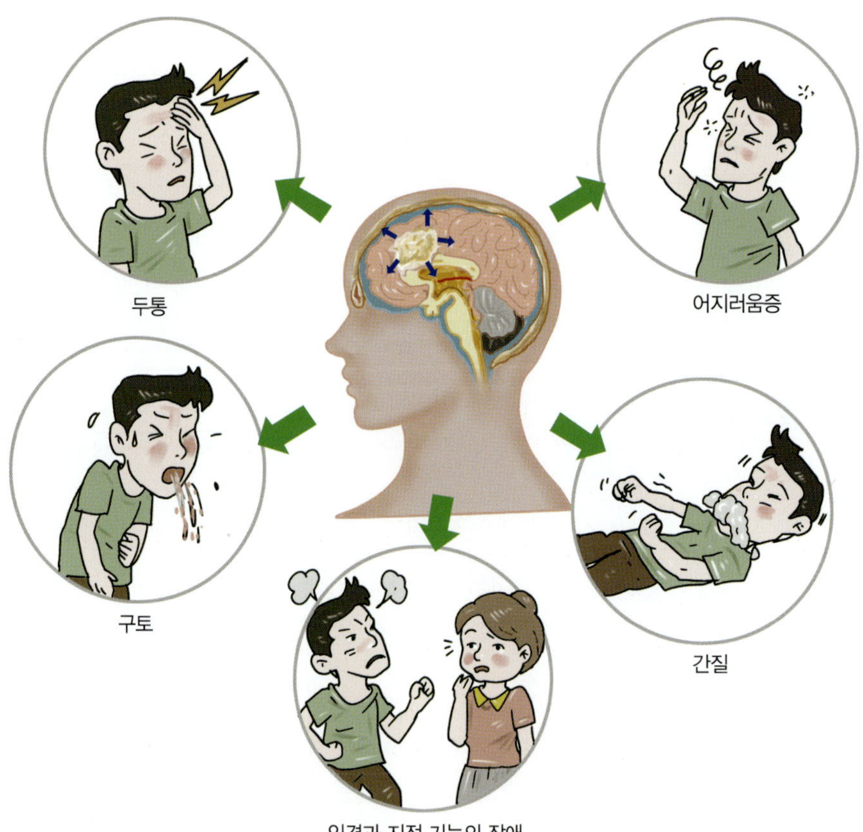

③ 뇌동맥류는 재출혈을 방지하기 위해 뇌동맥류 경부를 클리핑한다.
- 고도의 의식장애인 경우 의식수준을 개선한 다음 수술을 시행

④ 뇌동정맥기형은 기형혈관(nidus) 제거술, 감마나이프(gamma knife) 등

⑤ 뇌동맥류에 의한 지주막하출혈 합병증
- 재출혈(rebleeding) 발병 후 24시간 이내가 가장 많고 사망률이 높음
- 혈관연축(angiospasm) 발병 후 4일~2주에 관찰되며 최대는 7~8일 연축(spasm)때문에 뇌경색이 발생하기도 함
- 정상압수두증(normal pressure hydrocephalus, NPH)으로 인해 수주~수개월 후에 치매, 요실금, 보행장애 발생

(4) 추가사항

① 두부 CT에서 확인할 수 없으면 뇌척수액 검사를 통해 혈성 뇌척수액을 확인한다.

② 최근 혈관 내 치료(동맥류 내 코일색전술)가 증가하고 있다. 혈관연축 예방에 3H요법 즉, 고혈압(Hypertension), 고순환혈액량(Hypervolemic), 혈액희석(Hemodilution)을 시행한다.

〈그림 12-10〉 **코일 색전술**

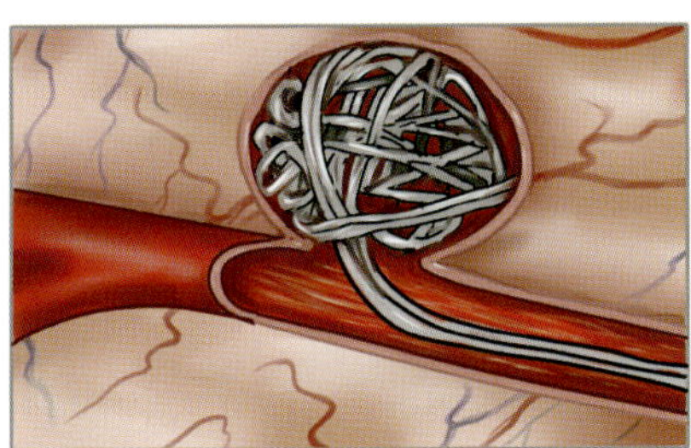

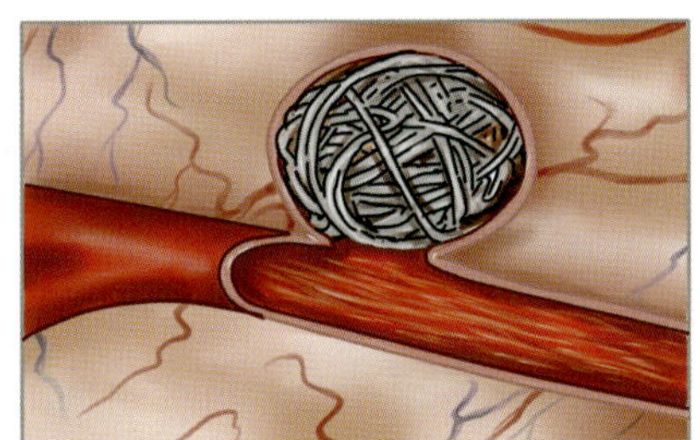

6) 뇌경색(cerebral infarction)

(1) 개요

① 뇌경색증이란 두개 내의 뇌동맥이 막혀 그 동맥이 지배하는 영역에 허혈(ischemia)이 일어남에 따라 기능에 장애가 발생하는 병태이다.

② 이러한 동맥의 폐색은 그 장소의 동맥경화가 진행하여 동맥 내강이 매우 좁아지거나 목 동맥이나 척추동맥의 동맥경화(죽상경화)로 약해진 동맥 내벽에서 떨어진 조직이나 내벽에 붙어 있던 혈전이 말초의 뇌동맥에 막히는 등으로 발생한다.

③ 심방세동(atrial fibrillation, 심방잔떨림)으로 심방 내에 혈전이 생기거나 하면 혈전이 혈류를 타고 운반되어 뇌동맥에 막혀 뇌경색을 일으키는 경우가 있다.

④ 뇌경색의 위험인자를 치료하는 것이 뇌경색 예방에 상당히 중요한데, 위험인자에는 고혈압, 비만, 당뇨병, 고지혈증, 알코올, 흡연, 심장 질환(심방세동, 심장판막질환), 고요산혈증, 약물(경구피임제), 혈액응고이상, 탈수 등이 있다.

(2) 기본 병리현상

① 일과성 허혈발작(transient ischemic attack, TIA)의 선행이 관찰되는 고연령층

② 안정 시(야간, 이른 아침 등), 비교적 급격하게 편마비, 의식장애 등이 관찰되며 국소 신경증상이 서서히 진행된다.

③ 뇌경색의 증상은 반신불수, 언어장애, 시야장애, 어지럼증, 의식소실 등 막힌 혈관의 위치에 따라 다양하게 나타날 수 있다.

④ 두부 CT에서 고밀도영역(high density area, 출혈)은 보이지 않다가 발병 후 12~24시간 이후에는 저밀도영역(low density area; 경색소)이 관찰된다.

⑤ 두부 MRI의 T1 강조영상에서 저강도(low intensity), T2 강조영상에서 고강도(high intensity)의 병소가 관찰된다.

⑥ 뇌경색 조기진단에는 CT보다 MRI가 더 우수하다.

(3) 치료

① 급성기 ⇨ 호흡관리, 혈압관리, 체액관리, 합병증 예방(요로감염이나 소화관출혈 등)

② 만성기(재발방지에 대한 치료)

③ 약물요법

- 혈전용해제: 막힌 뇌혈관에 혈전 용해제를 투여함으로써 막힌 혈관의 혈전을 녹여 뇌혈류를 재개시킨다.
- 항혈소판제제: 동맥경화 상태의 혈관벽에 생기는 혈전을 방지하기 위해 항혈소판제제를 투여한다. 아스피린(aspirin), 플라빅스(plavix), 티클리드(Ticlopidine), 플레탈(Pletal) 등이 있다.
- 항응고제: 심장 질환에 의한 뇌색전증, 혈관 박리 등에 의한 뇌경색인 경우 피의 응고를 저지시키기 위해 사용한다. 주사제제인 헤파린(heparin)과 경구용 쿠마딘(Coumadin)이 있다.

(4) 추가사항

① 뇌졸중의 가장 좋은 치료는 철저한 예방이다. 뇌졸중이 발생할 수 있는 기회를 증가시킬 수 있는 요인들을 인지하고 이러한 요인들을 적극적으로 감소시켜야 한다.

② 고혈압은 뇌졸중의 가장 중요한 위험인자이며, 뇌졸중 환자의 75%에서 심장병이 동반되기도 한다. 당뇨병 또한 동맥경화증의 원인이 되는 질환이면서 동맥경화증의 다른 원인 질환인 고혈압과 고지혈증과 잘 동반되기도 한다.

③ 그 외에도 고지혈증, 흡연, 비만, 식이습관, 알코올 그리고 생활방식 등도 발생요인이다.

〈그림 12-11〉 **뇌색전증(cerebral embolism)과 뇌혈전증(cerebral thrombosis)**

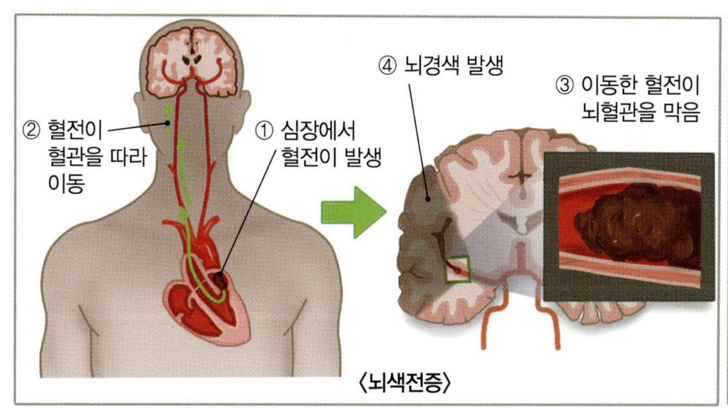

〈뇌색전증〉

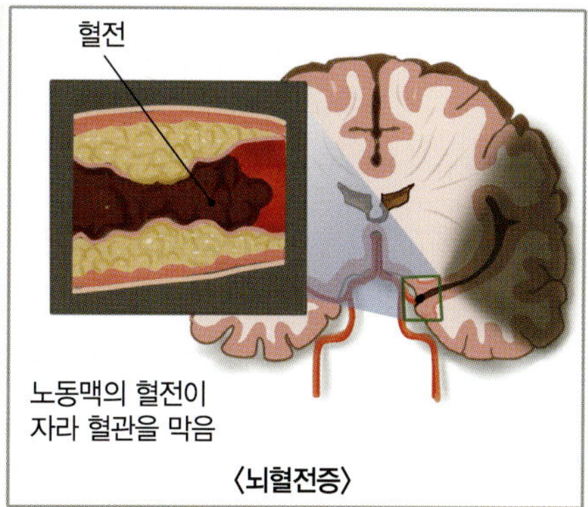

〈뇌혈전증〉

〈그림 12-12〉 **뇌졸중(stroke, 뇌중풍)의 전조증상**

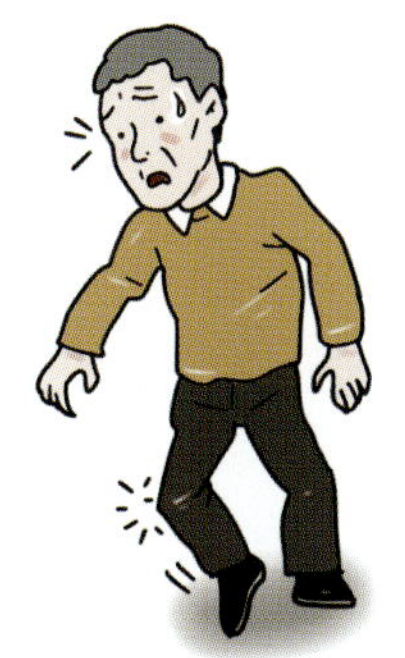
• 일어서거나 걸으려고 하면 자꾸 한쪽으로 넘어진다.

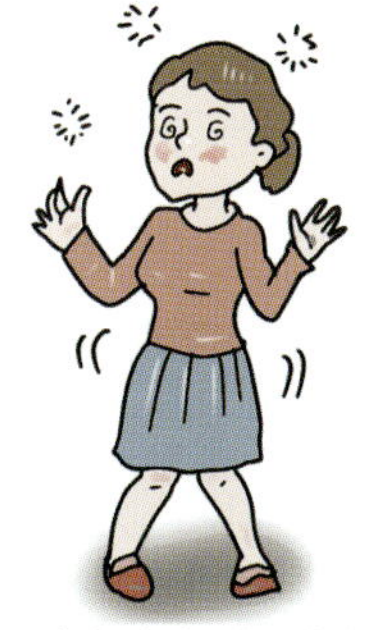
• 주위가 뱅뱅 도는 것처럼 어지럽다.

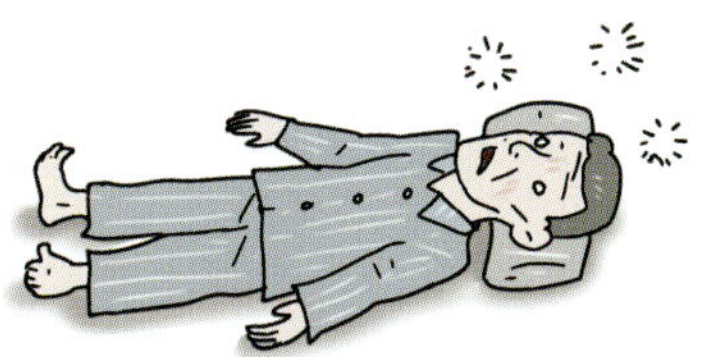
• 의식장애로 깨워도 깨어나지 못한다.

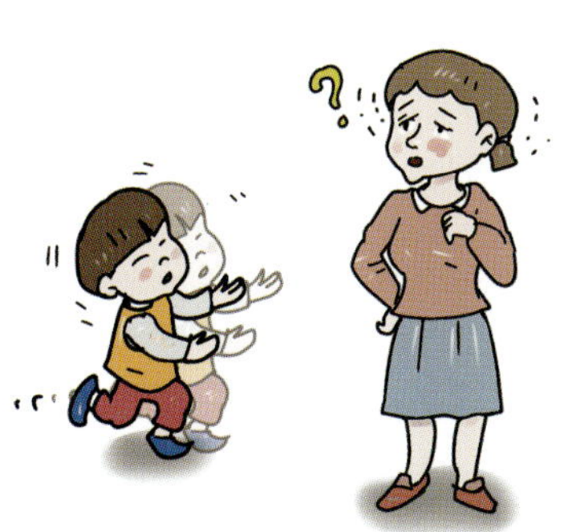
• 앞이 잘 보이지 않거나 둘로 보인다.

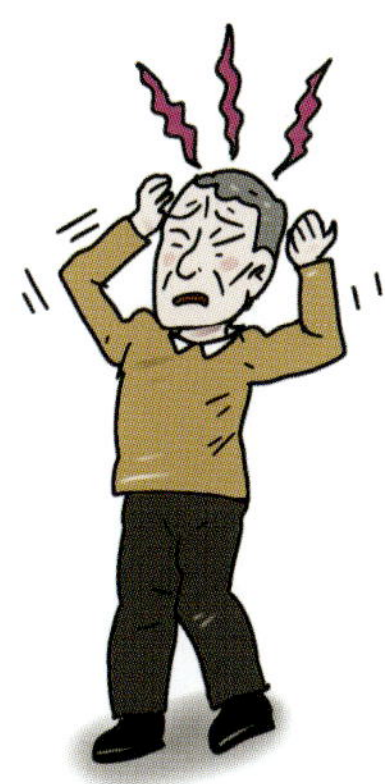
• 벼락치듯 갑자기 심한 두통이 온다.

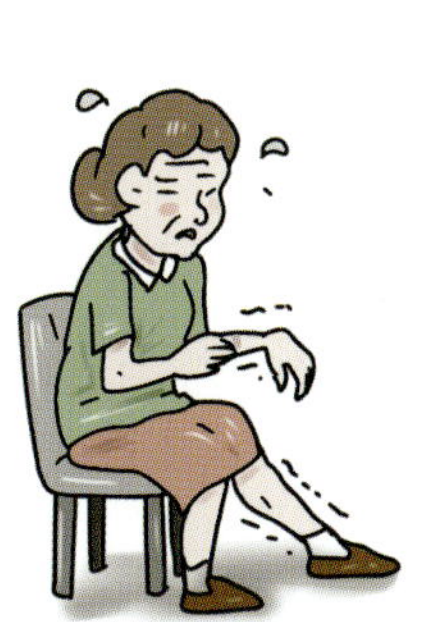
• 한쪽 팔다리가 마비되거나 감각이 이상하다.

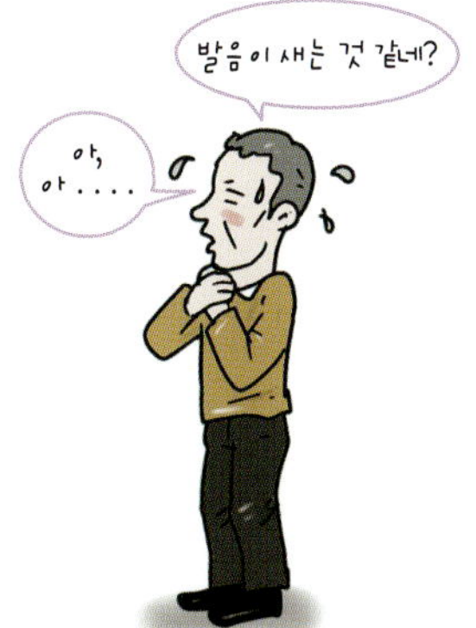

• 말할 때 발음이 분명치 않거나 말을 잘 못한다.

〈그림 12-13〉 **뇌졸중의 후유장애와 발병 유형**

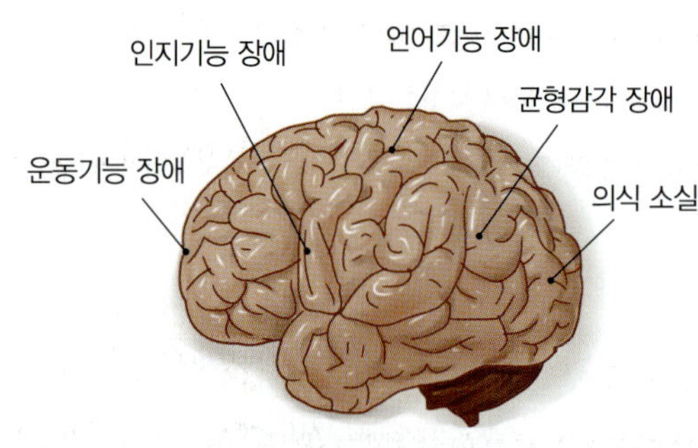

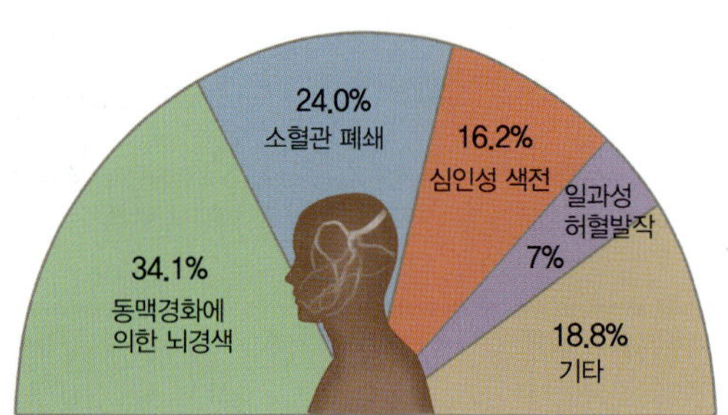

② 치매 질환(dementia)

치매는 정상적으로 생활해오던 사람이 후천적인 다양한 원인으로 인해 만성적으로 발생하는 인지기능의 장애와 인격장애, 감정장애를 총칭하는 말로, 환자가 일상생활, 사회생활을 영위하는데 지장을 일으키는 경우를 말한다. 치매는 어떤 하나의 질병명이 아니라 일단 정상적으로 발달한 지능이 후천적 원인으로 저하하여 특정한 조건에서 여러 증상들이 함께 나타나는 현상들의 총칭이다.

1) 혈관 치매(vascular dementia, VD)

(1) 개요

① 혈관 치매는 뇌혈관 질환에 의해 뇌조직이 손상을 받아 치매가 발생하는 경우를 말한다. 일반적으로 갑작스럽게 발병하여 단계적으로 악화되지만, 진행 방법은 일률적이지 않고 초기에 일부 기능은 침해되나 나머지 기능은 침해되지 않는다.

② 혈관 치매를 일으키는 경우는 허혈성 뇌혈관 질환과 출혈성 뇌혈관 질환이 있다.

(2) 기본 병리현상

① 60세 이상의 노인으로 고혈압, 당뇨병 등의 기초질환 보유자에서 발병률이 높다.

② 신경학적 증상: 초기부터 편마비, 구음장애, 안면마비, 연하곤란, 편측 시력장애, 시야장애, 보행장애, 실금 등이 나타남

③ 치매증상: 야간흥분, 환시, 섬망, 건망증 관찰(다만, 인격은 유지되고 질병인식도 있음)

④ 그 밖에 병변 부위에 따라 운동장애, 감각장애 등을 동반한다.

⑤ 뇌혈관 질환에 의한 손상 받는 뇌의 부위나 크기, 손상 횟수에 따라 치매의 발병 여부와 증상

의 심각도가 결정된다.

⑥ 두부 CT에서 뇌실질 내에 저밀도영역(low density area)이 다발하여 관찰된다.

(3) 치료

① 치매의 치료는 현재까지는 완전한 것은 없으나 새로운 약물 치료제의 개발로 고혈압, 당뇨병 처럼 치료가 가능한 질환으로 바뀌어가고 있다.

② 치매 치료의 원칙은 대부분의 치매가 만성적으로 진행되는 뇌의 질병이기 때문에 일관성 있게 지속적으로 대처하는 것이 중요하다.

③ 치료의 목표 및 방향도 환자와 가족의 삶의 질을 유지시키는 것이며 뇌경색의 재발 예방이 가장 중요하다.

④ 급성기에는 혈압관리, 항응고요법이 중요하며, 급격한 강압은 불필요하다.

⑤ 치매의 비약물적인 치료는 환경치료, 지지적 정신치료, 행동치료, 특히 회상치료를 통한 인지치료 및 다양한 재활훈련치료 등이 있다.

(4) 추가사항

① 동반 증상으로 우울한 기분, 환각, 망상, 불안, 초조, 섬망, 문제행동(배회 등), 감정실금, 수면장애, 의욕저하 등이 있다.

② 뇌의 구조적 변화를 검사하기 위하여 CT 검사나 MRI 검사 등을 시행하며, 전두엽으로 가는 혈류를 평가하기 위해 뇌혈류 SPECT(단일양자방출 단층촬영술, single photon emission computed tomography)도 이용된다.

〈표 12-2〉 **치매의 감별**

	혈관 치매	알츠하이머 치매
치매	부분 치매	전반적 치매
인격	유지	인격 붕괴
질병인식	유	무
운동마비	동반	초기에는 비동반
경과	동요성이며 계단상으로 악화	점진적으로 발병하여 상시 진행성
기초 질환과 위험인자	고혈압, 당뇨병, 심질환, 고지혈증	사물에 집착하는 성격 폐쇄적인 성격 다른 사람에게 의존하는 생활습관 고령의 이상
치료	원칙은 기초 질환 치료	완벽한 치료법은 없음(단, 증상 호전을 위한 치료는 가능)

〈그림 12-14〉 **혈관 치매와 알츠하이머 치매**

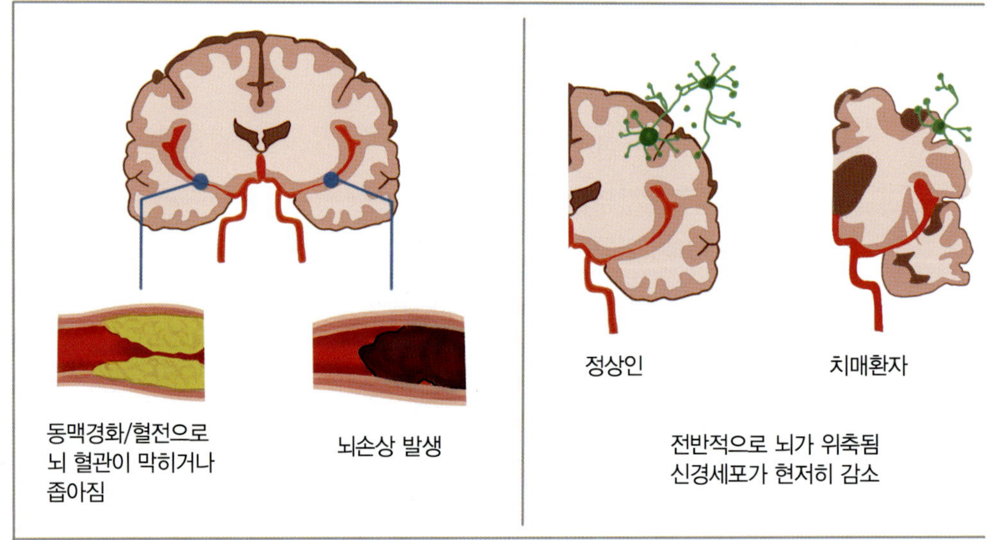

〈그림 12-15〉 **치매의 유형별 분포와 증상별 분포**

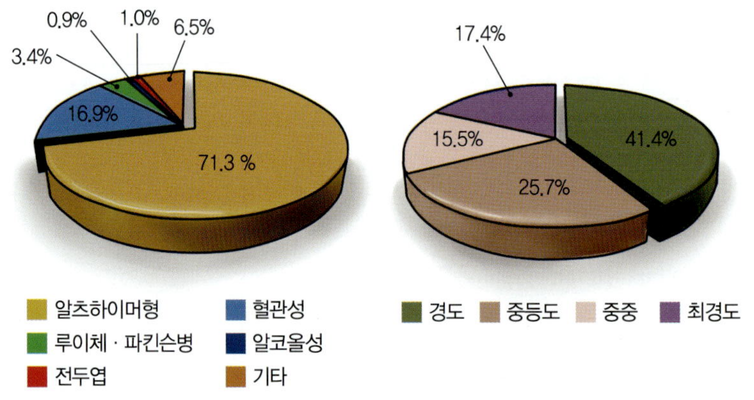

2) 알츠하이머 치매(Alzheimer's dementia, ATD)

(1) 개요

① 1907년 최초로 발견한 독일의사 알로이스 알츠하이머(Alois Alzheimer)의 이름에서 유래하였다.

② 알츠하이머병은 매우 서서히 발병하여 점진적으로 악화가 진행되는 경과가 특징이고, 초기에는 기억력에 대한 문제이며 진행되면서 다른 여러 인지기능의 이상을 동반하게 되며 결국에는 모든 일상생활 기능을 상실하게 된다.

③ 뇌의 광범위한 신경세포 탈락과 함께 노인반(neuritic plaque), 알츠하이머 신경원섬유 변화가 나타나는 신경변성 질환이다.

④ 치매는 진행성이며, 증상 발현부터 진단까지 2~3년, 진단으로부터 요양시설(nursing home)에 머무르게 되는 기간까지 3~6년, 요양시설에서 사망까지 약 3년 정도로 총 유병기간은 9~12년 정도에서 치사적 경과를 나타낸다.

(2) 기본 병리현상

① 65세 이상 노인의 뇌 조직검사에서 베타아밀로이드(beta amyloid) 단백질이 침착되면서 생긴 노인반(senile plaque) 및 타우 단백질이 과인산화되면서 형성된 신경섬유다발 등 특징적인 병변이 관찰되며 신경세포 소실로 인해 뇌위축 소견이 보인다.

② 노인반(senile plaque)은 주로 기억과 학습에 관여하는 뇌의 측두엽과 두정엽에 쌓이는데, 이곳 피질은 기억, 언어 등의 인지기능에 필수적이므로 이들 물질이 쌓이면 치매 증상을 보이게 된다.

③ 진행성 치매의 경우 지남력 상실, 기억력 저하, 계산력 저하 등이 관찰되며 인격 붕괴가 현저하나 질병인식이 없는 상태이다.

④ 유전적 원인과 환경적 요인 등이 복합적으로 작용하여 사람마다 병의 발생 빈도가 달라진다.

⑤ 뇌 전체의 광범위한 위축: 두부 CT에서 대칭성 뇌구개대와 뇌실 확대가 관찰된다.

(3) 치료

① 대증요법(symptomatic therapy)이 주체이며 여성이 평균 2배 정도 더 잘 걸린다.

② 약물치료를 통한 증상의 완화 및 병의 급속한 진행을 억제하며, 일관적이고 지속적인 치료가 필요하고, 환자와 가족의 정신사회적인 종합 치료가 필요하다.

③ 아세틸콜린분해효소억제제: 인지기능과 관계가 깊은 아세틸콜린(acetylcholine)이 치매 치료에 사용되며 아세틸콜린의 양을 증가시키는 약제들이 가장 좋은 효과를 나타내고 있다.

〈그림 12-16〉 **알츠하이머병의 뇌 위축의 진행**

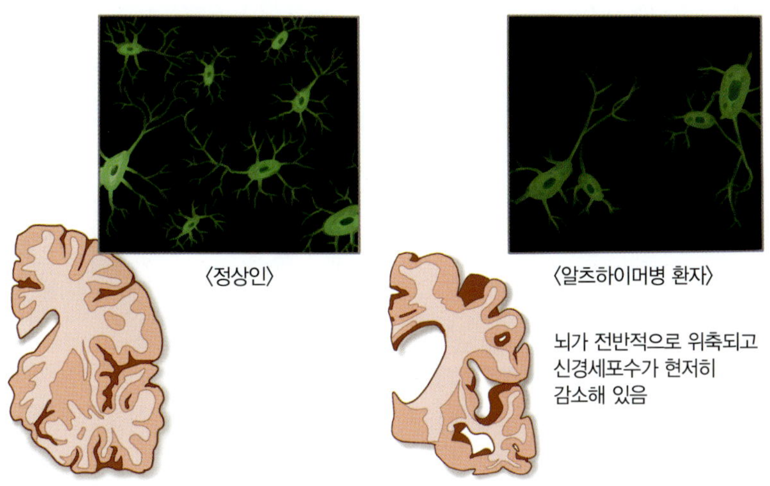

④ 아세틸콜린분해효소억제제를 장기간 사용할 경우 인지기능이나 행동증상을 완화시킬 뿐만 아니라 뇌신경세포 보호 작용을 나타낼 가능성이 있다.

⑤ 염산메만틴(Memantine, Ebixa): 알츠하이머병의 후기 단계에서 쓸 수 있는 약으로, 단독으로 쓰거나 아세틸콜린분해효소억제제와 함께 쓰인다.

〈그림 12-17〉 **치매의 증상**

우리집이 어디지?
싫다.
목욕하세요.
화장실
통장이 없다. 도둑아!
이놈들!
배고파!!

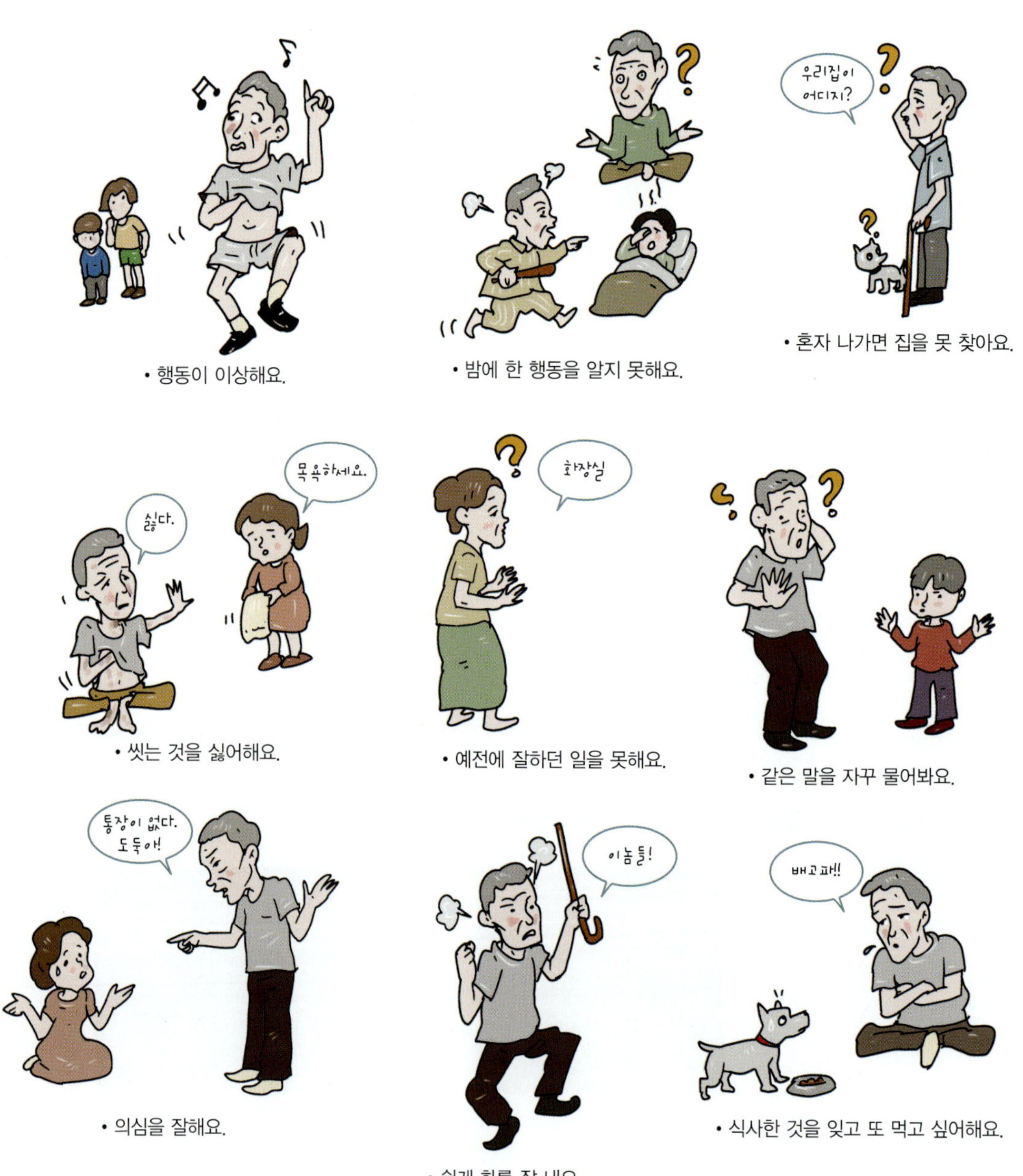

• 행동이 이상해요.
• 밤에 한 행동을 알지 못해요.
• 혼자 나가면 집을 못 찾아요.
• 씻는 것을 싫어해요.
• 예전에 잘하던 일을 못해요.
• 같은 말을 자꾸 물어봐요.
• 의심을 잘해요.
• 쉽게 화를 잘 내요.
• 식사한 것을 잊고 또 먹고 싶어해요.

(4) 추가사항

① 65세 이전에 발병하는 것을 조발성 알츠하이머병, 65세 이후에 발병하는 것을 알츠하이머치매로 분류한다.

② 동반 증상으로는 불안과 불면, 우울, 배회(특징적), 망상, 피해염려 등이다.

〈그림 12-18〉 **치매예방운동**

신체적 운동
조깅, 달리기, 등산, 테니스
배드민턴, 수영

정신적 운동
독서, 대화, 장보기, 셈하기,
바둑, 장기두기, 사교활동

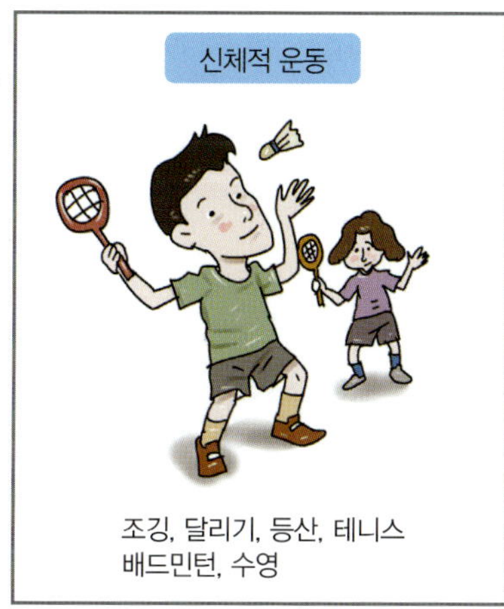

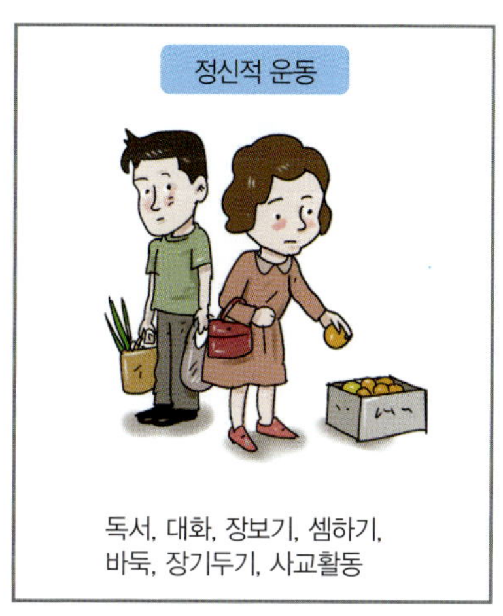

3 변성 질환

변성 질환이란 신경세포가 변성을 일으켜 죽음으로써 다양한 신경증상이 나타나는 것으로, 발생기전은 밝혀지지 않았고 진행성으로 경과하여 신경증상이 악화된다.

1) 파킨슨병(Parkinson's disease)

(1) 개요

① 파킨슨병(parkinson's disease)은 신경퇴행성 질환의 하나로 신경 세포들이 어떤 원인에 의해 소멸하게 되어 이로 인해 뇌 기능의 이상을 일으키는 질병을 지칭하는 말이다.

② 파킨슨병에서는 도파민(dopamine) 대사 이상으로 인해 추체외로계 신경핵에 변성을 일으켜 흑색질 치밀대 및 선조체의 도파민 부족과 상대적인 아세틸콜린계 증가가 관찰된다.

③ 추체외로계(extrapyrarnidal system) 징후를 주요 증상으로 하는 질환이며 원인은 밝혀지지 않았다.

④ 신경세포의 소실이 점진적으로 진행되어 50~70% 정도까지 없어지면 임상 증상이 나타나게 된다.

(2) 기본 병리현상

① 중년기 이후(50~60대), 비대칭성으로 발병한다.

② 추체외로 증상의 4대 증후

- 무동: 표정에 변화가 없음(가면얼굴), 눈 깜박임이 적고 동작이 느림
- 근구축: 관절은 수동운동에 대해 저항이 있음
- 정지 시 진전: 원인 없이 서서히 출현하는 손의 떨림
- 자세유지 반사장애: 보행 개시 시 바로 발을 떼지 못하고 앞으로 구부린 자세, 가속보행, 방향전환곤란 등이 발생

③ 자율신경장애: 만성변비, 배뇨장애, 기립저혈압, 지루성 피부가 관찰된다.

(3) 치료

① 부족한 도파민 보충과 뇌 내 아세틸콜린 억제가 중요 약제로 활용된다.

② 약물요법(다제병용)

- 레보도파와 도파민 효현제: 도파민 부족을 보충(기본병용)
- B형 단가아민 산화억제제: 신경세포의 괴사방지
- 브로모크립틴(bromocriptine): 도파민수용체 자극제(기본병용)
- 염산셀레길린(selegiline HCl): 도파민분해효소(MSAO−B)억제제(기본병용)
- 항콜린제(anticholinergic): 뇌 내 아세틸콜린을 억제

〈표 12-3〉 **추체로장애와 추체외로장애 비교**

	추체로장애	추체외로장애
장애부위	대뇌피질(운동영역) 내포후각 대뇌각 교뇌 저부 척수측삭 등	대뇌기저핵 (미상핵, 피핵, 흑질, 적핵 등)
운동장애	마비(편마비, 대마비)	불수의운동(전진, 무도병 등) 경도의 근력저하
건반사	항진(급성기에는 때로 저하)	정상~경도 항진
근긴장	경성[근위축(−)]	고축(파킨슨병) 히포트니(무도병)
표재반사	복벽반사(−)	−
병적반사	+ (바빈스키반사 등)	−
보행	가위보행, 콤파스보행 등	가속보행(파킨슨병)

- 아만타딘(amantadine): 신경종말에서 도파민 방출 촉진
- 엔타카폰(entacapone): 도파민분해효소(COMT)억제제
- 디펜히드라민(Diphenhydramine): 떨림을 조절하는 데 도움

③ 정위뇌수술(심부뇌자극술)

④ 물리치료 차원에서 다양한 운동 프로그램의 작성과 계획적인 운동의 진행을 통한 현 상태의 유지와 일상생활과 관련되어 있는 훈련을 지속적으로 행해준다.

〈그림 12-19〉 **신경세포의 도파민 분비**

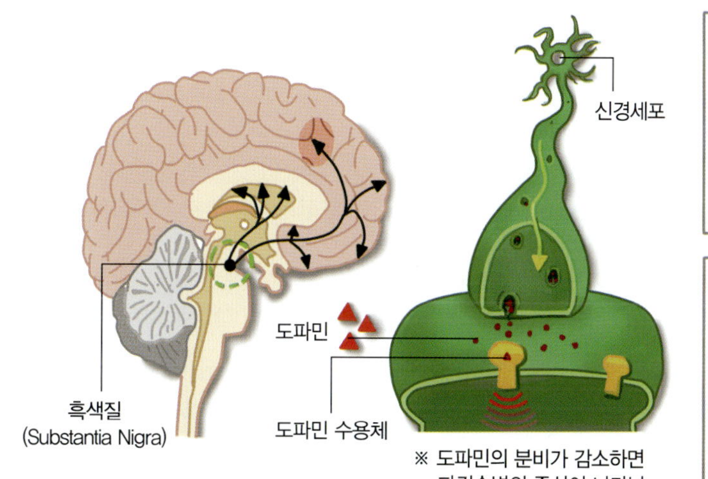

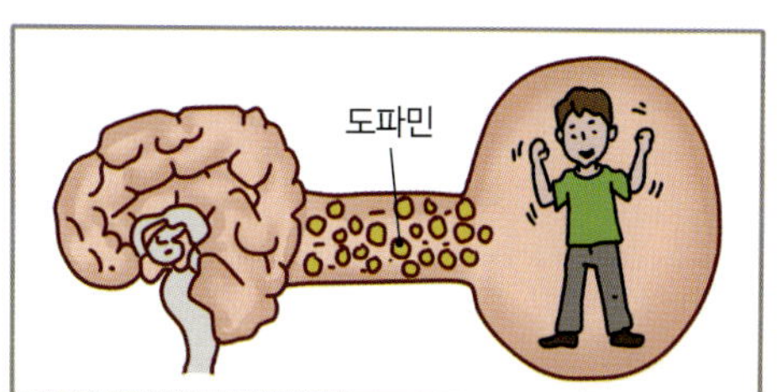

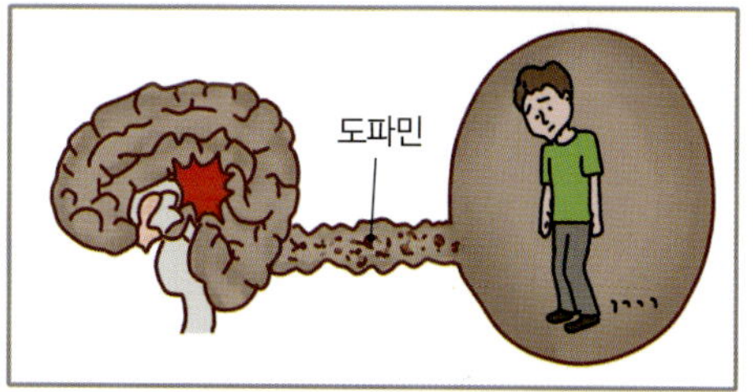

〈그림 12-20〉 **파킨슨병의 전형적인 자세와 증상들**

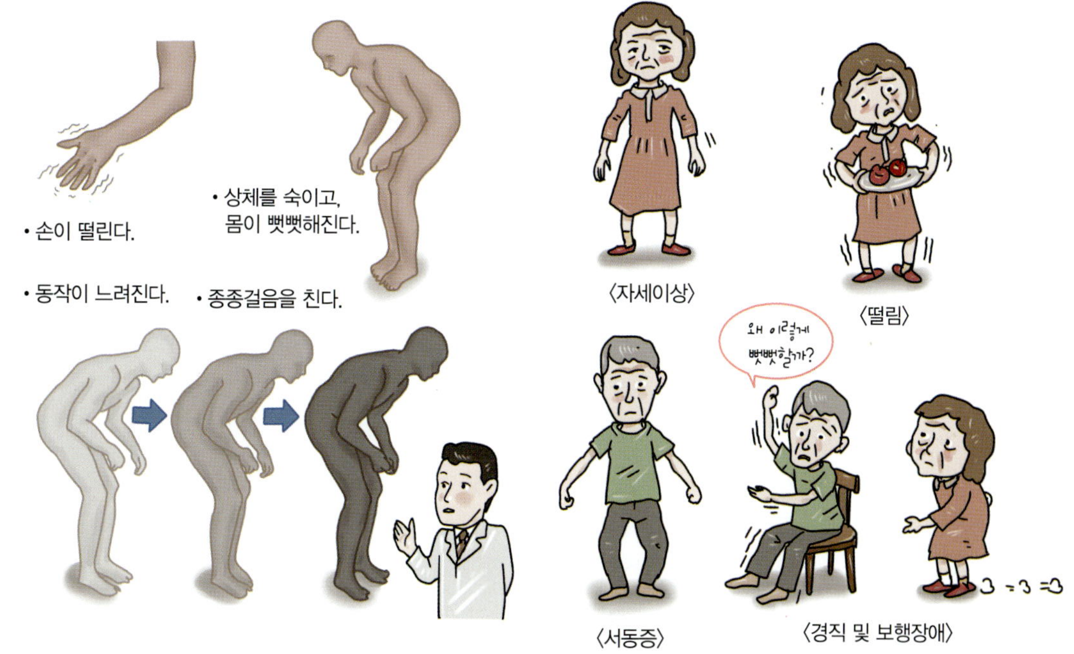

2) 근위축측삭경화증(amyotrophic lateral sclerosis, ALS)

(1) 개요

① 근위축측삭경화증은 상위운동뉴런의 장애(다리에 심함)와 하위운동뉴런의 장애(팔에 심함)가 동시에 관찰되고 서서히 발병하는 진행성 질환이다.

② 근위축측삭경화증(ALS)은 퇴행성 신경 질환으로 원인이 정확히 밝혀지지 않은 희귀 질환으로 일명 '루게릭병(Lou Gehrig's Disease)'이라고도 한다.

③ 대뇌 및 척수의 운동신경원이 선택적으로 파괴되기 때문에 '운동신경원 질환'이라고도 한다.

④ 바이러스, 대사성, 감염성, 환경오염으로 인한 중금속축적설, 면역성, 그리고 또한 극히 드물게는 부모로부터 유전된 경우도 있다.

(2) 기본 병리현상

① 40세 이후 대부분은 50세 이상에 발병하며 남녀 비율은 1.3:1 정도

② 사지의 근력 약화와 근위축, 사지마비, 언어장애, 호흡기능 저하가 주증상이다.

③ 초기에 그 증상이 매우 미미하여 간과할 수 있다. 증상의 진행 양상은 팔과 다리의 경련 또는 힘이 빠져 자주 넘어지게 되고, 목소리가 잘 나오지 않게 되어 의사소통이 어려워진다.

④ 말기에는 삼킴 기능 장애로 음식을 삼키지 못하게 되어 사래에 쉽게 걸리게 되고 호흡곤란이 나타난다.

⑤ 하위운동뉴런 장애: 근위축, 근력저하, 근섬유다발수축(fasciculation), 호흡근 마비 등
상위운동뉴런 장애: 심부반사 항진, 바빈스키반사(+)

⑥ 근전도, 근생검에서 신경원성 변화가 관찰, 감각신경 전달속도는 유지된다.

⑦ 운동신경은 추체로의 속도에는 장애를 입지만 말초의 속도는 보통 유지된다.

⑧ 연수마비증상: 구음장애, 삼킴장애, 혀의 위축, 근섬유다발수축 등이 발생한다.

⑨ 루게릭병을 확진하기 위한 특정 검사는 없으나 전기생리학적 검사와 조직병리학적 검사를 시행하며, 뇌척수액검사와 근조직검사, X-ray 및 MRI, 근전도검사 등을 시행하고 있다.

(3) 치료

① 완치하기 위한 특정 치료법은 현재까지 없으나, 대증요법의 시행이나 릴루졸(Riluzole)을 호흡부전(respiratory failure, 호흡기능상실)의 연장을 위해 투여한다.

② 근력약화방지, 영양요법, 통증관리, 호흡재활, 언어재활, 약물치료 등 다방면에서 이루어지고 리루텍정(Riluzole)은 병의 진행을 늦추는 목적으로 사용할 수 있다.

(4) 추가사항

① 외안근마비와 방광직장장애가 나타나지 않는 것은 동안신경핵, 천수에 있는 오너프(Onuf)핵이 장애를 피한다고 하는 병리소견과 일치한다.

② 아직까지 발병 원인이 아직 밝혀지지 않았지만, 전체 환자의 약 5~10%는 가족성 근위축측삭경화증으로 알려져 있다. 그 외 여러가지 가설들이 제기되고 있다.

③ 발병원리와 발병경과 등에 따라 여러 가지 약제가 개발되고 있으나 확실한 효과가 있는 약제는 아직까지 없다.

〈그림 12-21〉 **상위운동신경과 하위운동신경의 손상**

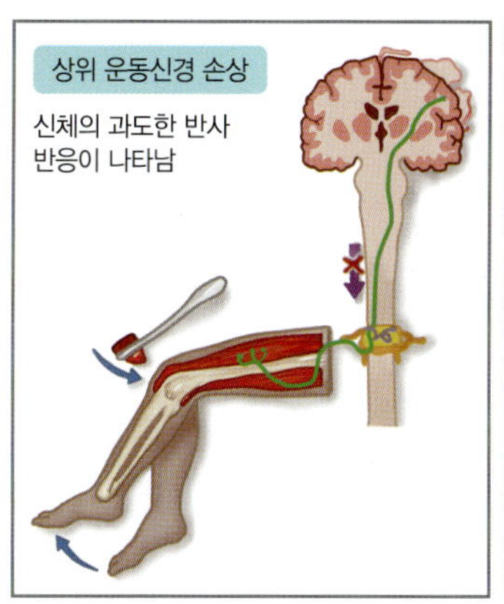

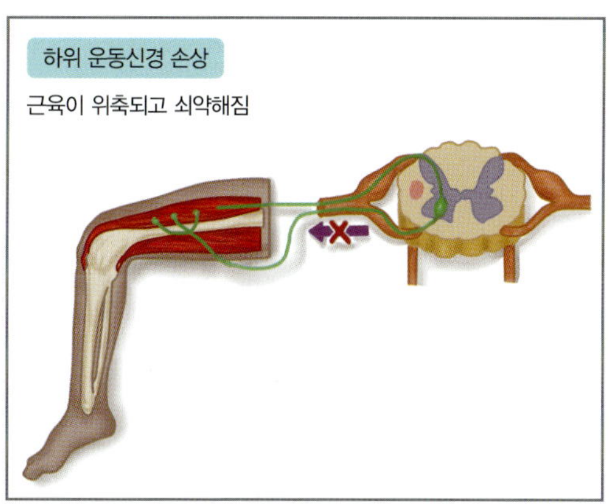

〈그림 12-22〉 **ALS의 일반적인 원인**

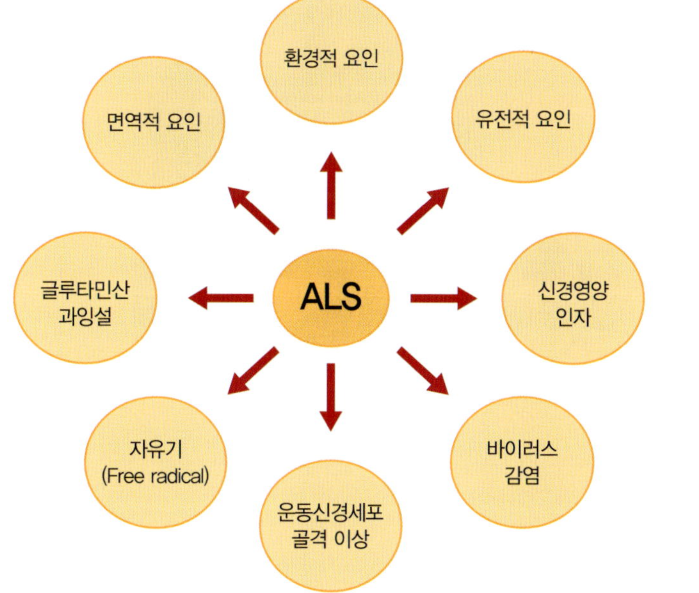

〈그림 12-23〉 **ALS의 증상**

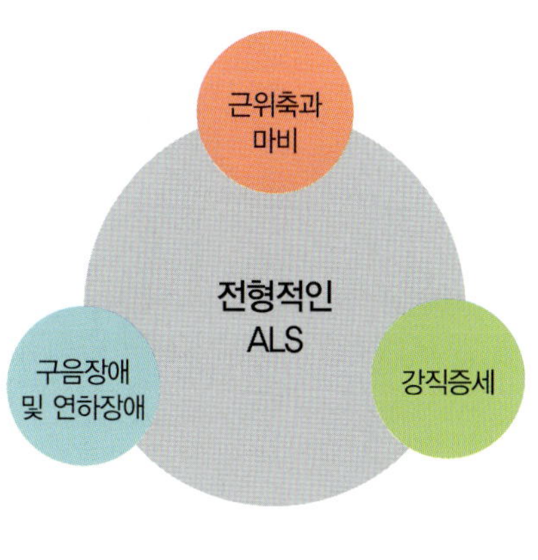

〈그림 12-24〉 **줄기세포(stem cell, 간세포)를 이용한 치료 연구**

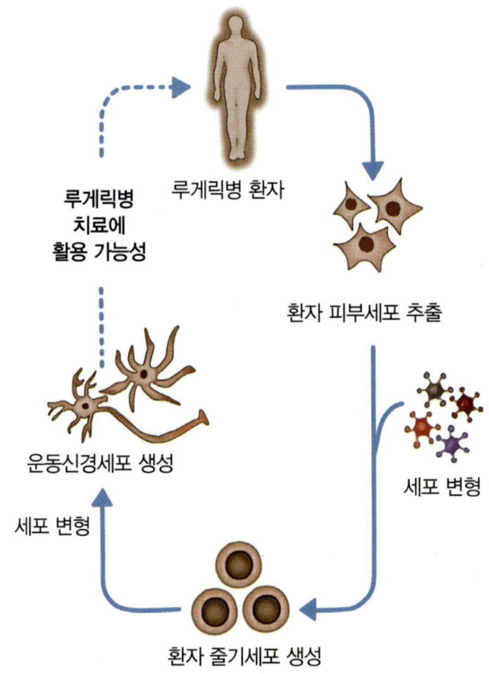

〈그림 12-25〉 **루게릭(Lou Gehrig, 전 야구선수)과 스티븐 호킹(Stephen Hawking, 물리학자, 대학교수)**

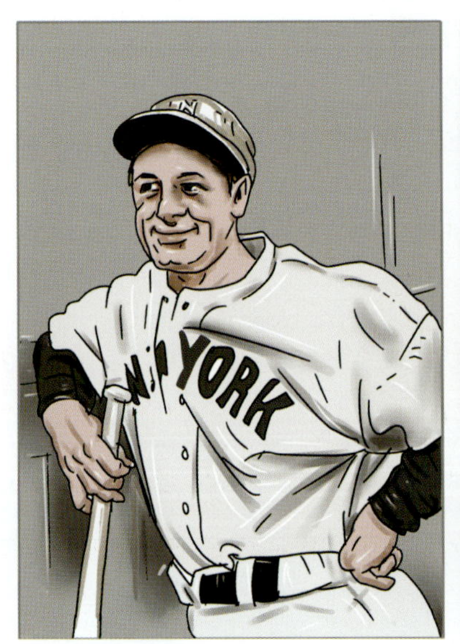

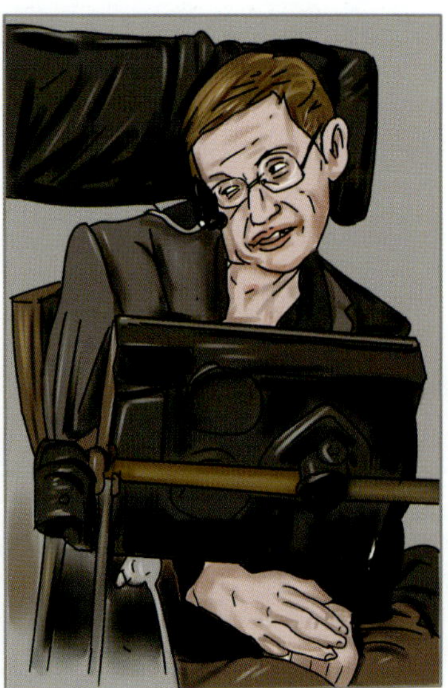

3) 다발성경화증(multiple sclerosis, MS)

(1) 개요

① 다발성경화증은 원인 불명의 질환으로 신경을 둘러싸고 있는 수초가 손상되며 뇌로부터 신체의 여러 부분으로 가는 신경자극의 전달이 방해되어 나타나는 것이 특징이고, 뇌, 척수, 그리고 시신경을 포함하는 중추신경계에 발생하는 만성신경면역계 질환이다.

② 15~50세에 많이 발생하고(소아나 노인에게는 거의 나타나지 않음) 초기에는 완화와 재발을 되풀이하며 차츰 악화되어 가는 것이 특징이다.

③ 사망원인은 합병증인 감염병(폐렴, 요로감염, 패혈증 등)에 의한 경우가 많다. 평균 25~35년의 경과로 사망한다. 또한, 우울증을 초래하여 자살률이 일반 집단보다 높다.

(2) 기본 병리현상

① 눈: 시신경염, 안구진탕증, 안구 혼탁, 드물게 시력상실, 복시(Diplopia)가 나타난다.

② 감각계 증상: 감각상실, 얼얼한 느낌, 화끈거림 증상, 바늘로 찌르는 듯한 느낌이 있다.

③ 운동장애 증상: 편마비증상, 양측 하지마비, 사지마비, 균형감각의 소실, 불안정한 걸음걸이, 어지럼증, 근육의 떨림(진전: Tremor)이 있다.

④ 언어: 말하는 속도가 느리고 말이 어눌해지고, 말더듬이 현상이 보인다.

⑤ 방광: 빈뇨, 절박뇨 또는 절박요실금, 잔뇨감 등이 나타난다.

⑥ 소화관: 변비나 변실금이 보인다.

⑦ 인지기능과 감정: 기억력 장애, 우울증, 단기기억의 소실, 집중력과 이해력, 판단력이 약해지며 인지장애(Cognitive dysfunction)가 점점 진행된다.

⑧ 진단

- 자기공명영상(MRI): 손상부위의 크기, 양, 분포정도를 알아본다.
- 뇌척수액 검사: 발병 초기나 급성기에는 단핵구가 증가되고 IgG가 상승된다. 환자의 약 40%에서 단백질이 증가하기도 한다.
- 시각/청각/체성감각 유발전위검사: 신경 자극이 신경을 따라 전송되는 속도를 측정하는 것으로 자극에 따라 반응하는 뇌파(electroencephalogram, EEG)를 측정하는 것이다.

(3) 치료

① 급성악화기의 치료 ⇨ 고용량 스테로이드(steroid)에 의한 펄스요법(pulse therapy)이 시행된다.

② 재발 및 악화 방지 ⇨ 베타인터페론, 글리타이머아세테이트 등 주사제를 사용한다.

③ 통증에는 일반적인 진통제가 효과가 없으며, 연축성(Spasmodic) 통증에는 항연축제를 사용하고, 신경자극 및 염증에 의한 신경성 통증은 항경련제와 항불안제를 사용한다.

④ 물리치료 또는 운동 프로그램(특히 수중 치료) 등을 적용한다.

〈그림 12-26〉 **신경의 말단 구조와 손상된 수초**

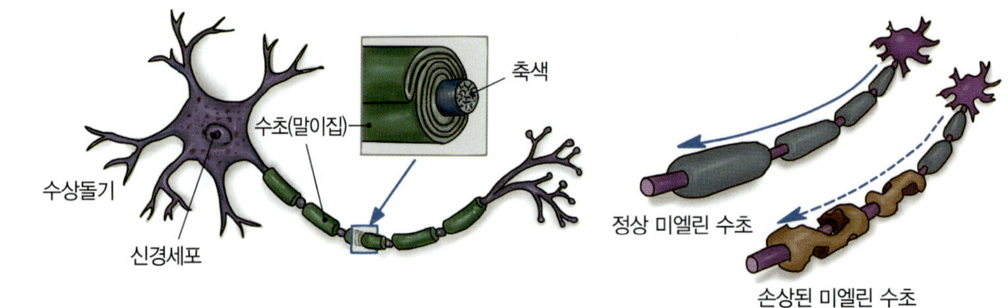

〈그림 12-27〉 **다발성경화증의 일반적 증상**

• 신경계염증
• 말초신경 · 근육질환
• 수면장애
• 기타 분야
• 두통
• 어지럼증

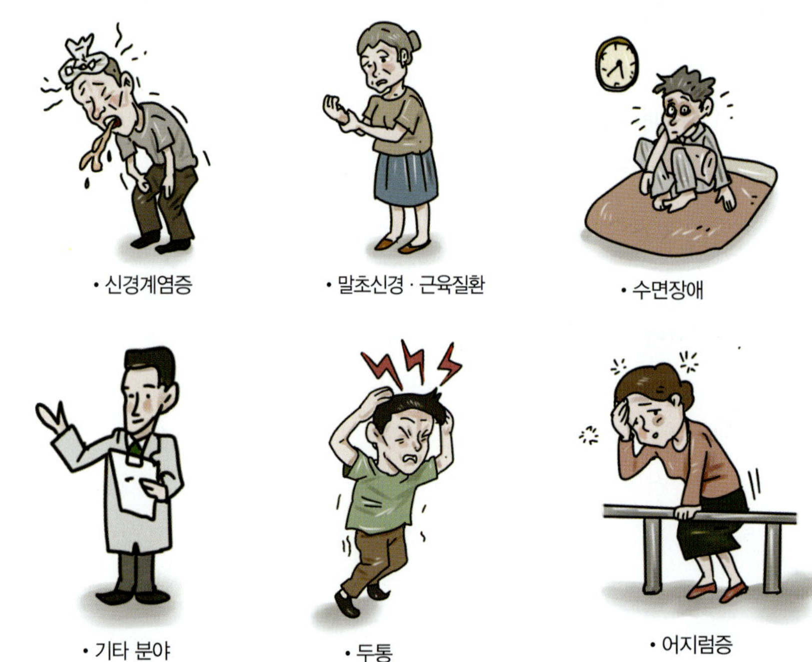

〈그림 12-28〉 **뇌 손상부위에 따른 증상**

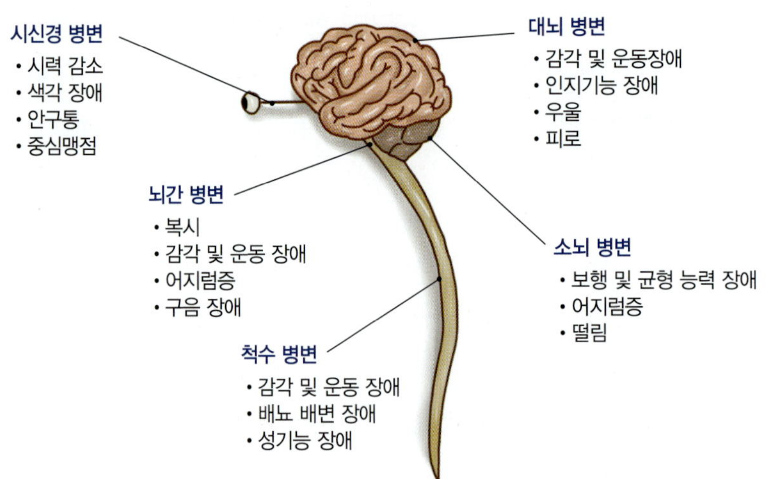

(4) 추가사항

- 다양한 의료전문가(예: 신경과 전문의, 비뇨기과 전문의, 정신과 전문의, 물리치료사, 작업치료사, 사회복지사, 언어치료사, 영양사 등)로부터 치료, 증상에 대처하는 방법, 감정 조절에 대한 조언을 구할 수 있다.

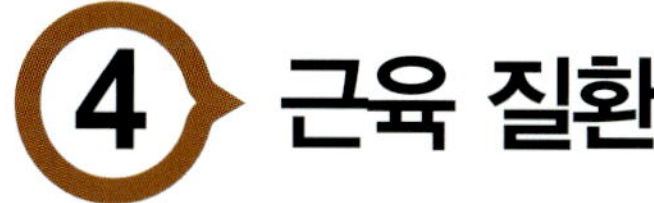

4 근육 질환

근위축이나 근력저하, 운동마비 등의 골격근에서 발생하는 장애로 그 원인이 근육을 지배하는(골격근 혹은 신경근 접합부) 신경에는 문제가 없이 일어나는 질환을 말한다. 유전적 요인, 자가면역적 요인, 내분비 · 대사적 요인 등으로 근육 질환(muscle disease)이 일어난다.

1) 진행성 근위축증(progressive muscular dystrophy, PMD)

(1) 개요

① 진행성 근위축증은 척수 전각의 변성에 의한 것으로 전형적인 하위운동 신경원 병변이고, 유전성이며 진행성 골격근의 변성과 근탈력을 주요증상으로 하는 질환이다.

② 이 질병의 말기에는 변성이 연수와 같은 생명중추에까지 확장되어 연수마비를 일으켜 경우에 따라서 사망하는 경우도 있으며, 치유가 불가능하다고 알려지고 있다.

(2) 기본 병리현상

① 원인 불명이며, 남성에서 더 많이 발생하고, 중년기에 호발한다.

② 척수 전각세포의 변성이 추체로를 통하여 상방으로 퍼져 근육에 대한 지배를 상실함으로써 위축이 오고, 마지막에는 변성이 온다.

③ 보행시작 지연, 3~4세경 거위보행, 보행 이상을 발견 후 가워징후(Gowers' sign), 비복근의 가성비대가 초래된다.

④ 손의 작은 근육들에 대한 약화와 위축을 시작으로 후에 갈퀴 모양의 변형을 나타낸다.

⑤ 호흡근의 마비로 호흡에 장애를 일으켜 치명적인 결과를 가져오기도 한다.

⑥ 질병의 경과는 2~20년 정도이나 평균적으로 약 10년 전후이다.

⑦ 확정 진단은 근육생검에서 항디스트로핀면역염색을 통해 디스트로핀(dystrophin)단백의 결손을 증명한다.

(3) 치료

• 확립된 유효한 치료법은 없으나 경우에 따라서는 부신피질스테로이드(adrenocortical steroid)가 유효하다.

〈표 12-4〉 **진행성 근위축의 감별**

	뒤시엔느(Duchenne)형	LG형(지대형)	FSH형(안면견갑상완형)
발병연령	소아(2~4세)	소아~성인(20~30대)	소아~성인
발생비율	60%	30%	10%
유전	반 · 열	상 · 열	상 · 우
성별	남	남녀	남녀
호발부위	하지대(요대)	요대 또는 견갑대	상지대(견갑대)
안면근장애	말기에 출현	(-)	(+)
거짓비대	(+)	(±)	(-)
관절구축/골격변형	(진행에 따른 출현)	때로 (+)	드뭄
혈청 CK	↑↑	↑	↑~→
진행	빠름(수년)	중간(수년~10년 이상)	느림
생명 예후	20세 전후에 사망	부정	양호

〈그림 12-29〉 **척추성 근위축증**

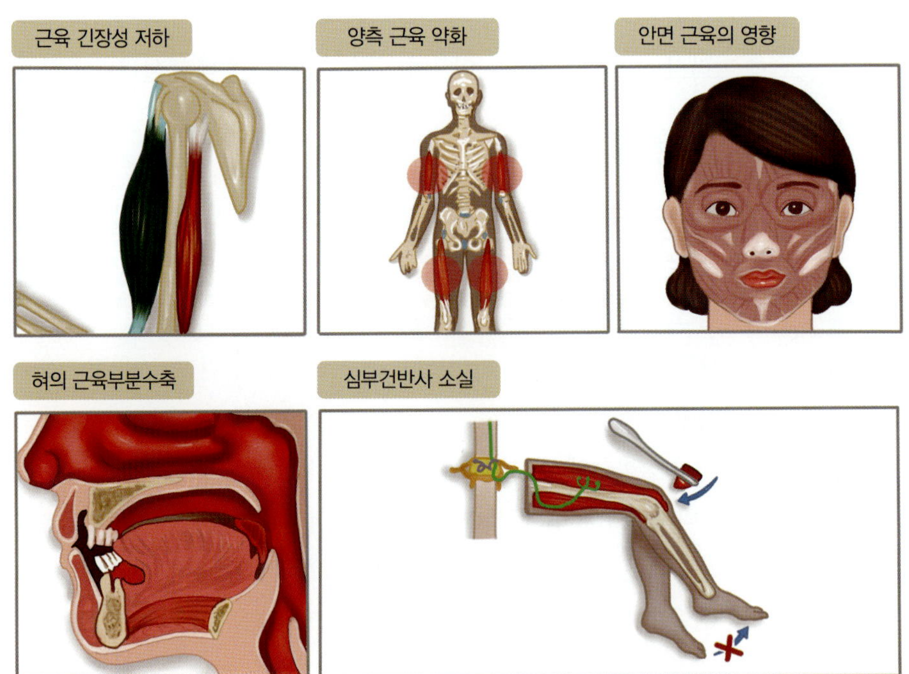

〈그림 12-30〉 **뒤시엔느형 근이영양증(muscular dystrophy)**

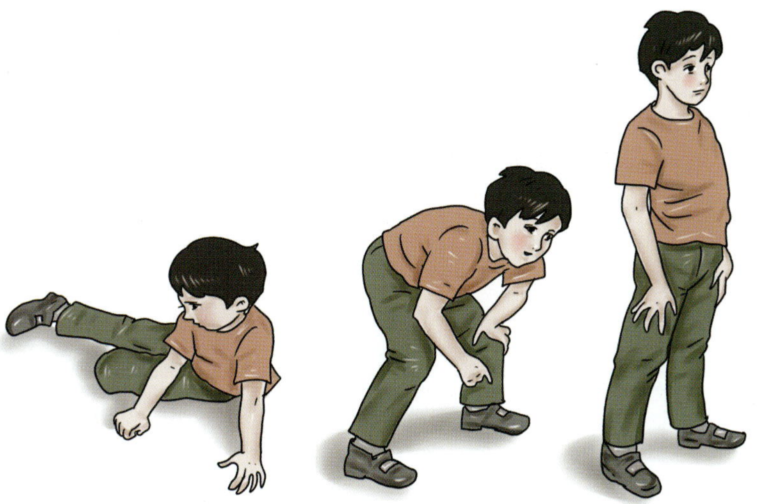

〈그림 12-31〉 **가워징후(Gowers' sign)**

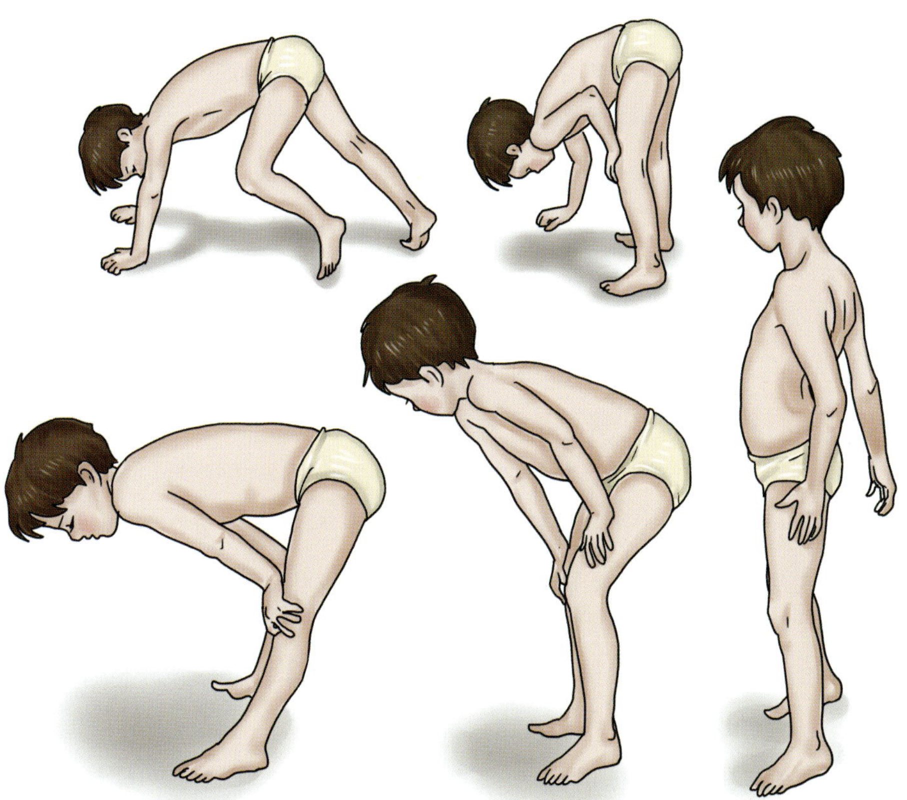

2) 근긴장성 이영양증(myotonic dystrophy, MYD)

(1) 개요

① 근긴장성 이영양증은 유전성 질환(상염색체 우성 유전)으로 근육장애와 사용 후 갈수록 근육의 이완이 어려운 이영양증을 나타내며 신체의 다른 기관에도 문제를 유발한다. 긴장을 동반하는 원위근의 근육위축을 특징으로 하며, 골격근 수축 후 근형질막의 방전이 지속되는 병태(근육긴장증, myotonia)를 초래하는 질환이다.

② 근이영양증은 동일가계 안에서도 발현 증상이나, 질환의 심각성, 침범되는 신체부위, 발발연령 등에 있어 무수히 많은 다양성을 가지고 있는 질환이다.

③ 가벼운 유형에서는 특별한 의학적 치료를 받을 필요성이 없지만 신생아기에 발병되는 심한 경우에는 진단을 내릴 사이도 없이 아이가 사망하기도 한다. 15~40세에 많이 발생하며 남성의 발병률이 약간 더 높다. 그 밖에도 심근장애, 이마부위 탈모증, 백내장, 지능저하, 생식샘 기능저하(고환 위축) 등을 초래하는 질환이다.

(2) 기본 병리현상

① 19번 염색체에 위치하고 있는 myotonin protein kinase 유전자의 유전적 변이에 의해서 유발하는 상염색체 우성유전 질환이다.

② 근긴장증(Myotonia)이란 근육수축 후 서서히 근육이 이완되는 것을 의미한다.

- 원위근의 위축: 전완의 근위축이나 족하수걸음(foot drop gait)
- 근육긴장: 주먹을 쥐면 펴기 어렵고 걸음을 떼기 시작할 때 발을 내딛기 어려움
- 삼킴장애, 혀를 두드리면 근육긴장이 관찰된다.
- 측두근 등의 안면근 위축, 측경부에서는 흉쇄유돌근의 위축 등이 나타난다.
- 안검하수증, 턱 근육의 약화

③ 일반적으로 몸의 중심에서 먼 사지의 근육에서부터 증상이 나타난다. 발과 발목관절 뿐만 아니라 손과 상지의 팔꿈치와 손목 사이의 근육까지 포함한다.

④ 일부 환자에서는 내분비계의 이상, 간 기능이상, 심장 전도의 이상, 횡문근계의 이상, 백내장, 지능저하, 방실차단, 무정자증, 당뇨병, 음경위축 관찰이 동반될 수 있다.

⑤ 연령에 따라 선천성(출생 시), 청소년기(유년기), 전형적(20~40세), 후반기(40세 이후)로 분류한다.

- 선천성: 출생 후 1달 안에 증상을 발견할 수 있다. 주된 임상 특징으로는 안면근육의 약화, 저하된 근긴장성, 호흡기계 문제, 수유곤란, 내번족 등을 들 수 있다.
- 청소년기: 1세에서 20세 사이에서 발병하며 증상에는 근육의 약화, 근긴장증, 다른 기관으로의 증상전이 등이 포함된다.

- 전형적인 MYD: 주로 20~40세이며 나타나는 임상증상은 청소년기와 유사하다.
- 후반기 MYD: 40세 이후에 발병하고 증상이 가장 약하게 나타나며 보통 백내장(cataract)을 수반하고 약간의 경련 등이 보이나 근육문제는 나타나지 않는다.

⑥ 근긴장증(Myotonia)은 근전도검사(EMG)를 통해 진단이 가능하며 근전도검사의 미세한 Myotonic Dystrophy은 다양한 연령에서 나타난다.

(3) 치료

① 경증에는 무치료이나 근의 강화를 위한 물리치료(physiotherapy) 등이 시행된다.

② 근육긴장이 심하면 프로카인아미드, 디페닐히단토인(diphenylhydantoin)등을 투여한다.

(4) 추가사항

① 보통 근원성 질환에서는 원칙적으로 근위근에서 근위축이 심하나 본 질환은 예외적으로 근위축이 원위근에서 심하다.

② 족하수걸음(foot drop gait): 전경골근군의 근력 저하로 보행 시에 발끝이 올라가지 않아 끌게 되기 때문에 무릎을 높게 올려서 발을 툭 던지듯이 걷는 상태를 말한다.

③ 방실차단(auriculoventricular block): 심방의 자극이 심실에 전달되기 어려워진 상태를 말한다.

〈그림 12-32〉 MYD의 유전적 변이(genetic variation)

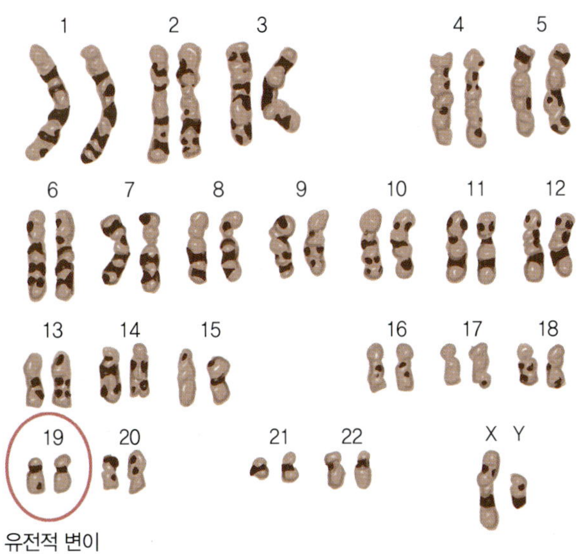

〈그림 12-33〉 **MYD의 발병 시기별 분류**

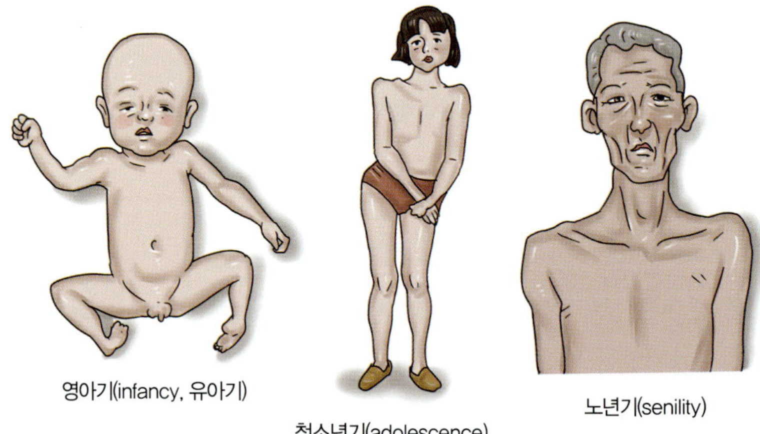

〈그림 12-34〉 **근긴장성 이영양증**

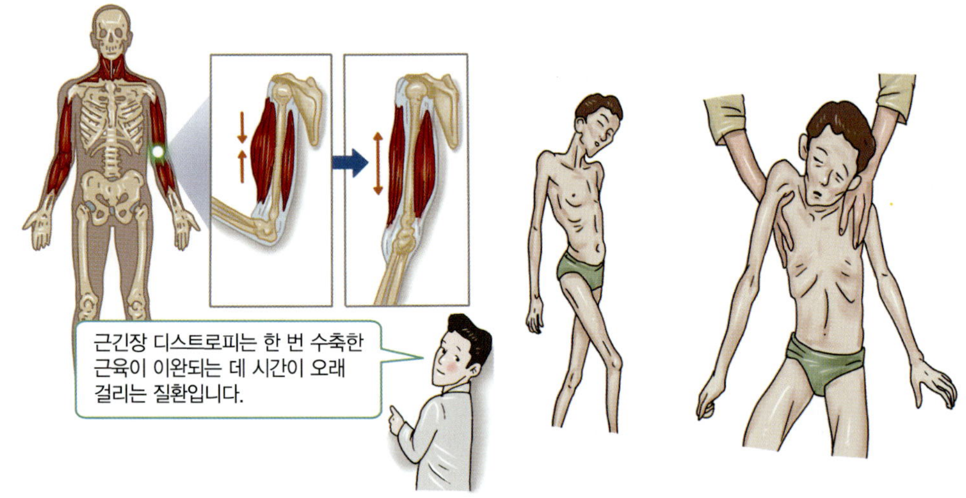

〈그림 12-35〉 **MYD환자의 기립동작**

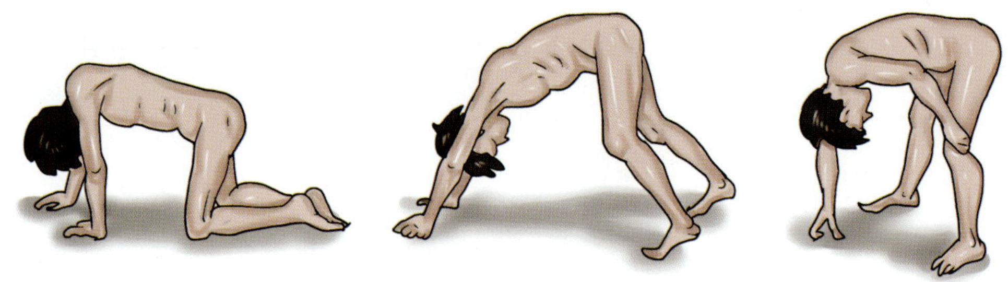

3) 중증 근무력증(myasthenia gravis, MG)

(1) 개요

① 중증 근무력증은 면역 체계의 한 부분인 항체라는 물질이 신경과 근육의 연결부위에 있는 아세틸콜린 수용체를 공격하여 그 기능을 마비시킴으로써 발생하는 근력저하를 증상으로 하는 자가 면역질환이다.

② 20~40세 여성과 50세 이상의 남성에게서 많이 발생한다. 동요성으로 근력이 저하되거나 쉽게 피로감을 느끼게 되는데 휴식을 취하면 근력이 회복되는 특징이 있다.

③ 직접적으로 유전이 되거나 타인에게 전염되는 질환은 아니며, 이 병을 가진 환자의 10~15%에서 흉선종(thymoma)을 동반하고 있으며 약 60%에서는 흉선 내에 이상소견이 발견된다. 그 외 갑상선기능항진증이나 류마티스 질환과 같은 다양한 자가면역질환(autoimmune dieases)들을 가진 환자들에서 다른 정상인들보다 이 병이 더 잘 발생한다.

(2) 기본 병리현상

① 안구형 증상: 외안근마비, 안검하수(ptosis), 복시(diplopia)가 나타난다.

② 전신형의 증상: 피로가 심해지고, 근력저하 관찰, 오후에 증상이 심해짐, 근위축이 운동의 반복으로 악화되며 심한경우 호흡마비도 동반된다.

③ 설 · 인두근마비: 구음장애, 삼킴장애, 설근운동장애가 발생한다.

④ 텐실론검사(tensilon test)에서 증상 개선효과가 있다.

⑤ 항콜린에스테라제 약물(네오스티그민, 텐실론)을 통한 혈액 반응검사

⑥ 항아세틸콜린수용체 항체 검사를 통한 반응검사

⑦ 근육의 피로도를 확인하기 위한 반복신경자극검사

⑧ 확진 이후에는 흉선에 대한 정밀 검사가 필요하다.

(3) 치료

① 증상적인 치료: 근육의 힘을 항진시키는 치료

- 항콜린에스테라제(serum cholinesterase) 성분의 약을 사용하여 근활성화를 유발한다.
- 경증 내지 눈 증상만 있는 국소적 장애에는 항콜린에스테라제를 선택하고 조기부터 스테로이드요법을 시행한다.

② 원인적인 치료: 피 속에 들어 있는 아세틸콜린수용체에 대한 자가 항체를 없애는 치료

- 부신피질호르몬(스테로이드)제는 다른 약물들에 비해 효과가 빨리 나타난다. 그러나 비만, 골다공증, 여드름, 위궤양 등 다양한 부작용으로 장기간 복용이 어려울 수도 있다.
- 피 속의 항체를 걸러내고 깨끗한 혈액을 다시 넣어주는 혈장교환술(plasma exchange)

- 난치성 안근형이나 전신형에는 흉선종 유무와 관계없이 흉선적출술 시행 후 ChE 억제제, 스테로이드, 면역억제제를 투여한다.
- IV-immunoglobulin 주사제는 부작용의 걱정 없이 면역체계를 안정화시킬 수 있다.

③ 근본적 치료는 흉선적출술과 스테로이드제 투여이다.

④ 약물 사용에 의한 부작용이 발생한다면 그 심각한 정도에 따라 약을 다른 약으로 대치하거나 완전히 중단을 하여야 한다.

〈표 12-5〉 **중증근무력증과 람버트-이튼증후군(Lambert-Eaton syndrome)**

	중증근무력증	람버트-이튼증후군
발병연령	여성(20~40대) 남성(50세 이상)	남성(40~70세)
악성종양과 합병	흉선종	폐암(small cell carcinoma)
외안근마비 안면근마비	종종 (+)	드묾
사지마비	상지 > 하지	체간, 하지 > 상지
건반사	→	↓
EMG	3 or 5Hz 반복자극에서 감쇠(waning)	고빈도(10Hz 이상) 반복자극에서 점증(waxing)
텐실론검사	(+)	(-)
치료	항Che제, 수술(흉선적출)	염산구아니딘

〈그림 12-36〉 **소아와 성인의 가슴샘의 역할**

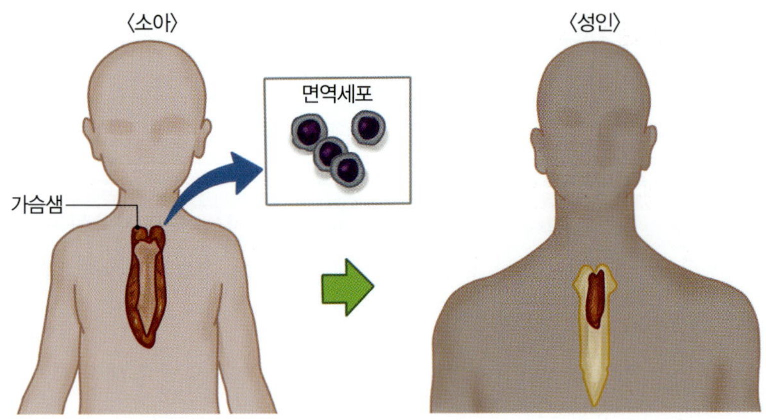

〈그림 12-37〉 아세틸콜린이 수용체 결합(정상)

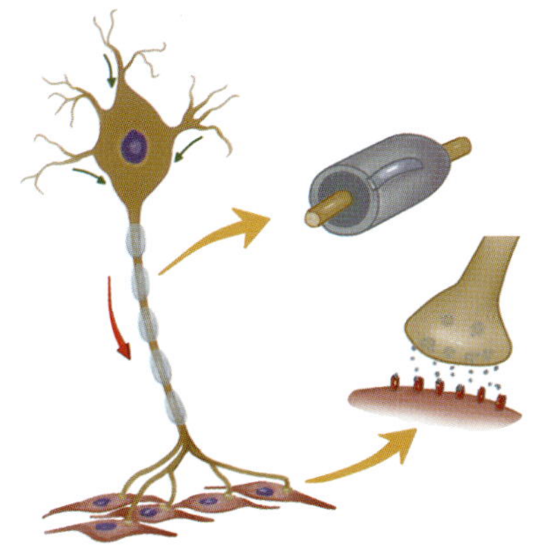

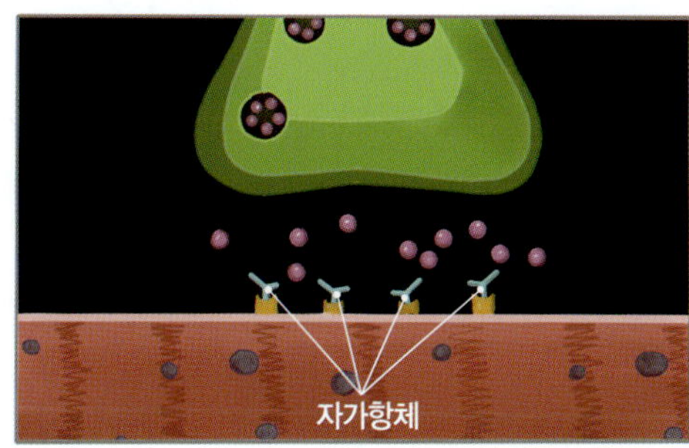

5 말초신경 질환

1) 말초신경장애

(1) 개요

말초신경장애란 말초신경섬유에 변성, 탈락 등을 일으켜 운동, 감각 및 자율성 말초신경이 장애를 입고 장애를 입은 신경에 대응한 신경 징후를 나타내는 것을 말한다.

(2) 말초신경장애의 분류

① 운동성 신경병증

- 급성 간헐성 포르피린증(porphyrias)
- 길랭-바레증후군(Guillain-Barré syndrome)
- 샤르코-마리-투스병(Charcot-Marie-Tooth disease), 화학물질(아연 등)
- 디프테리아(diphtheria)
- 포착신경병증(entrapment neuropathy)(주위의 뼈 등에 의한 압박)

② 감각성 신경병증

- 알코올성, 아밀로이드증(amyloidosis)
- 각기(beriberi)
- 교원병(PN, SLE), 암종(carcinoma), 화학물질[As, Hg, TI(타륨), 스틸렌, n-핵산]

〈그림 12-38〉 **말초신경장애**

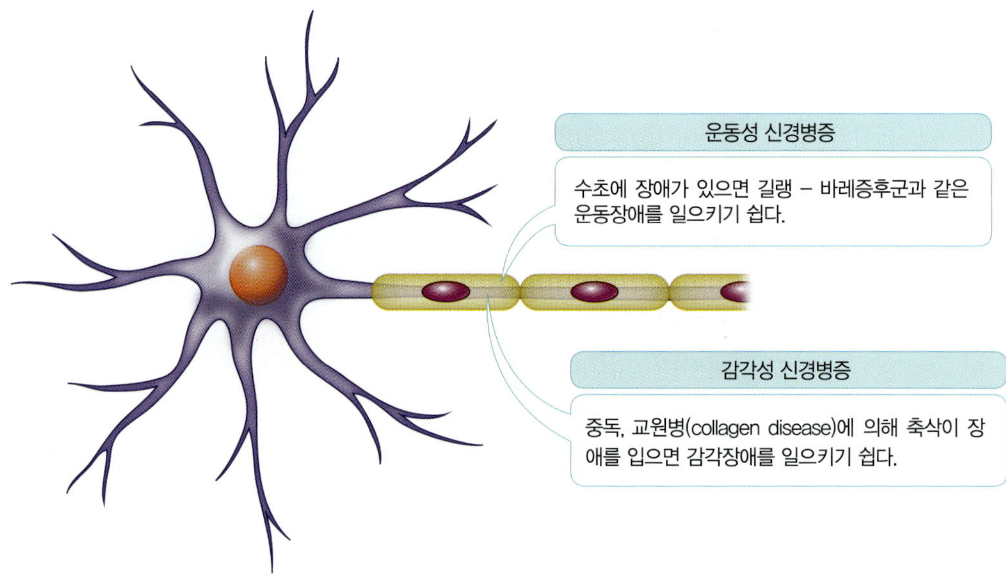

- 당뇨병, 약물[INH: 이소니아지드(isoniazid), 빈크리스틴(vincristine)]

③ 자율신경성 신경병증

- 가족성 아밀로이드 신경병증
- 당뇨병성 신경병증

④ 혼합성 신경병증

※ 악성종양, 백혈병, 패혈증에서 DIC의 약 3/4을 차지한다.

(3) 말초신경장애의 형태

〈표 12-6〉 **말초신경장애의 병형**

병형	다발신경병증 (polyneuropathy)	단일신경병증 (mononeuropathy)	다발 단일신경병증 (multiple mononeuropathy)
장애부위 (×표)	특정 부위에서 말초신경이 단단해져 장애를 입는다. 좌우대칭으로 광범위하게 일어난다.	1개의 말초신경장애	단일신경병증이 몸 이곳 저곳에서 관찰된다.
좌우차	무	유	유
특징	사지 말초일수록 장애 증가	안면신경마비 척골신경마비 등	전신성 기초질환에 합병
대표 질환	• 결핍(비타민 B_1) • 중독(아크릴아미드, SMON) • 당뇨병(AIP) • 요독증 • 유전질환(샤르코-마리-투스병) • 알레르기(길랭-바레증후군 등) • 악성 신경병증	• 람세-헌트(Ramsay-Hunt) 증후군 • 삼차신경통 • 압박성 신경병증 (수근관증후군 등) • 아밀로이드증 • 경추증	• 결절성 다발동맥염 • SLE • 사르코이드증 • 당뇨병

2) 길랭-바레증후군(Guillain-Barre syndrome)

(1) 개요

① 길랭-바레증후군은 급성 염증성 탈수초성 다발신경병증의 대표적인 질환으로, 지연형 알레르기반응에 의한 말초신경 슈반세포 수초의 장애가 원인으로 판단된다.

② 발병 후 증상이 매우 빠르게 진행되는 질환으로 세계 모든 지역에 관계없이 발병하며, 모든 연령과 남녀 구별 없이 급성으로 나타난다.

③ 정확한 원인은 알려지지 않았으나, 대부분의 환자들의 경우, 길랭-바레 증후군이 나타나기 1~3주 전에 감기를 포함한 호흡기 질환 또는 가벼운 위장 질환이 선행되어 나타나며, 예방

접종, 외상 혹은 수술 이 후에 발병하기도 한다.

④ 급성운동마비를 주요 증상으로 하는 다발신경근염(polyradiculitis)을 일으키며 대부분은 자연 회복되는 말초신경질환이다.

(2) 기본 병리현상

① 초기 증상은 대개 발가락, 발, 그리고 다리의 저린 감각으로 나나나며, 저림은 팔과 손가락까지 퍼져 올라간다.

② 선행감염: 상기도감염, 설사 등이 관찰된다.

③ 급성발병: 1~3주일 후에 다리의 경도 저림으로 발병이 진행된다.

④ 다발성신경근염: 다리에서 상행하는 이완성 마비(탈력)를 보이며 운동장애는 좌우 대칭성 마비 상행한다. 또한 호흡곤란이 발생하는 경우도 있다.

- 보행 곤란
- 눈이나 얼굴의 움직임, 말하기, 씹기, 또는 삼키기 곤란
- 심한 요통, 방광 조절력 상실
- 빠른 심박동, 호흡곤란, 마비 등이 나타난다.

〈그림 12-39〉 **말초신경의 탈수초화**

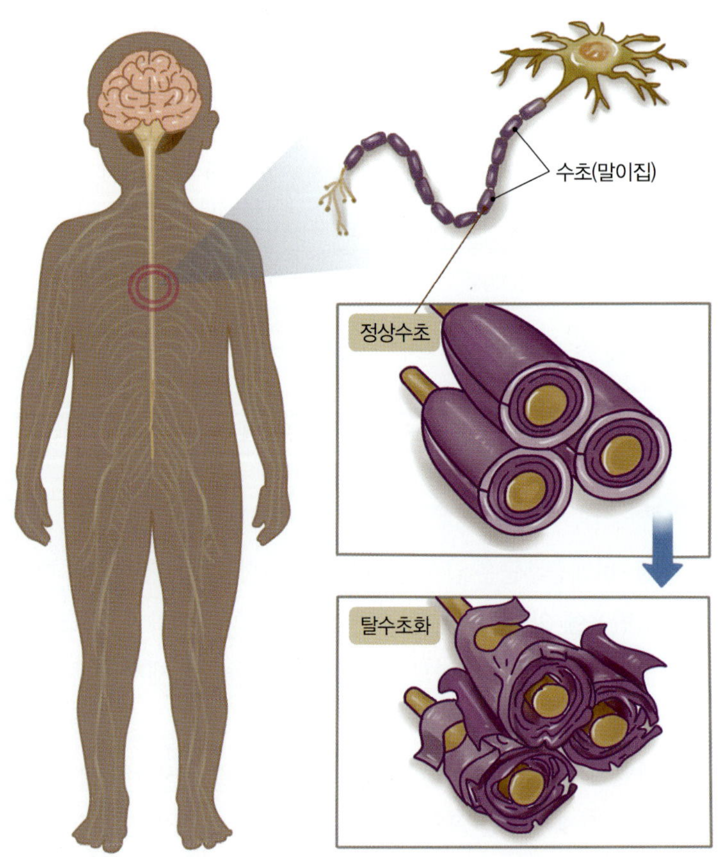

⑤ 척추천자: 뇌척수액에서 단백질 농도를 검출(증가한다)한다.

⑥ 근전도검사: 신경 기능검사

⑦ 신경전도검사: 말초신경 전도속도가 저하(정상치의 60% 이하)된다.

(3) 치료

① 완치법은 없지만 대부분의(약 85 퍼센트) 사람들의 경우, 이 장애의 증상은 안정화되며 6-12개월 내에 완전히 회복된다. 치료의 목표는 증상의 경중도로 완화시키는 데 있다.

② 1주~1개월 정도로 증상은 완성되고 보통 2~3개월에 회복되지만, 일부 사례에서는 중증화(호흡근 마비)를 일으키기도 함

③ 물리치료: 근육의 힘과 운동성을 유지하고, 회복 후 근육을 다시 강화하고 유연하게 만드는 데 도움이 된다.

④ 혈장분리반출술: 신경을 공격하는 항체를 혈액에서 제거하는 시술이다.

⑤ 면역글로불린 정맥주사: 고용량의 면역글로불린도 길랭-바레 증후군을 일으키는 항체를 차단하는 데 도움이 될 수 있다.

〈그림 12-40〉 **길랭-바레증후군의 원인**

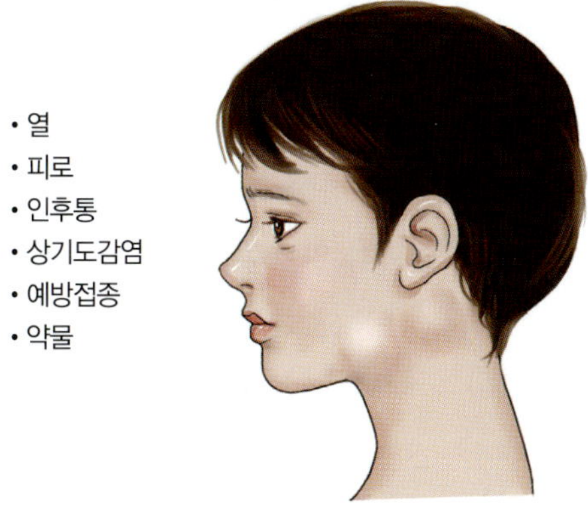

〈그림 12-41〉 **면역세포의 조직보호와 면역세포의 조직 침범**

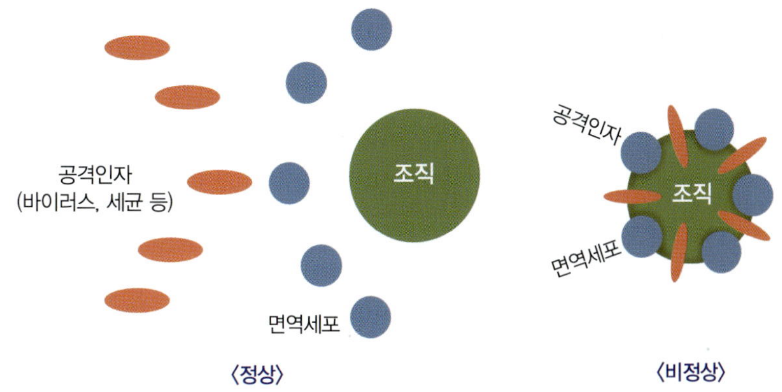

〈그림 12-42〉 혈장분리반출술과 척추 천자를 통한 척수액 검사

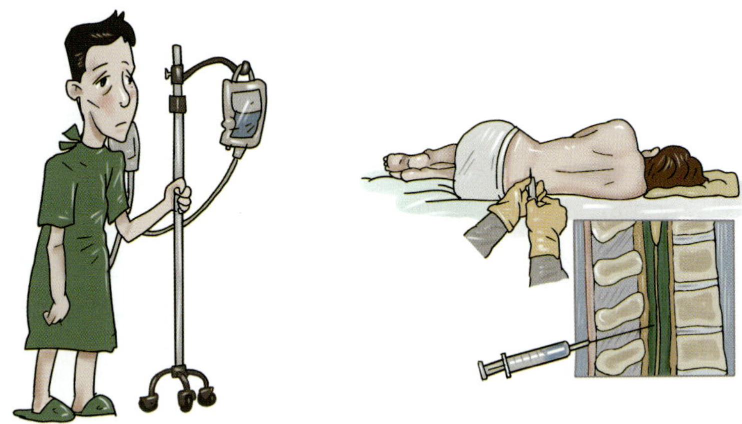

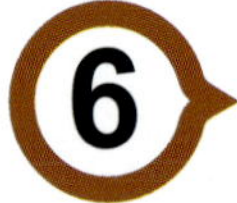

6 기능성 발작성 질환

1) 간질(웨스트증후군; West's syndrome, 점두간질)

각종 원인에 의해 대뇌와 뇌간(brainstem) 사이의 상호작용의 이상으로 일어나며, 뇌-부신축의 연관 관계에서 이상 스트레스에 반응하여 코르티코트로핀분비호르몬(corticotropin-releasing hormone)이 증가되어 뇌를 자극하여 연축이 일어나는 것으로 대뇌피질의 신경세포에 이상흥분을 일으켜 반복성 발작을 반복하는 현상을 간질(epilepsy)이라고 한다.

(1) 개요

① 기질적 뇌장애에 속발하는 간질발작의 하나로, 영아기에 호발하며 주로 전신의 굴근군에 연축(spasm)을 나타낸다.

② 고도의 지능장애가 관찰되는 경우가 많고 예후도 불량하여 1/4~1/2 사례가 레녹스증후군(Lennox syndrome) 및 대발작(grand mal seizure)으로 이행한다.

③ 발작양상은 갑작스런 근수축으로 머리, 몸통과 팔다리가 일시에 굴곡되는 발작을 보이며 마치 접이칼(jackknife)이 꺾이는 모양과 같은 발작형태이다.

(2) 기본 병리현상

① 4개월~12개월 된 영아에 주로 발생한다.

② 웨스트 증후군은 세 가지 형태(type)로 나타난다.

- 굴곡형(flexor type): 머리, 몸통, 사지가 갑자기 굴곡하는 형태(34~42%)

- 신전형(extensor type): 머리, 몸통, 사지가 갑자기 신전되는 형태며 굴곡형과 반대의 형태(19~23%)
- 혼합형(mixed type): 상지는 굴곡 시 하지는 신전되거나 상지가 신전 시 하지가 굴곡되는 형태(42~50%)

③ 발작과 발작사이 자발운동이나 주위에 대한 반응이 줄어들고 불쾌한 표정을 짓는다.
④ 발작이 있기 전후에 소리를 지르거나 배가 아픈 듯 울기도 하고 때로는 웃기도 한다.
⑤ 뇌파에서 발작 간헐기에 점두경련의 뇌파(hypsarrhythmia)가 나타난다.
⑥ 발작은 점차 강도와 빈도가 증가하여 발작이 시작되면 수십 초 간격으로 반복하여 나타나기도 하며 하루에 수십 회 이상 발작이 일어나고 대개 잠에서 깨어난 직후에 보인다.
⑦ 뇌파검사(electroencephalography): 고진폭부정뇌파(hypsarrythmia)가 보인다.
⑧ 임상병리검사: 대사검사(metabolic workup), 뇌척수액 검사를 시행한다.
⑨ 신경영상검사: MRI, CT, 대사이상 질환일 경우 PET검사도 도움이 된다.

(3) 치료

① 부신피질자극호르몬(ACTH) 근육주사, 피리독신(pyridoxine), 발프로익산(valproic acid), 프레드니존(prednisone), 항경련제로 니트라제팜(nitrazepam), 클로나제팜(clonazepam) 등의 약물치료와 수술적 치료가 있다.
② 지방질과 기름이 많고, 단백질과 탄수화물이 적은 케톤생성식이요법을 시행한다.
③ 예후로는 2년 내에 50%가 완치되며 72~99%가 5세에 치유된다. 50% 이상에서 레녹스-가스토 증후군(Lennox-Gastaut syndrome)으로 발전하며, 단지 5%에서만 신경학적 합병증 없이 치유된다.
④ 합병증으로 50~60%에서 정신지체를 보이며 치료지연, 신경학적 손상, 신경영상 검사 이상, 비정형적 뇌파소견의 원인이 있는 경우에는 예후가 불량하다.

〈그림 12-43〉 **전신발작**

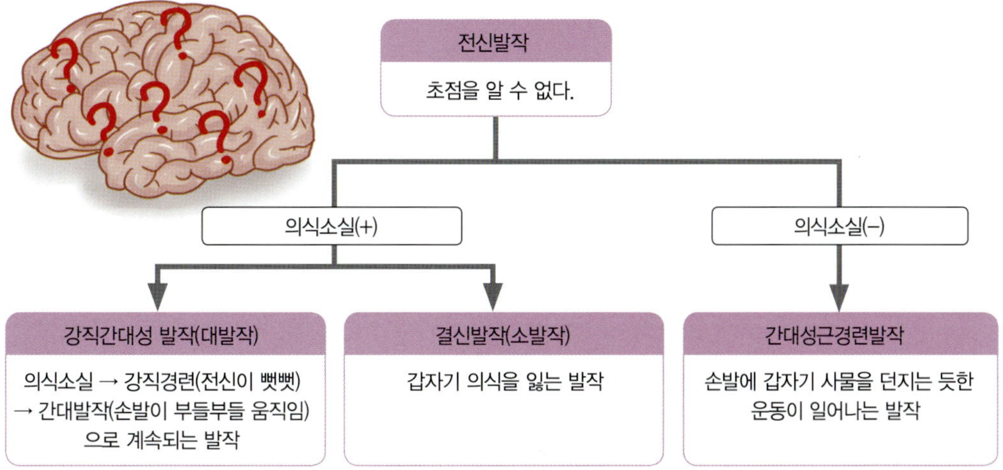

〈그림 12-44〉 **부분발작(partial seizure)**

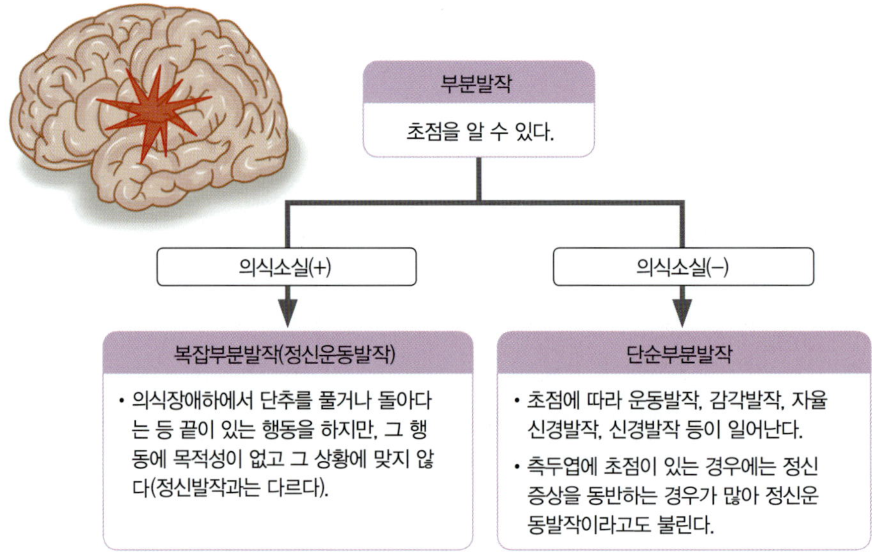

〈그림 12-45〉 **간질환자의 처치**

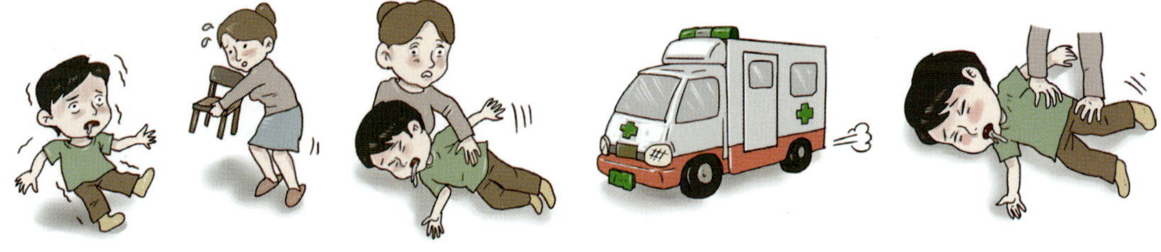

2) 편두통(migraine)

(1) 개요

① 편두통은 머리 혈관의 기능 이상으로 인해 발작적이며 주기적으로 나타나는 두통의 일종으로 주로 머리의 한쪽에서만 통증이 나타난다. 편측성(일측성) 두통은 전체 편두통의 약 60%이며 여성에게 더 흔하고 40%에서 가족성이 확인된다. 대부분은 스트레스, 심리적 갈등에서 해방된 후에 발생하기 쉽다.

② 본태는 혈관 확장이며 통증 부위가 거의 일정한 두통으로, 빛이나 소리에 과도하게 예민한 시각적 전구증상 및 오심, 구토 등의 소화관 증상을 동반하는 경우가 있다.

③ 편두통은 심장이 뛰는 것과 같은 맥박성 두통으로 '욱신욱신' 또는 '지끈지끈'한 통증이 대개 4~72시간까지 지속된다. 특히 여성의 경우에 월경 때 편두통 발작이 나타나는 경우가 많은데 이를 월경관련 편두통이라고 한다.

(2) 기본 병리현상

① 위험요인

- 가족력: 편두통 환자들은 흔히 가족력을 가지고 있다.
- 젊은 연령과 여성: 젊은 연령의 여성에게 편두통이 생길 확률(3배)이 높다.

② 유발인자

- 호르몬의 변화: 여성에게 에스트로겐이라는 호르몬의 변화가 편두통의 발생과 관계가 있다는 것이 알려졌다.
- 음식: 일부 음식이 편두통의 발생과 관련이 있다. 대표적인 음식은 술이다. 특히 맥주나 와인은 편두통을 악화시킨다. 오래된 치즈, 초콜릿, 발효음식, 산에 절인 음식, 아스파탐 등의 조미료, 과량의 카페인, MSG라고 알려져 있는 조미료, 일부 양념, 통조림에 있는 음식이나 가공 식품 등이 편두통의 유발인자로 알려져 있다.
- 스트레스: 스트레스는 가장 흔한 유발요인으로 편두통 환자의 반 이상에게 편두통을 유발하며 심한 정신적 긴장도 편두통을 일으킨다.
- 감각 자극: 지나치게 밝은 빛이나 햇빛이 편두통을 일으키기도 한다. 이상한 냄새, 신나나 담배 냄새, 향수나 꽃향기 같은 좋은 냄새도 편두통을 유발할 수 있다.
- 수면 패턴의 변화: 잠을 자지 못하거나 너무 자는 경우에도 편두통이 악화된다.
- 운동, 환경의 변화: 날씨의 변화, 계절 변화, 고도의 변화, 기압의 변화 등에 의해 편두통이 생기며, 시차에 의해서도 편두통이 생길 수 있다.

③ 전구증상: 시야에 빛이 반짝여서 사물을 보기 어렵다.

④ 일측성 전두부 및 측두부에 쿡쿡하고 맥이 뛰는 듯한 느낌의 두통 관찰(박동성 두통)

⑤ 소화관증상: 메스꺼움, 구토, 설사 등을 동반하는 발작이 반복된다.

(3) 치료

① 두통 완화 치료

- 비특이적 약물: 아스피린, 아세트아미노펜, 부탈비탈(butalbitll) 복합제제
- 비스테로이드성 항염제: 나프록센(naproxen), 케토록락(Ketorolac)
- 마약성 진통제(아편양 진통제): 트립탄(triptane)이나 어고트제제, 코데인(codeine)

② 예방 치료

- 심혈관계: 약물베타차단제, 칼슘채널차단제
- 항우울제: 삼환계 항우울제(TCA), 세로토닌선택적 재흡수억제제(SSRI)
- 항경련제: valproate, topiramate, gabapenctin

(4) 추가사항

① 에르고타민 제제는 혈관 수축작용, 자궁 수축작용이 있으므로 고혈압, 협심증, 임신부에게는 원칙적으로 사용을 금한다.

② 섬광암점: 발작성으로 주시야 부근에 섬광이 느껴지며 그것이 반짝반짝하는 빛의 파장이 되고 시야 주변을 향해 확대되어 그 내부가 보이지 않게 되는 현상을 말한다.

③ 두통의 진단

- 발병양식: 처음 느끼는 강렬한 통증 ⇨ 지주막하출혈, 반복하는 두통 ⇨ 편두통, 긴장형 두통
- 두통 부위: 항상 편측성 ⇨ 군발두통, 일정부위 ⇨ 편두통
- 두통의 성상: 박동성 두통 ⇨ 혈관성 두통, 편두통
- 발현 · 지속시간: 야간 수면 중 정해진 시간에 출현하여 30분~2시간 계속 ⇨ 군발두통, 이른 아침에 생기는 두통 ⇨ 뇌종양
- 수반증상: 발열 ⇨ 수막염, 수막자극증상 ⇨ 지주막하출혈, 수막염

〈표 12-7〉 **두통의 감별**

분류	편두통 (migraine)	긴장형 두통 (tension type headache)	군발두통 (cluster headache)
역학	젊은 여성	30~50대에 많음	중년 남성(30~40세)
전구증상	섬광암점, 이상감각	(-)	(-)
유발인자	스트레스, 심리적 갈등 등	스트레스 등에 의한 유발	알코올, 아초산제에 의해 유발
발작 성상	일측성 전두부~측두부의 박동성 두통	눈피로, 어깨 결림, 두중감, 양측성으로 지속성의 조이는 듯한 통증	돌발하는 일측성 안와주위 격통 안면의 발적 · 유루(군발)
지속시간	수시간	낮동안, 특히 저녁에 심하고 날씨 의존성도 있음	취침 후 수시간(1~2시간) 수분~수십분(1~2시간)
합병증	소화관 증상(메스꺼움, 구토, 설사), 눈부심, 현기증, 소리과민	자율신경증상	자율신경증상 동측의 호너증후군

〈그림 12-46〉 **편두통(좌)과 긴장형 두통(우)**

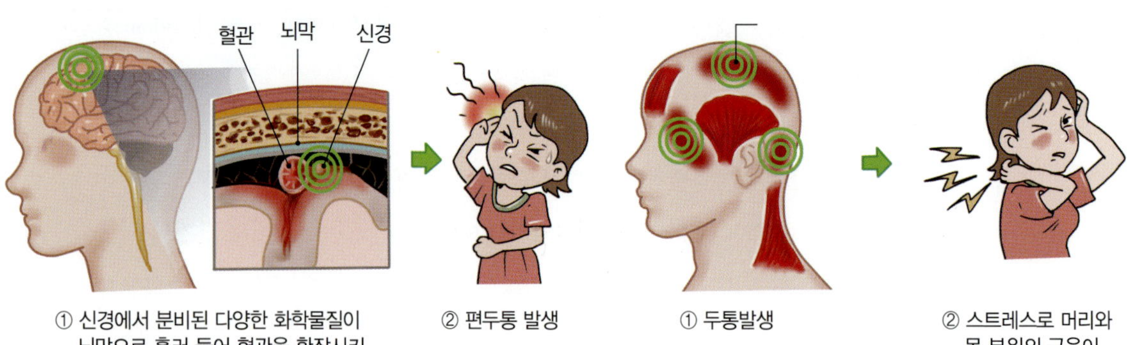

7 뇌종양(brain tumor)

뇌종양이란 두개골 내에 생기는 모든 종양을 말하며 뇌 및 뇌 주변 구조물에서 발생하는 모든 종양을 포함하여 말한다.

1) 뇌종양

(1) 개요

① 뇌종양은 머리 안의 신생물을 가리키며 그 유래에 따라 원발성과 전이성으로 나뉜다.

② 종양이 두개골 안에서 성장하기 때문에 두개골 안에서는 팽창할 수 있는 여유 공간이 없다. 그래서 종양이 커지면 뇌압이 상승하고 두통이나 구토 등의 뇌압상승 증상이 나타날 수 있다.

③ 종양에 의해 특정 부위가 눌리면서 압박될 경우에는 해당 부위의 뇌가 담당하는 특정 기능에 장애가 발생하기도 한다. 머리 안 신생물이기 때문에 두개내압 항진증상과 국소 파괴 · 압박에 의한 국소증상(local symptom)이 대표적인 증상이다.

(2) 기본 병리현상

① 뇌종양 증상을 일으키는 4가지 기전

- 종양이 커지면서 나타나는 뇌압 상승에 따른 두통과 구토
- 주위 신경 압박으로 신경마비 증상으로 팔, 다리 마비
- 뇌피질을 자극하여 나타나는 간질발작
- 종양에 의해 뇌가 밀려서 발생하는 시력장애, 안면신경 마비 등

② 뇌압항진증상

- 아침에 눈을 떴을 때 두통 발생
- 일어나서 잠시 있으면 개선되는 두통이 매일 계속(만성진행성 두통)
- 메스꺼움 · 구토, 울혈유두(choked disc) 혹은 복시 등을 동반

③ 파괴나 압박에 의한 국소증상 : 편마비, 실어증, 반맹, 지각장애, 난청, 소뇌성 운동실조 등의 증상이 서서히 시작되어 점진적으로 진행한다.

④ 뇌종양의 진단방법

- 전산화 단층촬영(CT), 자기 공명 영상(MRI), 뇌혈관조영술을 시행한다.
- 기능적 MRI: 운동, 언어, 감각, 시각중추를 직접 볼 수 있어 수술 시 안정도가 높다.

(3) 치료

① 수술: 미세 뇌수술, 정위 뇌수술(Stereotactic neurosurgery), 신경 내시경 수술

② 방사선치료, 항암 화학요법

③ 약물치료: 스테로이드와 항전간제

(4) 추가사항

① 원발성 뇌종양의 과반수는 양성종양이다.

② 양성종양(benign tumor)이란 뇌조직 주위에서 발생하여 증식이 느리고 윤곽이 확실하며 뇌실질 외에 있어 수술로 절제하기 쉬운 것을 말한다.

③ 악성종양(malignant tumor)이란 증식이 빠르고 윤곽이 분명하지 않으며, 종양이 뇌질실 속에서 침윤성으로 퍼져 나가기 때문에 수술로 절제하기 어려운 것을 말한다.

〈표 12-8〉 **뇌종양의 분류와 빈도**

원발성 뇌종양(82.4%)			전이성 뇌종양(17.4%)
중추신경 실질 유래 (신경아교종, 21.5%)	중추신경 실질 이외 유래	태생기 잔유물 유래	
• 별아교세포종(6.6%) • 아교모세포종(7.4%) • 희소돌기아교세포(0.9%) • 뇌실막종(0.7%)	• 신경초종(8.9%) • 수막종(21.7%) • 혈관모세포종(1.5%) • 뇌하수체샘종(14.3%) • 악성림프종(2.2%)	• 두개인두종(2.8%) • 배세포종양(2.5%) • 유피종(0.2%) • 유표피종(1.4%)	• 폐암에서(53.8%) • 유방암에서(9%)

〈그림 12-47〉 **전이성 뇌종양의 종류**

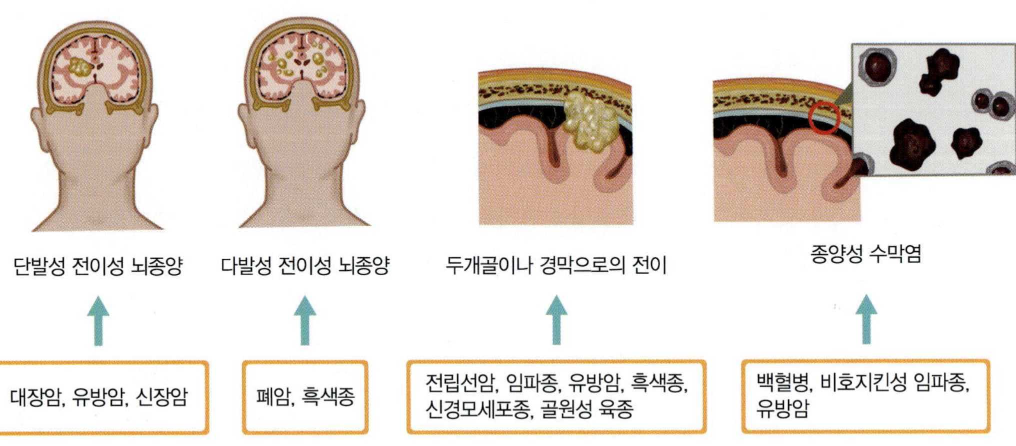

〈그림 12-48〉 **뇌종양의 검사가 필요한 증상**

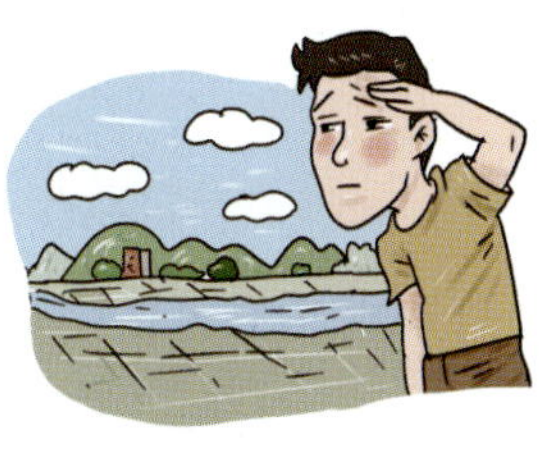
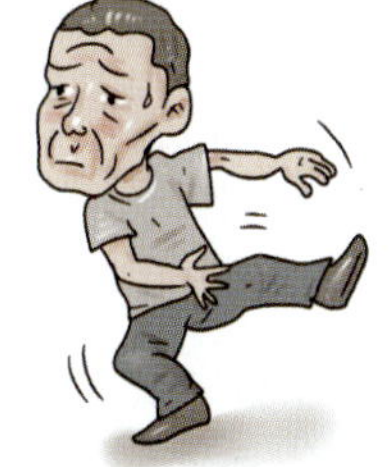
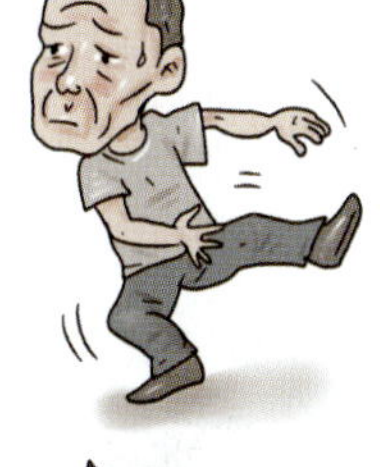
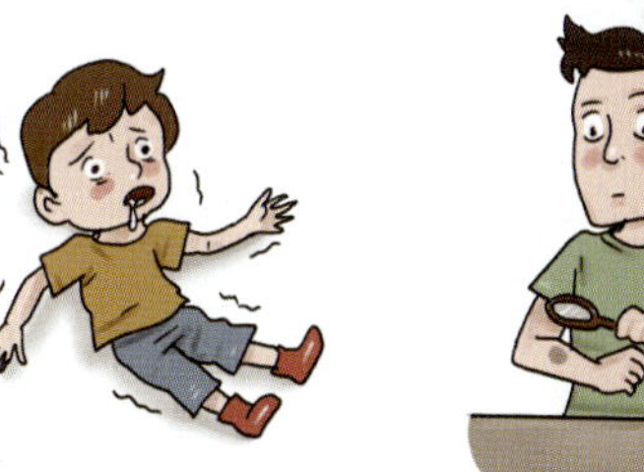

- 시력감퇴, 시야결손
- 감각장애, 운동장애, 보행장애
- 청력감퇴, 이명증
- 언어장애, 학습장애
- 무월경증, 유즙분비, 성기능장애
- 간질발작, 경련 등
- 피부반점 및 결절(신경섬유종)
- 가족력이 있는 경우
- 기억감퇴, 정신장애

〈그림 12-49〉 **뇌종양 환자의 일상**

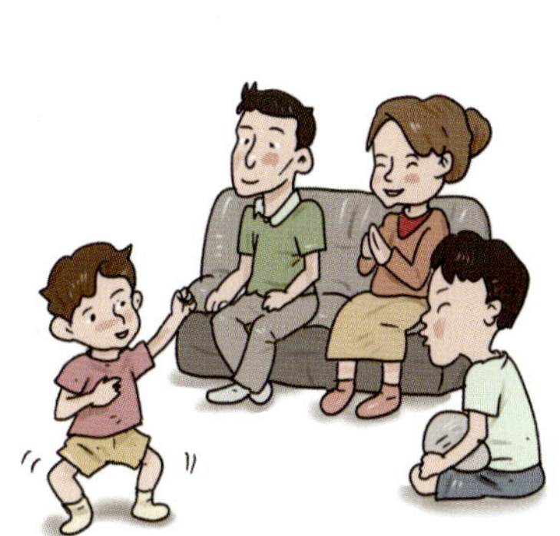

• 환자 가족의 지지

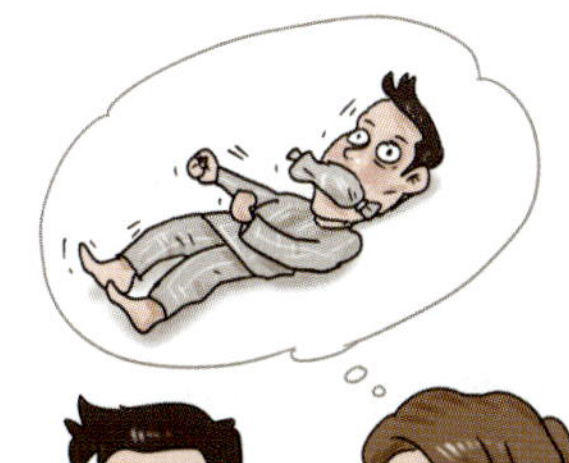
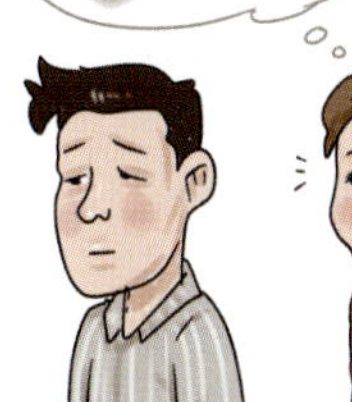

• 간질 발작 주의

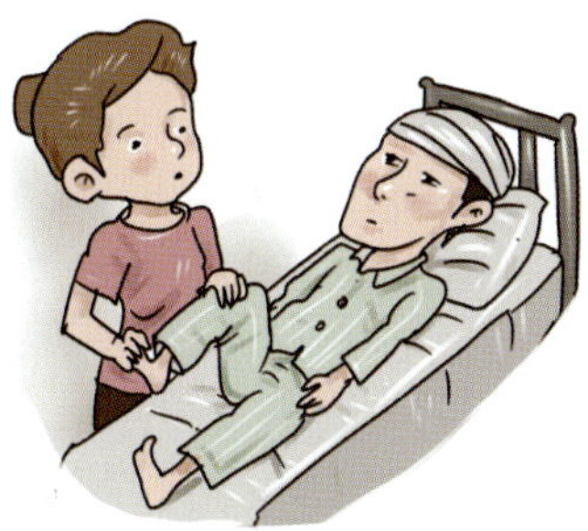

• 근육 위축 예방

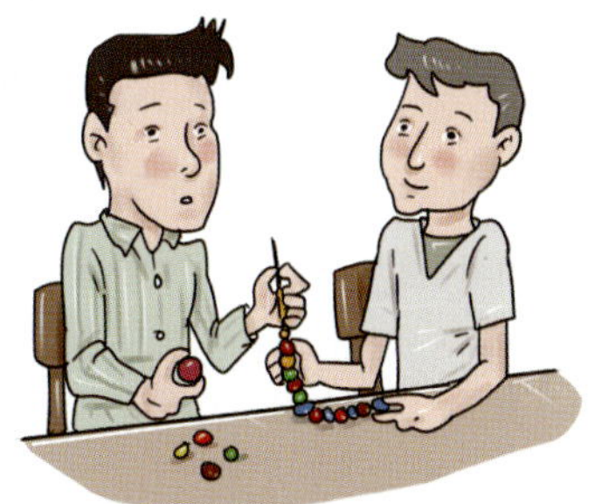

• 인지 재활 치료

2) 두개뇌압항진

(1) 개요

① 단단한 두개골에 덮여있는 두개 내에 뇌종양(brain tumor), 혈종(hematoma), 뇌부종(brain edema), 수두증(hydrocephalus) 등의 뇌척수액 관류장애가 있으면 뇌압이 항진(intracranial hypertension)한다.

② 뇌압이 항진된 상태에서 뇌척수액 채취 등으로 급격하게 감압되면 뇌헤르니아(cerebral herniation)를 일으켜 위험에 빠지므로 금기이다.

③ 종양이 커지면서 뇌압이 상승하면 두통이나 구토 등의 뇌압상승 증상이 나타날 수 있고, 종양에 의해 특정 부위가 눌리면서 압박될 경우에는 해당 부위의 뇌가 담당하는 특정 기능에 장애가 발생하기도 한다.

(2) 기본 병리현상

① 두통, 메스꺼움, 구토

② 울혈유두(choked disc): 뇌압항진이 수 시간이상 지속될 때

③ 또는 유두위축 관찰(울혈유두가 2개월 이상 계속될 때)

④ 의식수준 저하

⑤ 뇌헤르니아 발생

- 안구 내전, 복시 관찰(외전신경마비)
- 동공 좌우부동, 대광반사 감약을 동반하면(동안신경마비) 혈압상승, 서맥, 완서 심호흡 등의 증상이 나타나기도 한다.

(3) 치료

① 즉시 강력한 항부종요법을 시행

② 기면 경향 등(의식장애)의 뇌헤르니아에 의한 증후가 관찰되면 우선 과다환기(hyperventilation)에 의해 $PaCO_2$ 감소시켜서 뇌혈류와 뇌압을 감소시킨다.

③ 다음으로 만니톨(mannitol), 글리세롤(glycerol)로 뇌압을 떨어뜨린다.

④ 긴급 CT를 시행하여 두개 내 병변을 확인한다.

(4) 추가사항

① 두개내압항진이 지속되면 뇌혈류 저하, 뇌 대사장애를 일으켜 최종적으로 뇌헤르니아를 발생시킨다.

② 글리세롤은 심부전, 신부전 사례에서는 악화를 초래할 우려가 있다. 또, 당뇨병 사례에서는 고삼투압성 비케톤성 혼수(hyperosmolar nonketotic coma)를 일으키는 경우가 있으므로 주의

가 필요하다.

③ 외전신경(abducens nerve)은 뇌신경계 중 두개 내에서 가장 주행이 길기 때문에 뇌압항진의 영향을 받기 쉽다.

④ 뇌압항진 시에 요추천자(lumbar puncture)는 원칙적으로 금한다.

〈그림 12-50〉 **두개내압항진의 일반적 증상**

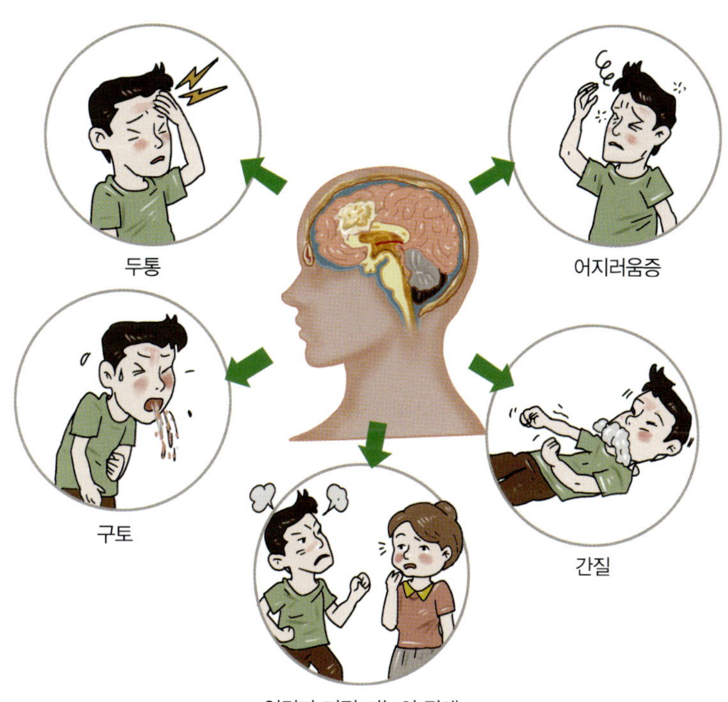

〈그림 12-51〉 **뇌의 현상과 처치**

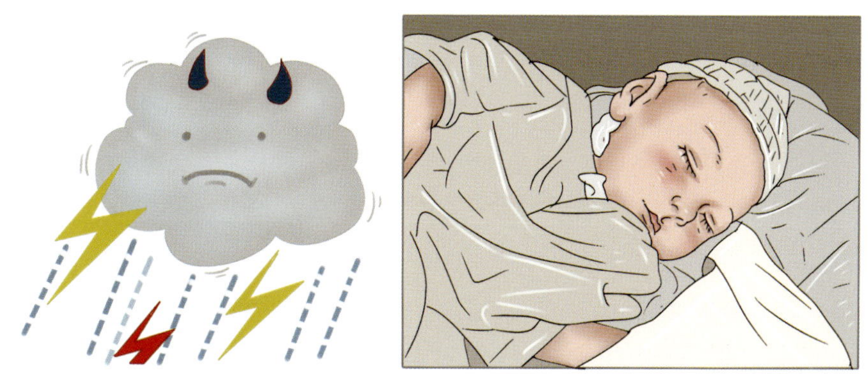

제13장
산부인과 질환

학습목표

1. 산부인과와 관련된 구조를 이해하고 각각의 기능을 학습한다.
2. 산부인과에서 발생하는 각 질환들의 발생기전을 학습한다.
3. 산부인과에서 발생하는 질환에 대한 병리현상을 학습한다.
4. 산부인과에서 발생하는 질환들의 병리에 맞는 치료의 형태를 알아보고 그 과정을 학습한다.

1 부인과

1) 자궁내막증(endometriosis)

(1) 개요

① 자궁내막증은 자궁 안에 있어야 할 자궁내막 조직이 자궁 밖의 복강 내에 존재하는 것으로, 가임기 여성의 약 10~15%에서 발생되는 흔한 질환이다.

② 생리주기에 따라 본래 내막처럼(월경과 같이) 출혈을 일으키며, 통증, 불임을 주로 한 증상으로 나타낸다.

③ 자궁내막증이 자궁근층 내에 존재하는 것을 샘근육증(adenomyosis uterus)이라고 하며 자궁근종과 마찬가지로 빈번하게 관찰되는 질환으로서 자궁근층이 두꺼워진다.

(2) 기본 병리현상

① 자궁내막증의 원인

- 월경혈의 역류: 일부 여성의 생리 중 난관을 통해 역류하여 복강 내로 들어가는 경우

- 면역학적 요인: 면역학적 기능이 저하된 여성의 경우 역행 월경에 의해 자궁내막증이 발생하는 것으로 생각된다.
- 유전적 요인: 여러 개의 유전자들이 자궁내막증 발생에 관여하고 있다.

② 에스트로겐 의존성 질환: 성 성숙기(20~40대) 여성

③ 난소병변

- 불임, 월경을 거듭함에 따라 증강하는 월경통, 골반통, 성교통, 배변통 관찰
- 초음파, MRI에서 난소 종대(난소 초콜릿 낭포) 확인

④ 문진과 부인과적 진찰

⑤ 혈액검사

CA-125라는 혈액 검사소견에서 정상 범위보다 수치가 증가되어 있다.

⑥ 영상학적 검사 - 초음파 및 자기공명영상(MRI)

⑦ 현재의 확실한 진단은 진단적 복강경 수술(laparoscopic surgery)이 가장 보편적으로 사용되고 있다.

(3) 치료

① 연령, 증상의 정도, 병변 부위, 임신희망 유무 등을 종합적으로 고려하여 치료방침 결정

② 약물요법

- 성선 자극호르몬 방출 호르몬 유사체(GnRH 항진제)
- 황체호르몬 제제
- 경구용 피임제
- 항우울제
- 기타 NSAID(진통제), 한방약 등

③ 수술요법

- 자궁천골인대절단술(Resection of uterosacral ligament)
- 전천골신경절제술(Presacral neurectomy): 복강경 또는 개복수술

④ 자궁내막증의 보조적 치료

- 미레나
- 통증 클리닉
- 바이오 피드백 요법
- 에어로빅 등의 운동요법

(4) 추가사항

① 자궁내막 유사 조직의 발생기전에 대해서는 자궁내막이식설이나 체강상피화생설 등의 가설이 있지만, 아직 밝혀지지는 않았다.

② 자궁내막증에서는 CA125 수치가 상승하는 경우가 있는데, 감도가 낮고 또 특이도도 높지 않다. 그러나 보조진단으로서 치료 효과 판정이나 재발의 조기발견에 유용하다.

〈그림 13-1〉 정상자궁(왼쪽)과 자궁내막염(우측)

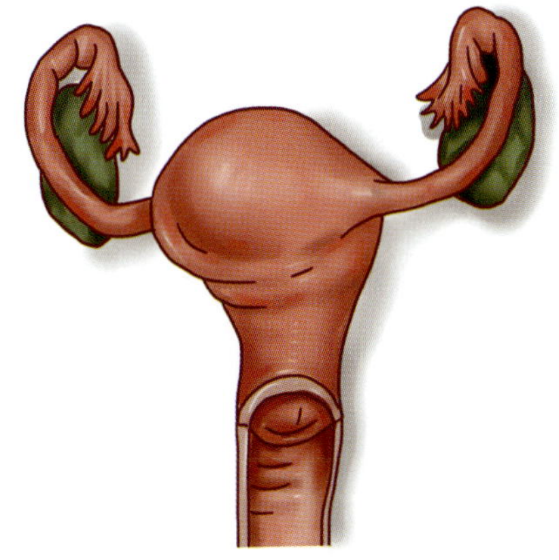

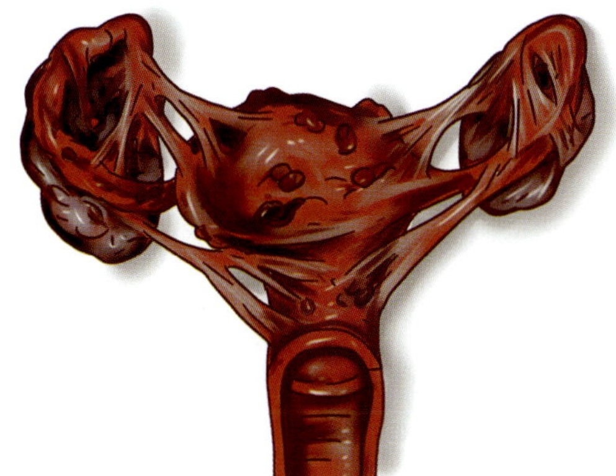

〈표 13-1〉 자궁내막암의 진행정도에 따른 일반적인 증상

자궁내막암의 초기단계	자궁내막암의 진행된 단계
• 불규칙한 자궁출혈 • 노란빛의 액성 질 분비물 • 폐경 후 점성 또는 질출혈 • 복부, 골반 다리 등의 압박감 • 음부(pubic) 주위의 불편감 • 생리량 과다 • 악취나는 질 분비물 • 성교 후 질 출혈 • 무증상 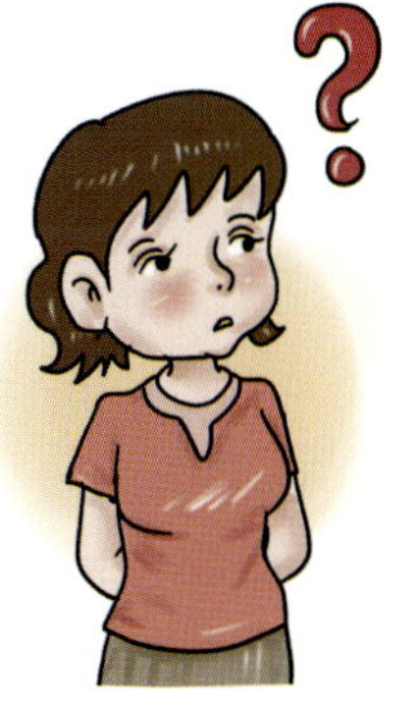	• 자궁 밖으로 전이가 된 경우 – 골반압통이나 둔통 • 다른 장기로 전이가 된 경우 – 방광 전이: 혈뇨, 빈뇨 – 직장 전이: 변비, 직장출혈 – 하복통, 압통, 요통 • 복강 내 전이가 있는 경우 – 복부팽창, 복수, 장폐색 – 간 또는 대망에 종괴 촉지 • 기타 – 체중감소 – 전신적인 허약감 – 출혈로 인한 빈혈 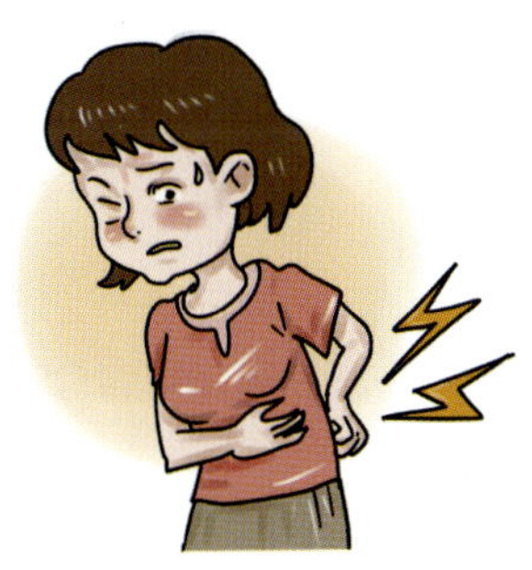

2) 자궁근종(uterine myoma)

(1) 개요

① 자궁근종은 자궁평활근에서 유래되는 양성종양으로, 여성에서 발생하는 종양 중에서 가장 흔한 종양이다.

② 자궁근종은 30~40세에 많이 발생하며, 폐경 이후에는 대개 크기가 줄어들고, 새로운 근종의 발생은 드문 편이다. 종양이 지속되면 폐경기 후 발견되기도 한다.

③ 자궁근종은 가장 흔히 체부에 발생하지만 드물게는 경관, 자궁인대 또는 자궁경부(5% 미만)에도 생긴다. 대개 병변은 다발성이고 고립성이며, 크기는 현미경적 크기에서부터 매우 큰 거대종양에 이르기까지 다양하다.

④ 유형에 따른 빈도를 살펴보면 근층내근종(80%), 장막하근종(15%), 점막하근종(5%)의 순서로 빈발한다.

(2) 기본 병리현상

① 원인

- 유전설: 유전인자와 관련된다는 이론
- 호르몬설: 상승된 에스트로겐이 자궁근종의 성장에 관여한다는 이론
- Cell nest설: 자궁의 근육층에서 미성숙한 근세포가 생기며 이것이 지속적으로 에스트로겐의 자극을 받아 근종으로 발육한다는 가설이다.

② 위험요인

- 자궁근종의 위험을 증가시키는 요인: 연령(40세 이상), 가족 중에 자궁근종이 있었던 가족력, 임신경험이 없는 여성, 비만한 여성, 흑인
- 자궁근종의 위험을 감소시키는 요인: 5회 이상 임신을 경험한 경우, 폐경된 여성

③ 과다월경, 부정성기출혈, 철 결핍빈혈, 월경곤란, 불임, 하복부종괴, 하복부통, 빈뇨, 요통 등이 관찰된다.

④ 진단

- 자궁근종환자의 대부분은 증상 없이 우연히 발견되는 경우가 많다.
- 초음파검사(경복, 경질)
- MRI, 자궁경검사(hysteroscopy)

(3) 치료

① 치료와 경과관찰판단은 과다월경에 의한 고도 빈혈, 압박증상, 통증, 근종의 크기와 존재부위, 임신 희망 등을 종합하여 시행

② 호르몬 요법: 일반적으로 출혈을 예방하기 위한 일시적인 치료방법

- 프로게스테론(progesterone, 황체호르몬)
- LHRH(Lutenizing hormone releasing hormone) 길항제

③ 수술요법

- 자궁내막소파술(D&C)
- 근종절제술(myomectomy)

④ 자궁절제술(hysterectomy): 임신을 원하지 않는 경우나 근종이 다발성인 경우에 시행한다.

(4) 추가사항

① 자궁내막증과 마찬가지로 에스트로겐 의존성이기 때문에 폐경 후 근종은 축소 경향을 나타내며 그 발병도 격감한다. 폐경 후에도 더 증대한다면 악성(자궁육종, uterine sarcoma)일 가능성도 생각할 수 있다.

② 검사로 초음파검사도 유용하지만 표준적인 방법에는 이르지 않고 있다.

〈그림 13-2〉 **자궁근종의 원인**

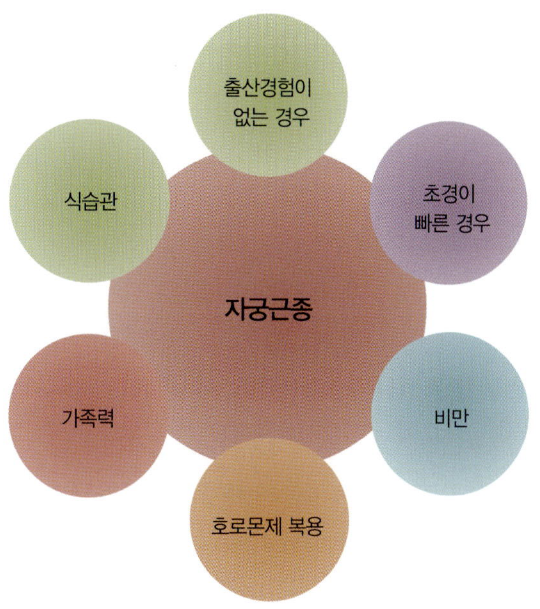

〈표 13-2〉 **자궁근종의 자가진단법**

• 생리양 증가	• 소변 시 통증
• 생리혈이 덩어리짐	• 골반 통증
• 생리통이 심함	• 아랫배에 혹이 만져짐
• 생리 외에 출혈이 있음	• 어지러움
• 소화불량/변비	• 원인 없는 불임

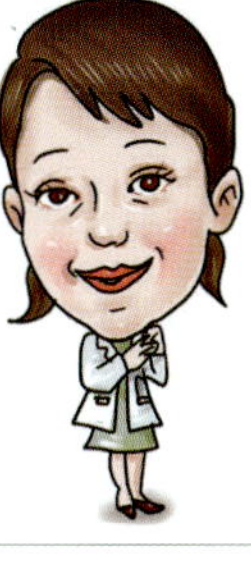

〈그림 13-3〉 **근종(myoma)의 종류**

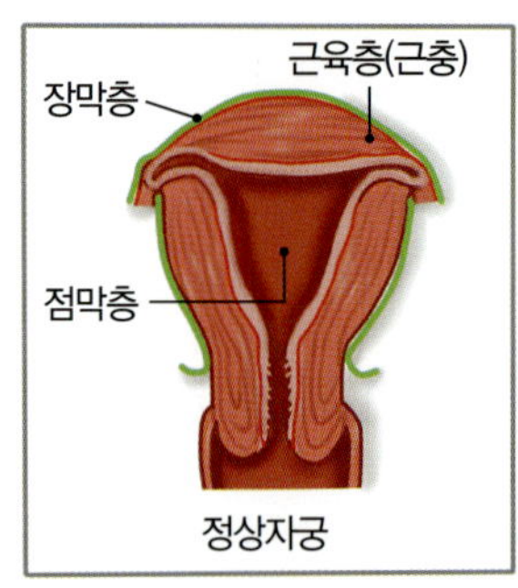

정상자궁

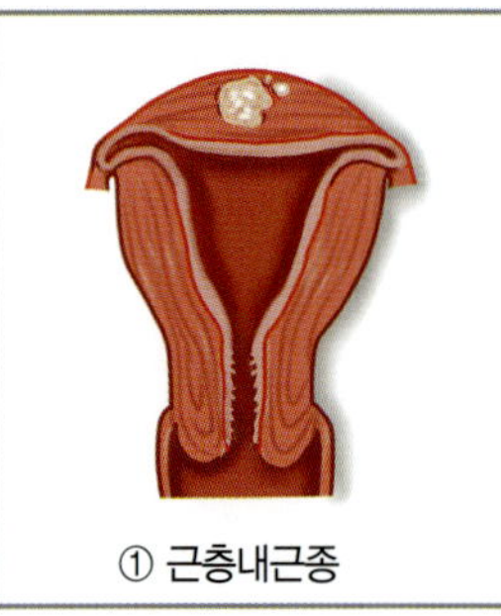
① 근층내근종

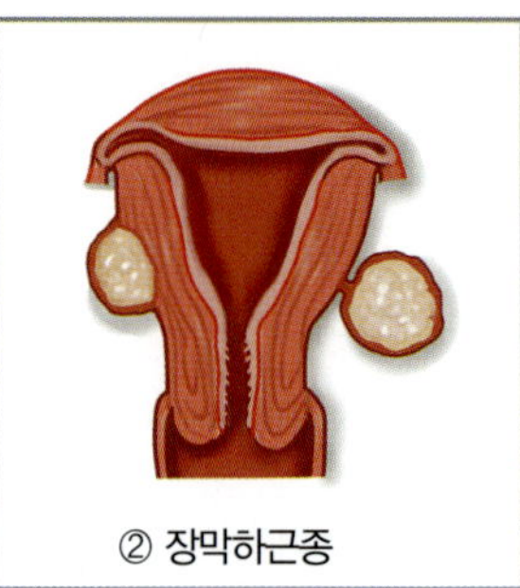
② 장막하근종

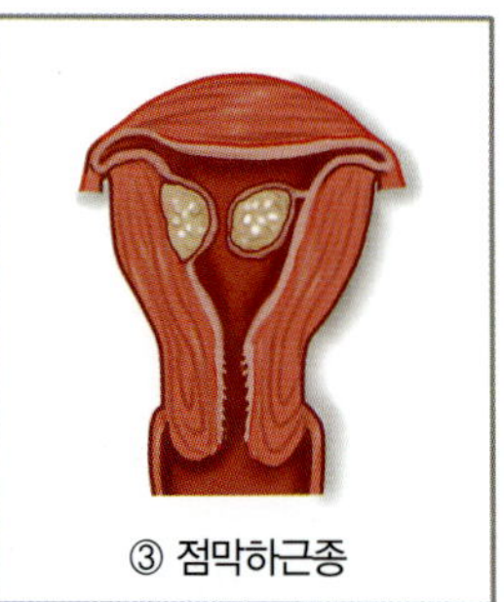
③ 점막하근종

〈그림 13-4〉 **자궁근종(uterine myoma)의 치료**

〈자궁적출술〉

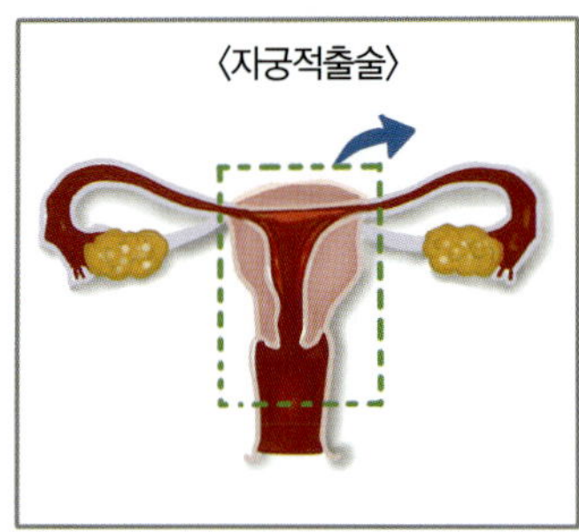

〈프로제스토젠 자궁내 삽입장치〉(미레나)

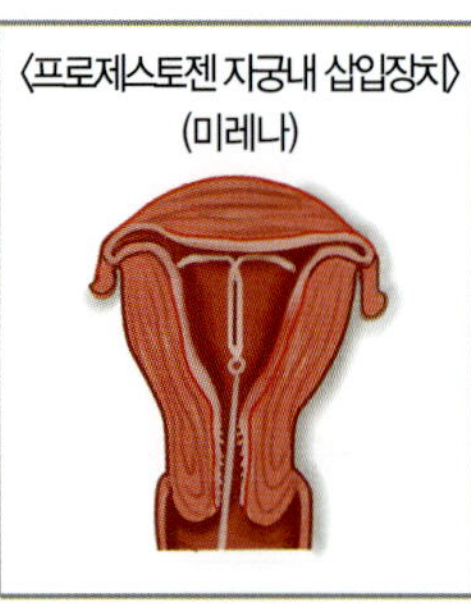

〈자궁동맥 색전술〉

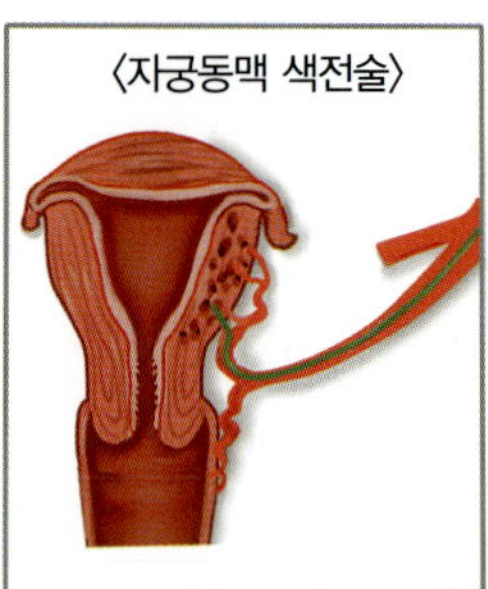

〈MRI 유도하 고집적 초음파 치료〉

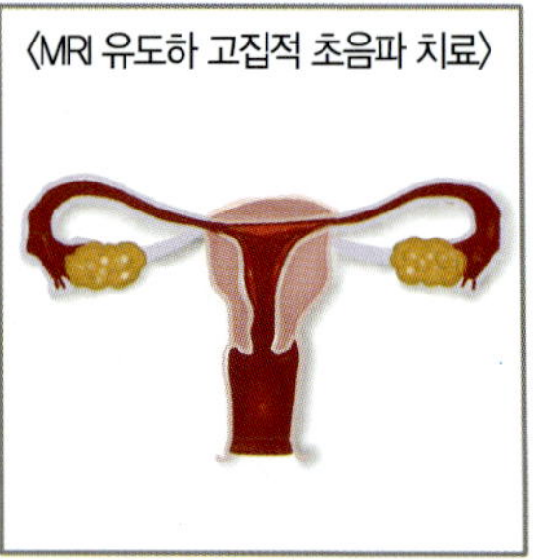

3) 자궁경부암(cervical cancer)

(1) 개요

① 자궁경부암은 사람유두종바이러스(human papilloma virus, HPV) 감염이 원인이 되어 자궁경부에서 발생하는 악성종양을 말한다.

② HPV는 성교를 통해 자궁경부의 표면 점막에 감염되며, HPV에 감염된 자궁경부 점막의 편평상피세포가 이형성(dysplasia)이라고 하는 상태를 거쳐 자궁경부암이 된다.

③ 여성 생식기 암 중에서는 가장 빈도가 높다. 조직학적으로는 편평세포암종(squamous cell carcinoma)이 약 85%, 선 암종(adenocarcinoma)이 약 10%를 차지한다.

④ HPV는 많은 종류가 있는데 그 중 고위험형(16형, 18형 등)에 감염되면 이형성에서 자궁경부암이 되기 쉬우며 저위험형(6형, 11형 등)에 감염되면 이형성에 머무르고 암으로는 진행되지 않는다.

⑤ 다산부에게 많고 젊은 사람에게 많은 것이 특징이며, 25~34세 여성의 종양 중에서 가장 많다. 호발 연령은 40대이나 조기암은 30대에 많고 진행암은 60대에 많다.

(2) 기본 병리현상

① 위험요인: 인유두종바이러스 감염, 흡연, 클라미디어(성병의 하나) 감염, 인체면역결핍바이러스(HIV, human immunodeficiency virus) 감염, 과일과 채소의 섭취가 적은 식이, 장기간 경구피임약의 사용, 출산 수가 많은 경우, 낮은 사회경제 수준 등이 있다.

② 자궁경부암의 예방: 자궁경부암 검진, 금연, 안전한 성생활, 인유두종바이러스 예방접종(HPV 16과 18형)

③ 예방음식: 카로테노이드(carotenoid), 비타민 C, 비타민 E, 그밖에 레티놀(retinol)과 엽산(folate), 신선한 채소 및 과일을 충분히 섭취하는 것이 좋다.

④ 주 증상

질 출혈, 질 분비증가, 골반통, 요통, 체중 감소 등

⑤ 자궁경부암의 조기검진

- 자궁경부세포검사: 비교적 간단하고 통증이 없으며 가격이 저렴한 검사이다.
- 질확대경검사(colposcopy)에서 비정상적인 이행대 소견
- 원추절제술, 조직검사, 방광경 및 에스결장경검사, CT, MRI 등

(3) 치료

① 수술요법과 방사선요법 그리고 항암화학요법이 있고 '병기'에 의해 선택되는데 암의 크기, 연령, 전신상태, 향후 출산 희망 여부 등을 고려해서 결정한다.

② 수술요법

- 전암성 병변: 원추절제술을 시행 완치가 가능하고, 임신성 보존을 희망하는 경우
- 단순자궁절제술 0기, 임신성 보존 희망 (-)의 I a1기
- 침윤성 자궁경부암: 광범자궁절제술이나 항암화학 방사선치료를 병행한다.

③ 방사선요법: III, IV기와 같이 병변이 많이 진행된 경우는 수술을 하지 않고 항암화학방사선치료를 시행한다.

〈그림 13-5〉 **자궁경부암**

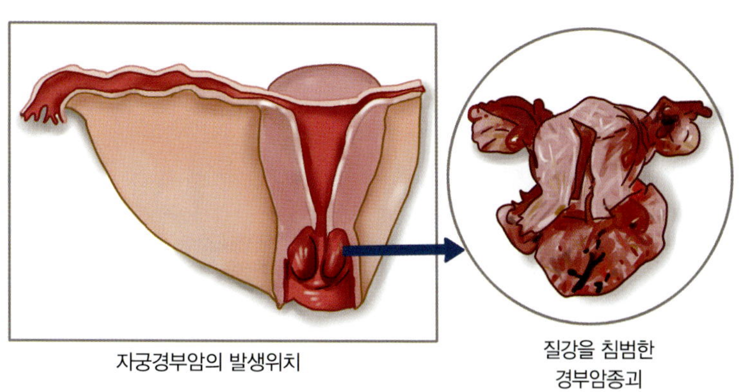

(4) 추가사항

① 전암 병변인 이형성이나 상피내암에서 증상을 나타내는 일은 없어, 무증후성 조기 자궁경부암이 자궁암 검진에서 발견되는 경우가 많다.

② 임상 진행기 분류의 결정은 내진 · 직장진, 질확대경검사, 자궁경검사, 방광경, 직장경, 배설요로조영술, 흉부 X-선 검사 등에 의해 시행된다.

〈그림 13-6〉 **자궁경부암의 예방**

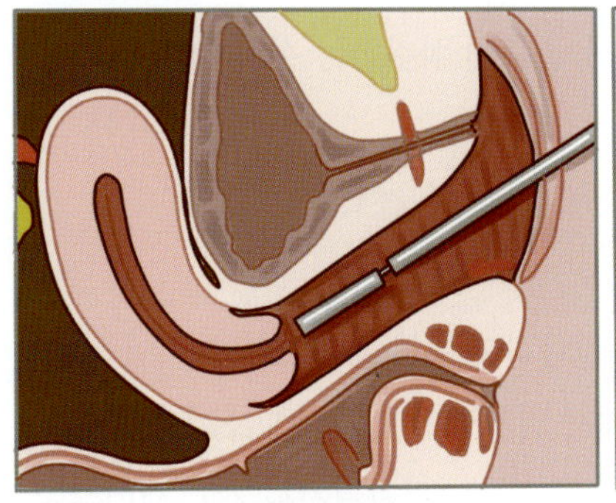

자궁경부암 검진

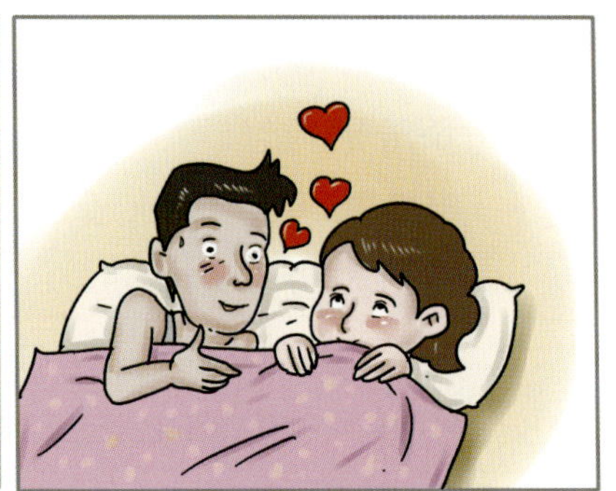

안전한 성생활

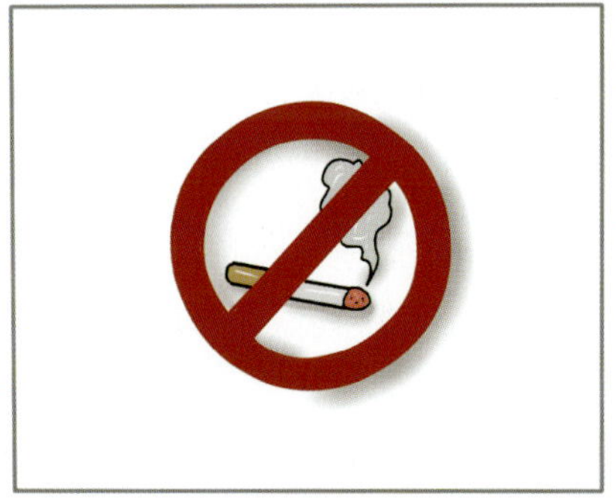

금연

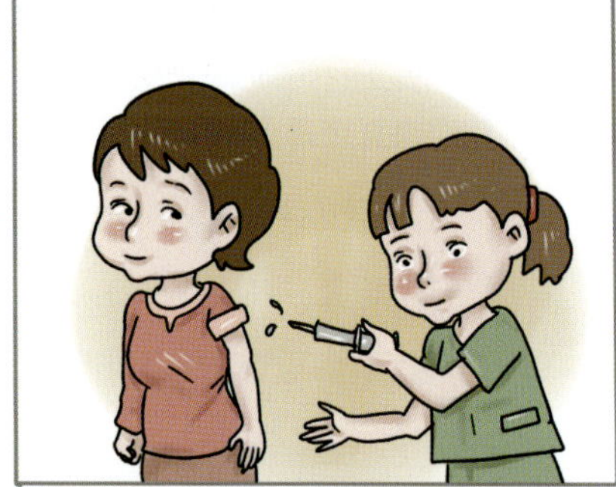

인유두종바이러스 예방접종

〈그림 13-7〉 **자궁경부암의 단계별 증상 및 증후**

초기(Early stage)	중기(Middle stage)	진행된 단계(Advanced stage)
• 증상이 없는 경우가 흔함 • 불규칙 출혈, 지속되는 질 출혈, 붉은 질분비물 • 성교 후 출혈	• 배뇨 후 출혈 • 배뇨곤란/혈뇨	• 체중 감소 • 악취를 동반하는 혈성 분비물 • 심한 골반통, 요통

〈그림 13-8〉 **자궁경부암의 치료**

[단순 자궁 절제술]

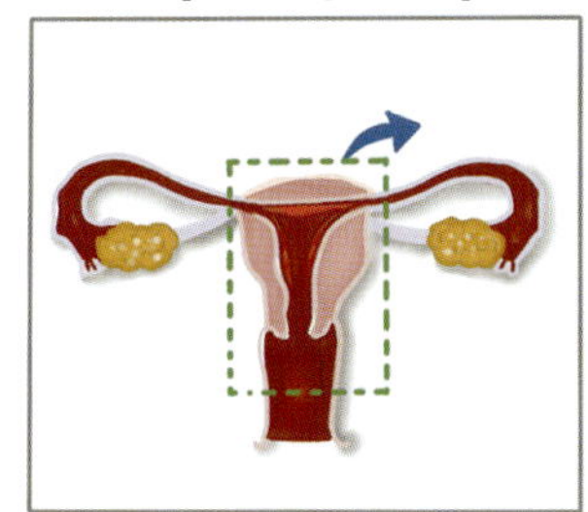

[원추 절제술]

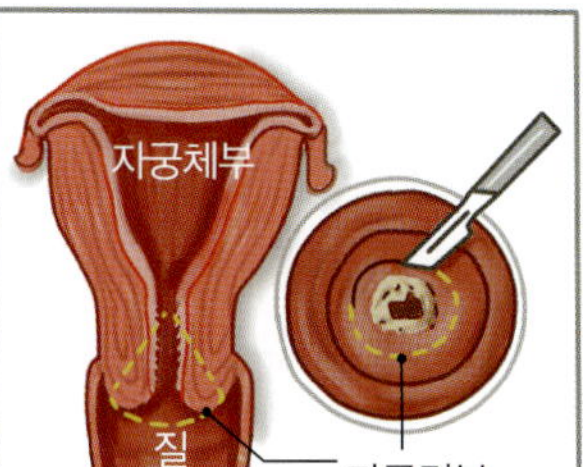

[방사선 단독치료]

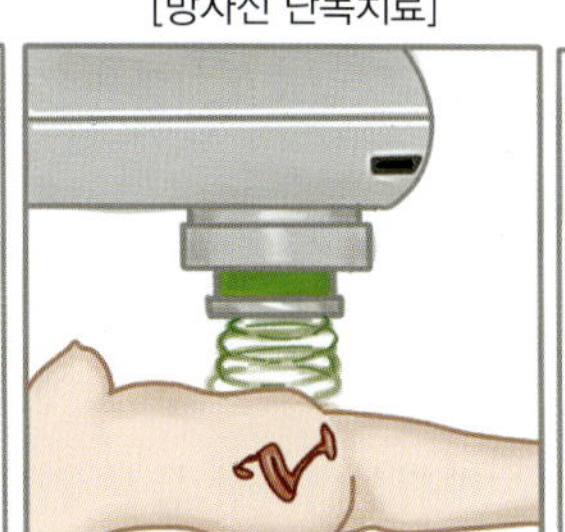

[동시 항암화학-방사선치료]

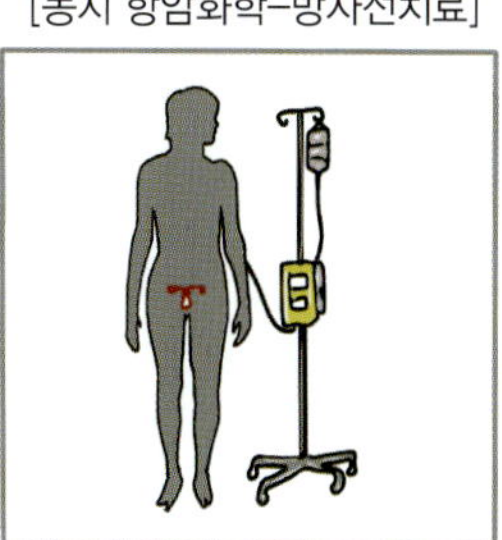

4) 유방암(breast cancer, BC)

(1) 개요

① 유방암은 유관(젖줄)과 소엽(젖샘)에 있는 세포, 그 중에서도 유관세포에서 기원하므로 유방암이라 하면 유관과 소엽의 상피세포에서 기원한 악성종양을 말한다.

② 유방암은 발생 부위에 따라 유관과 소엽 등의 실질조직에서 생기는 암과 그 외 간질조직에서 생기는 암으로 나눌 수 있다.

③ 유관과 소엽에서 발생하는 암은 다시 암세포의 침윤 정도에 따라 침윤성 유방암과 비침윤성 유방암(상피내암)으로 나뉜다.

④ 침윤성 유방암은 유관이나 소엽의 기저막을 침범한 암으로서 비침윤성 유방암보다 진행한 상태이므로 더 나쁜 예후를 보이게 되고, 비침윤성 유방암은 자신의 구역 내에 한정되어 있는 아주 초기의 암이라 할 수 있다.

(2) 기본 병리현상

① 40~60대 폐경 전후 여성

② 위험요인: 유전적 요인, 호르몬 요인, 연령 및 출산/수유 요인, 음주 및 비만 등이다.

③ 일반적 증상

- 통증이 없는 멍울이 나타나고 진행되면서 겨드랑이에서도 덩어리가 만져질 수 있다.
- 유두에서 피가 섞인 분비물이 나오거나 젖꼭지에 잘 낫지 않는 습진이 생기는 경우
- 유방 피부 혹은 유두가 유방 속으로 끌려들어가 움푹 패거나 유두가 함몰된다.
- 염증성 유방암: 멍울은 잘 만져지지 않으면서 피부가 빨갛게 붓고 통증이 있거나 열감을 수반하여 염증이 생긴 것처럼 보이는 유방암
- 암이 진행하면 유방피부의 부종으로 마치 피부가 오렌지 껍질같이 두꺼워질 수 있다.
- 암이 겨드랑이에서 임파선에 전이되면 커진 임파선이 만져지기도 한다.
- 암이 더욱 진행되면 커진 암 덩어리가 유방의 형체를 거의 파괴시킬 수도 있다.

④ 자가검진: 자신의 유방을 스스로 만져보아 암이나 다른 이상이 생겼는지 확인하는 방법으로, 매월 생리가 끝나고 2~7일 후 유방이 가장 부드러울 때가 최적기이다.

⑤ 의사의 진찰: 정상조직, 섬유성 병변(섬유낭종성 변화, 기질 섬유화 등), 지방(종) 등이 모두 만져진 종괴로 나타날 수 있다. 초음파 소견과 임상 소견이 일치된 경우 추가 조직검사 등은 시행하지 않아도 된다.

⑥ 유방촬영술(mammography)에서 농염이 불균일한 종괴음영, 가장자리의 방사상 돌기(spicula), 미세석회화상 등을 관찰한다.

⑦ 초음파검사에서 후방 초음파의 감약 또는 소실을 동반하는 부정형 종괴 등을 관찰한다.

⑧ 필요에 따라 유관조영법, 유관내시경, 세포진, MRI, CT 등도 시행한다.

(3) 치료

① 유방암의 치료방법

- 수술이 가능한 경우: 선행화학요법 → 수술 → 수술 후 보조요법(보조항암화학요법 ⇒ 방사선 치료/항호르몬요법)
- 수술이 불가능한 경우: 항암화학요법/항호르몬요법/방사선 치료

② 수술

- 유방부분절제술(유방보존수술)
- 변형근치절제술(유방전절제술)

③ 방사선요법

④ 약물요법: 항암호르몬요법

- 타목시펜(tamoxifen), 아로마타제(aromatase): 에스트로겐 수용체에 작용하여 항암 효과를 나타낸다.

〈그림 13-9〉 **유방암의 일반적 증상**

- 통증이 없는 멍울
- 유방 및 겨드랑이의 덩어리

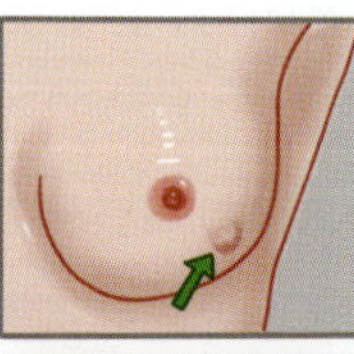

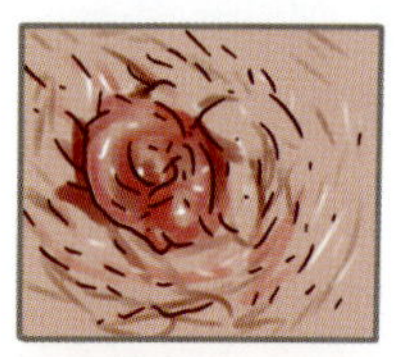

- 유두의 피 섞인 분비물
- 젖꼭지의 잘 낫지 않는 습진 (파제트 병)
- 유방 피부 혹은 유두의 함몰

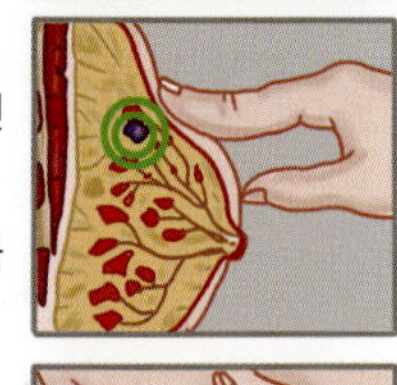

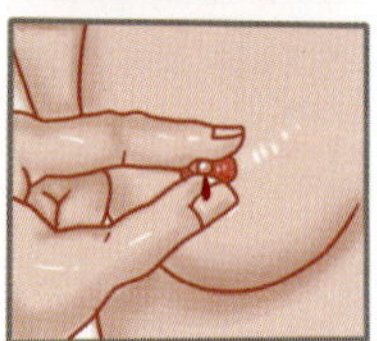

- 염증성 유방암
- 유방피부의 변화
- 겨드랑이의 덩어리

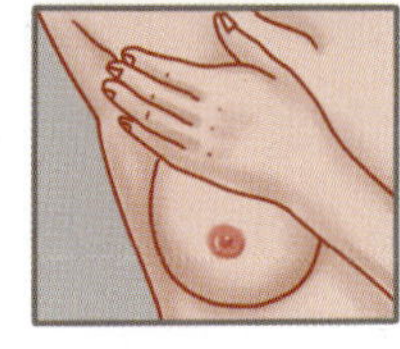

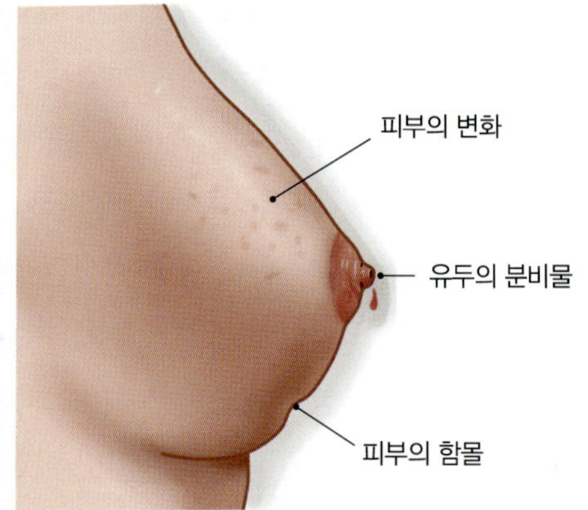

- 아로마타제의 저해제인 아나스트로졸(anastrozole), 레트로졸(Letrozole), 엑스메스테인(Exemestane)은 아로마타제에 작용하여 조직의 에스트로겐 생성을 줄여준다.
- 아나스트로졸, 레트로졸, 엑스메스테인은 폐경 후 여성에게 있어 수술 후의 보조호르몬요법으로 점차 타목시펜을 대체하고 있다.

〈그림 13-10〉 **유방암의 증상과 진단**

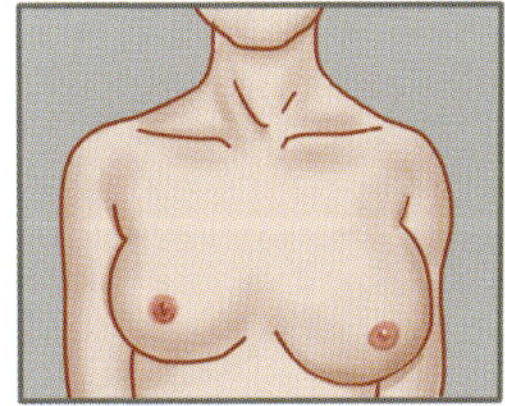
한쪽 유방의 크기가 평소보다 커졌다.

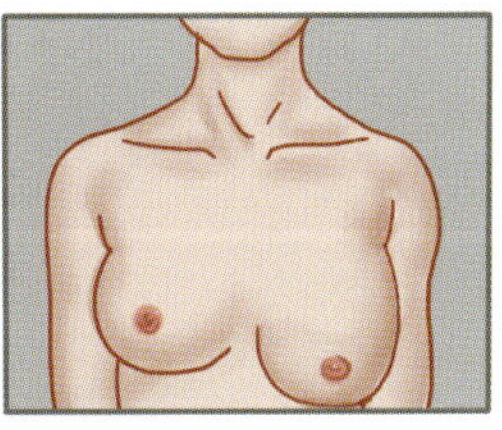
한쪽 유방이 평소보다 늘어졌다.

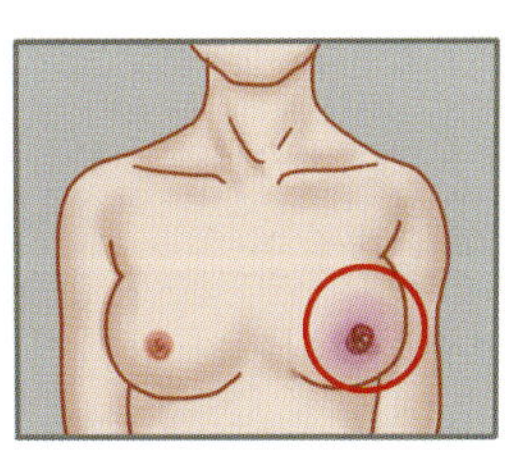
유두와 피부가 변했다.

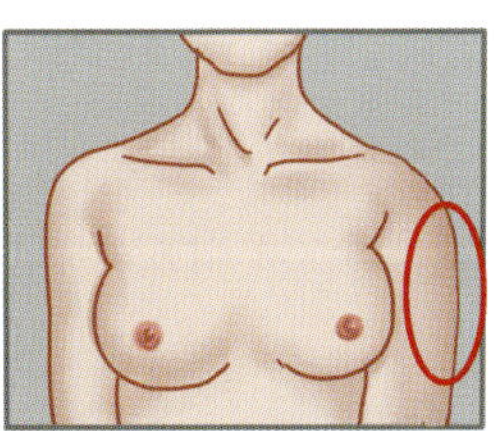
평소와 달리 팔위 위쪽이 부어 있다.

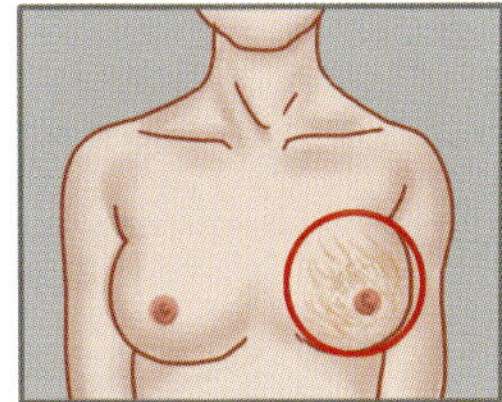
피부가 귤껍질 같다.

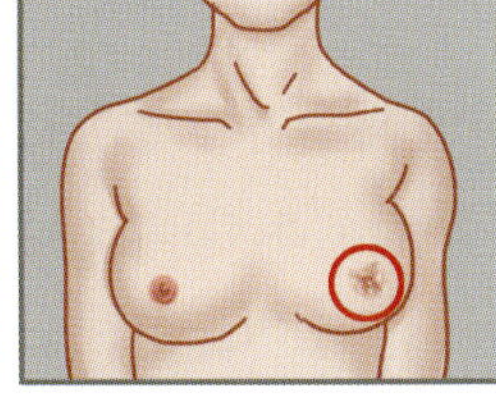
평소와 다르게 유두가 들어가 있다.

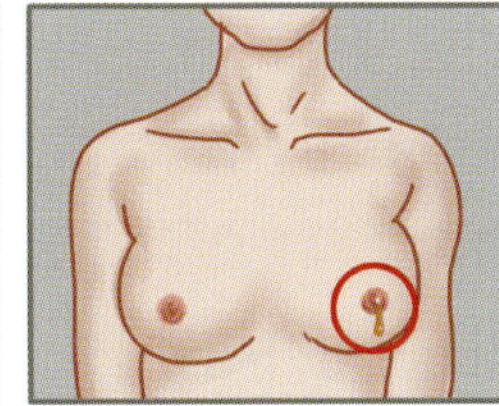
유두에서 분비물이 나온다.

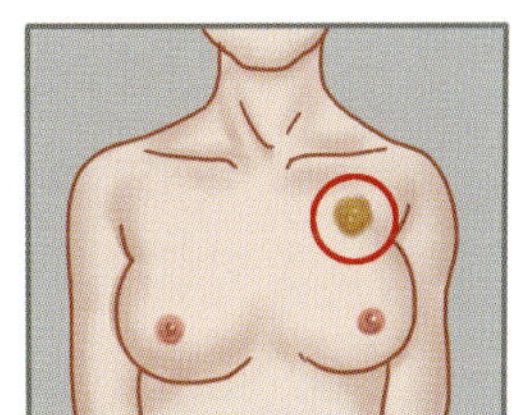
비정상적인 덩어리가 만져진다.

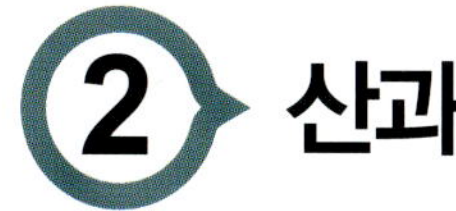

2 산과

1) 자궁 외 임신(ectopic pregnancy)

(1) 개요

① 수정란이 자궁강이 아닌 다른 곳에 착상하는 것을 자궁 외 임신(ectopic pregnancy)이라고 한다. 정상적으로 난자와 정자의 수정은 난관에서 일어나며 이 수정란은 난관을 지나 3~4일 후에 자궁으로 도달한다.

② 난관이 막혔다거나 손상된 상태에서는 수정란이 자궁으로 이동할 수가 없어서 난관에 착상하는 경우가 생기는데 이러한 경우 자궁 외 임신이 생기며, 착상 부위에 따라 난관임신, 복강임신, 난소임신, 자궁경부임신의 4가지가 있다.

③ 자궁 외 임신은 전체 임신의 1~2% 정도로 대개 25세-34세 여성들 사이에서 일어나며 점차 증가하고 있다. 자궁 외 임신은 수정란이 자궁 바깥에 있기 때문에 정상적으로 성장할 수 없고 결국 임신이 유지될 수 없다.

④ 난관의 파열은 복부 내 심각한 출혈이나 사망을 초래할 수 있기 때문에 난관 임신은 진단되는 즉시 임신을 종결해야 한다.

(2) 기본 병리현상

① 자궁 외 임신 중 50%는 난관에 이상이 있는 경우이다.

② 난관의 이상은 임질균(gonococcus, 임균), 클라미디아(chlamydia), 기타 성전파질환에 의한 골반 감염의 원인과 자궁내막증, 맹장염, 골반 수술이나 특정 약물 복용에 의해서도 생길 수도 있다.

③ 자궁 외 임신의 유발요인

- 골반강내 염증질환이거나 난관염
- 과거 자궁 외 임신이나 불임
- 골반강 또는 복부수술(예: 충수돌기 절제술)
- 난관수술, 자궁 내 장치, 또는 피임기구 등은 자궁 외 임신의 위험이 높다.

④ 월경이 예정보다 늦거나 월경주기가 아닐 때 출혈이 보인다면 자궁 외 임신의 신호이다.

⑤ 임신이 확진된 후 인체융모성선호르몬(Human chorionic gonadotropin, hCG) 수치가 비정상적이거나 불규칙한 출혈이 일어나면 자궁 외 임신의 증상일 수 있다.

⑥ 임신 후 골반부위나 아랫부분의 통증이 반복되게 나타난다.

⑦ 조기에 진단하는 검사에는 혈중 인체융모성선호르몬과 프로제스테론 수치검사, 복강경술, 소파술 등이 있다.

⑧ 경질초음파검사에서 부속기 영역에 태낭이 확인된다.

(3) 치료

① 환자의 전신상태, 착상부위, 임신성 보존 희망의 여부 등을 통해 종합적으로 결정한다.

② 임신성 보존 희망 무: 난관부분절제술, 단순자궁절제술 등

③ 임신성 보존 희망 유: 난관선상절개 내용제거술 등
메토트렉세이트 투여 등 ⇨ 근주 또는 국소투여 등

④ 난관파열에 의한 급성복증인 경우 항쇼크요법 ⇨ 긴급수술(개복 또는 복강경하수술) ⇨ 난관절제술

(4) 추가사항

① 본 질환은 급성복증을 일으킬 가능성이 있는 산부인과 영역의 응급 질환 중 대표적인 것이다. 임신 가능 연령 여성의 급성복증이 관찰되면 우선 본 질환을 의심할 필요가 있다.

② 성기출혈이나 하복부 통증이 관찰되지 않는 경우도 있으므로 주의한다.

③ 자궁 외 임신의 90% 이상은 난관임신이며, 그 대부분은 난관팽대부임신이다.

〈그림 13-11〉 **자궁 외 임신**

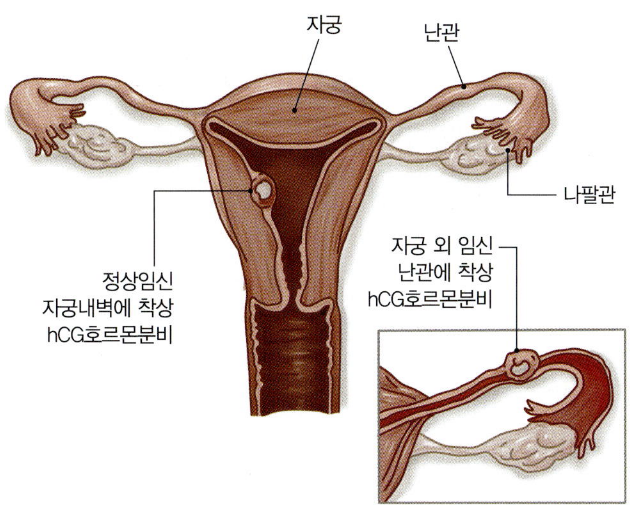

〈그림 13-12〉 **자궁 외 임신의 원인**

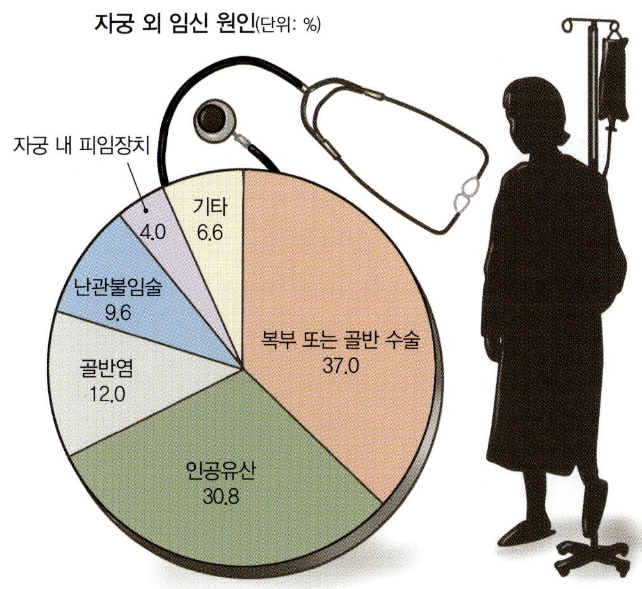

〈그림 13-13〉 **자궁 외 임신의 검사방법**

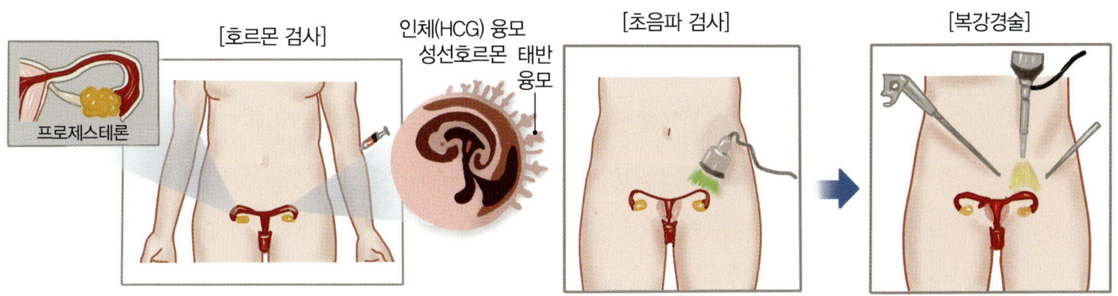

〈그림 13-14〉 **자궁 외 임신의 수술방법**

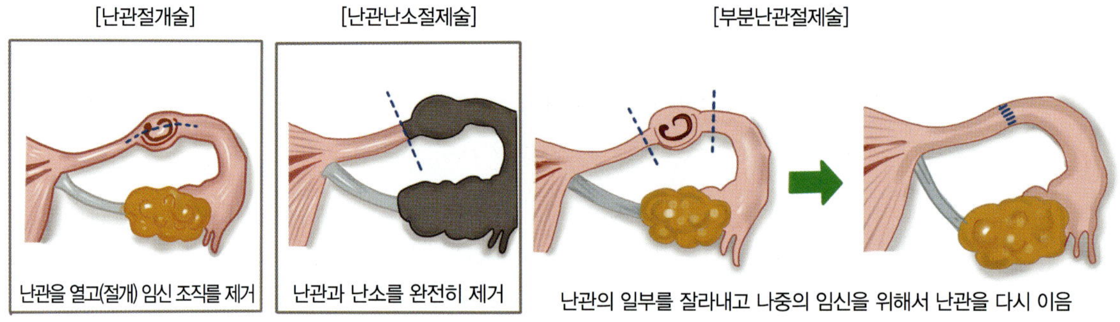

2) 임신중독증

(1) 개요

① 임신중독증은 임신기간 중 혈압의 상승과 더불어 소변에서 단백이 검출되는 질환이다.

② 임신 기간에 새로이 고혈압이 발생하는 경우 임신성 고혈압이라고 하며, 임신성 고혈압과 더불어 소변에 단백뇨가 검출되는 경우 전자간증(gestosis) 또는 자간전증(preeclampsia)이라고 한다.

③ 임신고혈압(pregnancy-induced hypertension, PIH)은 태반형성부전과 기타 요인이 바탕이 되어 혈관장애가 일어나 고혈압이나 단백뇨, 나아가 모체의 다양한 장기장애나 태아기능부전이 발생하는 전신성 증후군이다.

④ 임신중독증은 산모에게는 전신경련-발작, 혈액응고 이상, 신장기능의 이상, 출혈 등의 질환을 일으키기도 하며, 태아에게는 발육부전, 조산, 자궁내태아사망(intrauterine death)을 일으킨다.

⑤ 전체 임신 중 7~10%에 발병하고 모체사망, 주산기사망의 주요한 원인이 된다.

(2) 기본 병리현상

① 전자간증의 증상으로는 두통, 상복부 통증, 시각장애 등이 있다.

② 전자간증의 위험인자

- 초산부(첫 임신)
- 35세 이상의 산모
- 다태 임신(쌍둥이)
- 비만
- 전자간증 및 자간증의 가족력
- 이전 임신에서 자간전증이 있었던 경우
- 임신 전 당뇨가 있는 경우
- 혈관 질환이 있는 경우

- 혈전성향증
- 항인지질 항체 증후군
- 고혈압 및 신장 질환이 있는 경우

③ 주기적으로 산부인과 정기검진을 받아야 한다.

④ 검사의 목적은 임신성 고혈압과 전자간증을 조기에 발견하고자 함이다.

⑤ 임신 중 발견된 고혈압의 분류 및 진단은 다음과 같다.

- 임신성 고혈압
- 전자간증
- 자간증
- 만성고혈압
- 복합성 전자간증

(3) 치료

① 치료의 기본은 임신 종료, 그러나 태아가 미숙한 경우에는 임신을 유지하여 적절한 분만 시

〈그림 13-15〉 **임신중독증의 개념**

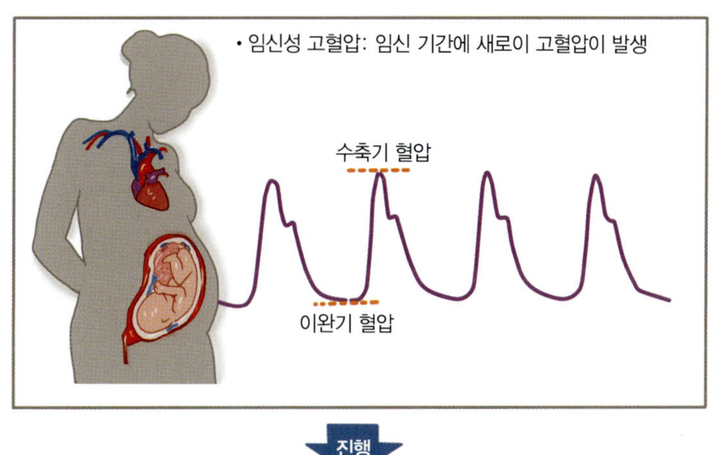

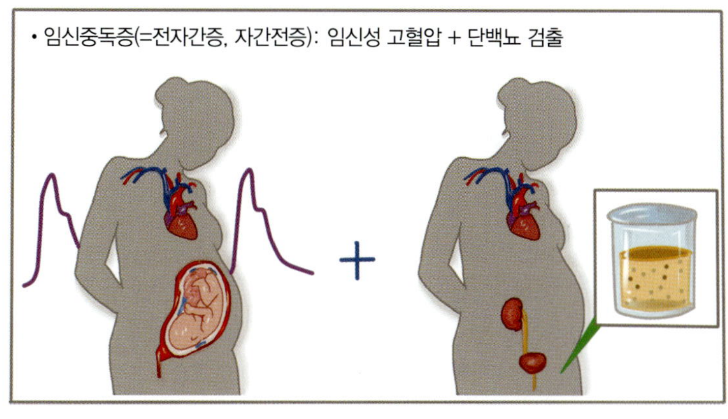

기를 판단하는데 있다.

② 안정, 식사요법

③ 약물요법: 메틸도파(methyldopa), 히드랄라진(hydralazine) 등의 강압제, 황산마그네슘(magnesium sulfate) 등 투여

④ 임신 종료(termination): 중증 병형으로 태아가 충분히 성숙해 있는 경우나 모체의 상태악화, 합병증 혹은 태아기능부전(태아절박가사, fetal distress)이 관찰된 경우에 적용된다.

(4) 추가사항

① 식사요법은 염분과 열량 제한이 주체이다. 중증화 예방을 위해서는 적절한 체중관리가 필요하다.

② 자간, 태반조기박리, HELLP 증후군 등의 심각한 합병증을 일으키는 경우가 있다.

③ 병태는 상당히 복잡해서 혈관내피장애, 혈관투과성 항진, 응고계 항진 등이 다양하게 서로 관련하여 여러 합병증이 나타난다[특히 자간전증(preeclampsia)].

④ 모체가 고위험 임신, 다태 임신, 빈혈, 고혈압, 당뇨병, 만성신장염 등에 합병되어 발병하기 쉽다(겨울철에 많다).

〈그림 13-16〉 **임신중독증의 일반증상**

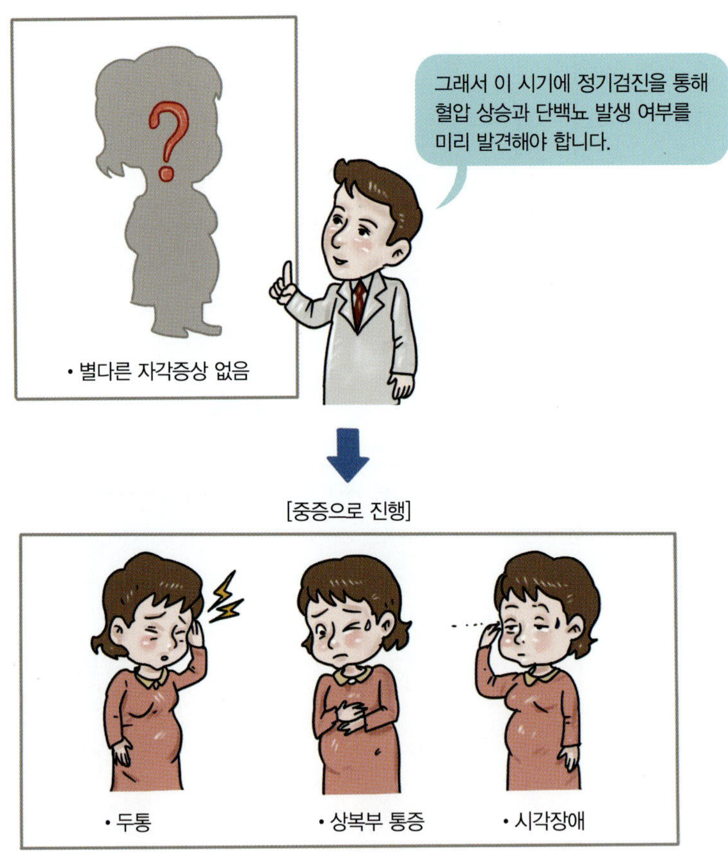

〈그림 13-17〉 **임신중독증의 동반질환**

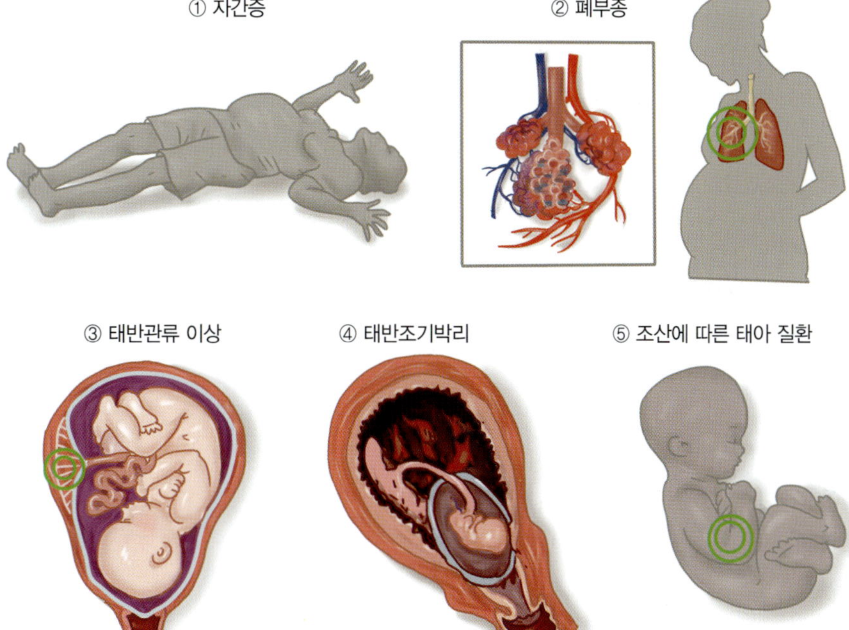

제14장 근골격계 질환

학습목표

1. 근골격계의 구조를 이해하고 각각의 기능을 학습한다.
2. 근골격계에서 발생하는 각 질환들의 발생기전을 학습한다.
3. 근골격계에서 발생하는 질환에 대한 병리현상을 학습한다.
4. 근골격계에서 발생하는 질환들의 병리에 맞는 치료의 형태를 알아보고 그 과정을 학습한다.

1 척추관련 질환

1) 추간판탈출증(herniated intervertebral disc, HNP)

(1) 개요

① 추간판탈출이란 과도한 운동, 노동으로 척추에 부하를 가하거나 또는 나이가 들면서 추간판에 변성이 일어나면 추간판에 섬유륜의 가장 약한 부위가 찢어져 수핵이 후방이나 후측방으로 팽창 · 탈출하여 신경근을 압박하고 신경통이나 마비를 일으키는 질환이다.

② 요추간판탈출(lumbar disc herniation)은 추간판의 변성으로 추간판 내용물인 속질핵(nucleus pulposus)이 편측으로 돌출되어 신경근 증상이 나타난다.

③ 경추에서는 후방으로 탈출하여 척수압박증상을 나타내고, 후측방으로 탈출하여 신경근 증상을 나타낸다.

(2) 기본 병리현상

① 원인: 점진적인 퇴행, 정상적인 노화 과정 또는 반복적인 외상으로 발생한다. 또 다른 경우로는 높은 곳에서 떨어지거나 넘어짐, 자동차 사고 등도 원인이 된다.

② 흔한 발생 부위

- 요추: 제4번과 제5번 요추 사이, 제5번 요추와 제1번 천추 사이에서 주로 발생
- 경추: 제6번과 제7번 경추 사이에서 주로 발생

③ 요추추간판탈출증의 증상

- 다리가 찌릿찌릿하거나 당기는 듯 아픈 통증이 아래쪽으로 뻗쳐 나간다.
- 허리나 엉덩이 부위에 통증이 있다.
- 다리의 근력이 감퇴되어 다리에 힘이 없고 다리가 무겁게 느껴진다.
- 반대쪽 다리와 감각이 다르게 느껴지는 감각이상이 나타난다.

④ 경추추간판탈출증의 증상

- 목 부위나 견갑골 안쪽 부위에서 통증이 느껴진다.
- 어깨, 팔, 상완부(위팔), 그리고 경우에 따라서는 손이나 손가락, 가슴 등으로 뻗치는 형태의 방사통이 보인다.
- 기침할 때, 웃을 때, 목을 굽히거나 한쪽으로 돌릴 때 통증이 심해진다.
- 경부 근육의 경련성 수축이나 팔 부위의 근력 약화가 보인다.

⑤ 검사

- 운동범위검사: 허리를 어느 정도까지 굽히거나 회전시킬 수 있는지 평가한다.
- 하지직거상검사: 무릎을 펴고 하지를 올려 통증발생 여부를 확인한다.
- 각검사: 하지 각 부위의 감각을 확인하여 신경압박에 의한 감각의 둔화나 소실이 발생했는지 여부를 확인한다.
- 반사검사: 무릎반사, 발목반사, 병적반사검사를 하여 신경손상 여부를 확인한다.

⑥ 방사선검사, CT검사, MRI검사 등에서 요추간판의 변성이나 돌출을 확인한다.

⑦ 척수조영술(myelography)에서 신경근의 음영 압박이나 결손 등을 관찰한다.

(3) 치료

① 보존요법 ⇨ 안정, 물리치료, 약물치료 등을 시행한다.

② 후궁절제술(partial laminectomy), 추간판절제술(discectomy) 등을 시행한다.

〈그림 14-1〉 **요추추간판탈출**

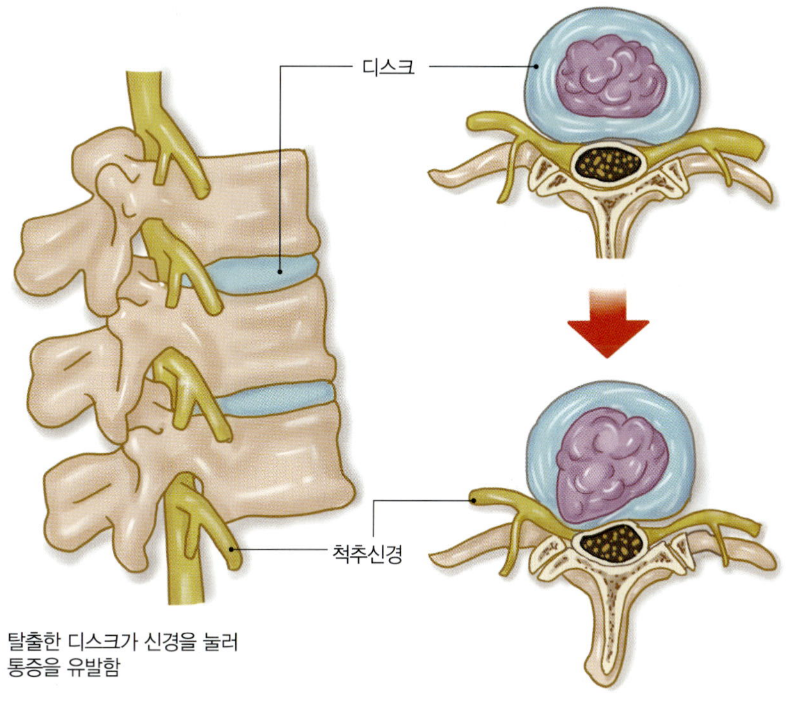

〈그림 14-2〉 **디스크의 진행과정**

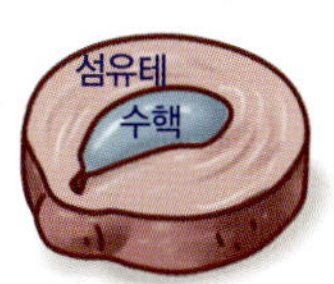

디스크 속의 수핵이 뒤쪽으로 약간 밀려있는 모습

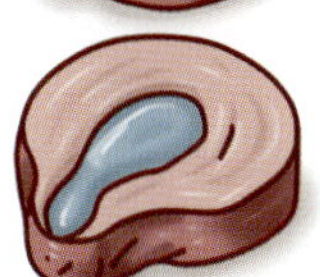

섬유테를 찢을 듯 디스크 수핵이 심하게 밀려있는 모습

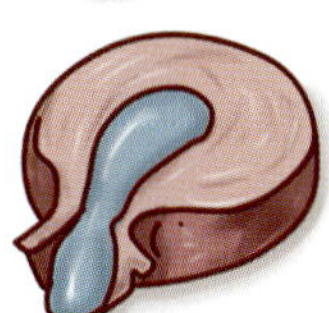

디스크 수핵이 섬유테를 찢으면서 터져나온 모습

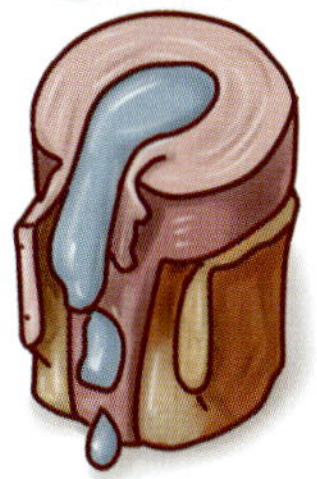

디스크 수핵조각이 떨어져 나온 모습

〈그림 14-3〉 **요추추간판탈출 예방을 위한 올바른 자세**

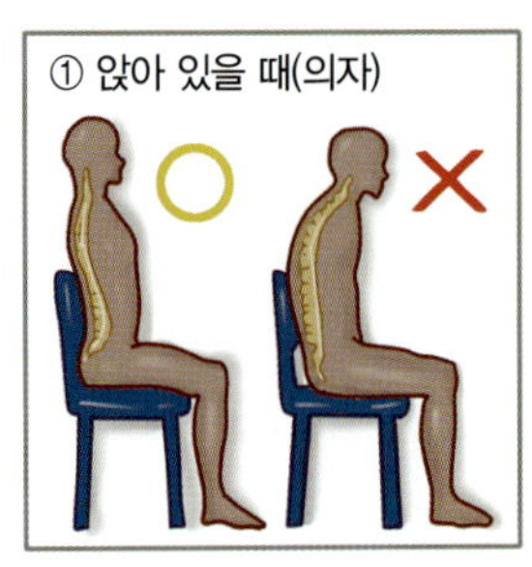

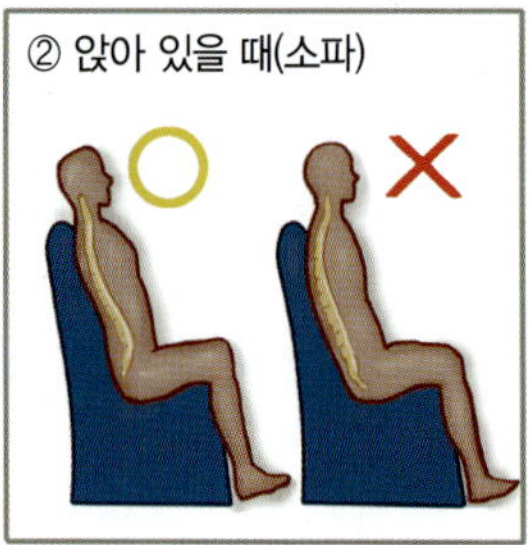

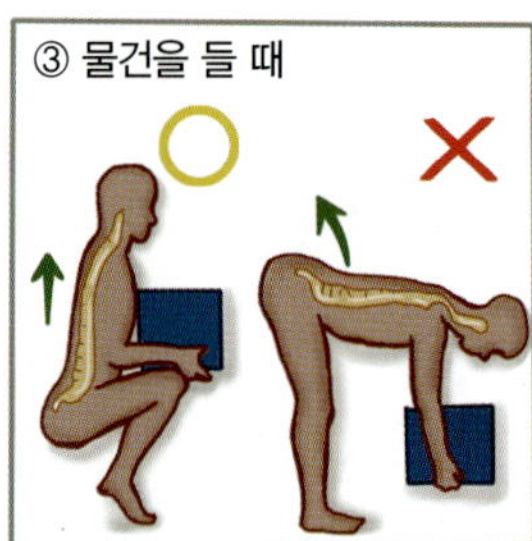

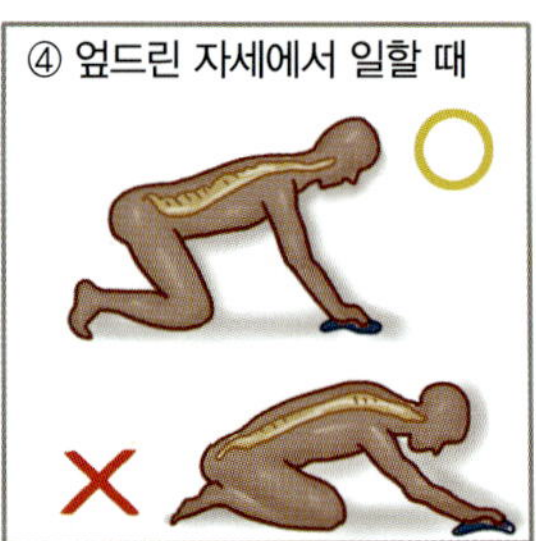

〈그림 14-4〉 **디스크 탈출의 부위별 증상**

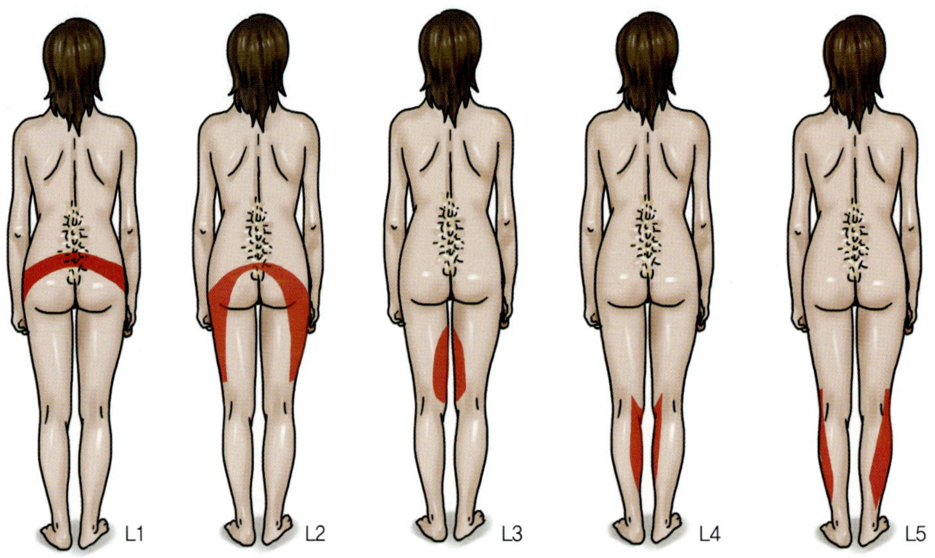

2) 척수손상

(1) 개요

① 척추손상은 척추를 구성하고 있는 뼈로 된 구조물인 척추체, 척추경, 척추후궁, 횡돌기 및 극상돌기 등의 골절과 척추를 지지하는 연부조직의 손상을 말한다.

② 척수손상(척추의 골절, 탈구 등)은 척추관내에 있는 척추신경과 척추신경뿌리(根) 등의 신경손상을 말한다. 크게 척수손상(spinal cord injury, SCI)을 동반한 척추손상과 척수손상을 동반하지 않은 척추손상으로 나눌 수가 있다.

(2) 기본 병리현상

① 교통사고가 가장 흔한 원인으로 30-50%를 차지하며, 그 외 추락, 폭행, 운동 등이 흔한 원인이다.

② 부상 후 즉시 손상된 척수부 이하의 운동 · 감각 · 자율신경 및 반사기능이 탈락된다.

③ 손상의 원인이 되는 신경조직의 재생이 이루어지지 않아 아직 근본 치료가 불가능하다.

④ 완전 척수 손상: 운동 및 감각 능력이 전혀 없는 경우

- 손상 받은 척수 이하 부위의 모든 척수기능 상실
- 사지마비(quadriplegia, 팔다리마비)와 하반신마비(paraplegia)의 구분은 손상 받은 척수의 위치에 따라 결정된다.
- 경수 손상일 경우 사지마비가 되고, 경수 아래 부위일 때 하반신 마비가 된다.

⑤ 완전 척수손상은 거의 회복되지 않지만, 불완전 척수손상은 좋아지기도 한다.

⑥ 척수의 근본적인 치료보다 더 이상의 손상을 막기 위한 수술과 약물치료가 이용된다.

⑦ 신경학적 진찰이 가장 중요한 검사방법이며, MRI와 같은 영상진단 방법과 함께, 근전도나 유발전위 검사와 같은 신경생리학적 검사(neurophysiological study)를 통하여 더 정확한 진단을 한다.

(3) 치료

- 급성기에는 안정 · 고정, 그 후 수술적으로 정복 · 고정을 시행하는 경우가 있다.
- 약물 치료: 약물 치료는 추가적인 손상을 막는 것이 목적으로 수많은 약물이 있지만 실제로 사용되고 있는 약은 고용량 스테로이드 요법이 전부이다.

(4) 추가사항

① 급성심부전에서 약물요법으로 순환동태가 개선되지 않으면 대동맥내풍선펌프(intra-aortic balloon pump, IABP) 등에 의한 보조 순환이 필요해진다.

② 예를 들어 좌심부전이 되면 혈액을 잘 흘려보내지 못하기 때문에 좌심계(좌심방과 좌심실) 바로 앞(폐)에서는 혈액 정체에 따른 증상, 좌심계 끝(전신)에서는 혈압 하강에 의한 증상이 출현한다.

〈표 14-1〉 **척수의 손상부위 분류**

완전척수손상	불완전척수손상			
	편측손상	전방손상	척수 중심부 손상	후방손상
상기 내용 참고	브라운-세카르증후군 • 장애쪽 운동마비 • 건강쪽 온통각 탈실 • 장애쪽 심부감각 탈실	• 운동마비 • 온통각 탈실 • 심부감각 정상	• 운동마비(상지>하지) • 심부감각 정상 온통각 탈실 • 양측 분절통	• 심부감각만 탈실

〈그림 14–5〉 **척수손상의 다양한 형태**

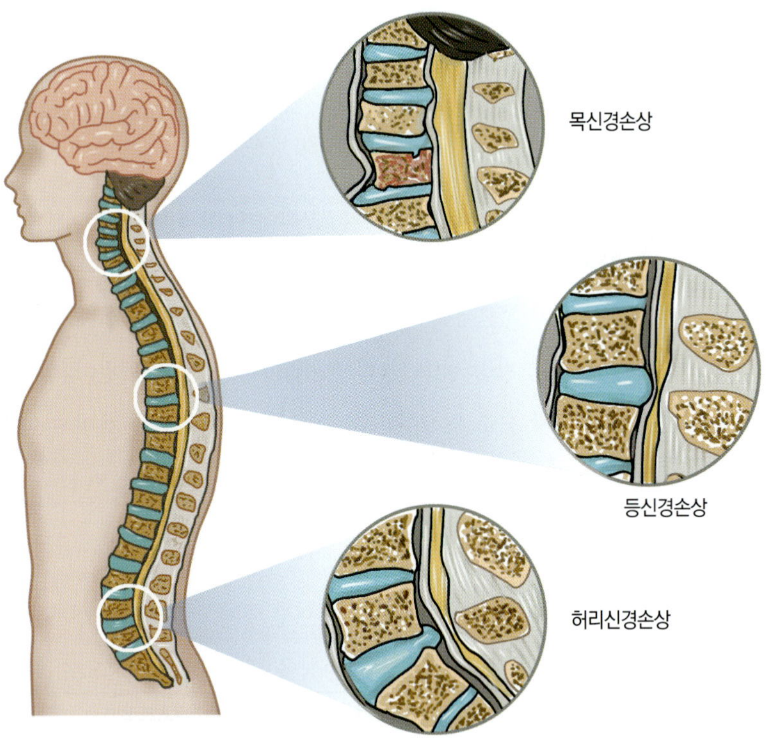

〈그림 14–6〉 **척수손상 위치에 따른 마비부위**

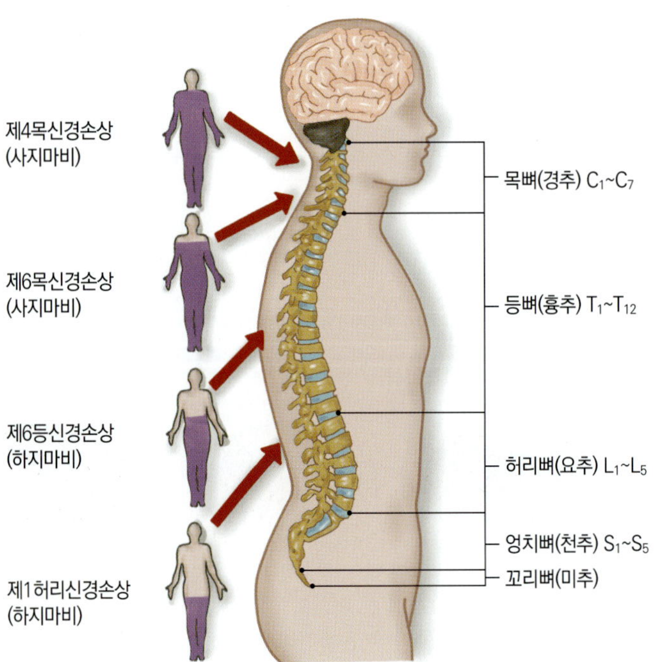

〈그림 14-7〉 **척수손상의 사고 유형**

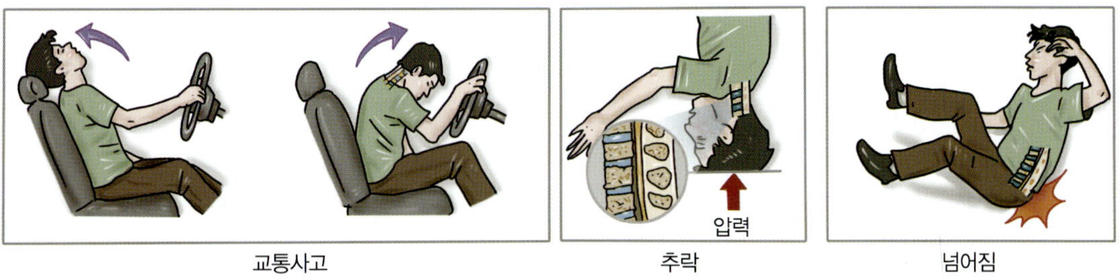

〈그림 14-8〉 **척수의 손상부위**

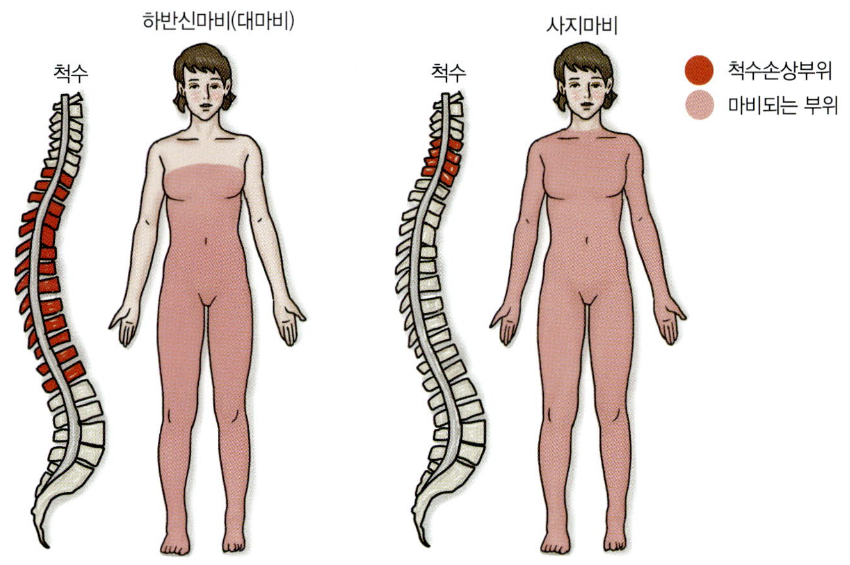

〈그림 14-9〉 **척수손상환자의 치료**

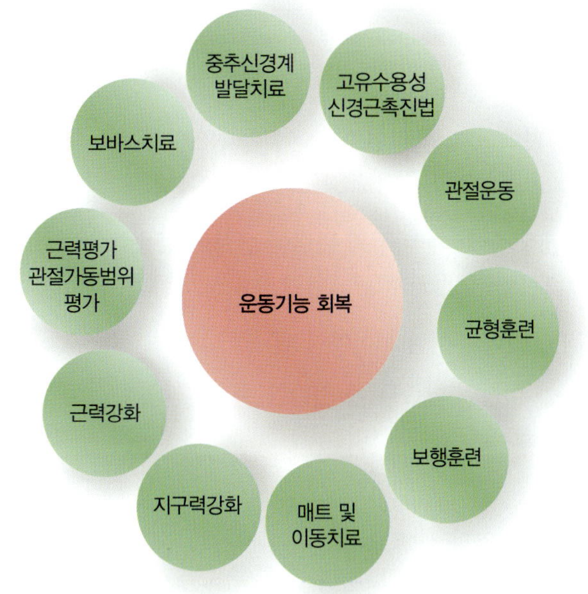

2 관절 질환

1) 골관절염(osteoarthritis, OA)

(1) 개요

① 골관절염은 관절 연골에 퇴행성 변화가 발생하여 나타나는 질환으로 비염증성이며 변성이 진행성으로 나타나는 질환이며, 주로 체중지지관절에서 많이 발생한다.

② 퇴행성이라는 말은 연골의 기능 즉 충격 흡수의 기능이 소실된다는 것을 의미한다.

③ 보통 중장년층 이상의 연령에서 호발한다.

(2) 기본 병리현상

① 진행과정

- 초기에는 부드러운 연골부위가 점점 약해져서 파이거나 닳게 된다.
- 연골 분비액이 소실되고, 이로 인해 뼈 사이의 충격흡수기능이 소실되어 뼈들이 서로 마찰을 일으키게 된다.
- 마찰에 의해 자극받은 뼈의 말단은 골성장과 함께 골돌기가 형성된다.

② 고관절이나 슬관절에서 많이 발생한다(체중지지관절).

③ 골성장과 골돌기에 의해 관절운동 시 통증이 보인다.

④ 통증은 점차 심해져 운동통, 보행통, 가동제한, 관절 변형을 초래한다.

⑤ 골 X-선에서 관절 간격 협소화, 연골 하골의 경화, 골극 등을 관찰한다.

⑥ 골극이 관찰되거나, 운동 시 마찰음 촉지, 조조강직 지속시간이 30분 이하 등 3가지 항목 중 적어도 1가지 이상에 해당하는 경우 골관절염을 진단할 수 있다.

⑦ 손의 골관절염인 경우

- 양손의 검지와 중지의 원위지와 근위지 관절, 엄지의 중수지주부관절 등 10개의 관절 중에 2개 이상의 관절이 딱딱하게 붓거나
- 10개의 관절 중 한 개 이상의 관절에 변형이 있을 때
- 2개 이상의 원위지관절이 딱딱하게 부어있을 때
- 중수지관절의 부종이 3개 미만일 때

이 4가지 중 3개 이상이 만족될 때 진단할 수 있다.

(3) 치료

① 아직까지 골관절염의 진행을 중지시키거나 회복시키는 방법은 없다. 그러나 치료를 통해 관절염의 통증을 완화시키고 관절 기능의 유지 및 향상을 가져올 수 있다.

② 체중감량, 적절한 식이요법과 운동을 하는 것이 좋다. 발병 관절에 하중부하 경감(감량, 지팡이, 근력강화, 발바닥 기구) 등을 이용한다.

③ 일차로 사용되는 약제는 아세트아미노펜(acetaminophen)이며, 여기에 반응이 없으면 비스테로이드성 항염증성 약물이나 비마약성 진통제를 사용한다(NSAID 투여).

④ 종창과 통증을 경감시키기 위해 관절 내 히알루론산(hyaluronic acid) 관절주사를 사용한다.

⑤ 수술요법 ⇨ 각종 골절제술, 인공관절치환술, 연골이식수술, 척추고정술 등이 있다.

(4) 추가사항

① 골관절염은 분명한 요인이 확인되지 않는 원발성과 외상, 발육장애, 관절염 등에 의해 관절에 변형을 일으켜 그로 인해 발생한 속발성으로 나뉜다. 우리나라에서는 슬관절에 원발성이 많고 고관절에는 지속성이 많다.

② 본 질환에서는 혈액생화학적 소견에 이상은 없고 윤활액(synovial fluid)도 정상상에 가깝다.

〈그림 14-10〉 **골관절염의 진행**

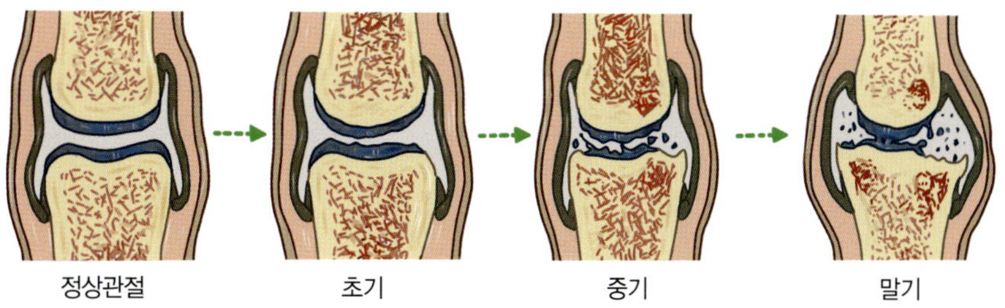

〈그림 14-11〉 **골관절염의 원인**

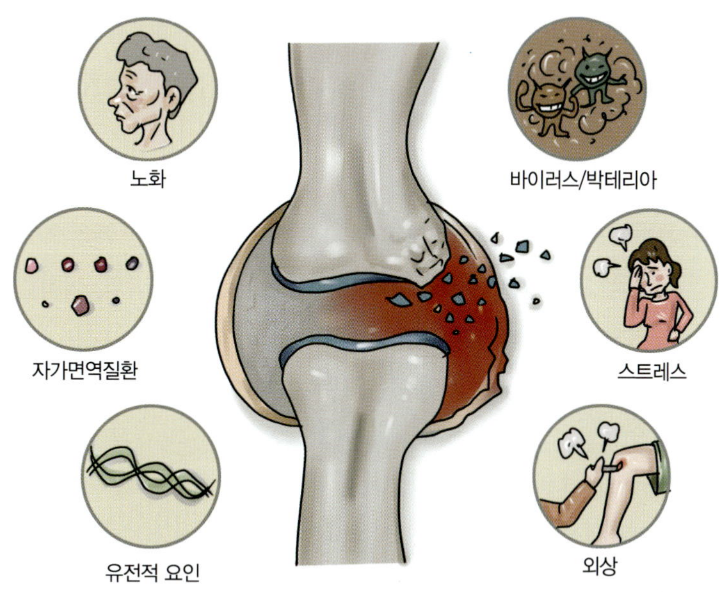

〈그림 14-12〉 **변형된 손**

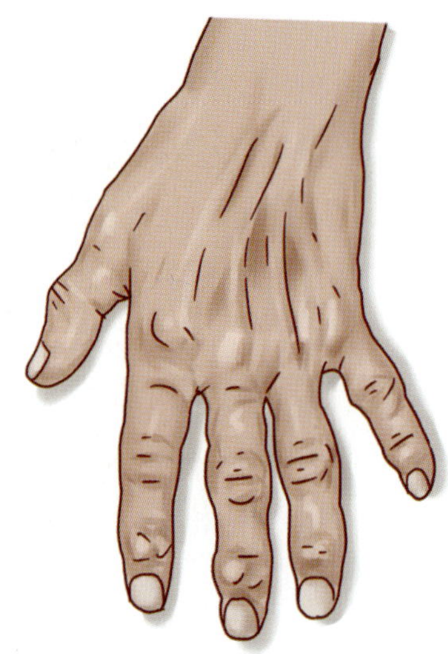

〈그림 14-13〉 **골관절염과 류마티스관절염의 비교**

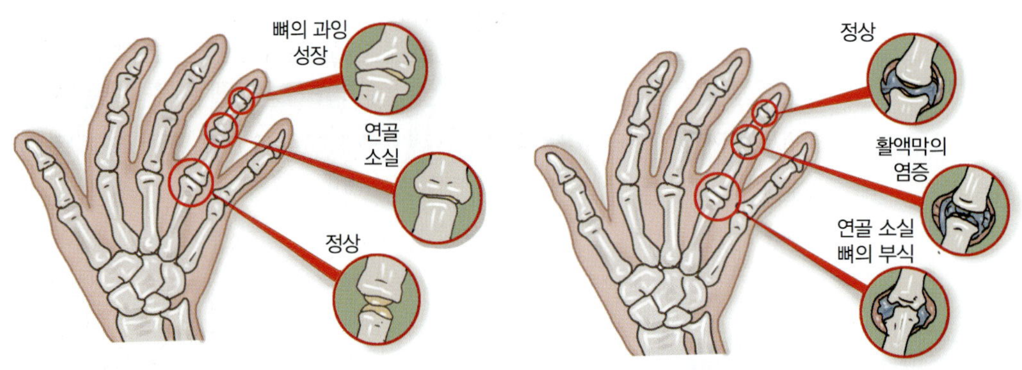

2) 류마티스관절염(rheumatoid arthritis, RA)

(1) 개요

① 류마티스관절염은 관절 활막의 지속적인 염증반응을 특징으로 하는 만성 염증성 전신 질환이며 주요 병변은 관절 윤활막에서 관찰되는데, 흉막염, 피하결절, 혈관염 등 전신의 결합조직에 병변이 나타난다.

② 활막의 지속적인 만성 염증반응으로 인하여 관절의 연골 손상, 골 미란이 일어나며, 결국은 관절의 파괴가 일어나 기능의 장애를 초래하는 것이 주요한 임상적 특징이다.

③ 류마티스관절염은 관절을 주체로 한 전신성 염증성 자가면역질환이다. 자가면역의 이상으로 다발관절염을 일으키고 점차 관절의 윤활세포가 증식하여 진행되면 골파괴가 발생해서 관절 장애를 초래한다.

④ 교원성 질환 중에서 가장 많은 질환으로, 20~50세 여성에게서 많이 발생한다(남녀 비율 1:4). 초기에는 '조조경직(morning stiffness)'이라고 하는 몸을 움직이기 어려운 증상이 나타나며 병태로서는 관절 윤활막의 만성 염증이 주체이고, 손가락 등의 관절종창(arthroncus)이 일어난다.

(2) 기본 병리현상

① 류마티스관절염의 원인은 알려져 있지 않지만, 유전적인 소인도 추측해 본다.

② 관절증상: 손가락, 무릎, 팔꿈치 관절의 대칭성 부종, 통증, 조조 경직(1일 1시간 이상으로 6주 이상 계속)

③ 관절 외 증상: 피하결절이 보인다.

④ 전신증상: 피로감 증가, 미열, 체중감소, 식욕부진 등이 관찰된다.

⑤ 관절 활막의 염증이 핵심이며 국소적으로 침범하는 활막조직의 형성이 류마티스 관절염의 특징적인 변화이다. 이 조직은 관절의 연골과 뼈의 미란에 직접 관여한다.

⑥ 관절 X선에서 골미란, 골파괴, 관절변형 등이 관찰된다.

(3) 치료

① 기초요법, 약물요법, 재활훈련이 기본

② 기초요법 ⇨ 충분한 휴식, 국소의 적당한 안정과 운동, 온열

③ 항염증요법(1~2주간 이내에 효과 기대 가능)

- 비스테로이드항염증제(NSAID) ⇨ 프로스타글란딘(prostaglandin) 합성을 억제, 디클로페낙(diclofenac), 록소프로펜(loxoprofen), 인도메타신(indomethacin) 등
- 스테로이드 ⇨ 적응증: 악성류마티스관절염(MRA), 급속진행형 RA 등

④ 항류마티스요법(효과 발현까지 1~3개월 걸림)

- 금제제
- D−페니실라민
- 사라조설파피리딘(사라조피린, 아줄피딘 EN)
- 면역억제제: 메토트렉세이트(methotrexate, MTX), 미조리빈(Mizoribine, 브레디닌), 아자티오프린(azathioprine, 이뮤란) 등

⑤ 수술적 치료: 윤활막절제술, 관절고정술, 인공관절치환술 등

⑥ 관절강 내로 스테로이드 주사요법

(4) 추가사항(류마티스관절염의 새로운 진단기준, 2010년)

① 관절 침범 양상

- 1 대관절(어깨, 팔꿈치, 고관절, 무릎, 발목 관절): 0점

- 2~10 대관절: 1점, 1~3 소관절: 2점, 4~10 소관절: 3점 →10 관절(최소 1개의 소관절 포함): 5점

② 혈청검사(최소 한 가지 검사 이상)

- 류마티스 인자 혹은 항CCP 항체 모두 음성: 0점
- 류마티스 인자 혹은 항CCP 항체 양성(기준치 상한선의 3배 미만): 2점
- 류마티스 인자 혹은 항CCP 항체 양성(기준치 상한선의 3배 이상): 3점

③ 급성기 반응 물질(최소 한 가지 검사 이상)

〈그림 14-14〉 **류마티스관절염의 진행**

1단계: 초기 단계

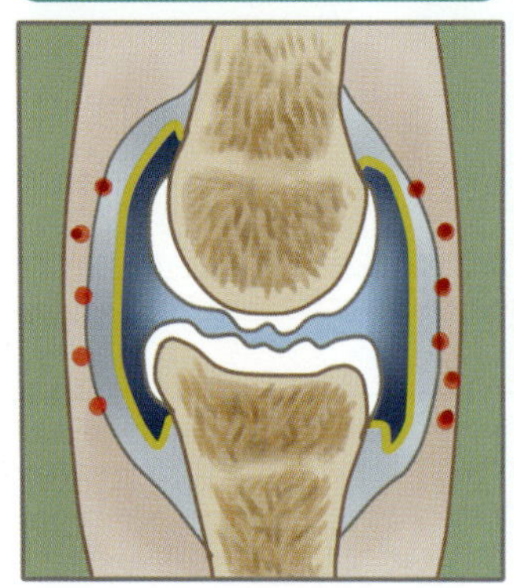

관절연골이 연화되고 연골 세포군 사이가 분열되면 연골이 파괴된다.

2단계: 중간 단계

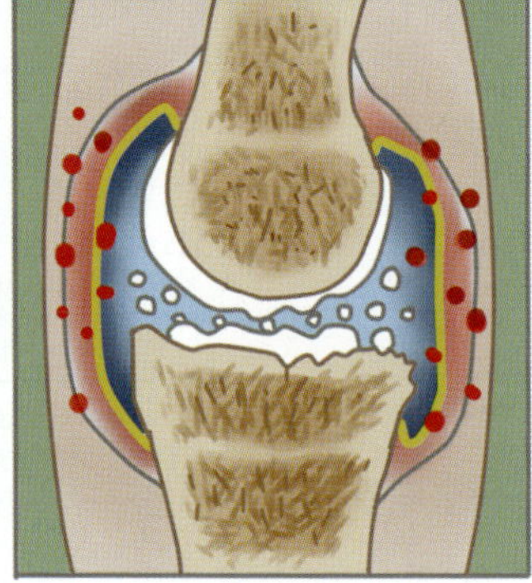

연골파괴가 계속되고, 연골손상에 대한 보상으로 연골 아래의 뼈가 비정상적으로 증식한다.

3단계:중증 단계

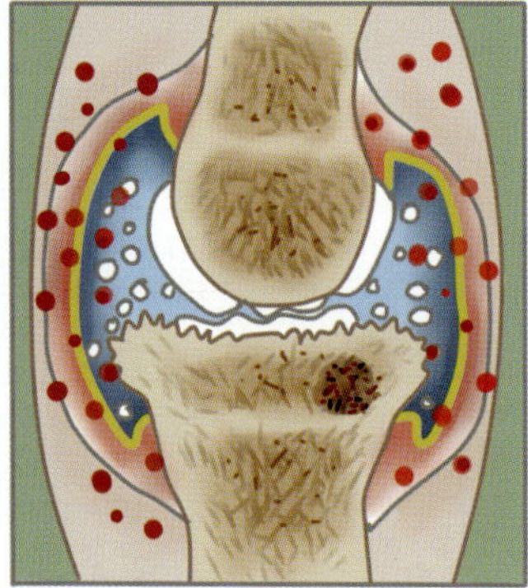

연골이 심하게 파괴되고 관절강이 좁아진다.

〈표 14-2〉 **관절염의 비교**

퇴행성 관절염	비고	류마티스 관절염
• 노화, 일, 잘못된 자세 등으로 인한 연골 마모 또는 퇴행성 변화로 관절 염증, 통증이 발생하는 질환	관절염의 원임	• 면역기능 이상으로 인해 관절이 붓고 물이 차며, 관절 변형까지 유발되는 질환
• 주로 60대 이후 고령층	주요 발생 연령	• 전 연령층(소아, 중장년기)
• 무릎, 허리, 고관절, 손가락 끝마디	주요 발생부위	• 손가락, 손목 등 • 전신의 관절 부위
• 밤에 심해지는 증상 • 손가락 끝 마디가 부음 • 전신 증상은 없음 • 관절 한쪽이 튀어나옴 • 혈액검사 시 이상 없음 • 관절외 증상이 없음	주요 증상	• 아침에 심해지는 증상 • 손가락 중간 마디가 부음 • 열감, 피로 등과 같은 전신증상 동반 • 관절 전체가 붓고, 건드리면 심한 통증을 동반 • 혈액검사시 류마티스 인자, 항 CCP항체 확인 및 빈혈과 높은 염증수치 확인 • 관절 외 폐렴, 협심증, 심낭염, 혈관염, 골다공증 등이 동반

- 적혈구침강속도(ESR) 혹은 C–반응단백(CRP) 모두 정상: 0점
- 적혈구침강속도(ESR) 혹은 C–반응단백(CRP) 상승: 1점

④ 증상 지속 기간 – 6주 미만: 0점 – 6주 이상: 1점

①~④의 점수를 합산하여 총 6점 이상일 경우 류마티스관절염으로 진단할 수 있다.

뼈 관련 질환

1) 골다공증(뼈엉성증, osteoporosis)

(1) 개요

① 골다공증은 골밀도의 저하로 뼈가 약해져 골절이 일어나기 쉬워진 골격 질환으로, 폐경 이후 여성에게 호발한다.

② 뼈의 질에 영향을 주는 요소로는 뼈의 구조, 교체율, 무기질화, 미세 손상 등이 있는데, 골밀도가 감소되어 추체골이 약해지면 압박골절을 일으켜 배부통(dorsodynia)을 호소한다. 또 대퇴경부골절 등도 일으킨다.

③ 인구의 고령화와 함께 증가하고 있으며, 주로 폐경이나 노화로 인해 에스트로겐이 감소해서 일어나는 원발성과, 스테로이드의 장기간 투여 등에 의한 속발성으로 분류된다.

(2) 기본 병리현상

① 에스트로겐의 저하: 폐경 후 여성에게 호발

② 골다공증의 주 증상은 골절: 손목, 척추, 대퇴골 골절이 많다.

③ 요배부통, 신장 저하로 인한 추체 압박골절이 나타난다.

④ 임상적인 골절 위험 인자

- 연령(고령일수록 골절 위험 증가)
- 성별(여성에서 증가)
- 적은 체질량지수(kg/m^2)
- 과거 골다공증 골절 병력
- 부모의 대퇴골 골절 병력
- 류마티스관절염
- 이차성 골다공증

- 부신피질호르몬(프레드니솔론 5mg에 해당되는 양을 3개월 이상 복용)

⑤ 골다공증 진료에 필요한 검사

- 혈액검사(간 기능검사, 신 기능검사 포함)
- 혈청 칼슘, 인, 알칼리성 인산분해 효소 측정(칼슘 및 인 대사 이상, 골연화증 감별)
- 골절 의심 부위의 X-선검사
- 골밀도검사
- 생화학적 골표지자검사
- 소변의 칼슘 배설량, 혈청 비타민D 농도 측정, 이차성 골다공증의 확인을 위한 검사(갑상선 호르몬, 부갑상선호르몬, 성호르몬, 부신피질호르몬 등)

⑥ 골밀도 측정

- 이중에너지 X-선흡수계측법(DXA)
- 정량적컴퓨터단층촬영법(QCT)
- 초음파 등

(3) 치료

① 골절 위험을 줄이고 생활의 질 유지 및 개선을 꾀하는 것이 목적이다.

② 식사요법(비타민 D, 칼슘), 운동요법 등을 실시한다.

③ 약물요법

- 골흡수억제제(뼈의 파괴를 감소시키는 약제)
  - 여성호르몬, - 여성호르몬수용체 조절제, - 비스포스포네이트, - 칼시토닌
- 골생성촉진제(뼈의 생성을 증가시키는 약제)
  - 부갑상선호르몬, - 스트론티움, - 활성형 비타민D, - 비타민K

〈그림 14-15〉 **정상뼈(좌)와 골다공증의 뼈(우)**

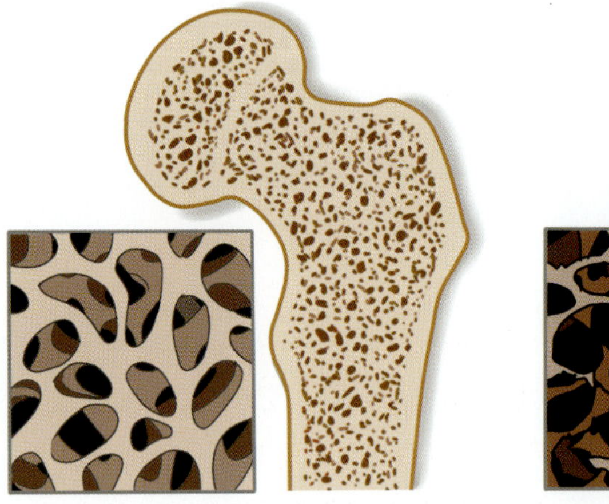

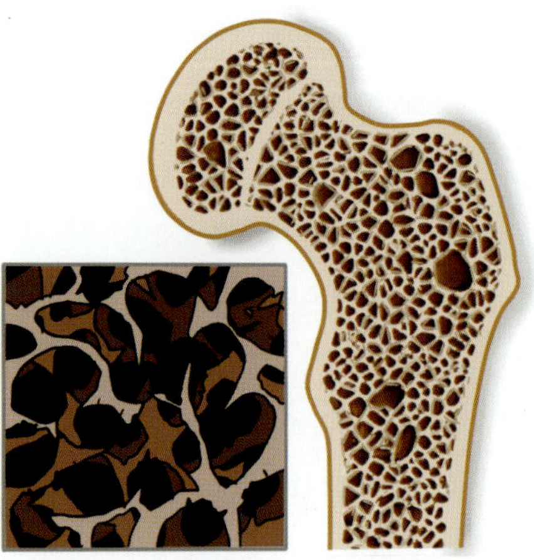

〈그림 14-16〉 **골다공증의 위험요인**

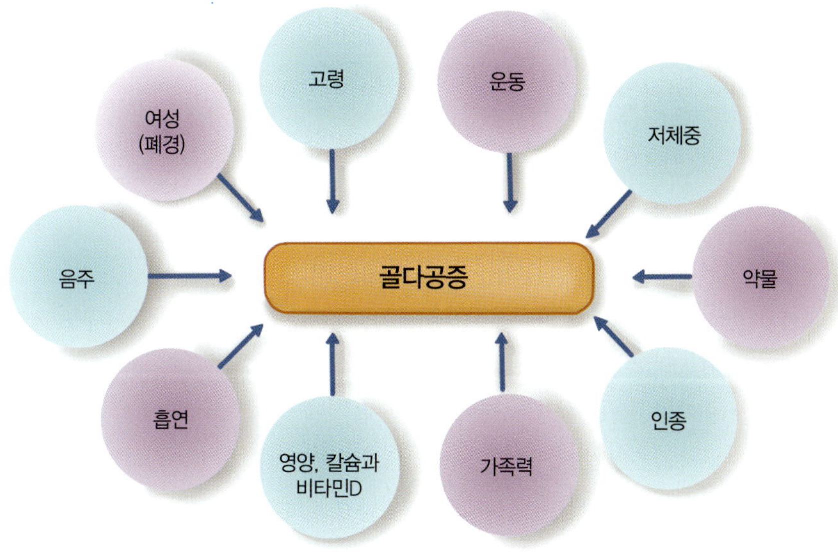

〈그림 14-17〉 **골다공증의 치료**

• 골다공증
• 식이요법
(칼슘, 비타민D)
• 운동요법
• 약물요법

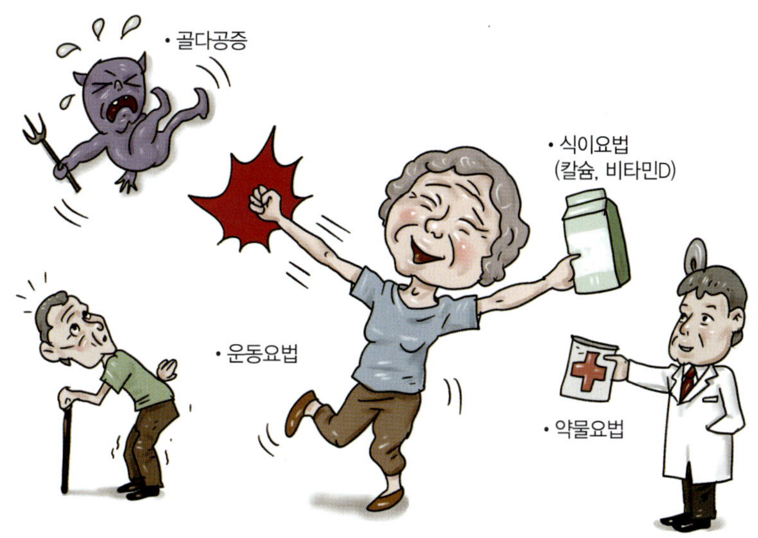

2) 대퇴골 골절

(1) 개요

① 대퇴골 근위부 골절(fracture of the proximal femus)로서 고관절 관절낭(articular capsule) 안에 생기는 경부골절과 관절낭 밖에 생기는 전자부골절을 들 수 있다.

② 모두 골다공증이 있는 노인이 넘어져서 발생하는 경우가 많다.

③ 경부골절은 골유합(synostosis)이 되지 않는 경우가 많아 수술을 통해 조기 치유를 목표로 하

여 치매, 장기간 침상생활, 폐렴 등의 폐용증후군을 방지하는 것이 중요하다. 전자부골절은 비교적 예후가 좋고 보존적 치료도 시행된다.

(2) 기본 병리현상

① 65세 이상인 경우: 골밀도가 낮고 시력이나 평형감각이 떨어진 경우

② 넘어져서 고관절 통증, 자동운동불능이 되어 일어설 수 없게 되는 경우

③ 만성적인 질환

- 골다공증
- 내분비장애: 갑상선기능 항진증
- 소화기 질환: 칼슘과 비타민 D의 흡수율 저하
- 류마티스관절염
- 성호르몬인 테스토스테론과 에스트로겐의 전구물질인 에스트라디올의 감소
- 신경계 이상: 파킨슨병, 다발성 경화증
- 정신질환: 치매, 우울증

④ 외부적인 요인: 낙상, 교통사고, 과격한 운동

⑤ 증상

- 대퇴부위의 심한 통증
- 다친 다리로 서 있을 수가 없음
- 골절부위의 강직, 부종
- 대퇴부위의 단축, 변형, 가운동(false movement)
- 큰 혈관이 손상된 경우에 오는 쇼크(shock)
- 신경이 손상된 경우 감각상실

⑥ 진단은 골절의 임상적인 현상으로 판단하며 X-ray를 통한 확진을 한다.

(3) 치료

① 치료는 대상자의 전신상태, 연령, 골절부위와 양상에 따라 달라진다.

② 경부골절에서는 골융합이 어려워 인공 골두치환술에 의한 조기 치유를 목표로 한다.

③ 전자부골절에서는 경부골절보다 골유합이 쉽고 견인을 통한 정복 후 내고정에 의한 골접합술 등을 시행한다.

(4) 추가사항

① 경부골절은 관절 안이기 때문에 골막성 가골(callus)이 형성되지 않고 영양혈관 결손에 의해 혈행이 끊기기 때문에 골융합이 어렵다. 한편, 전자부골절은 혈행이 양호하여 골 융합하기 쉽다.

② 경부골절을(대퇴골 경부) 내측골절, 전자부골절을(대퇴골 경부) 외측골절이라고도 한다.

③ 내고정(internal fixation): 골절이나 골절술 시 골융합을 얻기 위해 뼈를 고정하는 방법 중 하나로, 실제로는 금속제 평판이나 나사, 핀 등을 이용하여 시행한다.

〈그림 14-18〉 **골다공성 대퇴골절**

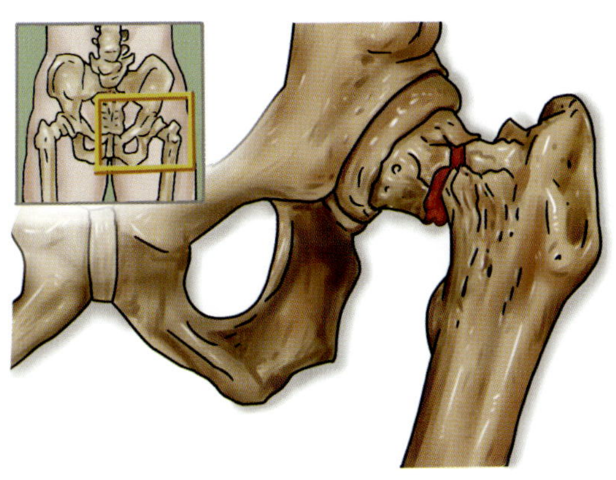

〈그림 14-19〉 **대퇴골두 치환술**

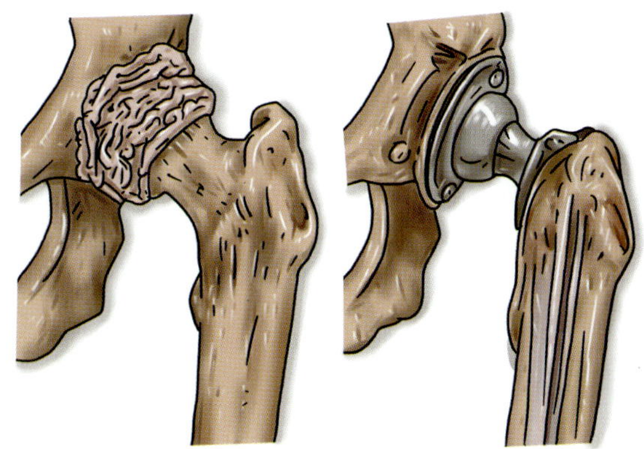

〈그림 14-20〉 **대퇴전자부골절의 내고정**

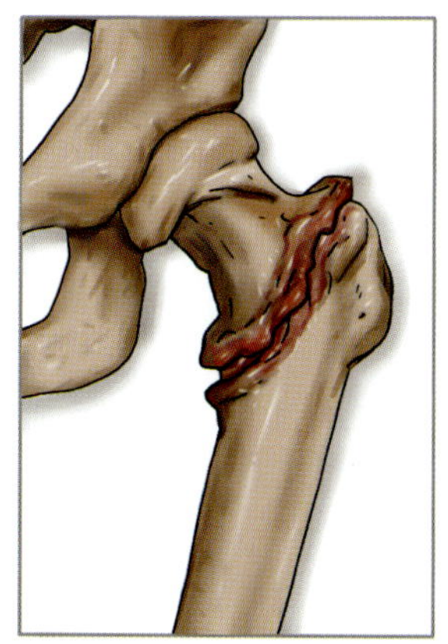

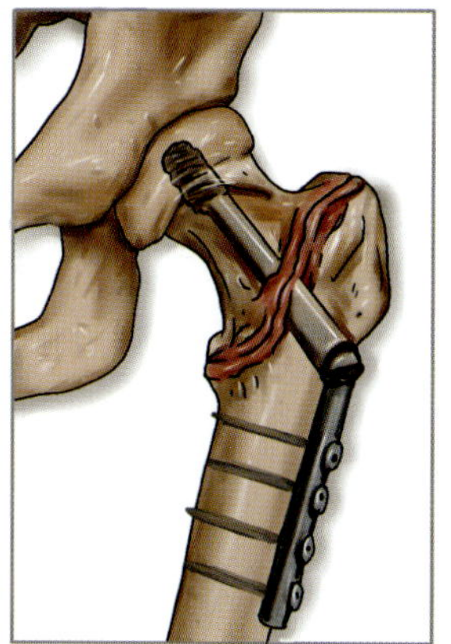

제15장

안과 질환

학습목표

1. 눈의 구조를 이해하고 눈을 구성하는 각 부분의 기능을 학습한다.
2. 눈에서 발생하는 각 질환들의 발생기전을 학습한다.
3. 눈에서 발생하는 질환에 대한 병리현상을 학습한다.
4. 눈에서 발생하는 질환의 병리에 맞는 치료의 형태를 알아보고 그 과정을 학습한다.

1 안구의 해부와 기능

1) 해부와 기능

〈그림 15-1〉 **눈의 해부와 기능**

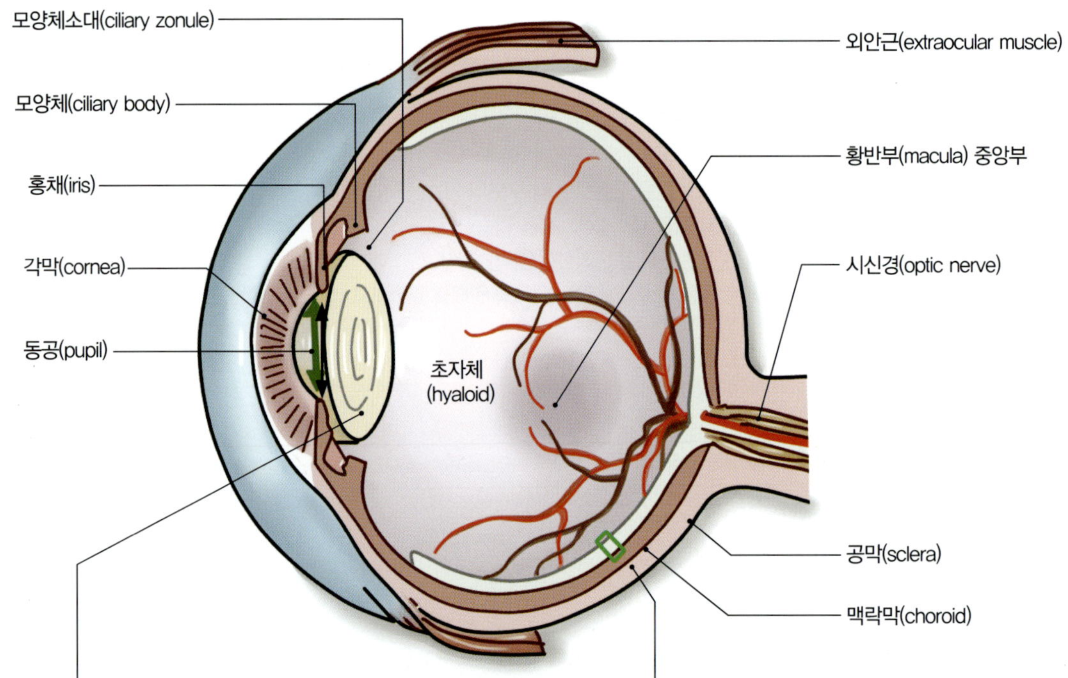

수정체

- 렌즈, 초점 조절기능
- 노화가 원인으로 수정체가 혼탁하면 백내장-노년백내장이 된다.

홍채

- 안구에 들어오는 빛의 양을 조절한다.

모양체

- 수정체를 변형시켜 초점을 조절한다.
- 방수를 생산한다.

모양체소대

- 모양체와 수정체를 연결한다.

각막

- 최초로 빛이 들어오는 창

망막

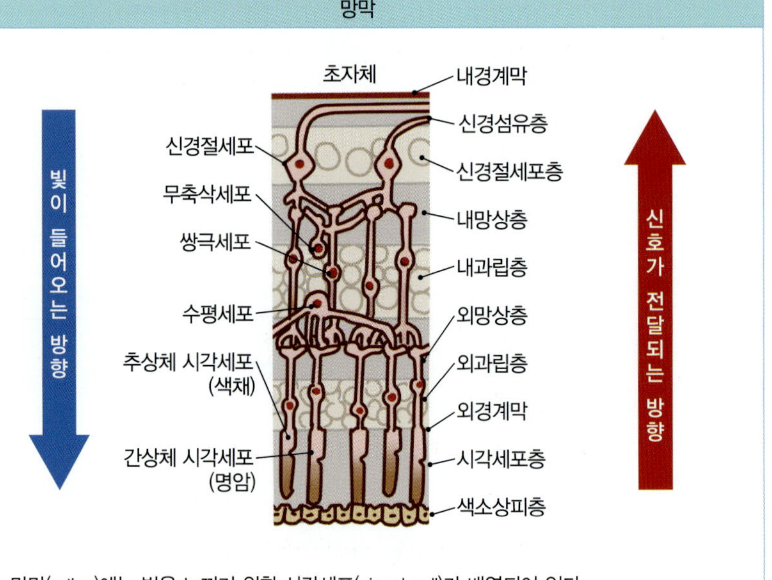

- 망막(retina)에는 빛을 느끼기 위한 시각세포(visual cell)가 배열되어 있다.
- 내경계막~시각세포층의 신경막 9층이 가장 바깥층인 색소상피층(시각세포층과 색소상피층 사이)에서 벗겨진 상태를 망막박리라고 한다.

2 녹내장

1) 개요

① 녹내장(glaucoma)이란 눈으로 받아들인 빛을 뇌로 전달하는 시신경에 이상이 생겨, 그 결과 시야 결손이 나타나는 질환이다.

② 시신경(optic nerve)에 이상이 생기게 되면 시야 결손이 생기게 되고 방치하면 실명에 이르게 된다. 급성발작에서는 하룻밤에 실명하는 경우도 있어 이는 안과 응급 질환 중 하나이다.

③ 안압(intraocular pressure)이 높아서 발생하는 경우도 있지만, 안압이 정상수준이어도 안압의 일중 변동 폭이 크거나 시신경으로 가는 혈액 순환이 잘 안 되는 경우 또는 유전자 이상 등의 여러가지 원인에 의해 녹내장이 발생할 수 있다.

2) 기본 병리현상

① 중년이후 여성에게 잘 나타난다.

② 원인: 작은 각막, 원시안, 얕은 전방, 좁은 우각, 안압 상승의 원인이 있다.

③ 동공차단: 동공 가장자리(pupillary margin)에서 방수의 유출이 차단된다.

④ 안압(후방압)이 상승하여 홍채근부가 섬유주(trabeculum)에 눌려 우각을 폐색한다.

⑤ 안압에 의한 증상: 급격한 안통, 두통, 메스꺼움, 구토, 홍륜(rainbow halo), 시력저하

⑥ 각막부종, 얕은 전방, 결막충혈, 모양충혈, 산동(대광반사의 결여) 등이 나타난다.
※ 발작 시에는 안압이 100mmHg까지 상승하기도 함(정상 안압은 대략 10~21mmHg)

⑦ 녹내장 검사는 안압, 전방각경, 시야검사, 시신경검사가 필수적이며, 최근에는 컴퓨터를 이용하여 시신경의 변화를 분석해 조기에 녹내장의 발생 및 진행을 확인한다.

3) 치료

① 수술요법이 우선이나 수술이 시행되기 전까지는 약물요법이 시행

② 우선 안압 제어
- 콜린작동제: 필로카르핀(pilocarpine)의 빈회 점안
- 고장삼투압제: 만니톨(mannitol)의 점적정주
- 탄산탈수효소억제제: 다이아막스(diamox)의 내복

③ 외과적 치료 시행
- 레이저홍채절개술(laser iridotomy, LI) ⇨ 비관혈적

- 주변홍채절제술 ⇨ 관혈적
- 고식적인 섬유주절제술(trabeculectomy), 난치성 녹내장의 치료를 위해 안압조절을 위한 임플란트를 삽입을 하기도 한다.

〈그림 15-2〉 **녹내장**

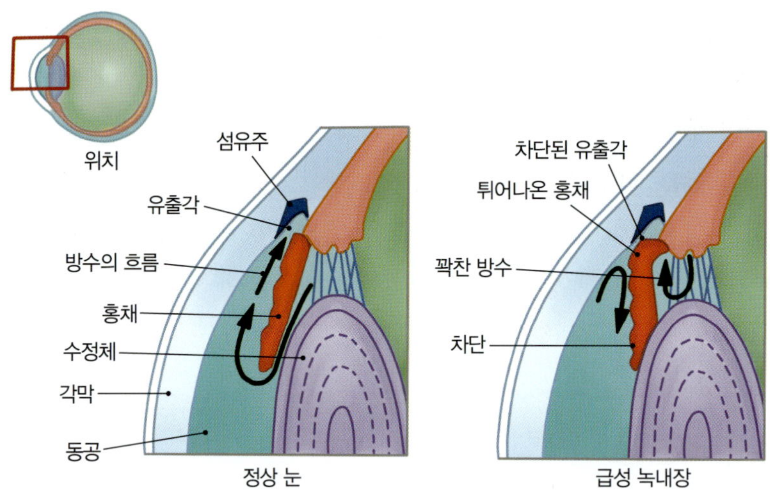

〈그림 15-3〉 **녹내장의 증상**

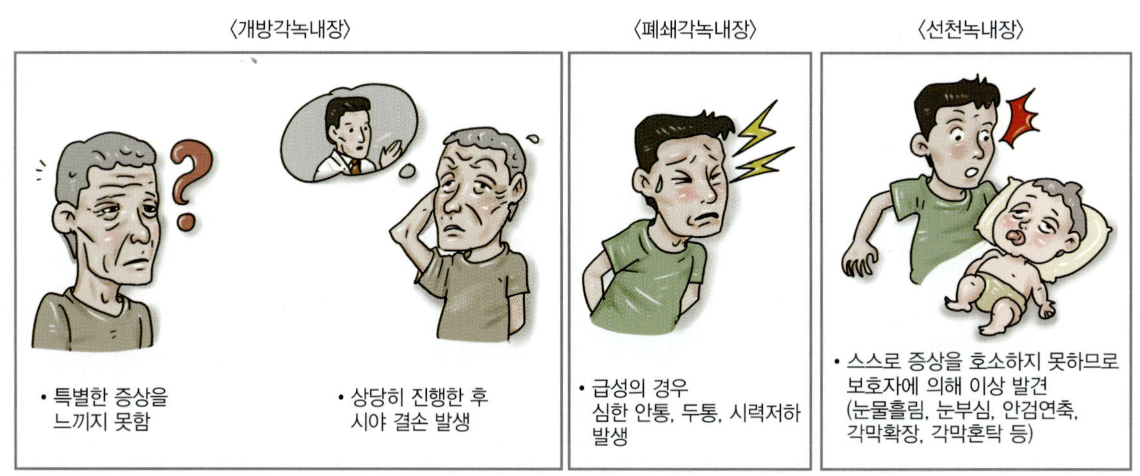

〈그림 15-4〉 **녹내장의 검사**

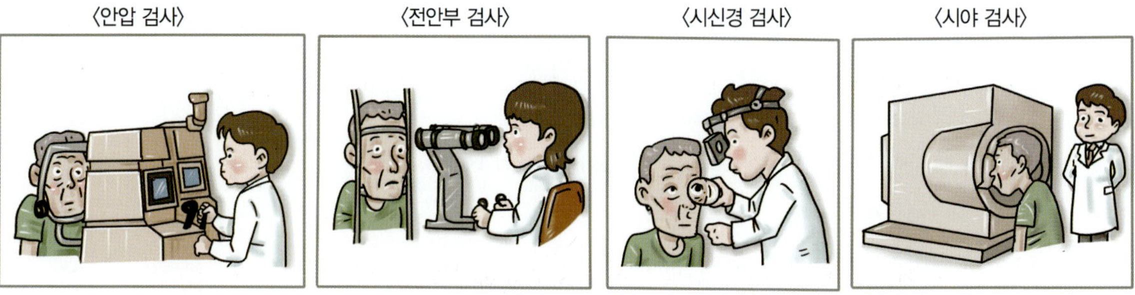

4) 추가사항

① 심한 안통은 삼차신경 제1지 영역에 상당하기 때문에 두개내압항진(J-62)에 의한 두통과도 유사하여 안과가 아닌 다른 과를 수진하는 경우가 많다.

② 안저검사를 위한 산동제(mydriatics) 점안 후에 일어나는 경우가 있다.

③ 홍채, 수정체 사이의 방수 유출 저항이 상승하고 동공차단에 의해 광범위한 우각이 단 시간에 폐색되면 급성원발폐쇄각녹내장(녹내장 급성발작)을 일으킨다. 안압 상승기간의 길이가 예후를 좌우하기 때문에 빠른 대책이 필요하다(emergency).

④ 약물요법으로 안압이 내려갔다고 해서 수술요법을 피해야 하는 것은 아니다.

⑤ 레이저홍채절개술(laser iridotomy, LI): 레이저로 홍채에 구멍을 뚫어 후방과 전방이 통하도록 하여 방수 유출로를 확보하는 수술법이다.

⑥ 홍륜(rainbow halo): 불빛 주변에 무지개와 같은 윤곽이 보이는 것으로, 각막부종(corneal edema)에 따른다.

3 백내장(노년백내장, senile cataract)

1) 개요

① 노년백내장은 노화가 원인으로 눈 속의 수정체(렌즈)가 어떤 원인에 의해 뿌옇게 혼탁하여 시력저하를 일으킨 질환이다.

② 백내장은 유전적인 원인이나 임신초기의 풍진 감염 등에 의해 선천적으로 발생하는 경우도 있지만 노화나 외상, 전신질환, 눈 속 염증, 독소 등에 의해 발생하는 후천백내장이 대부분을 차지한다.

③ 노화의 일부로 발생하는 노인성 백내장은 60대의 절반 이상, 75세 이상 노인의 대부분이 어느 정도씩은 있을 정도로 매우 흔한 질환이다.

④ 백내장은 양쪽 눈에 다 생길 수 있지만 한쪽이 더 심한 경우가 많으며, 수술 적용 기준은 교정시력 0.5 이하이다. 교정시력이 0.7 이상이어도 수술을 시행하기도 한다.

2) 기본 병리현상

① 수정체 속의 단백질이 노화나 여러 가지 원인에 의해 변성되면서 발생한다.

② 주요원인

- 질병관련 요인: 당뇨병 등
- 생활습관 관련 요인: 흡연, 음주 등
- 환경요인: 자외선(태양빛)에 대한 과도한 노출 등
- 유전요인: 가족 중 백내장 환자가 있는 경우

③ 백내장의 분류

- 선천백내장: 태어날 때부터 백내장을 가지고 있는 경우
  - 풍진백내장: 임신 중 산모의 풍진 감염으로 신생아의 양쪽 눈에 발생
  - 갈락토세미아(galactosemia)백내장: 갈락토스(galactose)의 대사에 필요한 효소가 선천적으로 결핍된 신생아에서 발생
  - 다운증후군 등 염색체 이상이나 유전적인 원인, 태내 감염, 대사이상 등에 의해 발생
- 후천백내장: 성인이 된 후 발생하는 경우
  - 노년백내장: 대개 50세 이후에 발생한 백내장
  - 외상백내장: 외상으로 수정체가 파열되거나 손상된 후 발생하는 백내장
  - 만성의 심한 각막염, 홍채모양체염, 녹내장, 망막박리 등 심한 안(眼) 질환이나 부신피질호르몬제(스테로이드), 나프탈렌(naphthalene) 등 약물이나 화학물질에 의해서도 발생할 수 있다.

④ 수정체 혼탁: 시력저하, 수명(photophobia), 빛이 퍼져 보임, 눈부심, 물체가 여러 개로 보임, 사물의 색깔이 붉거나 노랗게 왜곡되어 보이고, 동공(눈동자)이 뿌옇고 흐리게 보일 수 있고, 초기에는 수정체의 굴절력이 증가되면서 일시적인 근시상태가 되어 안경 없이도 가까운 글씨를 잘 보는 경우가 있으나 진행되면서 수정체 혼탁이 심해지면 시력은 다시 나빠진다.

⑤ 시력검사, 검안경검사, 안압검사 그리고 세극등생체현미경검사 등으로 진단한다.

3) 치료

① 약물치료: 초기에 안약 혹은 먹는 약을 사용하면 백내장의 진행 속도를 지연시키는 효과를 기대할 수 있으나 변성된 수정체를 투명한 상태로 만드는 것은 불가능하다.

② 수술요법

- 백내장의 적당한 수술 시기
  - 혼탁이 진행하여 직업이나 일상생활에 지장을 크게 줄 만큼 시력이 나쁠 경우
  - 백내장으로 인하여 속발녹내장이나 포도막염 등 합병증이 발생할 위험이 있는 경우
- 수술을 시행하지 않는 경우
  - 시력이 불량하여 빛에 대한 느낌이 없고 빛을 비추었을 때 동공반사도 없는 경우
  - 어린 시절부터 시력이 좋지 않아 시력발달이 되지 않았다고 판단되는 경우

- 황반변성이나 망막박리, 녹내장 등 다른 질환이 동반되어 수술 후에도 시력개선의 가능성이 없다고 판단되는 경우

• 일상생활에 지장을 초래할 때에는 다음의 수술(수정체절제술, lentectomy)을 시행
  - 교정은 일반적으로 안내렌즈(intraocular lens)를 이용
  - 초음파유화흡인술(phacoemulsification and aspiration, PEA)
  - 낭외적출술(extracapsular cataract extraction, ECCE)
  - 낭내적출술(intracapsular cataract extraction, ICCE)

〈그림 15-5〉 **백내장으로 혼탁해진 수정체**

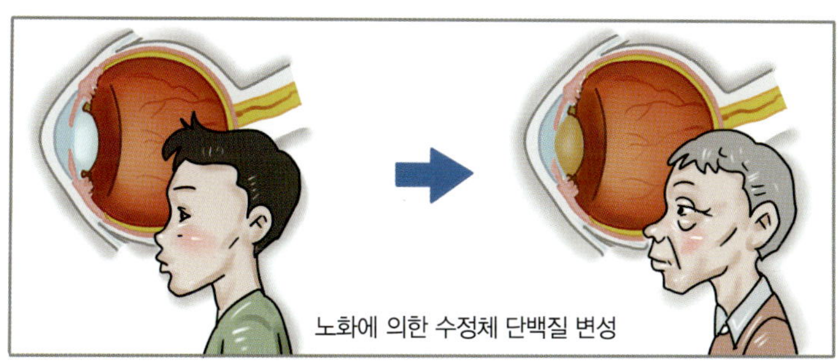

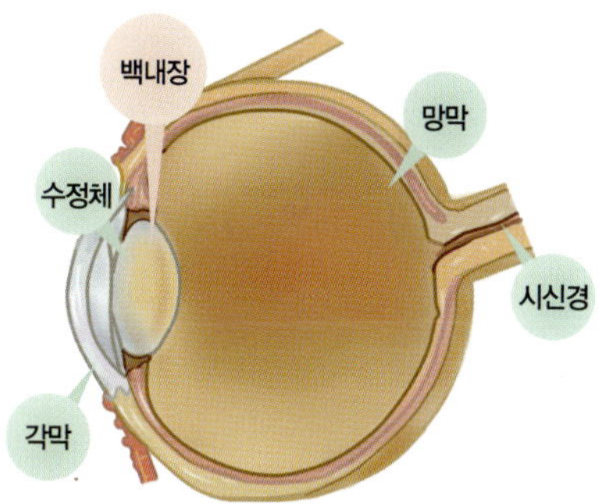

〈그림 15-6〉 **정상안구와 백내장의 비교**

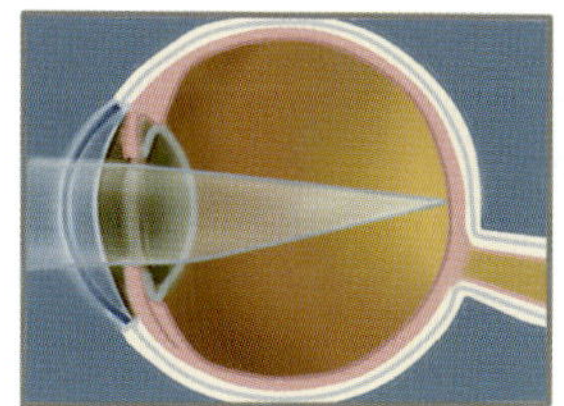
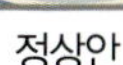
정상안

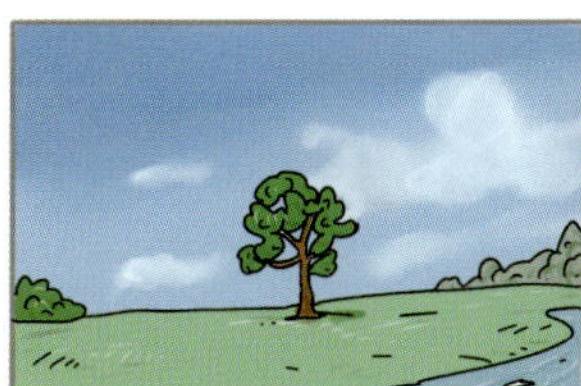
물체가 선명하게 보인다.

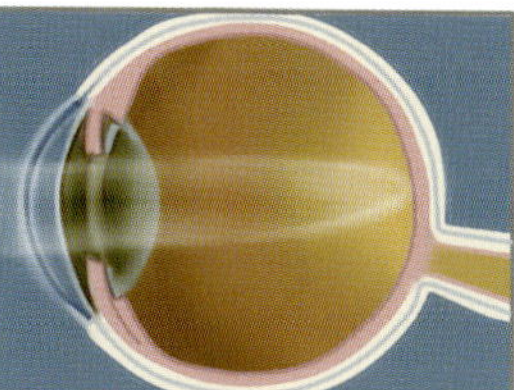
백내장안: 빛이 퍼진다.

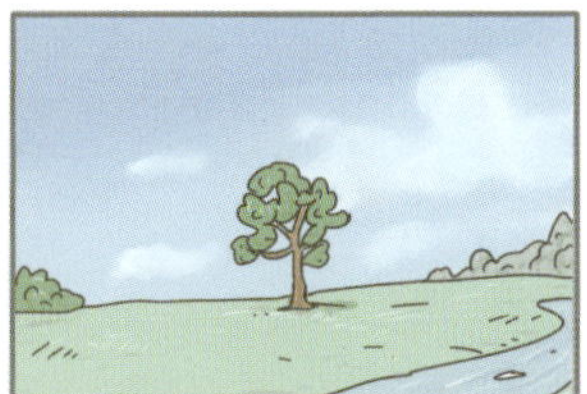
물체가 흐릿하게 보인다.

〈그림 15-7〉 **백내장의 수술**

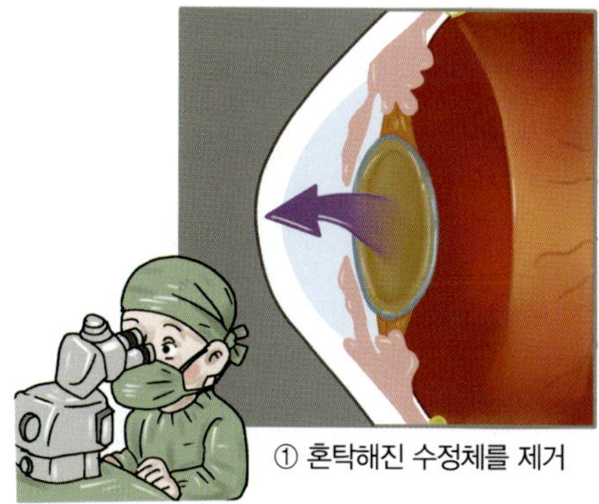
① 혼탁해진 수정체를 제거

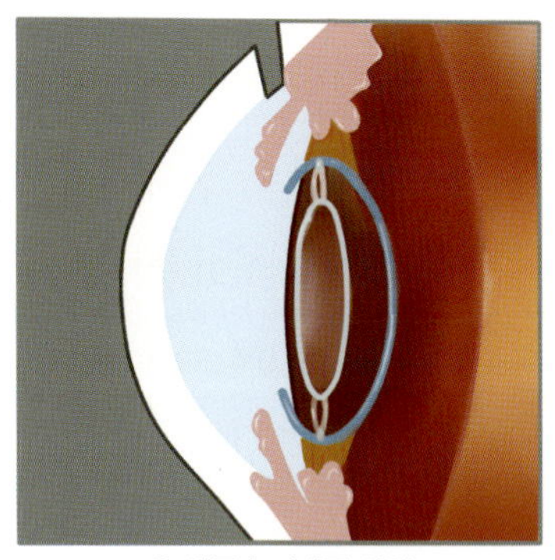
② 인공수정체를 삽입

제16장
이비인후과 질환

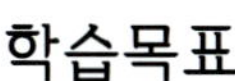
학습목표

1. 이비인후과 관련된 계통의 구조를 이해하고 각각의 기능을 학습한다.
2. 이비인후과 계통에서 발생하는 각 질환들의 발생기전을 학습한다.
3. 이비인후과 계통에서 발생하는 질환에 대한 병리현상을 학습한다.
4. 이비인후과 계통에서 발생하는 질환들의 병리에 맞는 치료의 형태를 알아보고 그 과정을 학습한다.

1 메니에르병(Meniere's disease)

1) 개요

① 프랑스인 의사 프로스퍼 메니에르(Prosper Ménière)가 최초로 설명하였으며, 질환의 원인은 아직 알려진 바는 없지만, 청력과 평형감각을 담당하는 내이도 안에 고인 체액에 원인이 있다고 보고 있다.

② 메니에르병은 어지럼증이나 현기증, 난청, 귀 울림(이명) 등을 초래하는 내이 질환으로, 이 질환은 대개 한쪽 귀에 영향을 미치고 경우에 따라 양쪽 귀 모두에서 발생할 수도 있다.

③ 스트레스, 자율신경장애, 혈행장애, 내이대사기능장애가 원인이며, 또한 내임파액이라 불리는 이 체액은 청각 및 평형 상태에 대해 뇌에 신호를 보내는데, 내이에 너무 많은 액이 고이면 부종이 발생할 수 있다. 의사들은 이러한 부종이 뇌에 보내지는 정보를 왜곡하여 결과적으로 메니에르병의 증상을 야기한다고 추측하고 있다.

2) 기본 병리현상

① 보통 중년층(30~50대)에서 많이 발생한다.

② 반복하는 회전현기증(rotary vertigo), 일어서거나 몸을 일으켜 앉을 수 없을 만큼 극도로 심한 어지럼증을 동반한다.

③ 내이성 병변: 변동하는 저음장애형 지각난청(perceptive deafness), 이명, 구토 발생

④ 청력도(audiogram)에서 내이성의 저음장애형(S형 청력도)이 발견된다.

⑤ 귀 울림이나 귀 안에 윙윙거리는 소리(이명)가 나타난다.

⑥ 평형기능검사에서 수평성 또는 수평회전성 안진을 관찰한다.

⑦ 글리세롤검사(glycerol test)에 양성으로 진단된다.

⑧ 청각 및 평형감각에 대한 몇 가지 무통 검사를 시행한다.

3) 치료

① 우선 안정과 약물요법

: 비타민제(vitamin preparation), 글리세롤(glycerol), 푸로세미드(furosemide), 자율신경조정제, 혈관확장제 등

② 현기증 발작이 빈번하게 반복하거나 약물요법이 유효하지 않으면 수술요법을 고려

: 포트만(Portmann) 수술(내림프낭 개방술)을 시행한다.

③ 식단/생활방식 변화 및 의학적 치료법

: 이 치료방법은 저염식단과 이뇨요법, 수분섭취, 스트레스 관리 등이 포함된다.

④ Meniett 치료법

: 이 미세압력 요법(micropressure therapy)은 내이 안의 부종 및 압력을 경감시켜 중증의 어지러

〈그림 16-1〉 **메니에르병과 그 증상**

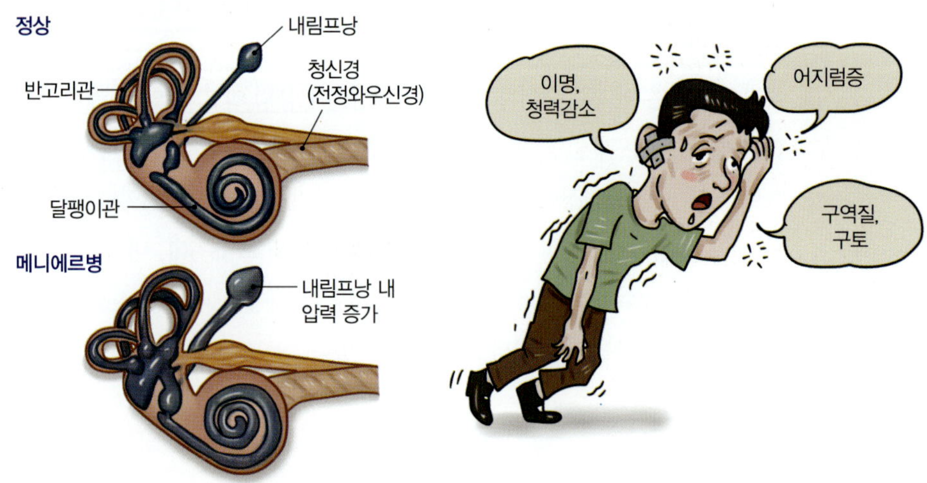

움 및 현기증의 증상을 완화시킬 수 있다.

⑤ 내이로부터의 배액, 평형감각 신경을 절제하여 현기증의 강도를 낮추거나, 내이의 평형감각 부분을 제거한다.

〈표 16-1〉 **말초성과 중추성 어지럼증의 증상 비교**

말초성	중추성
• 회전성이 많다. • 난청, 이명이 동반된다. • 한쪽 근육이나 피부감각 저하가 없다. • 체위, 머리위치에 따라 어지럼증이 변동된다. • 단기가 지속되고 반복되며 증상에 적응된다. • 의식장애를 수반하지 않는다. • 보행, 평행장애가 경미하다.	• 회전성도 있으나 비회전성이 많다. • 난청, 이명을 동반하지 않는다. • 한쪽 근육이나 피부감각 저하가 있다. • 변동되지 않는다. • 비례하지 않는다. • 증상에 적응되지 않고 장시간 지속된다. • 의식장애를 수반하는 수가 있다. • 보행, 평행장애가 심할 수 있다.

〈그림 16-2〉 **청력역치에 따른 난청의 분류**

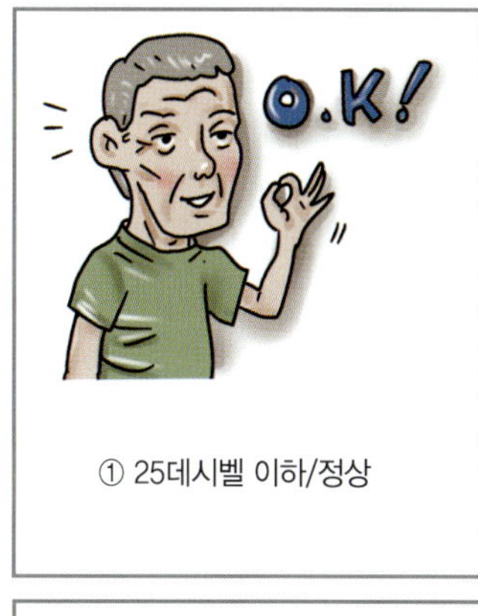

① 25데시벨 이하/정상

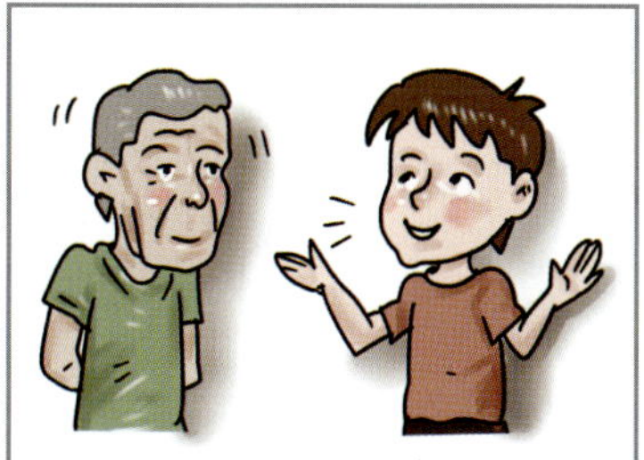

② 26~40데시벨/경도난청
주변이 조용하고 이야기하는 사람이 또렷하게 이야기할 때에는 대화에 어려움이 없다.

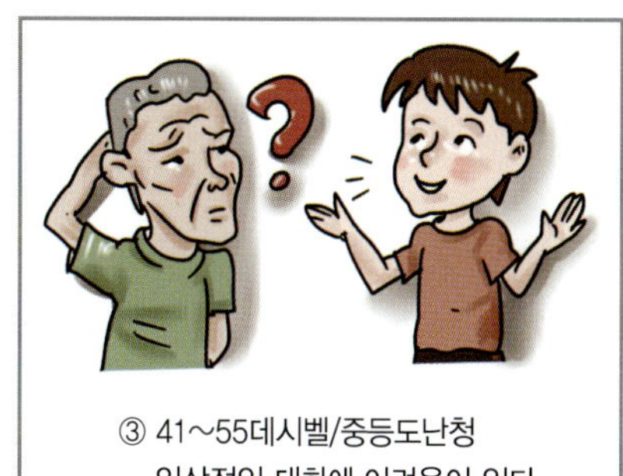

③ 41~55데시벨/중등도난청
일상적인 대화에 어려움이 있다.

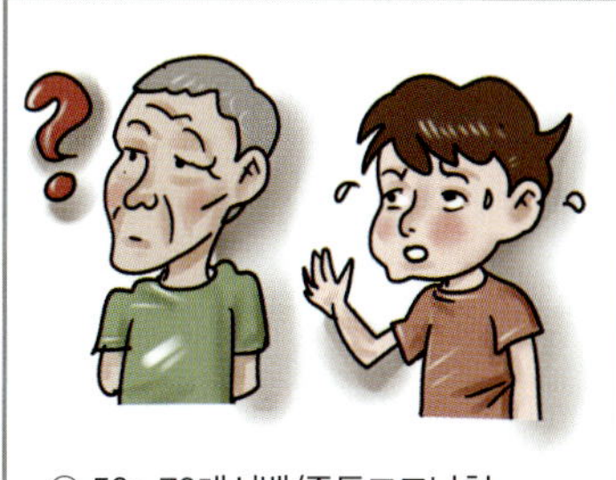

④ 56~70데시벨/중등고도난청
가까이에서 큰 소리로 이야기해야 알아 듣는다.

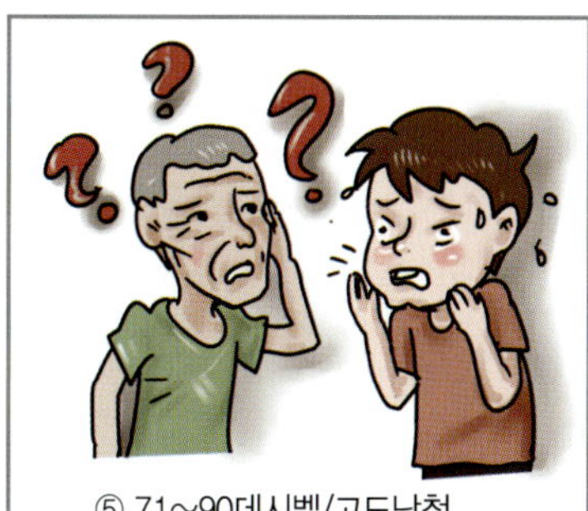

⑤ 71~90데시벨/고도난청
대화가 거의 불가능하다.

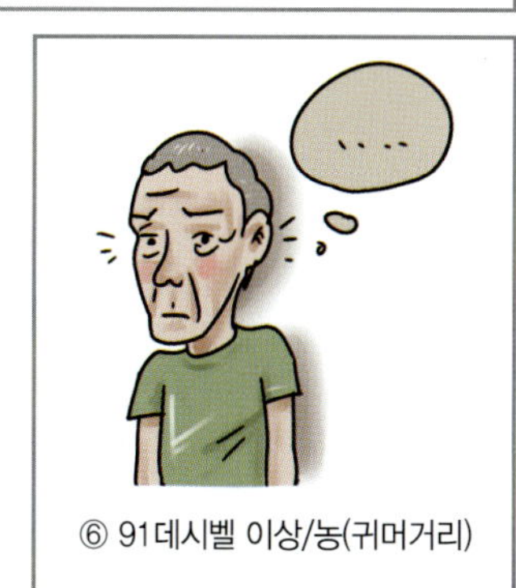

⑥ 91데시벨 이상/농(귀머거리)

2 알레르기 비염(allergic rhinitis)

1) 개요

① 알레르기 비염은 코 점막이 특정물질에 대하여 과민반응을 나타내는 것으로 연속적인 재채기 발작, 계속 흘러내리는 맑은 콧물(수양성 비루), 코막힘(비폐색) 등이 특징적인 증상인 알레르기성 질환이다.

② 그 외에도, 눈이나 코 주위의 가려움증, 냄새 감지능력의 감퇴, 두통, 눈부심, 과도한 눈물, 피로 등의 증상이 같이 생기기도 한다. 소아 때부터 발병하는 경우가 흔하며, 잘 치료하지 않아 오래되면, 코는 항상 막혀있게 되고 만성 부비동염(축농증), 비용종(물혹), 중이염 등을 유발하기도 한다.

2) 기본 병리현상

① 조기 반응

- 알레르겐에 노출되고 1시간 이내에 발생한다.
- 비만세포와 호염기구에 저장된 화학매체가 분비되고 발생한다.
- 가려움, 재채기, 콧물, 코막힘 등의 히스타민에 의한 증상이 대부분이다.

② 후기 반응

- 4~24시간이 지난 후 나타나는 경우
- 제 2형 조력 T 림프구(Th2)를 포함한 염증 세포의 침윤 및 활성화
- 혈관 내피세포, 기도 상피세포, 사이토카인 등의 부종과 코막힘 증상을 일으킨다.

③ 원인(악화요인)

- 유전적 요인: 부모 모두 알레르기성 질환인 경우 자식에게도 나타난다(약 75%).
- 환경요인: 교통수단, 환경의 변화, 대기오염, 습도의 저하나 저온도 등
- 스트레스 자극: 스트레스가 중추신경의 면역, 내분비, 자율신경계를 조절하는 시상하부에 영향을 주어 항상성 유지를 혼란스럽게 만든다.
- 연령: 모든 연령층에서 발생하며 성인보다는 소아에서, 특히 남자아이에서 호발한다.
- 집먼지진드기, 집먼지, 곰팡이, 애완동물의 털과 비듬
- 고초나 잡초, 꽃, 나무 등의 화분(꽃가루)

④ 부교감신경 항진증상: 발작성 재채기, 수양성 콧물, 코막힘(3대 징후) 등이 보인다.

⑤ 비경검사(rhinoscopy)에서 비강 점막의 종창이나 창백화 현상이 보인다.

⑥ RAST법(방사알레르기항원흡착검사, radioallergosorbent test)에서 IgE 항체의 정량 또는 콧물 중에 호산구가 나타난다.

3) 기본 병리현상

① 약물치료: 항알레르기제(항히스타민제 및 항류코트리엔제)에 추가하여 국소용 스테로이드제, 국소용 항콜린제를 이용한다.

② 면역치료(immune therapy)

: 국소면역요법과 전신면역요법이 있다. 면역요법은 여러 가지의 검사 방법을 통하여 항원이 밝혀진 경우나 환경 조절에 의한 회피 요법과 적절한 약물 치료에도 소용이 없는 경우에 실시하는 방법이다. 부작용을 일으키지 않는 최대한의 농도로 원인 항원을 지속적이고 규칙적으로 투여하여 체내에서 면역반응의 변화를 일으키는 것으로서 결국 원인 물질에 대한 감수성을 축소시키는 방법이다.

〈그림 16-3〉 **알레르기 비염과 천식과의 관계**

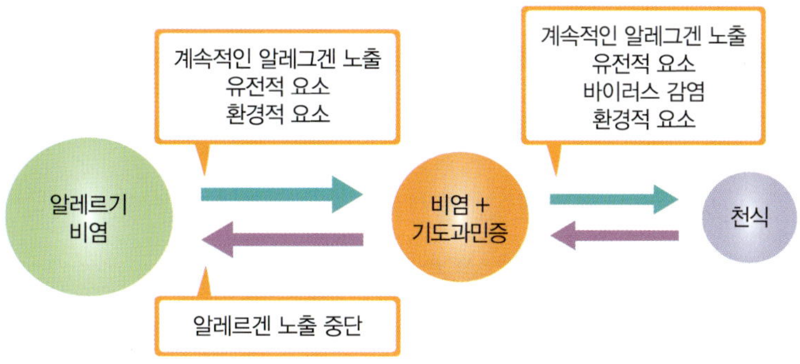

〈그림 16-4〉 **알레르기 비염의 유발인자와 악화인자**

유발인자
집먼지진드기
바퀴벌레
곰팡이
꽃가루
애완동물, 털, 비듬
악화인자
대기오염
담배연기
감기, 호흡기 감염
찬 공기
자극성가스
급격한 온도 습도의 변화

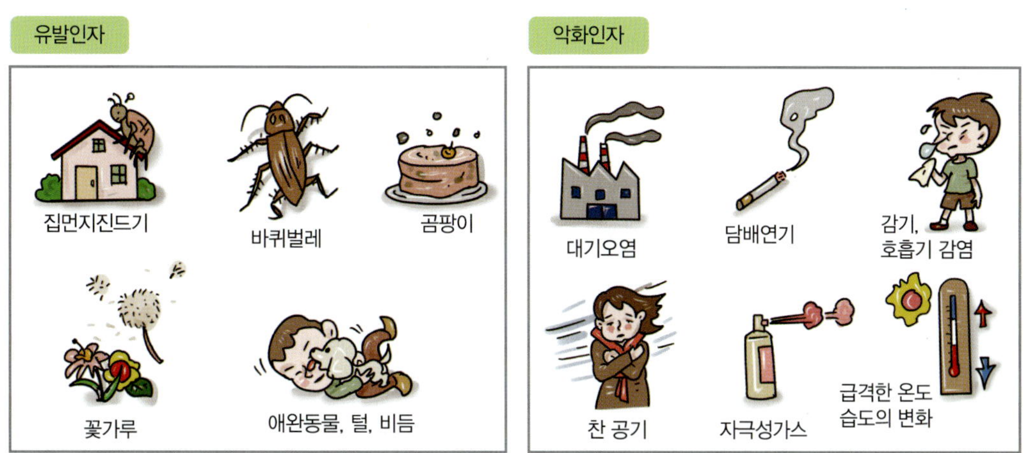

〈그림 16-5〉 알레르기 반응

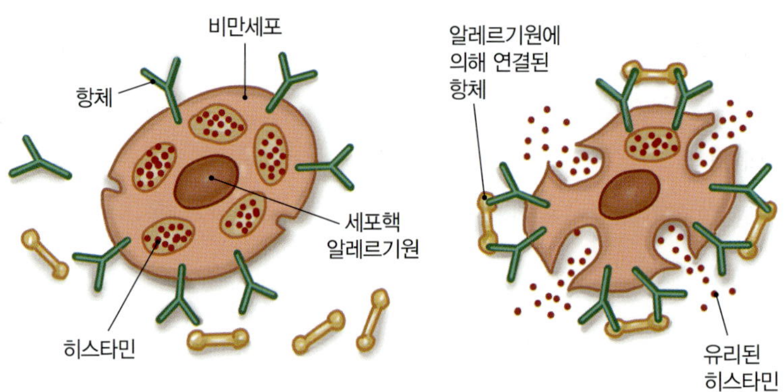

3 급성 중이염(acute otitis media)

1) 개요

① 급성 중이염은 주로 상기도 감염 후 세균이 중이에 감염되는 급성 염증이 발생되는 질환을 말한다.

② 대부분의 경우 감기의 후유증으로 발생하며 영유아에게 호발하고 원인균으로 폐렴구균(50%), 인플루엔자간균(40%), 연쇄구균, 포도구균 등이 있다.

2) 기본 병리현상

① 원인은 상기도 감염, 즉 감기(common cold)이다. 귀 안에 공기를 환기시켜 주는 이관이라는 관을 따라 목이나 코의 염증이 귀로 번져 발생한다.

② 유 · 소아에서 매우 흔한 질환이다.

③ 발열, 귀 통증, 전음난청, 이명, 불쾌한 현상이 나타난다.

④ 진행성인 경우 고막천공으로 이루가 나와 귀 통증이 호전되거나 해열이 발생한다.

⑤ 염증이 심하면 열이 나고 고막이 터져 귀 밖으로 고름이나 피고름이 나오기도 한다.

⑥ 두통, 청력 저하, 귀 울림, 귀 먹먹함이 동반될 수 있다.

⑦ 어린아이가 귀 주변을 만지거나 전에 없던 행동을 하며 평소와 다르게 심하게 보채고 먹지 않으려 하거나 잠을 자지 않는 증상이 있는 경우 반드시 의심해봐야 한다.

⑧ 진단은 이경이나 귀 내시경으로 고막과 주변의 모습과 특징적인 염증 소견을 관찰한다.

⑨ 진단을 위해 추가적으로 몇 가지 청력검사를 하기도 한다.

3) 치료

① 고막절개에 의한 배농(drainage)이 중요, 불충분한 배농은 만성화의 원인이 된다.

② 약물치료는 항생제와 진통제를 투여한다(타이레놀이나 부루펜).

③ 성인의 경우 통증이 심하면 고막절개에 의한 배농을 촉진시킨다.

④ 상기도(비인두)의 소염치료도 병행한다.

4) 추가사항

① 급성 중이염이 만성화하면 만성 중이염이 된다.

② 영유아에게 호발하는 이유는 영유아의 이관은 성인보다 짧고 수평을 이루고 있어서 균이 침입하기 쉽기 때문이다.

③ 만성화의 원인

- 봉소(air cell)의 발육억제
- 녹농균, 내성균(MRSA 등)의 혼합감염
- 당뇨병 등에 의한 숙주의 면역저하

④ 인두편도(pharyngeal tonsil)가 비대해짐에 따라 이관이 막혀, 삼출성 중이염을 일으키는 경우도 있다.

⑤ 통증이 없어지더라도 지속적인 관찰과 진료가 필요하다.

⑥ 고막절개술(myringotomy)은 앉은 자세에서 시행하고, 수술 후 목욕하거나 머리를 감을 때에는 외이도에 물이 들어가지 않도록 지도한다.

⑦ 음식을 씹을 때 생기는 통증이 두통으로까지 파급될 수 있으므로 식사 시 부드러운 음식을 먹게 한다.

〈그림 16-6〉 **급성 중이염**

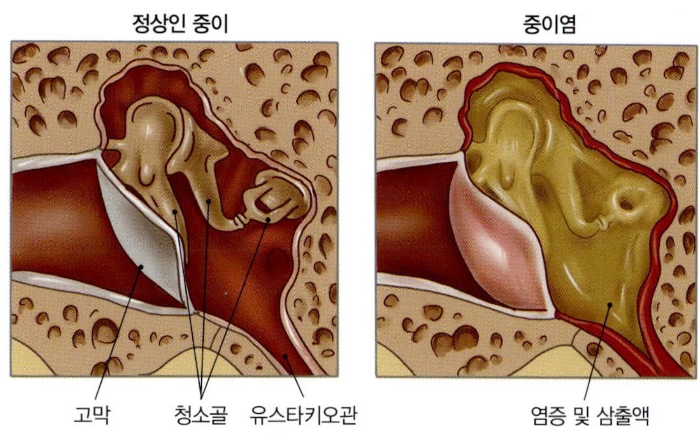

〈그림 16-7〉 **감기의 합병증**

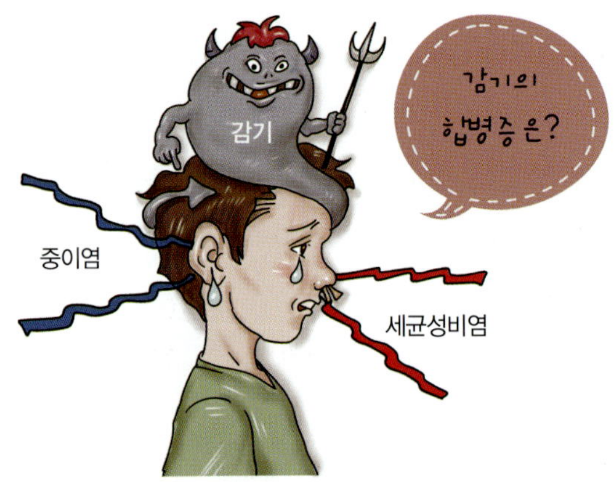

〈그림 16-8〉 **귀와 코의 합병**

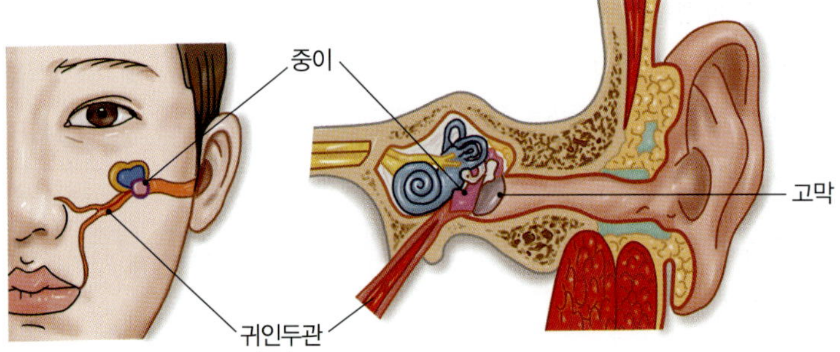

4 만성 부비동염(chronic paranasal sinusitis, 축농증)

1) 개요

① 부비동염이란 부비동 내부를 덮고 있는 점막에 염증이 생기는 것을 통칭하는 것으로 대부분 비염에 속발하며, 비염 없이 부비동염만 단독으로 발생하는 경우는 거의 없다.

② 염증반응이 지속되고 점막이 부종성으로 부어 폴립이 형성된 것을 코폴립(nasal polyp)이라고 하며 사골동(ethmoid sinus)에 많다.

③ 정상적인 성인의 경우 매년 수차례 감기에 걸리는데, 87%에서 부비동이 침범되며 이 중 0.52%는 급성 세균성 부비동염으로 진행되며, 이렇게 부비동 내부에 화농성 액체가 고인 경우를 흔히 '축농증(empyema)'이라 말한다.

2) 기본 병리현상

① 부비동의 병리

- 부비동은 하루에 1.5L에 달하는 점액을 분비한다.
- 점액은 비강이나 부비동 속으로 들어오는 이물질들을 포획하거나 용해시켜 섬모의 운동을 통해 비강을 통한 체외로 배출시킨다.
- 부비동은 자연공이라고 하는 조그만 통로를 통해 비강과 통해있다. 자연공의 개방상태나 섬모의 운동, 점액 등에 이상이 생겨 배출이 원활하지 않으면 부비동염이 발생한다.

② 이완기에 따른 분류

- 급성 비부비동염: 이환 기간이 4주 이내인 경우로 약물치료로 후유증 없이 완전히 회복될 수 있는 비부비동염
- 아급성 비부비동염: 급성 비부비동염이 회복되지 않고 4주 이상 12주까지 지속되는 경우로 염증 과정은 가역적이어서 약물치료로 정상 회복이 가능한 비부비동염
- 만성 비부비동염: 증상이 12주 이상 지속되는 경우로 약물치료로 호전이 없을 때 외과적 치료가 필요한 비부비동염

③ 주요증상

- 급성 비부비동염: 코막힘, 콧물, 후(後)비루, 기침, 부비동 부위의 통증과 압통, 발열, 권태감 등이 있다.
- 만성 비부비동염: 코막힘, 점액성 혹은 점액농성 콧물, 후비루, 기침과 함께 안면통, 치통, 이통이나 귀가 먹먹한 느낌이 동반된다. 부수적인 증상으로 피곤함, 집중력 저하 등이 동반 될 수 있으나, 발열 등의 증상은 급성 비부비동염에 비해 적은 편이다.

④ 환자의 증상과 병력, 신체검사, 내시경검사를 포함한 방사선검사 등을 시행한다.

⑤ 전 · 후비경검사, 비인강섬유경에서 비점막의 부종이나 고름, 후비루 등을 확인한다.

3) 치료

① 약물치료와 수술요법 시행

- 약물치료
  - 항균제 주입[분무기(nebulizer)]법, 항생제, 항히스타민제, 점막수축제, 소염진통제 등
  - 비 · 부비동세정(상악동천자세정, 자연공세정)
- 수술요법
  - 내시경하비내수술(제1선택)
  - 비외전두동근치술(Killian법)

4) 추가사항

① 카르타게너증후군(Kartagener's syndrome; 섬모기능부전의 하나)에서는 만성부비동염, 내장역위(situs inversus), 기관지확장증(bronchiectasis)을 일으킨다.

② 3개월 이상 증상이 지속되면 만성화되었다고 생각해도 좋다.

③ 수술은 코의 발육이 멈춘 13~14세 이후에 시행한다.

④ 수술 후에는 콧속을 세척하고 마크로라이드계 항생제를 소량씩 장기간 복용한다.

⑤ 빈번하거나 심한 가글(입헹굼), 심한 코풀기는 출혈을 촉진시키기 때문에 주의한다.

〈그림 16-9〉 **비부동의 구조와 부비동염의 염증**

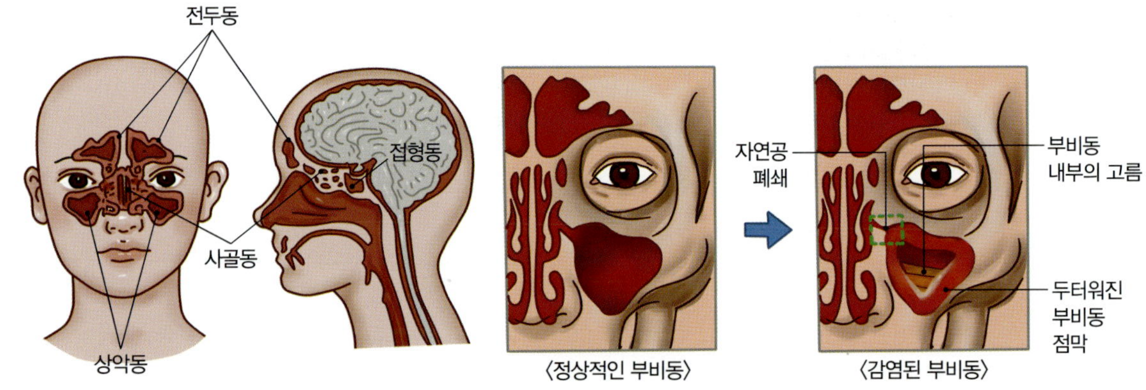

〈그림 16-10〉 **만성 부비동염의 증상**

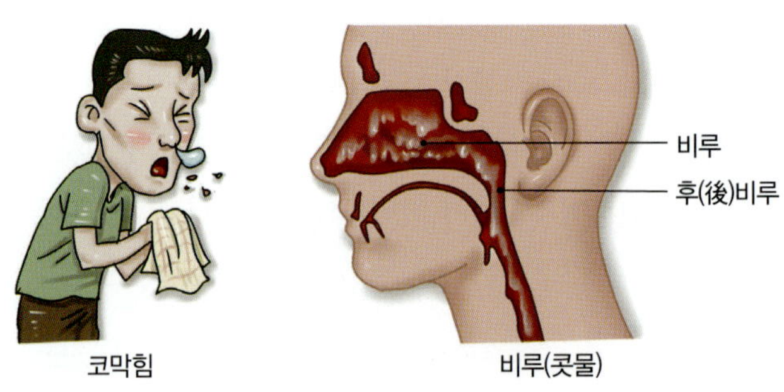

〈그림 16-11〉 **만성 비염의 내시경 소견**

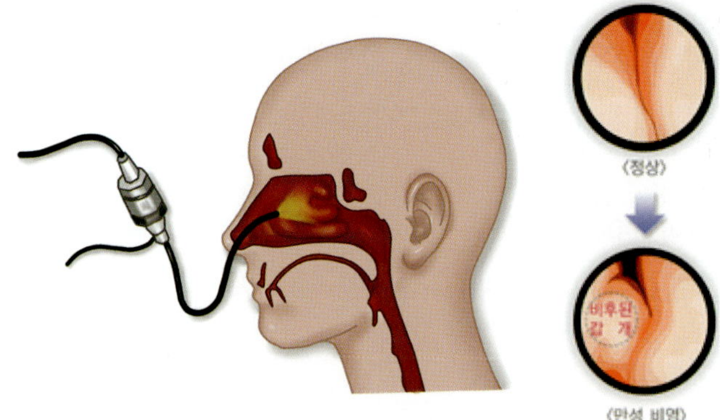

제17장

피부과 질환

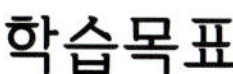

학습목표

1. 피부계의 구조를 이해하고 각각의 기능을 학습한다.
2. 피부계에서 발생하는 각 질환들의 발생기전을 학습한다.
3. 피부계에서 발생하는 질환에 대한 병리현상을 학습한다.
4. 피부계에서 발생하는 질환들의 병리에 맞는 치료의 형태를 알아보고 그 과정을 학습한다.

1 접촉성 피부염(contact dermatitis)

1) 개요

① 접촉성 피부염은 피부를 자극하거나 알레르기 반응을 일으키는 물질에 노출되었을 때 나타나는 피부 염증을 말하며 일반적으로 '피부독'이라고 불리기도 한다.

② 염증의 원인에 따라 자극성 접촉피부염, 알레르기성 접촉피부염으로 나누게 된다.

③ 외인성 피부질환 중 감염질환, 방사선피부염, 광피부염, 화상 및 외상을 제외한 화학적 알레르기 물질, 독소, 자극 물질의 접촉에 의한 염증성 질환을 자극성 접촉염(Irritant contact dermatitis)이라 한다.

④ 알레르기성 접촉피부염은 후천적 면역반응에 의한 것으로 전에 접촉한 적이 있는 어떤 항원에 반응한 사람에게서 동일 물질에 다시 접촉이 되면 나타나는 알레르기 반응으로, 특정 어떤 물질이 피부에 닿은 후 며칠이 지나 가려우면서 구진, 반점 등의 증상을 보이는 피부 질환이다.

2) 기본 병리현상

① 일반적인 원인

- 자극성 접촉피부염: 피부에 유독(독성)하거나 자극하는 화학물질에 노출되는 경우 발생한다. 소아는 '기저귀 발진(diaper rash)'이며, 성인은 강한 비누, 용매나 제단약품 등이다.
- 알레르기성 접촉피부염: 어떤 화학제품에 선천적으로 매우 민감한 사람에서 나타나는 면역반응으로 흔한 알레르기 항원은 담쟁이덩굴, 옻나무 독의 화학물질, 금속 보석류에 함유된 니켈(nickel)과 코발트(cobalt), 지퍼(zipper)와 금속성 물체, 피부 항생제 연고의 네오마이신(neomycin), 가죽구두나 의복 등이 있으며, 장갑과 의복에 있는 포름알데히드(formaldehyde) 같은 방부제류 등이다.

② 증상

- 자극성 접촉피부염: 피부에 약간의 발적이 있으며 조금 중한 경우 피부 부종, 물집, 심하면 궤양이 생긴다. 2차적으로 세균감염이 되면 농포가 생긴다.
- 알레르기성 접촉피부염: 피부 발적, 물집과 심한 가려움을 동반한다. 증상은 항원에 노출된 지 수 시간이나 심지어 수 일 후에도 안 나타날 수 있다. 금속 보석류는 둥근 염증 반응, 세탁 세제는 옷을 입은 신체 영역에 국한해서 증상이 나타난다. 만성 접촉피부염은 피부가 결국 두껍고 잘 벗겨지며, 건조하면서 색이 변하고 모발 소실이 생긴다.

③ 진단

- 첩포시험(patch test)에서 첩포 48시간 후, 피부에 홍반, 부종, 물집의 유무검사를 실시한다.
- 자극성 접촉피부염은 알레르기성 접촉피부염과의 감별이 가장 중요하다.
- 발생부위에 따라 손발에 발생한 건선이나 노출부위에 발생한 일광피부염(solar dermatitis) 등과 감별해야 한다.
- 피부조직검사가 감별에 도움이 된다.

3) 치료

① 원인 자극물질을 알아내고 피하는 것이 중요하다. 자극물질에 노출된 경우 물이나 중화제(neutralizer)로 씻어낸다. 피부염이 발생한 경우, 급성기에는 젖은 드레싱(wet dressing)을 하고, 진물이 멈춘 후에는 국소 스테로이드 치료가 일반적이다.

② 국소 스테로이드와 함께 피부보습제의 사용도 도움이 된다.

③ 부신피질 스테로이드(adrenocortical steroid) 외용과 항히스타민제(antihistamine)를 복용한다.

4) 추가사항

- 첩포시험(patch test): 접촉원으로 생각되는 물질을 건강한 피부에 붙이고 48시간 후에 박리하

여 피부반응(skin reaction)을 판정하는 시험이다.

〈표 17-1〉 **접촉성 피부염의 분류**

	1차 자극성	알레르기성
첩포시험	일정한 농도에서 양성화	농도와 무관하게 양성
원인	접촉원이 독물로 작용하여 표피세포에서 시토카인(cytokine)이 방출되어 습진반응이 일어난다. 첫 접촉에도 발생한다.	Ⅳ형 알레르기반응, 접촉원이 항원이 되어 소속림프절에서 항체가 생산되며 습진반응이 일어난다.

〈표 17-2〉 **접촉성 피부염의 대표적 접촉원**

부위	대표적 접촉원	
머리	• 육모제, 모염제, 샴푸 등	의료품·의약품·세제
얼굴	• 화장품, 향수 등	
귀	• 귀걸이, 안경다리 등	
목	• 목걸이, 화장품 등	
체간	• 의료품, 세제 등	
음부	• 콘돔 등의 피임구, 기저귀 등	
팔, 손	• 손목시계, 반지, 고무, 피혁제품, 옻나무 등의 식물, 농약 등	
다리, 발	• 신발, 구두 등	

〈그림 17-1〉 **접촉성 피부염이 잘 걸리는 직업**

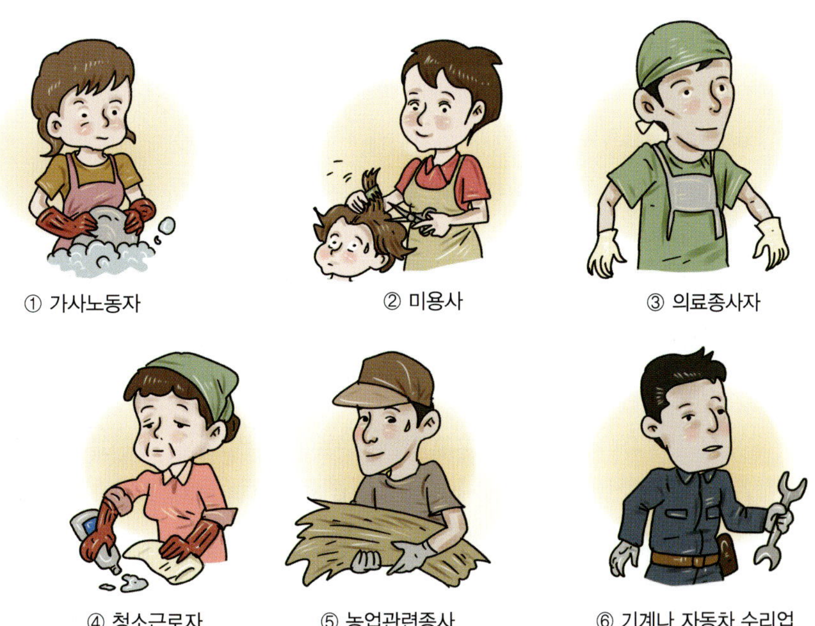

① 가사노동자 ② 미용사 ③ 의료종사자

④ 청소근로자 ⑤ 농업관련종사 ⑥ 기계나 자동차 수리업

아토피성 피부염(atopic dermatitis)

1) 개요

① 아토피성 피부염은 진드기, 꽃가루, 동물의 털, 음식물에 대한 알레르기성의 만성 · 재발성 소양성 피부 질환으로, 환자 대부분은 아토피 소인을 가지고 있다. 피부 건조나 장벽기능이상 등의 피부기능저하와 알레르기 반응 등의 면역이상이 원인으로 발병한다.

② 그 밖에 표피에서 관찰되는 특징적인 질환으로 표피세포 사이의 접착장착장치, 즉 부착반점(desmosome)이나 반결합체(hemidesmosome)에 대한 자가항체에 의해 야기되는 천포창(pemphigus)이나 유사천포창(pemphigoid)이라고 하는 질환이 있다.

③ 아토피성 피부염(atopic dermatitis)은 유전적으로 지배되는 IgE 항체 생산능력 상승을 기반으로 하여 발생하며, 대부분은 영 · 유아기에 발생하고 얼굴에 호발, 습윤성 습진이 얼굴에서 전신으로 확대되며, 나이가 들면서 호발부위는 내려가 팔다리 굴곡부위에서도 관찰되며, 발진도 건조, 태선화(lichenification)한다.

2) 기본 병리현상

① 유전적인 소인과 환경적인 요인, 환자의 면역학적 이상과 피부 보호막의 이상 등 여러 원인이 복합적으로 작용한다.

② 대부분은 영 · 유아기에 발병하며, 가족력을 가진다.

③ 겨울부터 봄에 심해지고 악화와 호전을 반복한다.

④ 피부의 건조, 닭살과 같은 모공성 각화와 다리의 비늘 유사 변화, 슬와 · 주와의 습진, 백색피부묘기증(white dermatographism) 초래, 피진은 대칭성으로 나타난다.

⑤ 자각적으로는 강한 가려움이 관찰된다.

⑥ 환자의 80% 이상에서 혈액 속에서 면역글로불린E(IgE)가 증가한다.

⑦ 악화 요인

- 온도와 습도: 아토피피부염 환자는 온도와 습도의 변화에 민감하다.
- 정신적 스트레스: 긴장이나 격한 감정의 변화, 스트레스도 가려움증을 유발한다. 대개 소아의 경우 공포심이 많고 부모에 의존성이 크고, 수면부족인 경우가 있다.
- 영아기와 유아기의 경우: 우유, 계란, 땅콩, 콩, 밀가루, 생선과 같은 음식물에 알레르기가 흔하며, 이런 음식에 대한 알레르기가 아토피의 동반 증상인 경우가 많다.

⑧ 검사: 피부단자검사, 면역글로불린E(IgE)검사, 총 혈청 IgE 검사, 음식물 알레르기 검사

3) 치료

① 일반치료

- 건조한 피부의 피부 보습
- 국소스테로이드제
- 항히스타민제(antihistamine)
- 국소면역조절제

② 전문치료

- 광선치료(light therapy)
- 사이클로스포린(Cyclosporin)
- 전신 스테로이드제
- 인터페론 감마(gamma interferon)
- 마이코페놀레이트 모페틸(mycophenolate mofetil)
- 사이모펜틴(thymopentin)

4) 추가사항

① 아토피성 피부염의 호발부위

- 슬와 · 주와: 습진(홍반, 태선화)
- 하퇴: 비늘 유사 변화
- 귀 밑

② 아토피성 피부염의 소인

- 가족력
- 계란흰자, 꽃가루, 먼지 등의 IgE 항체를 만들기 쉬운 환경
- 스트레스

③ 아토피성 피부염의 합병증

- 카포시 수도모양발진(Kaposis varicelliform eruption; 단순헤르페스바이러스), 접촉전염농가진(impetigo contagiosa; 황색포도구균, 용혈연쇄구균), 전염물렁종(molluscum contagiosum; 폭스바이러스)은 합병증으로서 중요하고 빈도도 높다.
- 눈의 합병증으로서 알레르기 결막염, 백내장(cataract)을 일으킨다.

〈그림 17-2〉 **아토피성 피부염 발생부위**

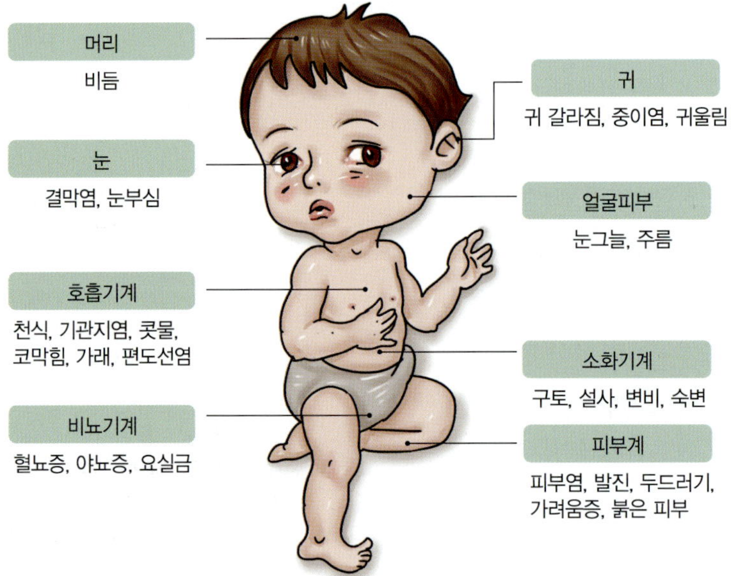

〈그림 17-3〉 **원인에 따른 피부염의 종류**

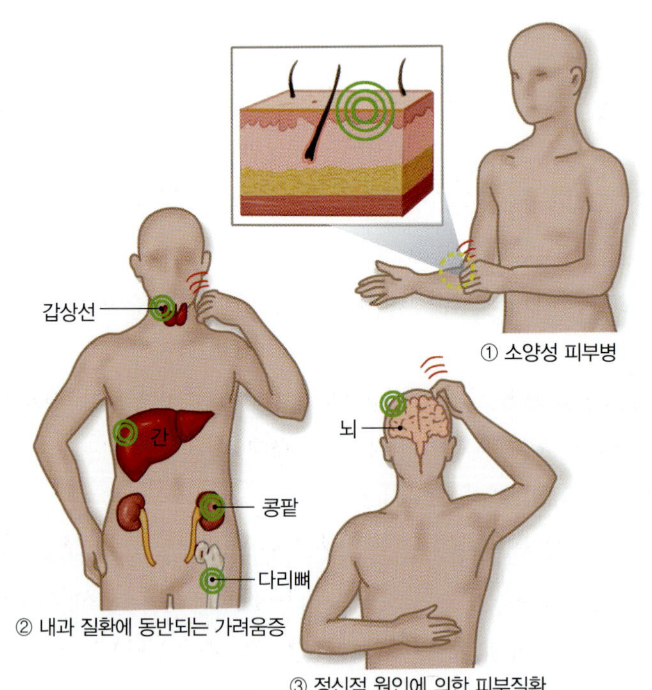

3 약물발진(drug eruption)

1) 개요

① 약물에 의한 이상반응이 피부에 발진을 유발하였을 경우를 약물발진이라 일컫는데 이상반응 중에서 가장 흔하다. 병변이 갑자기 발생하되 대칭적으로 광범위하게 분포하고 다른 전신장기의 침범은 피부의 침범에 비해 경하며 약물의 섭취와 관련되므로 투약을 중단하면 호전되는 특성을 지닌다.

② 약물발진은 보통 항균제나 소염진통제 사용 시에 관찰되는 경우가 많은데, 피진, 소양, 발열, 림프절종창, 간 기능장애를 나타내거나 첩포시험이나 약물림프구자극시험(drug lymphocyte stimulation test, DLST)에서 때로 양성이 되기도 한다.

③ IgE 항체를 통한 I형 알레르기반응에 의해 혈압저하, 쇼크를 나타내는 경우를 아나필락시스(anaphylaxis)라고 한다. 발생기전에 따라 알레르기성과 비알레르기성으로 나뉜다.

2) 기본 병리현상

① 항균제나 소염진통제 사용 후 발생한다.

② 전신에 가려움을 동반하는 부종성 홍반이나 구진이 출현한다.

③ 약물발진의 유형

- 약물발진: 가장 흔한 형태로 바이러스 또는 세균성 피부 감염병변과 비슷하고, 홍반성 반점이나 구진이 전신에 대칭적으로 발생되는 형태를 말한다.
- 두드러기약물발진: 피부가 부풀어 오르는 두드러기의 형태로 나타난다.
- 고정약물발진: 원인 약제에 의하여 동일한 부위의 피부나 점막에 유사한 병변이 발생되는 약물발진으로 치유 후 대부분 과다색소침착이 남게 된다.
- 광과민성 약물발진: 병변이 광선노출 부위에 주로 분포되는 특성을 보인다.
- 농포성 약물발진: 여드름 모양 발진 또는 급성전신발진농포증의 형태를 보인다.

④ 피부반응 검사를 시행하고 음성이면 첩포검사를 하고 이에 음성이면 단자검사, 피내검사 등을 시행할 수 있다.

⑤ 진단에 가장 유용한 검사법은

- Ⅰ형에서는 IgE 정량(RIST), RAST, 호산구수, 스크래치테스트, 피내반응, 유발시험
- Ⅱ형에서는 보체가, 보체 각 성분 정량
- Ⅲ형에서는 면역복합체, 보체측정
- Ⅳ형에서는 DLST, 첩포시험, 피내반응, 유발시험

⑥ 약물사용병력이 가장 중요하다. 일단 의심되는 약물 사용을 중지하고 지켜본다.

3) 치료

① 약물발진으로 진단되면 복용 약물을 중지한다.

② 가려움증이 있을 때에는 국소적 스테로이드제나 경구 항히스타민제를 복용한다.

③ 독성표피 괴사 용해나 아나필락시스쇼크 등의 중증에서는 스테로이드펄스요법 혹은 스테로이드 경구 대량투여, 혈장교환이나 에피네프린 등을 이용하여 전신관리를 시행한다.

④ 약제에 대한 알레르기 반응이 있다는 사실을 의사에게 매번 알리는 것이 중요하다.

⑤ 교차반응하지 않는 약으로 대체가 가능하다.

⑥ 중증의 증상으로 혈관염이 동반될 경우 전신적 스테로이드 치료, 혈소판 수혈, 혈장교환술, 비장절제 등의 대증요법을 시행한다.

4) 추가사항

① 약물의 혈중농도와는 관계없이 매우 소량에서도 야기된다. 또, 약물의 재투여는 아나필락시스를 동반하는 경우도 있으므로 위험하다.

② 유발시험은 전신반응을 동반하는 심각한 약진에서는 시행을 금한다.

〈표 17–3〉 **약물의 알레르기와 과민반응**

약물알레르기(Drug allergy)	약물과민반응(Drug hypersensitivity)
– 면역학적 기전에 의해 나타나는 약물유해반응 – 광의: 모든 면역반응(I~IV형) – 협의: I형(IgE 매개), IV형(T cell매개) 반응	– 정상인들이 반응하지 않는 용량의 약물에 대한 반응 – 비면역학적인 기전까지 포함(예: apirin 과민성)

〈그림 17–4〉 **약물발진과 원인약제**

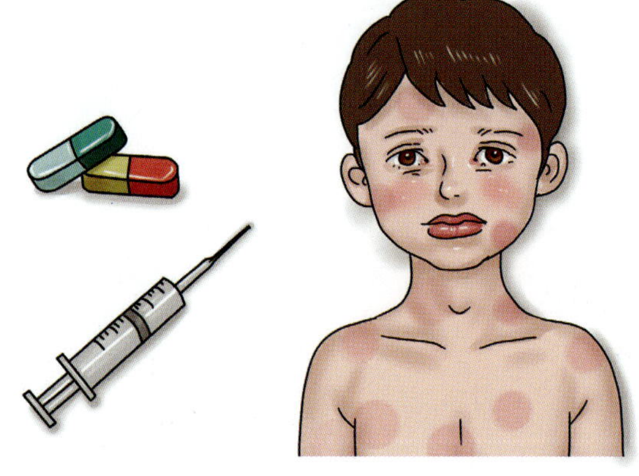

〈그림 17-5〉 **약물과 아나필락시스**

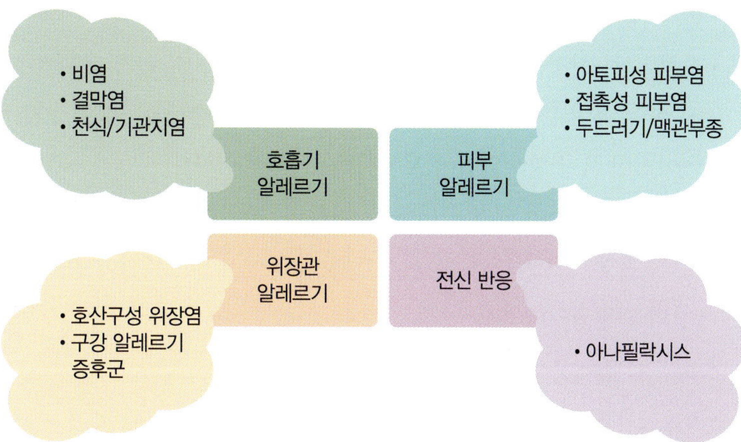

4 욕창(pressure sore)

1) 개요

① 욕창은 한 자세로 계속 앉아 있거나 누워 있을 때 신체의 부위에 지속적으로 압력이 가해지면서 뼈가 돌출된 부위의 피부, 피하조직 등이 장기간 압박되어 국소의 혈행장애를 일으켜서 조혈성 괴사 병소가 생긴 것이다.

② 욕창은 의식이 없는 환자, 뇌신경이나 척수신경 손상이 있어 움직이지 못하는 환자, 위중한 환자, 전신쇠약 환자 등에서 잘 발생한다.

③ 호발 부위는 엉치뼈, 넓적다리뼈의 큰 돌기, 궁둥뼈 결절, 무릎뼈, 발꿈치, 정강뼈 등이며, 특히 노인은 피부 밑 지방층 두께가 얇아서 뼈가 튀어나온 데가 많으므로 압력에 의한 손상이 일어나기 쉽다.

2) 기본 병리현상

① 누워서 지내는 노인 또는 장기 침상생활 환자

② 욕창의 발생원인

- 압력: 압력이 세포에 직접 작용하는 것이 아니라, 신체 일부에 정상 혈액순환보다 높은 압력이 장시간 지속적으로 가해져 발생하는 것이다.

- 마찰력: 피부에 작용하는 힘으로 피부의 표피층이 벗겨지고 감염, 부종이 발생한다.
- 습기: 습기가 있을 경우 욕창 발생률이 5배 정도 증가한다.
- 신경손상: 신경손상부분의 혈관은 압력을 받기가 더 쉽기 때문에 잘 일어난다.
- 체온: 체온이 1도 상승하면 대사요구와 조직의 산소요구량이 10% 상승되며, 체온이 3도 이상 높아지면 욕창 발생위험이 높아진다고 할 수 있다.
- 영양상태: 빈혈이 있거나 단백질, 비타민, 미네랄의 부족 시 발생위험이 높다.
- 기타: 흡연, 당뇨, 감염, 부종, 신경장애 등에서 발생위험이 증가할 수 있다.

③ 욕창의 진행정도에 따라 분류

- stage Ⅰ: 압박부위의 피부에 발적 관찰
- stage Ⅱ: 표피, 진피가 손상되어 물집, 미란, 얕은 궤양 관찰
- stage Ⅲ: 피하조직층에 이르는 전층 손상
- stage Ⅳ: 근육, 뼈에 이르는 손상이 관찰

3) 예방 및 치료

① 예방

- 일단 궤양화하면 치료가 상당히 어려워진다.
- 일상적인 감염방지대책
- 제압, 감압 ⇨ 체위 변환을 2시간마다 시행
- 감압용구(물침대, 에어매트 등): 국소적 욕창예방용구를 병용

② 치료

- 스테이지(Stage) Ⅰ에 대해서는 피부보호를 시행하고 체위변경을 주기적으로 시행하며, 발적 부위는 마사지를 시행하지 않는다.
- 스테이지(Stage) Ⅱ 이상의 상처 처치에는 생리식염수로 세정하여 육아형성 촉진작용이 있는 연고 또는 창상피복제를 사용, 괴사조직에 대해서는 죽은 조직제거술을 시행한다.
- 충분한 열량, 단백질을 제공하는 식단을 고려한다.
- 보존요법을 계속해도 효과가 없는 사례에는 수술방법을 신중히 고려하고 시행한다.

〈그림 17-6〉 **욕창의 진행단계**

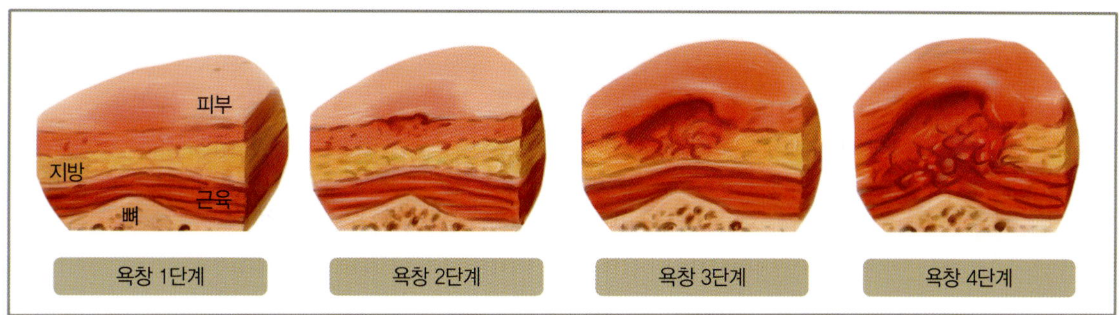

〈그림 17-7〉 **욕창 호발 부위**

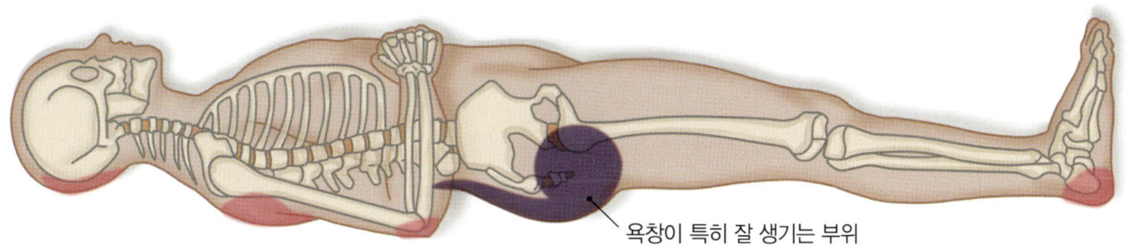

〈그림 17-8〉 **욕창 발생위험인자**

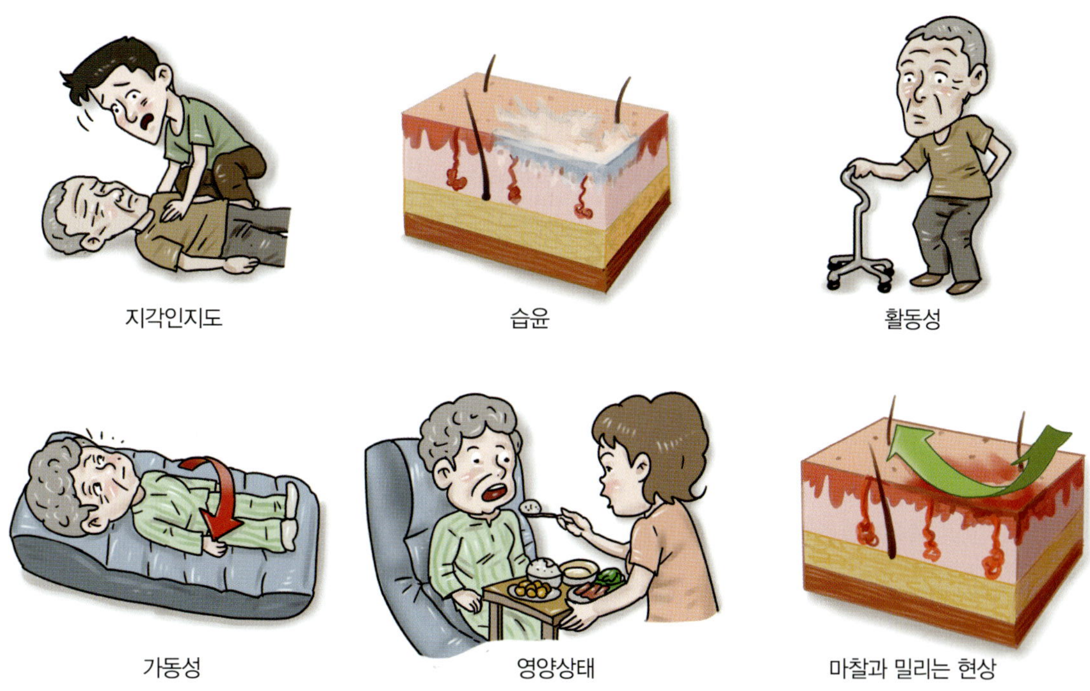

5 화상(burn)

1) 개요

① 화상은 주로 열에 의해 피부와 피부 부속기에 생긴 손상을 의미하며, 그 중증도는 부상 면적, 심도, 부위에 따라 판단한다.

② 화상의 약 90% 정도가 뜨거운 액체나 물건, 화염, 일광 등에 의해 생긴다. 전기화상이나 화학물질에 의한 경우 심각한 후유증을 남길 수 있다. 특히 전기화상(electrical burn)의 경우 눈에 띄는 화상 병변이 적어도 내부조직이나 장기의 손상, 심지어는 심장의 부정맥을 일으킬 수도 있다.

③ 화상은 초기대처가 중요하며 기도화상이 의심될 때에는 우선 기도삽관을 시행해야 하고 또 화상 부위의 혈관투과성항진에 의한 수분, 단백질의 누출로 순환 혈액량이 감소하여 화상쇼크에 빠지는 경우가 있으므로 즉시 굵은 수혈 경로를 확보할 필요가 있다.

2) 기본 병리현상

① 화상의 조직에서 프로스타글란딘(prostaglandin), 히스타민(histamine), 활성 산소(active oxygen) 등의 염증매개 물질들이 방출되고, 심한 경우 면역기능이 떨어져 감염의 가능성이 높아진다.

② 화상을 입으면 피부의 여러 기능이 소실되는데, 감염 외에도 체온 조절 기능이 약해지고, 몸 안의 수분을 대기에 빼앗겨 체액 소실량이 많을 경우 쇼크에 빠질 수도 있다.

③ 화상 깊이에 따라 1도 화상, 2도 화상, 3도 화상으로 나눌 수 있다.

- 1도 화상: 표피층만 손상된 상태로 화상을 입은 부위에 홍반이 생긴다. 직사광선에 장시간 노출되거나, 높은 열에 순간적으로 접촉 또는 노출됨으로 발생하며, 이때 약간의 통증과 부종이 생긴다. 증상은 약 48시간 후에 거의 없어지며, 피부의 감염에 대한 방어력은 유지된다. 치유시기는 통상적으로 3~6일 정도이다.
- 2도 화상: 끓는 물이나 섬광, 화염, 기름 등에 의해 생기며 표피 전부와 진피의 일부를 포함하는 화상이다. 2도 화상의 대부분은 물집이 생기고, 피하조직의 부종을 동반한다. 표재성 2도 화상의 경우 감염이 없을 때 10~14일 이내 치유가 된다.
- 3도 화상: 화염, 증기, 기름, 화학물질, 고압 전기에 의해 생길 수 있다. 표피, 진피의 전층과 피하지방층까지의 손상이며 창상부위의 조직괴사가 심해 부종이 심한 편이지만 오히려 통증은 별로 없다. 통증을 전달해야 하는 신경말단이 파괴되었기 때문이다.

④ 화상의 진단은 먼저 화상을 입은 피부의 손상된 깊이와 신체부위의 면적을 평가한다. 화상을 당한 신체부위의 면적은 치료와 예후에 있어서 매우 중요한 문제이다. 화상의 넓이는 9의 법칙(rule of nine)에 따라 표현한다.

⑤ 중증 화상의 경우 일반혈액검사, 일반화학검사, 전해질검사, 동맥혈가스검사, 혈액응고검사, 소변검사 등을 포함하는 전반적인 검사가 필요하다.

3) 치료

① 화상의 면적, 심도, 부위에 따라 중증도를 판단한다.

② 기도화상이 의심되면 우선 기관삽관을 한다.

③ 부종에 의한 혈행 장애가 있으면 국소적 감압절개를 한다.

4) 추가사항

① 감압절개(incisional decompression): 괴사조직이 신전성을 잃은 것에 의한, 정상조직에 가해지는 장력을 줄이기 위해 장축을 따라 절개하는 것을 말한다.

② 화상면적의 판정

- 일반 성인의 경우 체표면을 9%마다 영역으로 분할한 '9의 법칙'을 기준으로 하여 각 영역의 합계를 화상면적으로 한다.
- 아동의 경우 체표면을 5의 배수가 되는 %마다 영역으로 분할(팔다리는 앞, 뒤의 양면을 합한 영역)한 '5의 법칙'을 이용한다.

〈그림 17-9〉 **화상의 진단**

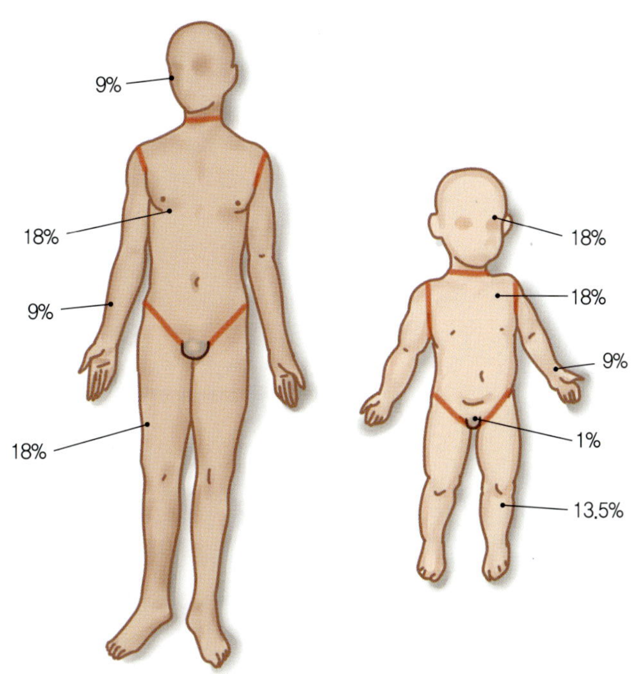

〈그림 17-10〉 **화상의 분류**

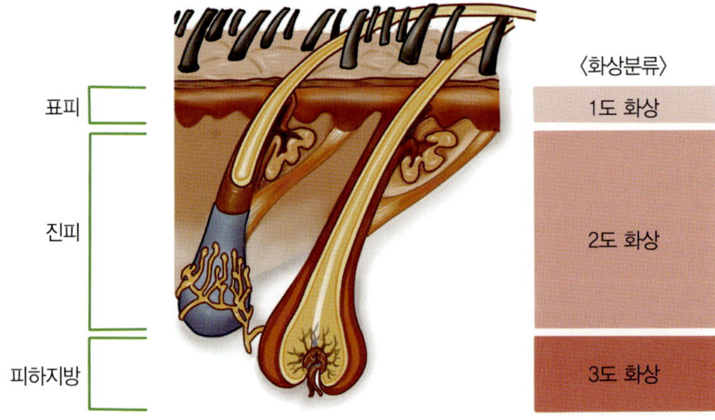

〈그림 17-11〉 **화상의 진료팀**

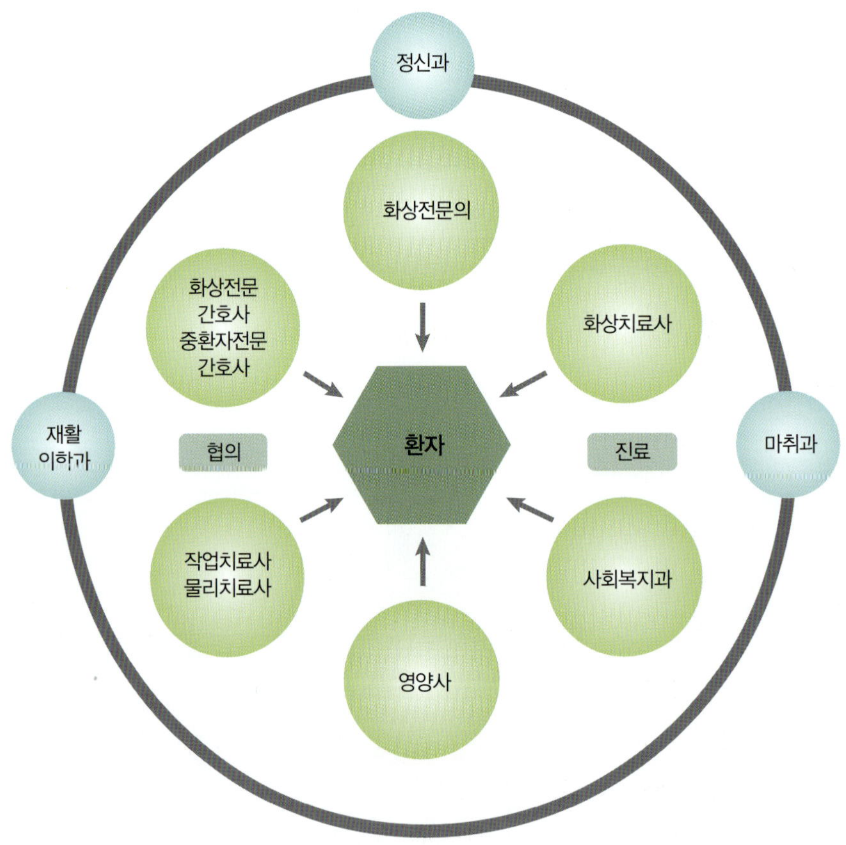

제18장
응급 질환

학습목표

1. 출혈에서 나타나는 임상에 대한 병리현상을 학습한다.
2. 심장의 쇼크에 대한 발생기전의 현상을 학습한다.
3. 신경성 쇼크의 일반적 상황에 대한 현상을 학습한다.
4. 다양한 약물에서 나타나는 쇼크의 현상과 그에 따른 병리적 현상을 학습한다.

1 출혈 쇼크(hemorrhagic shock)

1) 개요

① 출혈 쇼크란 출혈로 인해 순환 혈액이 감소하여 충분한 심장박출량이나 혈압이 유지되지 않아 조직이 순환부전(circulatory failure, 순환기능상실)을 일으킨 상태를 가리킨다.

② 저혈량 쇼크는 몸의 혈액이나 체액 공급량의 20%(5분의 1) 넘게 상실할 때 초래되는 생명을 위협하는 병태이다.

③ 심한 체액 상실은 그로 인해 심장이 충분한 혈액을 펌핑하여 몸으로 송출하는 것이 불가능하게 된다. 저혈량 쇼크는 그로 인해 많은 장기들이 기능하지 못할 수 있으며, 이 병태는 생존하기 위해 즉각적인 응급처치(emergency care)가 필요하다.

2) 기본 병리현상

① 순환혈류량 저하

- 소화관 출혈에 의한 다량의 토혈이나 하혈 등

- 외상에 의한 상처출혈이나 장기파열, 골반골절 등
- 산과출혈(태반조기박리, 자궁 외 임신파열, 전치태반)의 경우
- 대동맥류의 파열

② 체액의 상실: 체액의 상실은 혈액량의 감소를 유발한다.

- 과도한 설사
- 심한 화상
- 장시간의 과도한 구토

③ 쇼크증상

- 빈맥, 안면 창백, 식은땀, 불안, 푸른 입술과 손톱, 적거나 없는 소변 배뇨량, 심한 발한, 얕은 호흡, 현기증, 혼동, 가슴통증, 의식 상실 등
- 저혈압(<수축기혈압 90mmHg), 소변량 감소, 빠른 심박수, 약한 맥박 등
- 내출혈의 징후: 복통, 혈변, 혈뇨, 질 출혈(대개 정상 월경주기 이외의 심한 출혈), 토혈, 가슴 통증, 복부 부종 등

④ 검사

- 전해질 불균형과 신장 기능을 확인하기 위한 혈액 검사
- 신체 기관들을 시각화하기 위한 CT 스캔 또는 초음파검사
- 심장율동을 측정하기 위한 심장초음파검사
- 식도 및 기타 위 · 창자기관을 살펴보기 위한 내시경검사
- 혈액순환 상태를 확인하기 위한 우심도관삽입술
- 방광 내 소변량을 측정하기 위한 요도도관삽입술

3) 치료

① 우선 정맥로를 확보하여 수액과 수혈: 링거액, 교질액(5% 알부민), 대용혈장, 수혈

② 심장의 펌핑 능력 증가: 도파민, 도부타민, 에피네프린을 포함한다.

③ 치료의 효과를 판별: 심장 모니터링, 신장 기능의 모니터링을 시행한다.

4) 추가사항

응급처치로서 지혈하는 경우에는 트렌델렌버그 자세(Trendelenburg position)를 시행한다.

※ 트렌델렌버그 자세(Trendelenburg position): 상반신을 낮추고 하반신을 높인 자세로, 머리부터 허리에 걸쳐 15° 이상 높게 한다. 쇼크 시나 부인과 등에서의 대량출혈 등에 취하는 자세이다.

〈그림 18-1〉 **트렌델렌버그 자세**

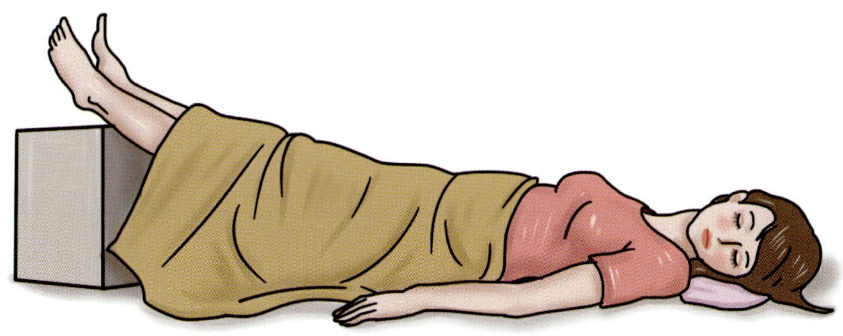

〈그림 18-2〉 **각종 출혈**

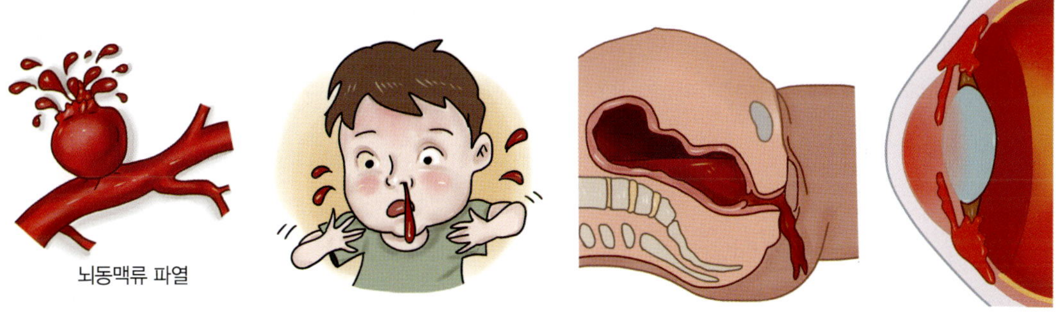

〈그림 18-3〉 **응급실 사망원인**

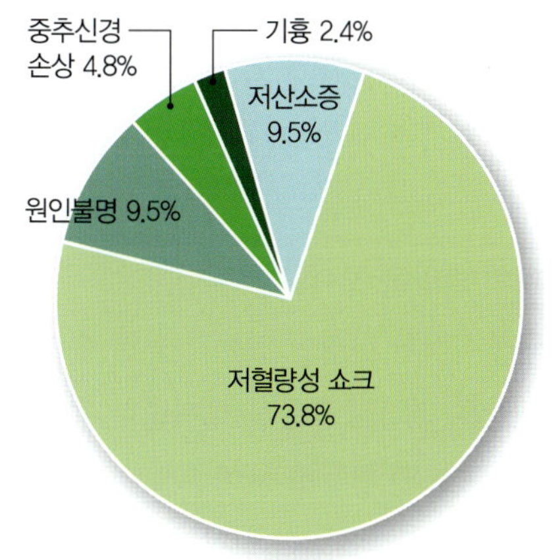

2 심장성 쇼크

1) 개요

① 심장성 쇼크는 심장이 몸의 기관들에 충분한 양의 혈액을 공급할 수 없는 정도까지 손상된 상태이다. 심장이 충분한 영양분을 몸에 공급하지 못한 결과로, 혈압은 강하되기 시작하고 장기들은 고장나기 시작할 수 있다.

② 쇼크 가운데 심장에 있는 일차적 원인 때문에 심장 자체가 펌프기능부전을 일으킴으로써 발생하는 것을 심장성 쇼크(cardiogenic shock)라고 한다. 심장성 쇼크의 대부분은 급성심근경색증(acute myocardial infarction, AMI)에 따른다.

③ 심장성 쇼크는 드물기는 하지만, 심각한 의학적 응급상태이다. 과거에는, 아무도 심장성 쇼크에서 생존하지 못했지만 오늘날에는, 개선된 치료법과 더 빠른 증상의 인지 때문에 50% 이상이 생존한다.

2) 기본 병리현상

① 심 기능 부전: 급성심근경색증(AMI), 심근염, 부정맥 등의 기초질환에 동반

② 다른 병태: 폐색전증, 심막압전돌발성, 판막역류심장벽, 파열심실세동, 심실성 빈맥 등

③ 수축기혈압이 90mmHg 이하 혹은 전 수치보다 30mmHg 저하

④ 말초혈관 수축소견: 순환 혈액량 감소소견

⑤ 약물 과다투여도 또한 심장이 혈액을 펌핑하여 송출하는 능력의 저하로 인한 쇼크

⑥ 검사

- 혈압 측정: 낮은 수치의 혈압을 보여줄 것이다.
- 혈액검사: 심장 조직에 심각한 손상이 있는지를 알 수 있다.
- 심전도(ECG)검사: 심장의 전기적 활동을 보여준다.
- 심장초음파검사: 심장 구조 및 활동을 보여주게 된다.
- 스완-간츠 카테터: 심장으로 삽입되어 심장의 펌핑 활동을 보여주는 폐 도관이다.

3) 치료

① 일반처치

- 모르핀 투여(급성심근경색증의 흉통 시)
- O_2 흡입　• 수액

② 약물요법

- 카테콜아민(β1 작용: 심박수 상승, 심수축력 증가)
- 혈관확장제
- 푸로세미드(furosemide)
- 디기탈리스(digitalis)

〈그림 18-4〉 **심근경색(myocardial infarction)으로 인한 쇼크**

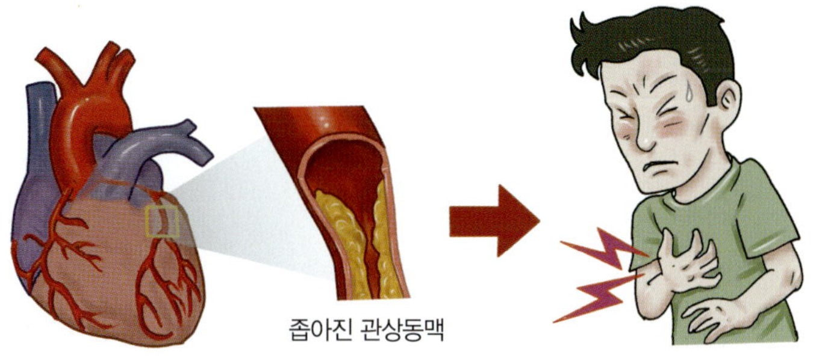

〈그림 18-5〉 **관상동맥우회로 이식술(coronary artery bypass graft)**

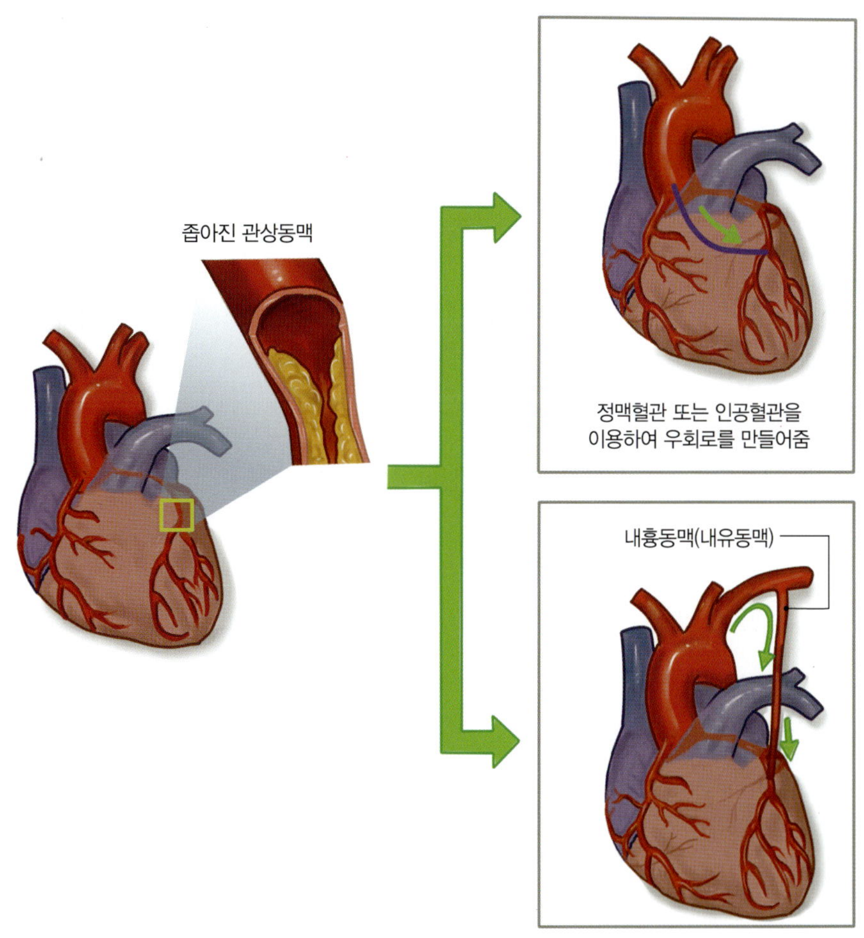

③ 원인이 되는 심질환 치료(급성심근경색 시)

- 혈전용해요법(thrombolytic therapy)
- 경피적 관상동맥중재술(percutaneous coronary intervention, PCI)
- 관상동맥우회술(coronary artery bypass graft, CABG)

④ 순환보조장치

- 대동맥 내 풍선펌프(intra-aortic balloon pump, IABP)
- 경피적 체외심폐보조장치(percutaneous cardiopulmonary support, PCPS)

〈그림 18-6〉 **쇼크의 종류**

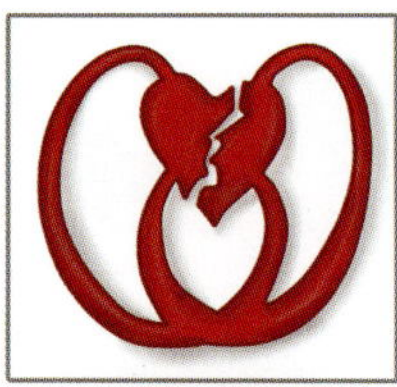

심장이 손상되어 펌프로서의 역할을 못해 혈액을 전신으로 충분히 보낼 수 없을 경우(예: 심장성 쇼크)

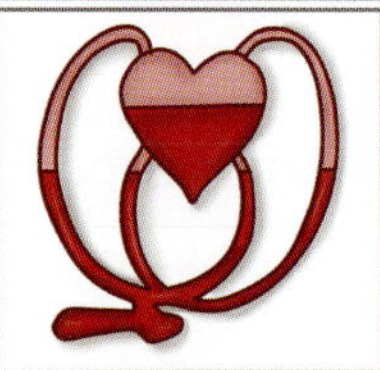

출혈 등으로 인해 혈액이 많이 소실되어 혈액의 순환이 불충분할 경우 (예: 출혈성 쇼크)

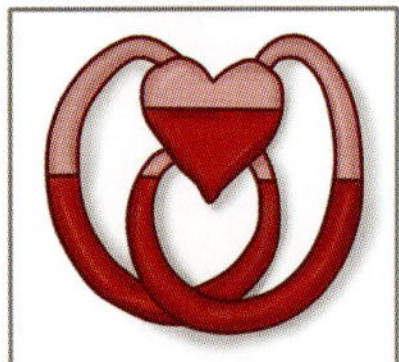

갑작스러운 혈관확장으로 인해 혈액의 순환이 불충분할 경우 (예: 신경성 쇼크, 정신성 쇼크)

3 신경성 쇼크(neurogenic shock)

1) 개요

① 신경성 쇼크란 미주신경, 교감신경계 등 순환조절을 담당하는 신경의 장애로 말초혈관 저항이 감소한 혈압이 낮은 상태를 가리킨다. 서맥(bradysphygmia)이 특징이다.

② 혈관 확장을 일으키는 신경 계통 작용에 의한 쇼크, 저혈압, 정맥 환류, 심장박출량의 극단적인 감소 현상으로 인하여, 중추 신경 계통이나 척수 마취 또는 반사 부전에 대한 상해가 원인으로 발생한다.

2) 기본 병리현상

① 원인

- 두부 또는 척추에 치명적인 손상을 입어 신경자극의 전달이 단절되어 발생한다.
- 말초신경계의 확장으로 인해 발생
- 쇼크에 대한 신체의 보정기능 상실
- 말초혈관의 확장과 혈액의 저류

② 일반적인 증상

- 부상기전(메커니즘)에 의해 두부 또는 척추의 손상발생
- 환자가 팔과 다리를 움직이지 못함
- 환자의 의식 변화
- 서맥
- 피부가 따뜻하고 발한증상 없음
- 피부가 창백해지거나 반점이 보임
- 점차 저혈압 증세를 보임
- 호흡장애를 보임

3) 치료

① 일반적 처치

- 맥박을 감소시킨다.
- 혈압을 낮추기 위해 우선 황산아트로핀(atropine sulfate)을 적용한다.

② 약물치료

- 황산아트로핀
- 수액
- 혈관수축제

4) 추가사항

① 미주신경반사(vagal reflex): 미주신경의 과다활동으로 심박이 억제되고 서맥과 혈압저하를 일으키는 자율신경반사를 말한다.

② 중심정맥압(central venous pressure, CVP): 상 · 하대동맥의 혈액 압력으로, 순환혈액량 감소로 저하한다. 심부전 등 심 기능저하에서 상승한다.

〈그림 18-7〉 **자율신경계(autonomic nervous system)의 기능**

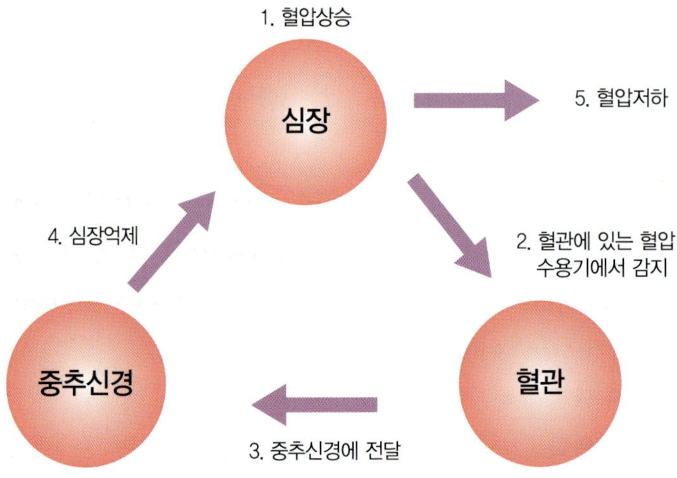

〈그림 18-8〉 **미주신경(vagus nerve)으로 인한 실신**

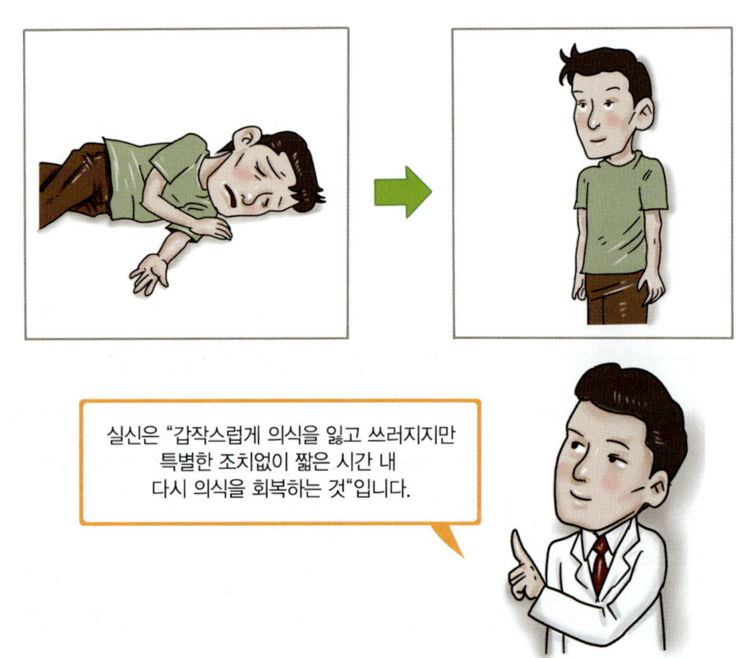

〈그림 18-9〉 **쇼크의 일반적 증상**

떨림
빈맥
발한
어지러움
두통
신경과민
흐릿한 시야
불안

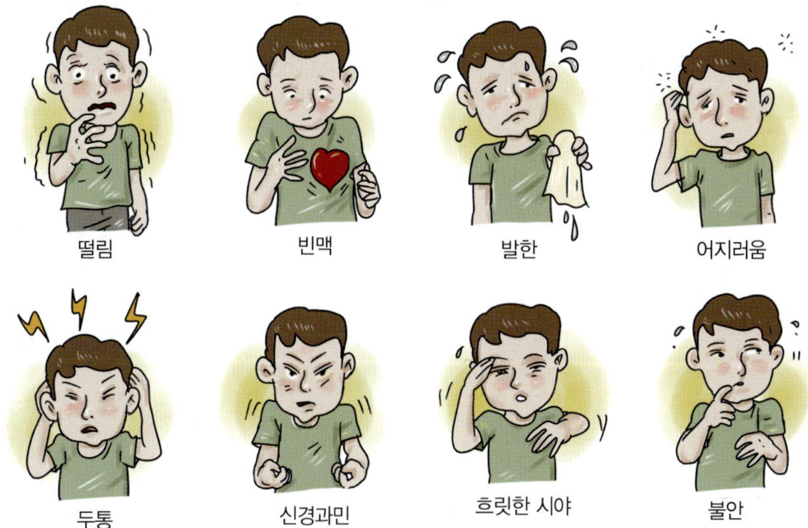

4 아나필락시스 쇼크(anaphylactic shock)

1) 개요

① 아나필락시스 쇼크는 약물, 이종단백질 등의 특정 알레르겐(특이 항원)에 의해 I형 알레르기반응(즉시형 과민반응)이 생긴 결과, 히스타민(histamine)이나 세로토닌(serotonin) 등의 화학매개체(chemical mediator)가 유리하여 쇼크증상을 나타내는 병태이다.

② 발병 후 6~12시간이 증상이 가장 심해지고 24시간 이내에 호전되는 것이 특징이다. 중증의 예에서는 전신의 혈관 투과성 항진, 부종(피부, 내장 전체 두드러기)을 일으키고 후두부종에 의한 기도폐색, 폐부종, 기관지연축(bronchospasm)에 의해 수분 안에 의식을 잃고 죽음에 이른다.

2) 기본 병리현상

① 특정 알레르겐과의 감작

- 수분 이내로부터 수 시간 내에 반응이 생기며 노출 후 1시간 이내에 발생한다.
- 항균제 등의 약물복용 후에 나타난다.

- 벌에 쏘인 후에도 증상을 보인다.
- 조영제나 수혈 투여 후에도 나타난다.

② 히스타민 등에 의한 증상

- 두드러기, 천명, 발한, 메스꺼움, 심혈관 허탈 및 쇼크 증상이 일어날 수 있다. 어지럼증, 실신, 경기, 의식혼미, 혼수 등이 올 수 있고, 구역, 구토, 심한 복통 및 설사가 나타나기도 한다.
- 구토, 혈압저하, 더욱 심한 반응으로는 후두, 후두개염 및 주변 조직의 부종이 생겨 상부기도의 폐색으로 질식을 일으키거나, 하부 기도의 기관지 수축으로 천식 때와 마찬가지로 호흡곤란, 천명, 흉부압박감을 초래할 수 있다.
- 손발저림과 눈, 코, 입, 혀의 가려움증과 부종으로 음식을 삼키는 데나 호흡에 지장을 초래할 수도 있다.
- 가장 흔한 증상은 가려움증, 발적, 홍반, 두드러기 등의 피부반응으로 심하면 혈관부종(안면과 입술 등이 붓는 증세)이 생긴다.

3) 치료

① 호흡음 청취 불가능, 청색증 · 의식장애 출현 시에는 기도확보를 최우선으로 한다.

② 약물이 원인일 때에는 원인 약물을 중지한다.

③ 기도 확보(후두부종에 의한 기도폐색에 대해)

④ 산소투여, 인공호흡(폐부종에 대해)

⑤ 수액(순환혈액량 확보)

⑥ 약물투여

- 에피네프린(epinephrine; 피하주사)이 제1선택
- 아미노필린(aminophylline)
- 스테로이드(steroid)
- 항히스타민제(antihistamine) 등

4) 추가사항

장관 부종에 의한 복통, 설사가 출현하기도 한다.

〈그림 18-10〉 **아나필락시스 쇼크의 반응과정**

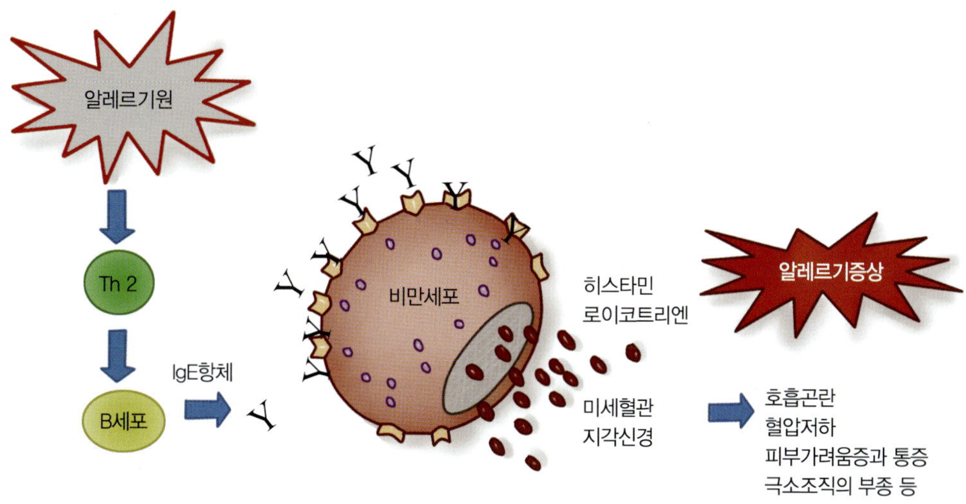

〈그림 18-11〉 **항원항체반응**

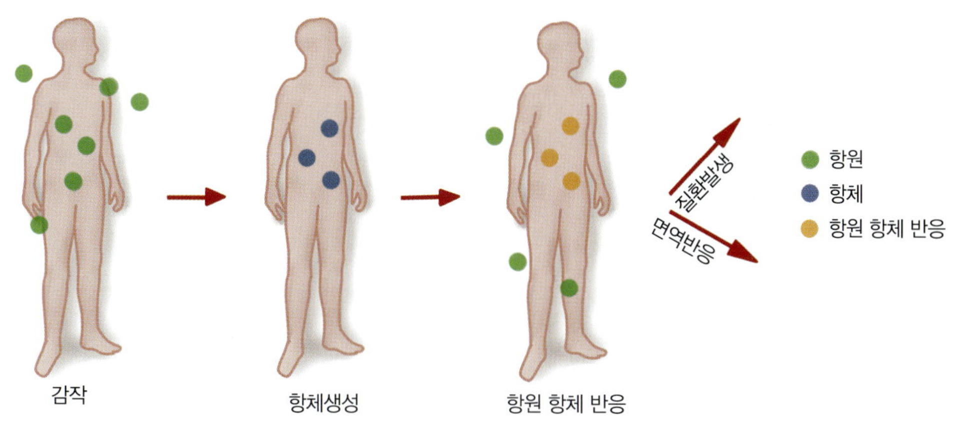

〈그림 18-12〉 **알레르기의 원인 물질과 반응**

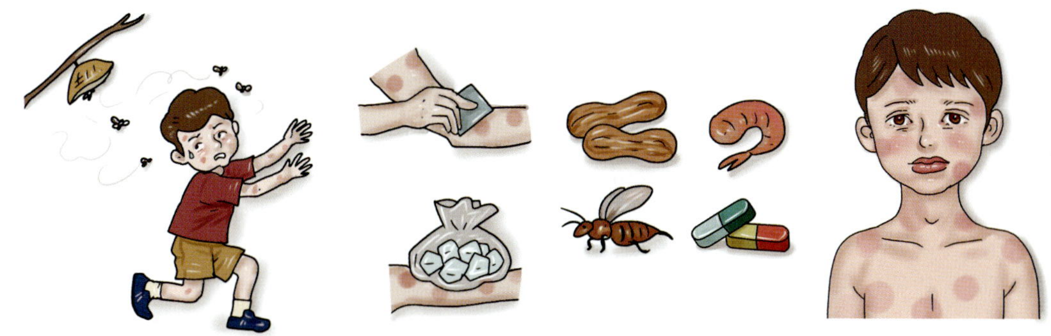

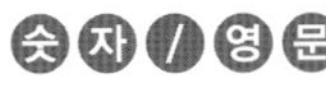

한글

대표저자
이상형 (서울대학교 의과대학)

저자소개
- 강효찬 (동의과학대학교)
- 고선근 (호남대학교)
- 김경태 (제주한라대학교)
- 김문성 (대원대학교)
- 김수원 (경운대학교)
- 김수정 (동서대학교)
- 김영화 (경일대학교)
- 김용남 (남부대학교)
- 김용훈 (제주한라대학교)
- 김윤경 (안동대학교)
- 김찬문 (경복대학교)
- 김현주 (원광보건대학교)
- 김효신 (대경대학교)
- 남현아 (평택대학교)
- 민경훈 (우송대학교)
- 박설희 (동아인재대학교)
- 박지혜 (순천제일대학교)
- 송명수 (Dr. Song's 재활과학연구소)
- 신송우 (춘해보건대학교)
- 신정섭 (선린대학교)
- 안미향 (강원관광대학교)
- 오혜종 (한려대학교)
- 유영대 (청암대학교)
- 이상한 (서영대학교)
- 이선경 (동강대학교)
- 이수현 (공주대학교)
- 이용화 (세한대학교)
- 이웅희 (대전보건대학교)
- 이철인 (문경대학교)
- 장수정 (우석대학교)
- 장혜란 (중부대학교)
- 정경아 (동신대학교)
- 조미림 (경북보건대학교)
- 최봉삼 (우송대학교)
- 최석주 (대구과학대학교)
- 최영건 (경북보건대학교)
- 한효상 (중부대학교)

Essential Standard Textbook ❹

질환으로 배우는 **병리학**

2018년 3월 06일 2쇄 인쇄
2018년 3월 14일 2쇄 발행

대표저자 이상형
저 자 강효찬 · 고선근 · 김경태 · 김문성 · 김수원 · 김수정 · 김영화 · 김용남
김용훈 · 김윤경 · 김찬문 · 김현주 · 김효신 · 남현아 · 민경훈 · 박설희
박지혜 · 송명수 · 신송우 · 신정섭 · 안미향 · 오혜종 · 유영대 · 이상한
이선경 · 이수현 · 이용화 · 이웅희 · 이철인 · 장수정 · 장혜란 · 정경아
조미림 · 최봉삼 · 최석주 · 최영건 · 한효상

발 행 인 이승수
발 행 처 도서출판 의학서원
등록번호 제 406-00047 호 / 2006.3.2
주 소 서울시 영등포구 당산로 41길 11(당산동4가) SK V1 센터 W동 1508호
Tel 02)2678-8070(代) Fax 02)2678-8073
홈페이지 www.dhsw.co.kr
정 가 38,000 원
I S B N 979-11-86006-57-3